人类繁衍、性健康与生殖医学

Advancement of Human Multiply, Sex health and Reproductive Medical Science

主　　编　李英　吴俊

编委名单　（按姓氏笔画排序）

王光明　大理学院医学院
白照岱　国家人口计生委科学技术研究所
刘　平　北京大学第三医院
李　英　北京大学基础医学院
吴　俊　北京大学基础医学院
张中豪　安泰科技公司
张秋芳　北京大学第三医院
赵丽君　北京大学人民医院

北京大学医学出版社

图书在版编目（CIP）数据

人类繁衍、性健康与生殖医学/李英，吴俊主编.
北京：北京大学医学出版社，2007（2008.1 重印）
ISBN 978-7-81071-878-3

Ⅰ.人… Ⅱ.①李…②吴… Ⅲ.生殖医学-研究
Ⅳ.R339.2

中国版本图书馆 CIP 数据核字(2006)第 120167 号

人类繁衍、性健康与生殖医学

主　　编：李英　吴俊
出版发行：北京大学医学出版社（电话：010－82802230）
地　　址：（100083）北京市海淀区学院路 38 号　北京大学医学部院内
网　　址：http://www.pumpress.com.cn
E-mail：booksale@bjmu.edu.cn
印　　刷：北京东方圣雅印刷有限公司
经　　销：新华书店
责任编辑：韩忠刚　　**责任校对**：金彤文　　**责任印制**：张京生
开　　本：787 mm×1092 mm　1/16　**印张**：22.5　**字数**：569 千字
版　　次：2007 年 3 月第 1 版　2008 年 1 月第 2 次印刷　**印数**：2001-4000 册
书　　号：ISBN 978-7-81071-878-3
定　　价：49.90 元

本书由

北京大学医学部科学出版基金

资助出版

前　　言

21世纪是生命科学的时代，随着人类基因组计划的实施，极大地促进生命科学领域一系列基础研究的发展，而生殖医学基础与临床研究在生命科学中占举足轻重的地位。了解配子及胚胎发生的基础理论，从细胞及分子水平上探讨生殖细胞的发生、成熟、排放、受精和胚胎着床过程以及调控机制，对推动临床研究与应用起到很大作用。

20世纪70年代末世界第一例试管婴儿的诞生，彻底改变了人类繁衍与人们在生育观上的传统认识，在发育生物学、胚胎学与生殖医学领域产生了许多新观点、新理论，这些新观点、新理论对人类繁衍、人类的性健康与生殖医学发展的推动作用产生极大的影响。诸如受精机制中卵冠丘复合体（OCCCs）的新概念，Ca^{2+}通道与精子顶体反应的发生，卵裂的基因调控，受精卵发育的“细胞周期发动机学说”，植入前早期胚胎细胞凋亡研究的新进展等。着床是胚胎发育关键的一步，近年研究提出“着床窗”的新理论，强调植入过程中母体和胎儿共同完成，缺一不可，并受多种因素的调节；目前研究表明在着床时除受性激素调节外，细胞外基质（ECM）分子及其受体整合素（integrin）家族等因素的参与至关重要；胎盘研究中发现诸多新的细胞因子对其功能进行调控；在研究影响胚胎发育、先天畸形产生因素过程中，证实了叶酸能够有效地预防先天性神经管缺陷的产生；尤其是在20世纪末的3～4年内，生殖生物学和生殖医学技术更有飞速发展，并取得惊人的科技成果：克隆羊Dolly的诞生，转基因技术的发展与应用，人胚干细胞研究的突破进展、组织工程及人类基因组计划的实施，都预示着21世纪现代胚胎学、发育生物学、生殖生物学和生殖医学等生命科学将会大大发展，在生命科学的21世纪，人类在本研究领域必将取得更加辉煌的成就。

本教材反映出人类繁衍与生殖医学基础理论和实践与时俱进，反映出该领域研究的新进展。内容以研究进展为主，传统教科书知识为辅，同时体现出现代胚胎学与人类生殖生物学、生殖医学以及生殖心理和性心理学等方面的重要新理论、新观点和当前研究的新进展、新动向；从人类繁衍过程中产生的巨变——试管婴儿的诞生对人类的启示谈起，展开论述揭开生命奥秘的精子和卵子的发生、受精、着床、胎盘、性别决定与性别分化、试管生命产生的过程与关键技术，联系当前人类性健康教育与优生、先天性畸形发生及其预防、胚胎发育与分化的调控等，并憧憬着未来的试管生命及未来的家庭；对20世纪末产生的转基因动物、克隆动物、人胚干细胞与成体干细胞研究、组织工程等研究新进展、新成就也将逐一详细介绍；同时结合小儿科、妇产科及男性科等临床病例分析，展现出先进的科学技术将挽救人类生命、改变人类命运与生活的诱人前景；对涉及试管生育及克隆技术等所引发的伦理道德问题展开讨论。本教材对启发学生的思维能力，引导他们创新的科研思路起到抛砖引玉的作用。

李英

2006年11月　北京

目　　录

第一章　人类繁衍史上的奇迹——试管婴儿的诞生

第一节　试管婴儿是怎样诞生的？

一、人类繁衍史上的巨变

自古以来，自然界各物种的发生、发育、生存和繁衍均遵循大自然一定的发展规律。人类作为高等胎生动物，其种族延续，一直都是通过两性联姻，精子和卵子在母体内受精、孕育，经过十月怀胎的辛苦，才能一朝分娩，从而诞生新一代的生命。这就是人类繁衍的传统观念，这一点在人们的头脑中似乎已经成了定论。

然而，20 世纪 70 年代试管内受精、胚胎移植（In Vitro Fertilization and Embryo Transfer IVF－ET）技术（俗称试管婴儿技术）的成功，彻底改变了人们在生育观上的传统认识。那就是 28 年前，1978 年 7 月 25 日晚上 11 点 47 分，在英国曼彻斯特郊外的奥德姆总医院妇产科，一个女婴一声啼哭，划破夜空，也震撼了全世界，她，就是世界上第一例“试管婴儿”（The Test Tube Baby）路易斯·布朗（Louise Brown）：即世界上第一例不在母体内受精，而在试管内受精后出生的新的试管生命（图 1－1）。

小路易斯的父亲是个火车司机，他的精液检查是正常的；而她的母亲——31 岁的莱斯利·布朗，却因输卵管堵塞而被告知永远不能生育，无孩子的命运就这样不公平地降临到了这个家庭中。

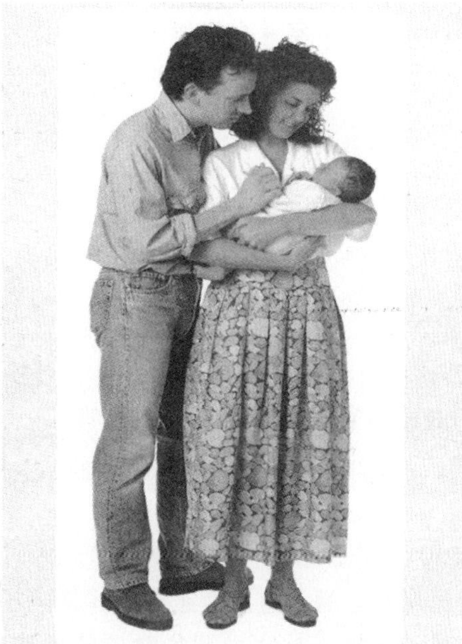

图 1－1　世界首例试管婴儿路易斯·布朗和她年轻的父母

值得庆幸的是，经过奥德姆总医院妇科大夫帕特里克·斯特普托（Patrik Steptoe）和英国剑桥大学生理学家罗伯特·爱德华教授（Prof. Robert Edwards）等科学家们的潜心研究，试管受精技术获得成功，才有路易斯的诞生。她的诞生归功于罗伯特·爱德华等八位医学专家教授长达12年之久的研究。

罗伯特·爱德华教授是英国剑桥大学生理学家，著名生殖医学专家（图1-2）。1955年开始研究人类不孕不育症，1966年与斯特普托共同研究，首次创建了人类IVF-ET（体外受精一胚胎移植）技术；又经过了12年的潜心研究，直至1978年才成功地使世界第一例试管婴儿诞生。由于他卓越的研究成果，于2001年获得美国医学科学界最高奖项之一——阿尔伯特·拉斯克医学研究奖（Albert Lasker），有“美国的诺贝尔奖”之称。

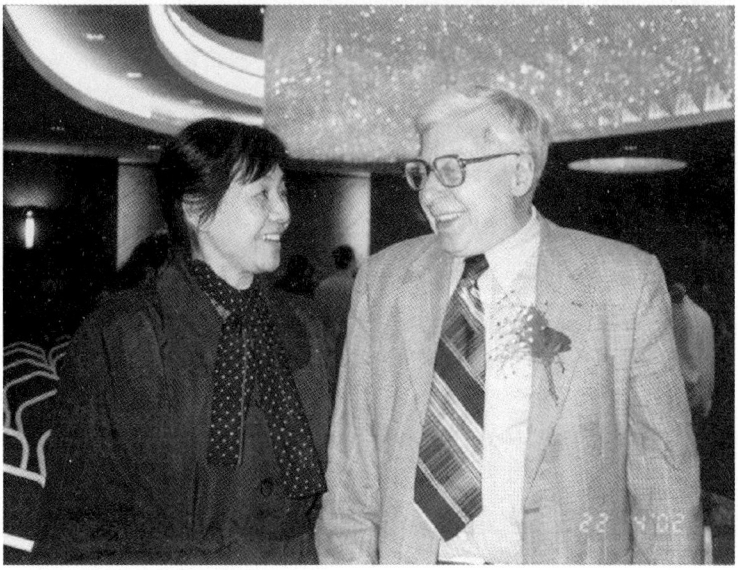

图1-2 Prof. Edwards 2002年4月访华时与本书作者李英教授亲切交谈
左：作者李英教授　　　右：试管婴儿之父爱德华教授

二、试管婴儿路易斯的诞生过程

1977年11月10日，罗伯特·爱德华教授等将布朗女士卵巢里的卵子通过手术取出置于试管中，揣着试管使之保暖，驱车前往剑桥他的实验室。之后将她丈夫精子经过处理（体外获能），和培养数小时的卵子放在一起，在母体外的试管中使精子与卵子结合，获得受精卵。经2～3天体外培养，受精卵分裂，经过Ⅱ卵裂球期、Ⅳ卵裂球期，发育形成Ⅷ卵裂球期的胚胎，然后将Ⅷ卵裂球期胚胎移植到布朗女士的子宫内，胚胎顺利进行着床并正常孕育，经过9个多月的怀胎后，使输卵管堵塞9年而不孕的妇女布朗女士分娩了一个健康女婴。

试管女孩路易斯·布朗1978年7月25日出生时体重2.6千克，是经过剖腹产术降生到这个世界上来的，随着年龄的增长，她一直发育正常、体格健壮。路易斯的出生在当时引起全球一片哗然，实施这一手术的斯特普托和爱德华教授曾经被人讥笑为“杂技团的演员”，而且来自科学家、教会牧师和新闻媒体的反映也几乎众口一词，认为试管婴儿肯定不是一个正常人，认定婴儿会有遗传缺陷，总会比正常人差一点儿。如今28年过去了，实际上，路易斯的成长过程与正常出生的婴儿完全一样。2004年9月4日26岁的路易斯·布朗与33岁的新郎韦斯利·穆林德结为伉俪，洁白的婚纱、露出幸福微笑的新娘路易丝·布朗的婚礼如此受人注目的原因就是她是世界上第一位“试管婴儿”。尽管出生的方式与众不同，但现年28岁的路易斯有着与常人并无不同的幸福婚姻，路易斯性情开朗，热爱自己平凡的工作。目前，在未借助任何科学手段的情况下，她已经自然受孕了，即将降生的新生命更为这个家庭及未来的生活锦上添花。

这表明，试管受精技术（IVF）养育婴儿这一过程，对胚胎发育没有什么影响。小路易斯的出生，首次开创了人类繁衍过程中一个辅助生育的崭新时代。

三、路易斯的妹妹娜塔莉也是“试管婴儿”

路易斯·布朗降生后4年，她的妹妹娜塔莉又出生了，娜塔莉同样也是试管婴儿（图1-3)，一切均非常正常，现在妹妹娜塔莉也已经生育了自己的后代——一个女儿和一个儿子。娜塔莉是第一个生育后代的试管婴儿，而且两个孩子都是自然受孕而生的，都很健康，这消除了人们对于试管婴儿不能正常生育的担忧。

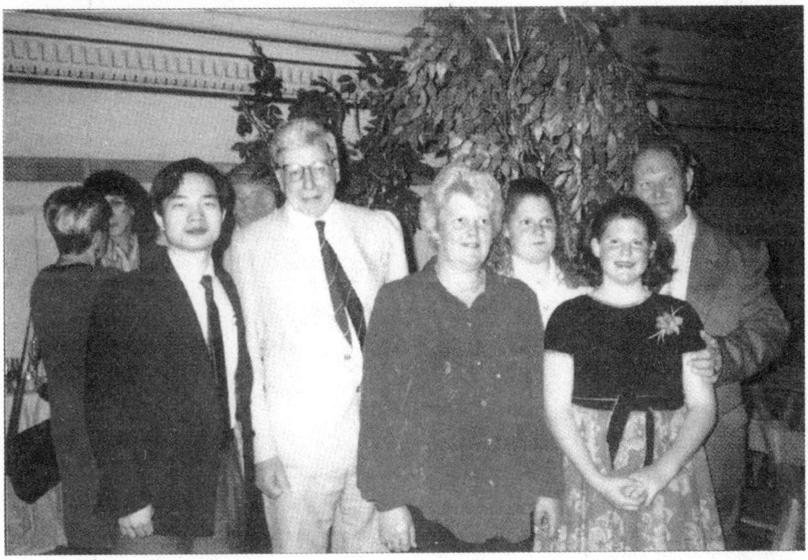

图1-3　世界首例试管婴儿路易斯·布朗（右三）与父亲（右一）、母亲（左三）、妹妹（右二）、爱德华教授（左二）、张进博士（左一）

四、国际上掀起试管婴儿热

从首例试管婴儿诞生至今已经二十多年了，国际、国内掀起了试管婴儿研究和治疗不孕不育症的热潮。最初几年发展较缓慢，仅在印度、澳大利亚、美国和希腊等少数国家开展研究。1980年6月澳大利亚第一例试管婴儿妊娠成功；1981年11月以前英国及澳大利亚共诞生15例；1981年12月美国出生第一例试管婴儿。1982年世界上只有100例试管婴儿；1984年达到1400例；1985年就达到2200例；1987年：世界试管婴儿超过6000例；到20世纪末试管婴儿出生的速度很快，并一度有每年成倍增长的趋势，到1998年世界就有10万例试管婴儿出生，2000年达到20万例；2002年全世界超过100多万例；2004年统计全球已有超过 140 多万例的试管婴儿在茁壮成长。2006 年 1 月 6 日世界首例四胞胎试管婴儿已经在澳大利亚度过了他们 20 岁的生日。据监督辅助生殖技术国际委员会 2006 年 6 月发表的报告，目前全球通过试管受精方式出生的婴儿已超过 300 万。

最早阶段 IVF - ET 的成功率只有 2.49%，目前妊娠成功率各国都有迅速的提高，一般妊娠率能达到 20%左右。

我国台湾第一例试管婴儿于 1985 年 4 月 16 日生于台北荣民总医院。婴儿为男性，体重 2. 8 千克，一切正常。婴儿母亲张淑惠，当年 30 岁，因输卵管阻塞婚后 6 年多未孕，1984 年 7 月 18 日，台北荣民总医院为她和丈夫分别取出卵子和精子，在试管中培养受精后，取出 2 个受精卵，8 月 2 日植入她的子宫中，结果有一个受精卵发育、并成功着床而出生一个试管男婴。2005 年 4 月 16 日，台湾第一位试管婴儿迎来二十周岁生日，他是台湾某大学生命科学系的学生，与其它试管婴儿一起回到台北诞生地——荣民总医院，共同欢度这个特别的生日，他也是迄今亚洲年龄最大的试管婴儿。台湾第一位女试管婴儿陈柏颖，也从美国返台参加庆祝生日的活动。她谈到当知道自己是从试管里“出来的”时候，更加体会父母亲孕育的辛苦，为了自己，妈妈挨了很多排卵针。借助先进的生殖科技，台湾现在已成功孕育的试管婴儿已经超过一万五千多名，为许许多多不孕夫妇带来了福音。我国香港第一例试管婴儿的降生是在 1986 年。

五、我国大陆首例试管婴儿怎样来到人间?

我国大陆第一例试管婴儿是个女孩，1988 年 3 月 10 日 8 时 56 分，诞生于北京大学第三医院妇产科，现在已经 18 周岁了；18 年的追踪调查，证明她身体健康，各方面发育和智力发展都正常。是北京大学三院妇产科张丽珠教授与北京大学基础医学院组织胚胎学生殖工程研究室刘斌教授和李英教授共同缔造了这个女孩。这不仅表明一个新生命的诞生，而且标志着中国现代医疗技术的一次重大突破，表明我国的生殖生物学与医学技术已经达到世界先进水平。

1987 年 5 月 22 日，一位来自甘肃省的乡村女教师抱着一线希望赶到京城，来到了北京大学第三医院不孕症门诊，希望这千里奔波使她做母亲的愿望得以实现。在女性的生育史上，39 岁高龄的她，因输卵管不通，结婚 20 年一直未能生育。经过全面检查及子宫输卵管碘油造影证实，由于年轻时患有结核性盆腔炎，造成她的双侧输卵管堵塞，这意味着她将不可能怀孕；她的丈夫也是甘肃省人，身体健康，精液检查正常。张丽珠的研究小组一面为她治疗盆腔炎，一面开始实施试管婴儿手术。

经过一系列术前准备，1987 年 6 月 24 日上午进行手术取卵，取到 4 个近成熟卵子，体外培养 6 小时后试管内受精；6 月 25 日显微镜下检查表明，4 个卵细胞均可看到受精卵的雄原核与雌原核了，这表明体外受精成功。医生们将 4 个受精卵分别放入生长液中继续培养。6 月 26 日，受精卵分裂为 3～4 个细胞，有的已分裂为 4～5 个细胞。用一根特制的移植管将 4 个受精卵通过宫颈全部植入子宫。7 月 6 日，经过化验，被确定为早孕；7 月 10 日，出现早孕反应；8 月 3 日，B 超检查能看到胎儿心脏搏动，这说明临床妊娠成功了。结果确认 4 个受精卵中仅 1 个着床成功，生命过程已经开始，这就是中国大陆的首例试管婴儿。

为了保证婴儿能正常娩出，母亲被安排住进了特殊的专门病房，每天有医生为尚在母腹中的试管婴儿做检查，并指导她的妈妈饮食、休息、活动等，处处受到关心和照顾。9 月 1 日已可以见到胎儿的四肢在活动，以后一系列 B 超检查都表现出胎儿的正常生长发育，这为她呱呱坠地打下了良好的基础。

1988年，中国的龙年，3月10日8时56分，随着“哇——”的一声响亮啼哭，新中国第一个不寻常的龙的传人——试管婴儿诞生了（图1-4）。当母亲把这个重3900g、身长52cm的女婴儿抱在怀里时，激动得不知说什么好。他们给孩子取了具有纪念意义的名字，是为了感谢张丽珠等科学家们让他们得到了这个健康的宝贝女儿。

随着世界试管婴儿的研究热潮，我国在辅助生育新技术方面不断向前发展。1992年5月山东省医院报道我国首例配子输卵管内移植婴儿妊娠成功并顺利分娩；1996年4月中山医科大学通过显微操作技术进行卵细胞胞浆内单精子注射（ICSI）婴儿在国内首先诞生。近年，在世界试管生命研究的浪潮中，我国也陆续出现胚胎着床前遗传学诊断试管婴儿、卵浆置换术试管婴儿等新的助孕技术，这标志着我国的IVF-ET技术正在向着新的目标迈进。

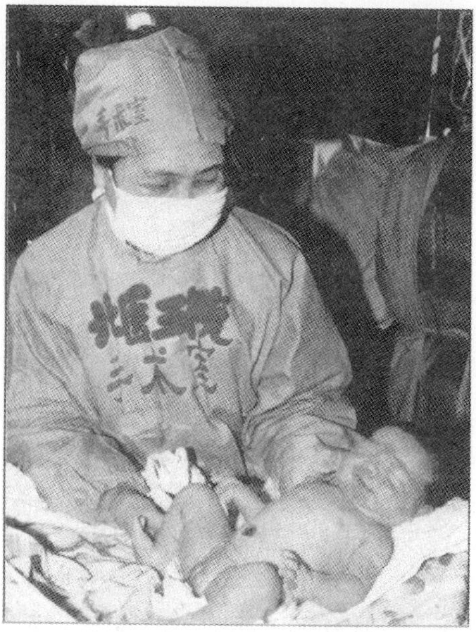

图1-4　中国大陆第一例试管婴儿1988年3月10日在北京大学第三医院诞生

六、“试管婴儿”和正常受孕出生的孩子一样吗？

我国大陆首例试管婴儿今年已经18周岁了，在她15周岁生日时，身高就达到了1.67m。她性格开朗、童心如常、活泼、可爱、聪明、健康。身体和心理与正常受孕出生的孩子完全相同。她曾说过：“反正大家都知道我是试管婴儿，上学时一些调皮的同学用‘试管婴儿’和我开玩笑，我已经习以为常了”。

欧盟最近公布的一项历时5年的跟踪调查结果表明，试管婴儿和正常出生的孩子一样健康，无论在生理上还是心理上都没有任何问题。调查显示：975例试管婴儿和正常孩子在身体、智力、心理发育或是家庭关系和社交能力方面均很正常。唯一不同的是，他们的畸形发生率稍微偏高，约占6.2%，而正常婴儿的这个比例为2.4%。专家分析认为，导致这种现象的原因可能与试管婴儿的母亲年龄普遍偏大有关，而与试管婴儿技术没有直接关系。

从世界第一例试管婴儿出生到现在虽然已经28年，在历史长河中不过是短暂的瞬间，然而，科技却在这短暂瞬间里创造了一个个的奇迹，给千千万万的家庭带来了福音。全世界数百万试管婴儿的出现，表明试管婴儿技术的运用给世界不同肤色、不同民族的百万家庭消除了不能生育的遗憾，使其享受到天伦之乐。同时，随着时间的推移，试管婴儿技术也得到进一步的肯定与完善。

在试管婴儿技术日臻完善的今天，医学科研人员正在向更高的领域进军。澳大利亚试管婴儿技术实验室的特劳森教授最近表示，医学界在试管婴儿领域面临的最大挑战是：如何帮助那些失去排卵或排精功能，又没有卵子或精子储备的夫妇生育下一代。他还指出，将来医学人员有可能从人体提取细胞，将它重新建造成相当于精子或卵子的细胞。不少专家认为，10 年后，生育问题将不再是困扰人类的一个问题，每个愿做母亲的人都能如愿以偿。

第二节　试管生命的启示

试管婴儿诞生这一震惊世界的新事物为全世界不育不孕患者带来了福音，对优生优育产生了深远的影响。它的研究成功充实了胚胎学及发育生物学的内容，带动了医学及其它相应学科的发展，堪称人类繁衍与医学史上的一大奇迹。

曾几何时还是令人不可思议的事情在现今世界发生了，这成为轰动世界的大事件。试管婴儿的出现能给人们带来什么启示呢?

一、生命过程是世界上最复杂的过程

人类在与自然作斗争的漫长历史中，在自然科学的各个领域内，都取得了极其辉煌的成就，例如载人宇宙飞船、登月、原子能利用、数百亿次超高速电子计算机、机器人等研究突飞猛进，目前已经发明会说英语的机器人、机器人保姆、机器人主刀进行肾脏移植（英国，2005年）等，2005年10月2日报道，日本已经开发出会骑自行车的新型机器人（图 1－5），它不仅能骑车前行，发现障碍物时还可停车或后退。日本村田制作所专家说，新型骑车机器人可用作科学教育的工具。又如，我国航天事业近年的突飞猛进，从神舟一号的腾空出世，到 2005 年 10 月神舟六号具有突破意义的两人多天飞行，可以称得上是“惊世骇俗”的巨大发展。尽管如此，但人类对自身的研究仍然是远远不够的。

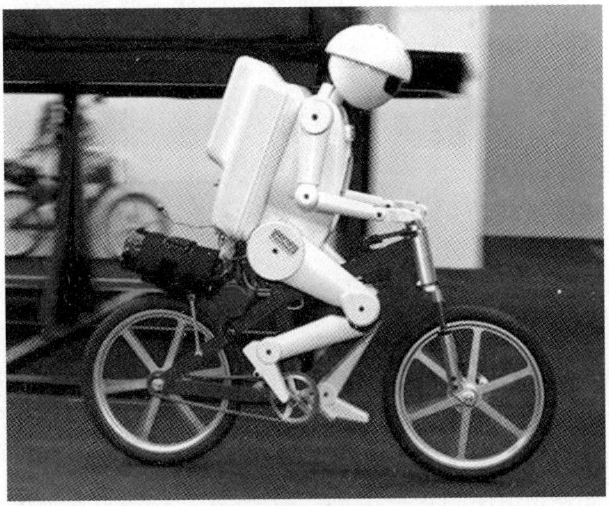

图 1－5　会骑自行车的机器人

二、生命现象是宇宙间最令人惊异的现象

有史以来，人们一直怀着极大的兴趣探索着生命的奥秘，最初人们把生命归于神的创造，如中国古代女娲造人的传说，基督教宣扬的上帝造人等。随着科学的发展和人类认识能力的提高，人类繁衍与生命之谜正在不断被解开。

三、试管婴儿的出现，表明人类对自身的认识产生极大的飞跃

人类的生殖繁衍，将打破千百年来体内受精的固有模式——精卵在体内受精，胚胎在子宫内孕育的自然过程，向着体外受精，受精卵再移植到体内孕育，即现已在世界上普遍实行的试管婴儿技术方向发展；将来，还要打破胚胎在子宫内孕育的自然过程，使胎儿彻底离开母体而在人造子宫内孕育，种种迹象表明这个时期已经不再遥远，因为世界第一个人造子宫已经初步研制成功，人类已经进入改变自己的新时代。

四、生命科学技术带来的伦理问题

生命科学技术给人类带来福音，同时也会带来这样或那样的伦理道德问题。试管婴儿技术的应用也不例外。例如，有些育龄妇女选择这项技术受孕，并非因为生育障碍，而是为了选择婴儿的性别。这种因性别选择而带来的“设计婴儿”做法引来不少非议。从欧盟国家目前的情况看，利用人工技术选择胎儿性别基本不被接受。几年前，一对英国夫妇在火灾中失去了独生女儿，他们想借助试管婴儿技术再生一个女儿，结果遭到医院的拒绝。医院认为，挑选婴儿性别的做法是道德所不能允许的。

另外，剩余胚胎的处理问题；赠卵、赠胚、人类精子库等带来的复杂社会伦理关系；以及试管婴儿引发的法律问题等。中国已经逐渐走进法制社会，正在逐渐立法，如建立禁止用任何方法鉴别胎儿性别等法规。

尽管围绕试管婴儿带来的伦理道德问题的辩论已没有了昔日的激烈程度，人类已变最初的怀疑为普遍接受，但在试管婴儿技术的应用方面，还会不时产生一些争论。不过，这是一个科学技术的进步过程，是人类在这进步中的完善过程。

编者：李英

第二章　精子的近代研究

第一节　男性生殖系统的结构及功能

男性生殖系统由睾丸、生殖管道、附属腺及外生殖器组成。睾丸既能产生精子，又能分泌雄激素。生殖管道由附睾、输精管和尿道组成，主要功能为运送精子，其中附睾还有暂时储存、营养精子使之进一步成熟的作用。附属腺包括前列腺、精囊腺和尿道球腺。附属腺和各段生殖管道的分泌物共同构成精浆，精浆与精子构成精液。

一、睾丸

睾丸位于阴囊内，左右各一。呈扁椭圆形，表面覆以睾丸被膜，睾丸被膜包括鞘膜脏层、白膜和血管膜三层。白膜为致密结缔组织，在睾丸后缘增厚形成睾丸纵隔。纵隔的结缔组织呈辐射状深入睾丸实质，将睾丸分割成约250个锥形的睾丸小叶。每个小叶中含有1～4条细长而弯曲的生精小管，为产生精子的场所。生精小管之间为疏松结缔组织，称睾丸间质。生精小管在近睾丸纵隔处变为短而直的直精小管。直精小管进入睾丸纵隔后，相互吻合成网状的管道，称睾丸网（图2-1）。

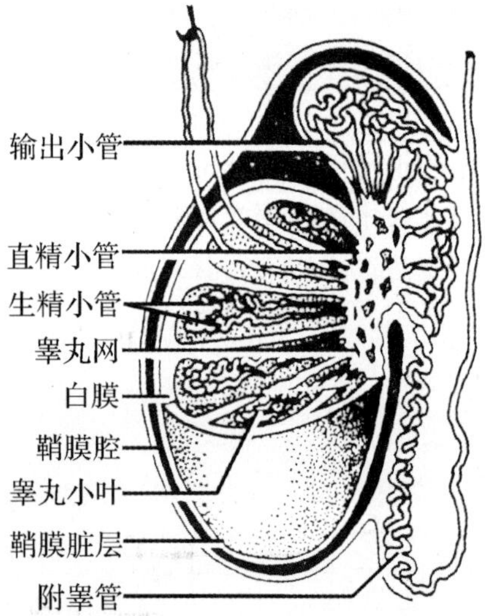

图2-1　睾丸与附睾模式图

（一）生精小管

生精小管为高度弯曲的上皮性管道。成人的生精小管每条长30～70cm，直径150～250μm。管壁主要由生精上皮构成，上皮下的基膜明显，基膜外侧有胶原纤维和一些扁平的肌样细胞，其收缩有助于精子进入生殖管道。生精上皮由生精细胞和支持细胞构成（图2-2）。

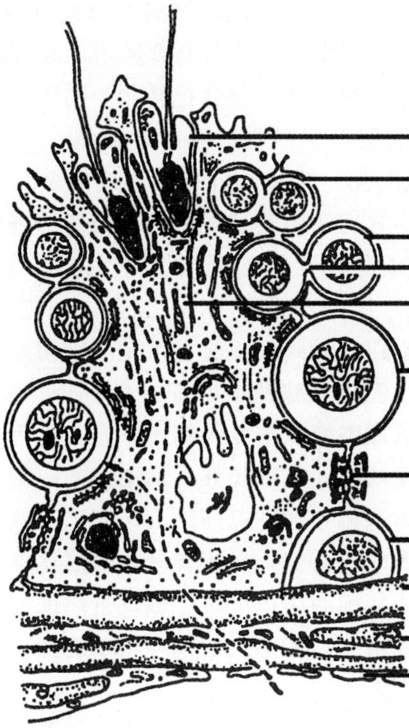

图 2－2　生精小管管壁结构模式图

1. 生精细胞与精子的发生　生精细胞包括精原细胞、初级精母细胞、次级精母细胞、精子细胞和精子。它们在管壁中，从基底到腔面作多层排列，镶嵌在支持细胞之间。从精原细胞发育成为精子的过程称为精子发生。在青春期前，管腔很小或缺如，管壁中主要为精原细胞和支持细胞，自青春期开始，在垂体促性腺激素的作用下，生精细胞不断增殖分化，形成精子（图 2－3）。

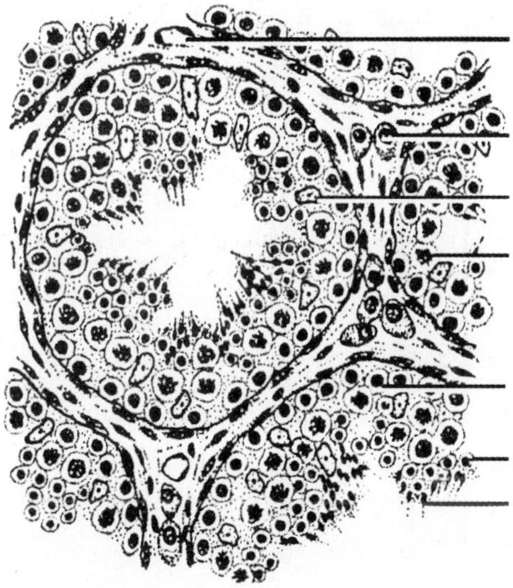

图 2－3　生精小管与睾丸间质模式图

（1）精原细胞：精原细胞紧贴生精上皮的基膜，细胞圆形或椭圆形，直径 12μm。精原细胞分 A、B 两型。A 型精原细胞是干细胞，经不断分裂增殖，部分仍然为干细胞，另一部分分化为 B 型精原细胞，B 型精原细胞经多次分裂分化转化为初级精母细胞。

（2）初级精母细胞：初级精母细胞位于精原细胞的近腔侧，细胞圆形，直径约 18μm。初级精母细胞经过 DNA 复制后，进行第一次成熟分裂，形成两个次级精母细胞，由于分裂前期历时较长（约 22 天），故生精小管切片中较易观察到初级精母细胞。

（3）次级精母细胞：次级精母细胞位于初级精母细胞的近腔侧，细胞圆形，直径约 12μm，核圆形，染色较深。次级精母细胞不进行 DNA 复制，即进入第二次成熟分裂，形成两个精子细胞。由于次级精母细胞存在时间短，故在生精小管切片中不易见到。

（4）精子细胞：精子细胞靠近管腔，细胞圆形，直径约 8μm，核大而圆，染色质致密。精子细胞不再分裂，而是经过复杂的形态变化演变为精子，这一过程称精子形成。精子形成的主要变化是：①细胞核染色质高度浓缩，核变长并移向细胞的一侧，构成精子的头部；②高尔基复合体形成许多顶体泡，顶体泡相互融合逐渐增大，凹陷为双层帽状，覆盖在核的头端，形成顶体；③中心粒迁移到顶体的相对侧，发出轴丝，形成尾部，或称鞭毛，随着轴丝逐渐增长，精子细胞变长；④线粒体从细胞周边汇聚于轴丝近端的周围，盘绕成螺旋形的线粒体鞘；⑤多余的胞质脱落，形成残余体；⑥细胞膜包在精子表面，称精子质膜，它在精子运动、获能和受精等过程中发挥重要作用。

（5）精子：精子形似蝌蚪，长约 60μm，分头、尾两部。头部呈扁卵圆形，大部分为染色深、高度浓缩的细胞核，核的前 2/3 有顶体覆盖，顶体内含多种水解酶，如顶体蛋白酶、透明质酸酶和酸性磷酸酶等，在受精时有很重要的作用。尾部是精子的运动装置，可分为颈段、中段、主段和末段四部分。颈段短，内含中心粒，由中心粒发出 9+2 组排列的微管，构成鞭毛的轴丝；中段轴丝包有线粒体鞘，供给鞭毛活动所需的能量；主段最长，外周为纤维鞘，末段仅有轴丝结构（图 2-4）。

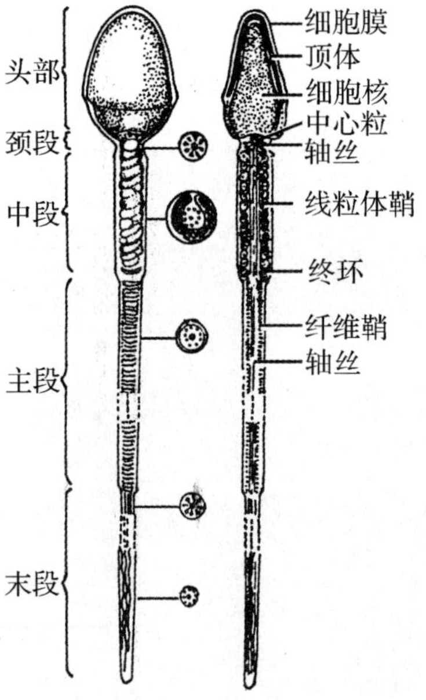

图 2-4　精子超微结构模式图

在生精上皮的不同区域内，精原细胞生成精子的过程是不同步的，故生精上皮可以持续不断地产生精子。因此，在睾丸组织切片上，可见生精小管的不同断面具有不同的生精细胞组合。从精原细胞发育为成熟的精子约需 64±4.5 天。成年人每克睾丸组织在每秒钟内可产生 300～600 个精子，每天双侧睾丸可产生上亿个精子。

2. 支持细胞　支持细胞又称 Sertoli 细胞。在生精小管上皮中占有相当比例，成熟的支持细胞不再分裂，数量恒定。光镜下，支持细胞呈不规则高锥体形，基底面宽大，附于基膜上，顶端至管腔，侧面及顶面嵌有各级生精细胞，故细胞轮廓不清。毗邻的支持细胞侧面胞膜形成紧密连接，将生精上皮分成基底室和近腔室两部分。基底室位于生精上皮基膜和支持细胞紧密连接之间，内有精原细胞；近腔室位于紧密连接上方，内有精母细胞、精子细胞和精子。生精小管与血液之间存在着血-生精小管屏障，又称血-睾屏障，由睾丸间质的有孔毛细血管内皮及其基膜、结缔组织、生精上皮基膜和支持细胞紧密连接组成。其中，紧密连接是血-生精小管屏障的主要结构。该屏障可阻止某些物质进出生精上皮，形成有利于精子发生的微环境，同时还能防止精子抗原物质逸出到生精小管外，而发生自体免疫反应（图 2－2）。

支持细胞有多方面的功能：①对生精细胞起支持、保护和营养作用；②精子形成过程中脱落的残余胞质，可被其吞噬和消化；③其微丝和微管的收缩可使生精细胞向腔面移动，支持细胞分泌的液体还有助于精子的运送；④在垂体前叶分泌的卵泡刺激素（FSH）和雄激素的作用下，支持细胞还能分泌雄激素结合蛋白，以保持生精小管内雄激素的水平，促进精子发生；⑤支持细胞还能使睾酮转化为雌二醇；⑥支持细胞紧密连接参与构成血-生精小管屏障。

（二）睾丸间质

生精小管之间的疏松结缔组织，称睾丸间质，富含血管和淋巴管。此外，还有一种重要的间质细胞，又称 Leydig 细胞（图 2－3）。细胞常三五成群分布，体积较大，圆形或多边形；核圆形，核仁明显；胞质嗜酸性，具有分泌类固醇激素细胞的特点。间质细胞的主要功能是分泌雄激素，它可促进精子的发生，促进男性生殖管道和附属腺的发育与分化，以及激发男性第二性征和维持性功能等作用。

（三）直精小管和睾丸网

生精小管邻近睾丸纵隔处变为短而直的管道，称直精小管。上皮内生精细胞逐渐消失，只有支持细胞，随之管径变细、变直，上皮变为单层立方，外周一层致密的结缔组织。直精小管进入睾丸纵隔内，彼此吻合成网，称睾丸网，由单层立方上皮组成，管腔大而不规则。生精小管产生的精子经直精小管和睾丸网出睾丸。

二、生殖管道

（一）附睾

附睾位于睾丸的后上方，分头、体、尾三部分，头部主要由输出小管组成，体部和尾部由附睾管组成（图 2－1）。

1. 输出小管　为 10～20 条弯曲的小管，一端连于睾丸网，一端进入附睾管。上皮由高柱状纤毛细胞和低柱状无纤毛细胞相间排列而成，故管腔面呈波浪状起伏不平。无纤毛细胞具有吸收生精小管分泌的液体的功能，纤毛细胞的纤毛摆动有助于推动精子向前移动。上皮下的基膜周围有环行平滑肌和少量结缔组织（图 2－5）。

2. 附睾管　是一条长 4～6m 并极度蟠曲的管道。腔面整齐，上皮为假复层柱状上皮，由主细胞和基细胞组成。主细胞呈高柱状，具有活跃的吸收和分泌功能；基细胞数量较少，呈锥体形，位于主细胞基部之间（图 2－5）。

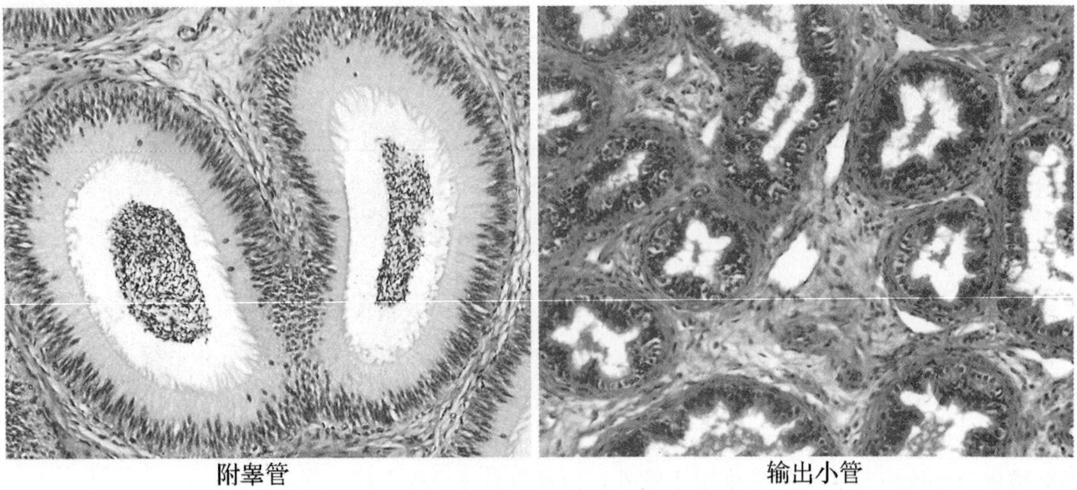

图 2－5　附睾管和输出小管

附睾具有重吸收、分泌、合成和免疫屏障功能。可将流入的睾丸液进行重吸收，并分泌甘油磷酸胆碱、唾液酸和肉毒碱等多种重要物质，为精子成熟、储存和处理提供适宜的内环境。精子在附睾中进一步达到功能上的成熟，并获得主动运动的能力。

（二）输精管

输精管是附睾管的延续，长约 50cm。其返折向上，沿睾丸后侧与血管、神经并行组成精索，经腹股沟管入骨盆。输精管末梢和精囊腺排泄管会合成射精管，穿入前列腺内，开口于尿道前列腺部。输精管是壁厚腔小的肌性管道。管壁由粘膜、肌层和外膜三层组成（图 2－6）。粘膜上皮为较低的假复层柱状上皮，上皮细胞表面有静纤毛，固有层结缔组织中弹性纤维较丰富；肌层平滑肌发达分三层，即内纵、中环、外纵，在射精时，肌层作强力收缩，将精子快速排出；外膜为疏松结缔组织，富于血管、淋巴管和神经。

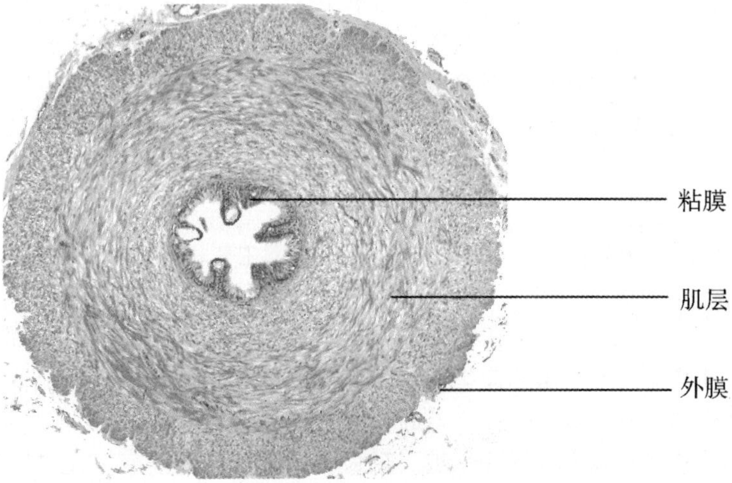

图 2－6　输精管横断面

三、附属腺

（一）前列腺

前列腺呈栗状，环绕尿道起始部，由 30～50 个复管泡状腺组合而成，其导管分别开口于尿道。前列腺被膜由结缔组织和丰富的平滑肌组成，并伸入腺内，分隔和包围腺泡和导管。按腺的分布位置，可分为三组：粘膜腺最小，位于尿道的粘膜内；粘膜下腺位于粘膜下层；主腺包在尿道的外围，占前列腺的大部分。前列腺的腺泡形态不规则，有较多的皱襞（图 2－7）。腺腔面是单层立方、单层柱状或假复层柱状上皮。腔内可见分泌物浓缩形成的嗜酸性板层状小体，称前列腺凝固体，它随年龄的增长而增多，甚至钙化形成前列腺结石。前列腺的活动受雄激素的调节。老年时的前列腺肥大，是粘膜腺和粘膜下腺增生所致。成人前列腺持续分泌一种稀薄的液体，其色与牛乳相仿，呈酸性（pH 值 6.5）。在射出的精液中，前列腺分泌液约占精液的 30％。前列腺的分泌物含锌、柠檬酸盐、酸性磷酸酶、精胺与亚精胺等，精胺被精胺氧化酶氧化后可形成一种挥发性的碱，精液的特殊气味就来自这种挥发物质。精胺能使平滑肌松弛，氧化的精胺在人的精液中具有抑制细菌的作用。前列腺液中还含有与精液液化相关的蛋白水解酶——血纤维蛋白溶解酶激活因子。

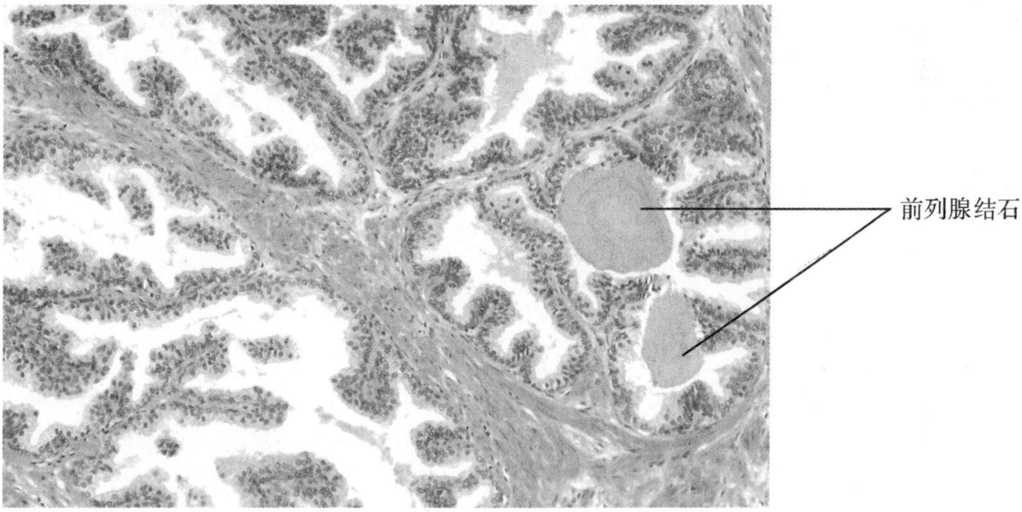

图 2－7　前列腺腺泡

（二）精囊腺

精囊腺是一对长椭圆形的囊状器官，每个精囊腺长约 5～6cm，宽约 1～2cm，位于膀胱后面，输精管末段的外侧。精囊腺是由 1 条长约 15cm 的小管自身盘绕而成，小管腔面有许多皱襞，皱襞分支彼此融合，使腺腔形成大小不一且彼此通连的间隙，呈蜂窝状，增加了腺体分泌的表面积。粘膜上皮为假复层柱状，粘膜外有薄的平滑肌层和结缔组织外膜。在雄激素刺激下，精囊腺分泌弱碱性的白色或浅黄色粘液，有助于中和阴道液偏酸性的环境。分泌物占射出精液的 60％～70％，射精的最后部分主要是精囊腺的分泌物，主要含果糖、前列腺素、磷酸胆碱，还有少量葡萄糖、山梨醇、核糖和岩藻糖，以及凝固因子、去能因子等，这些物质都与生育有密切关系。果糖和山梨醇是供应精子能量代谢的基质，凝固因子可使精液凝固，形成阴道栓，防止精液倒流，以利于受精。分泌物对精子的活动和营养均有重要作用。测定果糖含量可用于评价精囊腺的功能。

（三）尿道球腺

尿道球腺又称 Cowper 腺，是一豌豆大小的复管泡状腺。上皮为单层立方或单层柱状。尿道球腺的分泌物清亮而粘稠，参与组成精液，为射出精液的最初部分，有润滑尿道的作用。分泌物内含有半乳糖、半乳糖胺、半乳糖醛酸、唾液酸、甲基戊糖及 ATP 酶和 5 -核苷酸酶等。

第二节　精子发生的调控和影响因素

一、精子发生的调控

男性生殖系统的结构和功能受神经和内分泌的调节，特别是睾丸的结构和功能有赖于下丘脑-垂体-睾丸轴的完整统一。下丘脑能分泌促性腺激素释放激素（GnRH），作用于垂体远侧部的嗜碱性细胞（促性腺激素细胞），使之分泌 FSH 和 LH。LH 又称间质细胞刺激素（ICSH），可刺激间质细胞合成和分泌雄激素；FSH 可促进支持细胞合成雄激素结合蛋白，并与雄激素结合，从而保持生精小管含有较高浓度的雄激素，促进精子发生。在下丘脑-垂体-睾丸轴调控上，也存在着 3 个水平的负反馈调控：当雄激素水平过高时，可负反馈调控下丘脑的神经内分泌细胞和脑垂体的促性腺激素细胞，控制 GnRH、FSH、LH 的合成和释放，睾丸支持细胞分泌的抑制素也可反馈抑制 GnRH、FSH 和 LH 的分泌；过多的 FSH、LH 可调节下丘脑合成和释放 GnRH，从而使垂体合成和释放 FSH、LH 减少；当 GnRH 过多时，GnRH 本身能调控下丘脑神经内分泌细胞，使 GnRH 释放减少。

二、影响精子发生的因素

（一）年龄

睾丸的结构和功能与年龄有密切的关系，表现出明显的年龄性变化。幼年期的睾丸生精小管发育不完善，10 岁后出现管腔，管壁主要有未分化的精原细胞和支持细胞。青春期以后，由于下丘脑-垂体-睾丸性腺轴的成熟，睾丸发育很快，体积增大，生精小管的生精上皮开始分化，出现各级生精细胞，并有成熟精子产生。25 岁左右，睾丸生精细胞和间质细胞的发育最旺盛。30 岁以后生精小管开始出现退行性变化。40 岁以后间质细胞开始减少，睾丸的生精功能逐渐减退。虽然睾丸的功能可延续到很高的年龄，但随着年龄的增长，一般都表现出睾丸的老年性变化。女子 45 岁以后，由于下丘脑和垂体功能的改变，卵巢结构与机能出现由盛到衰的过程，其标志是受卵巢激素调节的月经周期的变化，人们称为更年期，在更年期表现出来的一系列症状，称为女子更年期。到 50 岁以后，男性和妇女一样，睾丸的结构和功能，也表现出由盛到衰的转变时期，即男子更年期，并可出现男子更年期综合征。表现为垂体促性腺激素释放减少，睾丸萎缩，体积变小，生精小管直径缩小，生精上皮变薄，精子发生能力逐步减弱，生精功能低下。有些人则表现为生精阻滞，多阻滞在精母细胞阶段。并且还发现即使有精子形成，但精子畸形率较高，精子活动力减弱，因此受精能力也较弱。睾丸结缔组织成分增生，白膜增厚，间质纤维化。间质细胞分泌雄激素的能力减弱，依赖于雄激素的生殖管道、附属腺和外生殖器也表现出老年性变化：精囊腺的分泌能力，到 60 岁以后逐步减弱，苹果酸含量逐步降低。前列腺肥大、阴茎勃起减弱、性欲降低，性活动减少、勃起不坚、易出现阳痿等，睾丸的衰老退化在不同个体差异很大。

过去比较重视母亲年龄与畸形儿的关系，但随着细胞遗传学的研究进展，发现许多先天畸形与父亲也有很大关系。比如先天愚型儿的异常染色体就不一定来自母亲，也可来自父亲。精母细胞在成熟分裂时发生故障，某号染色体没有分离，精卵结合后同样会出现子代畸形的结果。据研究发现，60％～70％先天愚型儿是由于卵子染色体不分离造成的，30％是由于精子染色体不分离造成的。科学家对6000余名先天异常的婴儿以及30万名正常活产儿的资料进行分析，结果表明：婴儿出生时，父亲超过40岁者，孩子患有先天异常的机会比父龄小于40岁者多20％。超过35岁生育的父亲使孩子发生以下两种先天性异常的机会比年轻父亲多几倍甚至几十倍。①内脏转位，又称内脏翻转：即正常偏左侧的心脏位于右侧，而位于右侧的胃、肝、胆与左侧的脾等发生位置调换。②软骨发育不良。小孩的软骨和骨发育障碍，身材特别矮小，体态异常。

还有两种先天性心脏病：房间隔缺损和室间隔缺损，超过35岁生育的父亲的孩子患病机会比年轻的父亲多70％和95％。一般认为，父亲年龄越大，精子越易发生基因突变，进而引发先天畸形。

（二）物理因素

1. 外伤

某些职业，如建筑业、体育运动等经常易发生意外事故和阴囊内损伤。当发生伴有尿道断裂的骨盆骨折时，常会伴有性功能障碍。外伤以后常常会忽略阴囊内的损伤，或经常采用错误的保守治疗。严重的损伤及不适当的治疗可以导致不良后果。损伤以后的慢性疼痛可以影响性欲，导致性功能障碍从而影响性功能。睾丸损伤以后产生的自身免疫反应也可导致不育（参看第四节）。

2. 高温

睾丸位于阴囊，其温度低于体温2～3℃，精子的发生和成熟是在低于体温的环境中进行的。任何原因引起的阴囊和睾丸温度的增加，均可引起精子发生障碍，导致生精功能低下。比如生殖系统某些疾病：隐睾及精索静脉曲张等（参看第五节）；某些慢性疾病使全身长期高热；高温工作环境：炼钢工人、浴室工人或其他高热工作人员；某些生活习惯：喜欢热水坐浴，喜穿紧身裤、洗桑拿等；阴囊的某些皮肤病使阴囊皮肤散热受阻等。

3. 放射线

长期接触放射线可导致精子存活率下降，数量减少，染色体畸变增加，从而导致生育能力下降。这些影响与射线剂量有关。临床上患某些疾病如白血病、睾丸肿瘤的病人，在接受放射治疗时要考虑到放射线对生精细胞的损害，在接受治疗前可将精子储存于精子库，以备需要时用于人工授精。

4. 微波

有研究发现，在31名长期接触微波的男性中（平均接触时间8年）有70％的人存在有性欲减退和性功能紊乱，包括阴茎勃起障碍、射精障碍等。动物实验表明，微波对睾丸的生精上皮有直接损害作用。微波照射对男性生殖功能也有明显影响，其所引起损害的范围、严重程度均随照射剂量及作用时间长短而异。一般照射剂量所造成的损害是可逆的，因它不会损害精原细胞。大剂量则也会损害精原细胞，从而会导致不可逆性损害。微波照射后，睾丸重量明显减轻，生精小管管径缩小，生精细胞层次明显减少，细胞排列疏松，管腔内充满剥脱的生精细胞。

（三）化学因素

1. 金属元素

（1）铅　铅是一种常见的工业毒物，对身体多种脏器都有毒性。铅对睾丸可发生直接毒性作用：表现为精子数目减少，精子畸形率增高，精子的畸形以大头、小头、不定形头、尖头、双头、卷尾等为多见，精子活动能力减弱，尤其是快速直线向前运动明显变慢，不活动精子的比例明显增多；铅也可通过阻断下丘脑-垂体-睾丸轴的调节功能而间接影响睾丸功能。铅可使血清中FSH、LH和睾酮的平均值均明显降低。铅对男性附属腺体也产生毒性作用：可影响精液中的果糖代谢，果糖含量降低和代谢障碍直接影响精子的活动力；铅可使精液的液化时间延长，从而影响精子通过子宫而降低受孕机会，也会因液化时间的延迟而影响精子的活动力。而铅所致的男性生殖系统损害，可累及配偶妊娠结局及其后代，使异常妊娠发生率、流产率和先天畸形发生率增高。

（2）镉　镉是一个重要的重金属污染物，其超量摄入可导致睾丸组织明显的组织病理变化：睾丸坏死、间质细胞增生等。摄入镉最主要的途径是食物、饮水和吸烟。20支一包的香烟含有30μg镉。另外，磷肥也含有大量的镉，农业灌溉区及水库中因磷肥的大量使用而含有过量的镉。某些锌矿、磷矿丰富的地区食物中含镉量也超过正常范围。

（3）锰　锰可使男性的精子活动率明显降低，血清睾酮明显降低，睾丸萎缩。锰还能抑制生精上皮中线粒体的琥珀酸脱氢酶，使大量细胞死亡。锰中毒患者或长期接触锰的男性，其性功能出现障碍，主要表现为性欲减退、排精困难、性交时阴茎勃起时间短、早泄、阳痿等；其妻子自然流产率、死胎率、婴儿的畸形率有所增高。

（4）汞　汞中毒患者性功能损害的突出表现为性冷漠、性欲明显减退和阴茎勃起不能，这些症状可持续较长时间。接触汞的工人精液汞浓度上升，精液量、精子活率、活动精子比例和形态正常精子比例均显著降低，精子结构、支持细胞功能和精囊腺功能受损，睾酮水平降低。

（5）砷、镍、钒及铝等　动物实验显示这些金属对雄性动物的睾丸生精功能和精子质量有明显影响，精子数目减少、活动率降低，畸形精子的数目明显增多等。

（6）锌　锌是身体内很重要的微量元素，在机体中的总量约1.5g，但它主要集中于睾丸、附睾和前列腺等器官中，其中精液中的含量也特别丰富。缺锌可出现厌食、体重减轻、嗅觉敏感性减低、味觉异常、伤口愈合迟缓等。在男性可影响生殖功能，缺锌患者精子数量少，质量也差。在给予锌剂治疗后，精子的数量和质量均有明显的改善。

2. 农药、除草剂及有机类毒物

随着现代化学工业的发展及农药和除草剂的广泛使用，男性生殖功能面临严重的危机。敌敌畏、乐果、甲胺磷等可引起男子精子数目减少，畸形精子增多及性功能下降。二溴氯丙烷（DBCP）可影响睾丸的生精功能，使精母细胞减少，精子细胞数下降，接触时间长还可影响到精原细胞，表现为严重的少精子症；也可引起男性阳痿，主要是勃起障碍。有机磷和有机氯（DDVP）可使染色体断裂，尤其易损伤Y染色体，造成生精阻滞，表现为少精子症或无精子症，即使有精子，精子活力也很差。高浓度苯、甲苯、二甲苯具有明显的男性生殖毒性，苯、甲苯、二甲苯对男性生殖功能的损伤，表现在夫妻双方接触的自然流产率高于仅女方接触的自然流产率。苯作业男工其配偶的妊娠高血压综合征及子代智力低下的发生率高。甲醛接触者中发现精子数降低及精子异常、精子细胞的二倍体数增加。二硫化碳中毒除可导致高血压、冠心病、记忆力减退、失眠等外，也能引起睾丸萎缩，生精发生障碍，生精细胞停止成熟，生精细胞和生成睾酮的间质细胞不足，并有中等程度间质纤维化；对附属腺体也有影响，引起精子活动力降低，精子数量减少，精子畸形，精液液化时间延长。

3. 烟草

吸烟者精子形态异常的百分数较不吸烟者明显升高。除了烟草中镉、尼古丁的因素外，烟草燃烧后所产生的致突变物质可损害精子细胞，导致精子畸形。有生育力吸烟者的精子形态、密度和活动力均较有生育力的非吸烟者为低，同时又见无生育力的吸烟者的精子数量减少。男性吸烟者其子代智力迟钝，先天缺陷和围产期死亡率增高。

4. 酒精

长期酗酒不仅会损害胃和肝等消化器官，而且也会给男性生殖系统带来损害，酗酒的男性在出现肝脏疾病之前、便可出现性功能不全，表现为睾丸萎缩、男性乳房发育、性欲减退、阳痿，并伴有不育。

（四）环境因素

1991 年，丹麦内分泌学家尼尔斯·斯卡凯贝克分析自 1938 年以来发表的 60 多篇有关论文后发现，人类精子密度已从 40 年代的 1.16 亿个下降到 1990 年的 0.66 亿个，下降率为 41.5%；射精量由 3.40ml 下降到 2.75ml，下降率为 19.1%。事实上，环境有害因素对男性生殖系统造成的危害远比人们想象的严重、普遍和复杂；工业化带来的大气污染和水源的污染日益恶化；农业化肥和杀虫剂的广泛使用；乡镇企业的发展也使农村的水源和食物链形成广泛的污染。所有这些有害因素可作用于下丘脑-垂体-睾丸轴，也可直接作用于睾丸，影响精子产生的各个环节（精原细胞的增殖、精母细胞的成熟分裂）或性激素产生，从而引起男子不育或男子性功能障碍。环境有害因素也可能在胚胎期就发生作用了。母亲可通过食物，直接与有害环境因素相接触，有害因素再通过胎盘进入胚胎，作用于正在分化形成的睾丸。在出生后的婴幼儿期，有害环境因素也可间接通过母奶或食物进入婴幼儿体内，影响睾丸的发育。环境有害因素也可通过作用于附睾而影响精子的功能成熟，造成精子的运动功能障碍。

（五）药物

1. 安定药、镇静剂和安眠药

这类药物都能增强或降低性欲，其原因分别是减轻焦虑和镇静的结果。大剂量服用利眠宁或安定可能会发生阳痿，长期服用巴比妥，可改变血循环中睾酮水平，出现性欲减退、阳痿或性欲高潮反应丧失的现象。

2. 激素

内源性睾酮分泌功能正常的男性若给予外源性雄激素，则可抑制男性的下丘脑-垂体-睾丸轴。产生睾丸萎缩，并伴有精子生成明显减少，这点对于大量应用同化激素的男运动员来说表现明显，可导致不育。雌激素用于男性患者（如治疗前列腺癌），可迅速使性欲减退或消失，并必然导致阳痿，即使可以射精，精液的量也显著减少。

3. 利尿剂

长期服用氯噻嗪类利尿剂的男性患者，可发生药物引起的性功能紊乱。利尿酸和速尿服用者半数可伴有阳痿。安体舒通可引起男性性欲减退、阳痿、男子女性型乳房，精液质量有所改变等。但通常这些改变都具有可逆性。

4. 降血压药

非利尿剂降血压药也是常见的性功能抑制剂，小剂量可引起男性性欲减退、阳痿，剂量增大，一些男性有射精延迟；a-甲基多巴可增加循环催乳素的浓度，因而有时能引起男子女性型乳房和泌乳；胍乙啶主要引起男性射精抑制；每日大剂量服用肼苯哒嗪（200mg 以上）可出现男性性欲减退，有时可伴有阳痿；服用利血平和其他萝芙木生物碱有显著的抑郁表现，即使剂量相当小也会降低性欲；服用可乐宁也可发生阳痿或性欲减退。

5. 抗精神病药物

酚噻嗪通过作用于下丘脑，能使血循环中催乳素增加，并抑制促性腺激素的分泌。所以该药能诱发男子女性型乳房以及睾丸缩小等；高剂量氯丙嗪可引起阳痿，性欲减退等；氟派啶醇也可引起男子女性型乳房，小剂量的氟派啶醇可使睾酮生成增加，但大剂量则可抑制睾酮的生成；单胺氧化酶抑制剂可引起男性射精延迟或不能射精；抗压抑感药物丙咪嗪和阿米替林可导致男性性欲高涨出现延迟和阳痿。

6. 影响自主神经系统的药物

接触抗胆碱酯酶药物可引起阳痿和性欲降低。抗胆碱能药物阿托品和颠茄类药物可影响生殖功能。抗肾上腺素能药物中 α-肾上腺素能阻断剂（如氨酰心安和心得安）较 β-肾上腺素能受体阻断剂更易引起性功能障碍；所有的肾上腺素能神经元阻断剂均可引起射精失败和阳痿。酚苄明和派唑嗪能影响射精；可乐宁和甲基多巴可导致阳痿。

7. 抗生殖药物

（1）棉酚：将棉酚做为男用避孕药的临床研究，是我国首先开始的。长期服用棉酚后，睾丸生精小管出现不同程度的退化萎缩，生精上皮层次减少，生精细胞排列紊乱，管腔中充填满脱落的生精细胞。变态中的精子细胞和中后期精母细胞对棉酚最敏感，电镜观察显示精子细胞和精母细胞出现明显的超微结构损伤，核膜皱缩变形，内质网扩张和小泡化，胞质水肿，精子细胞的顶体肿胀、分离与碎裂；另外精子中段的线粒体螺旋鞘排列紊乱并肿胀，线粒体嵴数目减少等；而精原细胞、间质细胞及附睾上皮改变不大。但目前有报道长期服用棉酚可损伤精原细胞甚至使精原细胞消失，造成精子发生出现不可逆性损伤。

（2）雷公藤：雷公藤具有抗炎、抗免疫作用，广泛用于类风湿性关节炎、强直性脊柱炎和慢性肾炎等疾病。雷公藤对男性生殖系统也有影响，能引起睾丸一系列病理变化，造成精子发生障碍，精母细胞和精子细胞脱落，而精原细胞未见受损，精子结构损害，支持细胞紧密连接破坏，精液检查发现精子密度下降，精子活率及活动率也均下降，可引起无精子症或无力型精子症。

8. 其它

长期职业性接触麻醉剂可使男性的生殖功能发生异常，其妻子自然流产率及子代先天性缺陷率增高。催眠药和镇静药苯二氮䓬可抗焦虑，但也可导致性欲降低。鸦片类药物因剂量和耐受性的不同而各异，男性有鸦片瘾者其性兴奋性降低，精子的运动能力低下，射精量减少，这些人性欲低下，射精困难或有阳痿。H_2 受体阻断剂氯环嗪、甲氰脒呱也可损害睾丸功能。抗炎、镇痛和解热剂阿司匹林及阿司匹林类药物可抑制前列腺素的生物合成，它们对男性的致孕能力可产生不良影响；消炎痛也是前列腺素的抑制剂，它可能抑制睾丸内的透明质酸酶。几乎所有的抗肿瘤药物都有不同程度的生殖毒性，它们主要损害精原细胞。抗细菌药物硝基呋喃妥因类（呋喃西林，硝羟腙和呋喃坦丁）可使大鼠在精子细胞早期出现可逆性阻滞。硝基呋喃妥因类药物除作用于生殖细胞外还可影响支持细胞的功能。用于治疗溃疡性结肠炎的柳氮磺吡啶可引起精液中精子数减少。

（六）疾病

1. 内分泌系统疾病

肾上腺疾病可影响男性生殖功能：如先天性肾上腺增生症、肾上腺皮质增生症、艾迪生病、肾上腺皮质或髓质肿瘤等。这类疾病导致男子不育的主要原因是内分泌功能紊乱，引起下丘脑-垂体-性腺轴功能异常，最后导致生精功能异常。

糖尿病也可影响睾丸功能：睾丸生精小管萎缩，精子发生障碍，各级生精细胞数量减少，间质增生，精液质量差，精液体积减小，精子计数和活力都有显著降低。

甲状腺疾病如甲状腺功能亢进、甲状腺功能减退、粘液性水肿等，均可引起人体组织的氧化作用加速或减退，引起一系列糖、蛋白质、脂肪、水和电解质中的钙、酸及碘和维生素的代谢紊乱，造成人体各脏器功能的病变。表现在男性生殖系统方面可出现：睾丸生精功能障碍、精液中精子数量少、精子活力低、性欲减退、部分病例可伴有男子乳房发育。对甲状腺功能减退引起的少精症，用甲状腺激素治疗能改变精液质量。

2. 肾脏疾病

慢性肾功能不全或肾功能衰竭患者常有睾丸功能障碍，主要表现为睾丸体积缩小，性欲减低，性活动减少，不能勃起或勃起不坚，最后可形成完全性阳痿。

3. 血液疾病

缺乏维生素 B_{12} 可引起恶性贫血，同时也会影响精子发生、精子成熟或使畸形精子增加。镰刀型贫血不仅使间质细胞合成雄激素出现障碍，而且使精子发生也受阻。白血病病人往往伴有精子发生障碍及类固醇激素合成障碍。

4. 消化系统疾病

肝脏疾病（特别是肝硬化）常可伴有生殖系统功能障碍，表现为男子乳房发育，腋毛或阴毛减少，性欲缺乏或阳痿，睾丸萎缩，少精症等；患消化道溃疡（特别是十二指肠溃疡）的男性病人其生殖能力比正常成年男性低；另外消化吸收不良可导致一系列营养物质缺乏从而引起生殖系统功能障碍。

第三节　精液检查

精液由精子和精浆两部分组成，其中精浆占 90%左右，由生殖管道各段及附属腺的分泌物组成。睾丸内产生的精子形态上成熟了，但功能上还未成熟，精子只有通过在附睾中运行和储存一段时间，才能达到功能上的成熟，获得运动的能力。精浆中附属腺的分泌物与精子的活力和代谢也密切相关。

目前临床上评价男性生殖功能的常用实验室方法为精液检查，主要检查精液的系列特征包括某些精液的物理特点、精子数量、精子活动力、精子存活率、其它非精子细胞，精液涂片染色检查精子形态及畸形率等各个不同方面。

一、精液的物理特点

正常精液为乳白色不透明状，若为脓绿色则提示有感染。精液的 pH 值主要由精囊腺和前列腺的分泌物中和而成，精囊腺分泌物约占 70%，呈碱性，而前列腺分泌物呈酸性，其结果是使精液呈弱碱性，pH 值为 7.5。若精液 pH 值小于 7，偏酸，则可使精子活力及代谢下降；当 pH 值小于 6 时，精子活动就会受到抑制，甚至停止游动。过酸的精液也不利中和缓冲酸度极高的阴道环境。精液过酸可能与精囊腺病变有关，主要是精囊腺的分泌不足。若精液 pH 值太高，超过 8，偏碱，也属异常，也会使精子活力受到抑制。精液偏碱可能是精囊腺分泌太多或前列腺分泌太少造成，均有可能存在炎症。

正常生育力男性一次射出精液的体积为 2～6ml。若射出精液体积在 0.5～2ml 范围内，则称为少精液症，可能是附属腺感染、不完全性逆行射精和精囊腺的发育不良造成；若射出精液少于或等于 0.5ml，则称为无精液症，常由不射精或逆行性射精造成；若射出精液超过 6ml，则为多精液症，附属腺功能亢进或附属腺感染均可造成多精液症。

新鲜的精液在排出体外后有一定粘稠性，接触空气会变成凝胶状，即精液的凝固。以后经 15～30 分钟又转变为液态，即精液的液化。这种由液态变凝胶、凝胶又液化的转变过程，与精液中所含特有的酶体系有关。精液的凝固与精囊腺有关，它能分泌一种蛋白样物质，使精液凝固，若精囊腺发生炎症可引起精液的凝固障碍，而不凝固呈液态的精液则很快会从阴道中流出，从而造成精子数的减少。

精液的液化与前列腺分泌的酶有关，若前列腺有炎症，则可引起精液液化障碍：精液液化缓慢，如超过 1 小时或数小时仍不液化，也可能是完全不液化，精液不液化可限制精子的游动。

二、精子数量

精子数量是精液检查中一项重要指标，它直接反映男性生殖系统结构上是否有问题。在生育男性中每毫升精液平均含 6000 万至 1 亿个精子。精子数量存在明显的个体差异，同一个人在不同时间内也有很大差异，因此精子数量在必要时应反复多次检查。

临床上，男性精液中完全没有精子称为无精子症。无精子症可分为分泌性无精子症和阻塞性无精子症两种。前者是由于睾丸不产生精子，病源在睾丸，比如睾丸胚胎发育异常，完全没有精原细胞的唯支持细胞综合征；后者则睾丸能产生精子，但输精管道阻塞，从而造成无精子症，如先天性部分输精管道的缺失。

若精子数少于 20×10^6/ml，则为少精子症，在 5×10^6～10×10^6/ml 之间，为中度少精子症，少于 5×10^6/ml，为重度少精子症。造成少精子症的原因很多，前面讲到的影响精子发生的各种因素都可不同程度的造成少精子症。

若精子数在 120×10^6/ml 以上，则为多精子症。一方面精子数量过多会影响精子的游动，另一方面精子数过多也会很快消耗精液中的能源，从而引起生育力低下或不育。

三、精子活动力和存活率

精子活动力是指运动精子的百分率，精子存活率是指存活精子的百分率，它们互相关联，死亡精子肯定是不运动的，但不运动精子不一定是死精子。精子的运动是依赖其尾部的摆动而完成，运动能力的获得在附睾。精子运动的速度、方向和形式对精子是否能够达到受精部位有直接影响作用。一般实验室镜检，排精后 1 小时内，精子活动力应在 70%以上，若精子活动力仅 50%～70%，则认为精子活动力减低，若精子活动力低于 50%，则为不正常。正常精液至少 75%活动精子是呈前向运动的，前向运动精子百分率和活动精子百分率之间有直接正相关系。但大多数临床实验室中使用的凭视觉检测精子活力的过程存在主观性，可能会不精确。现可通过计算机辅助的图像分析技术来提高精子运动能力测定的客观性。

用特殊染色方法可鉴别精液中的活精子和死精子，若精子存活率低于 50%，则可诊断为死精子症。死精子症原因复杂，一般认为可能与附属腺炎症及附睾炎症有关，特别是后者。因为精子长时间储存于附睾，附睾炎症可损伤精子，引起精子的死亡。前面讲到的影响精子发生的各种因素也可引起精子活动力和存活率降低。

四、非精子其它细胞

人精液中非精子其它细胞一般可有：未成熟生精细胞、支持细胞、血细胞（包括中性粒细胞、巨噬细胞、淋巴细胞和红细胞）、泌尿生殖道上皮细胞。据研究，正常生育力男子精液中，非精子其它细胞占精液细胞总数的1.88%，其中未成熟生精细胞为大多数。在一些男性不育症患者精液中，其它非精子细胞既可表现为总量的增多，也可表现为某一特定的细胞类型增多。比如精液中的白细胞数超过5×10^6/ml或每高倍视野超过20个白细胞，即可认为存在着精液感染。精液感染目前是男性不育的重要原因，精液感染的病源微生物多达30多种，有葡萄球菌、大肠杆菌、肠球菌、支原体、衣原体及淋球菌等。精液感染会明显改变精液的理化性质，包括精液pH值、渗透压及离子成分的改变，不利于精子的活动和存活。细菌产生的毒素也可直接作用于精子，造成精子的损害。

五、精子形态结构

精液经过涂片、固定、染色后，在高倍显微镜或油镜下进行观察计数，至少要随机计数200个精子。主要计数正常和畸形精子百分率及畸形精子类型。若畸形精子超过40%～50%则为异常，称畸形精子症。畸形精子主要表现为头部和尾部的异常。头部异常有大头精子、小头精子、长头精子、头部不定形精子、窄头精子、双头精子等；尾部异常有缺尾、短尾、尾部卷曲及双尾等；其它还有精子中段异常及混合畸形等。

第四节　精子抗原及抗精子抗体

Metchinikoff（1899）与Metalnikoff（1900）发现精子具有抗原性，并能诱发特异性免疫应答的产生。1954年Wilson和Rumke首先在男性不育患者血清中发现了抗精子抗体。随着生殖免疫学的发展，研究者发现在男性不育患者中，有相当一部分病人是和免疫相关，即由免疫因素导致的免疫性不育，在免疫性不育中，起主要作用的是精子抗原和抗精子抗体。

一、精子抗原

精子作为一大分子的同种异体抗原，结构复杂，种类繁多，至少有100多种。按其部位可分为膜抗原、顶体抗原、胞浆抗原、线粒体抗原及核抗原等。至今还未发现与不育有关的特异性精子抗原。

（一）膜抗原

膜抗原包括膜固有抗原、附着抗原及包被抗原。膜固有抗原由种属特异性抗原、器官特异性抗原、组织相容性抗原等构成，其中器官特异性抗原可引起同种和自身精子免疫反应。比如组织相容性抗原或称人类白细胞抗原（HLA抗原），它在精子头和中段呈均匀分布，它参与精子和受精卵在女性体内的排斥反应。精子表面还存在参与Y染色体调节的组织相容性抗原——H-Y抗原，它在决定胎儿性别的初期阶段起一定作用；人类精子细胞膜表面生育相关抗原（FA－1）也是人精子膜固有抗原，FA－1为精子膜表面特异性糖蛋白，其抗体能抑制人精子穿过去透明带（ZP）的金黄地鼠卵，作用机制是抑制精子获能和顶体反应。

附着于精子表面的精浆成分称为精子附着抗原，有4种精浆特异性抗原成分（No. 4、6、9、10）；2种精浆人乳共同抗原成分：乳铁素（No. 3）和铁内脏素（No. 7）；1种ABO血型抗原。这些精子附着抗原诱发相应的抗体产生，在补体参与下可引起精子运动障碍。精浆内的某种成分与精子作用，并包被了精子，称精子包被抗原，由精子包被铁蛋白抗原和一种未被鉴定的人精浆巨分子组成的复合物，其免疫原理与乳铁蛋白一致。它分布于整个精子表面及精子的许多部位，在精子与卵子识别反应中起关键作用。

（二）顶体抗原

包括透明质酸酶、酶前体或称顶体素、顶体蛋白酶等。透明质酸酶是自身抗原，也是同种异体抗原，它和酶前体均位于精子头部顶体内，其相应抗体可引起受精障碍。顶体蛋白酶是同种抗原，其抗体能与其他组织起交叉反应。另外，还有SP－10是由单抗鉴定的一组人精子蛋白。SP－10位于精子顶体外膜内面及顶体内膜外面，人SP－10具有多态性，抗SP－10单抗可抑制精子穿卵。

（三）胞浆抗原

乳酸脱氢酶-C_4（LDH－C_4）：为乳腺脱氢酶的同工酶。1963年发现在人睾丸匀浆和精液中存在，由C亚基组成四聚体，命名为LDH－C_4。电泳位置位于LDH3与LDH4之间，其C亚基由330个氨基酸组成，分子量140，000，目前已克隆了人的LDH－C_4的cDNA，并证明LDH－C_4基因定位于第11对染色体上，由Idhc基因编码。LDH－C_4主要集中分布在精子尾部中段，存在于精子胞质及线粒体内。它是精子能量代谢中的关键酶，可作为判断生精功能和评价精液质量的可靠指标。

其他精子特异性的异构酶如乙糖激酶、酸性磷酸酶、山梨醇脱氢酶均存在于精子的胞浆中，在动物可引起免疫性无精子症。

（四）线粒体抗原

细胞色素C：为睾丸特异的，它出现于初级精母细胞的线粒体，持续到精子发生后期，在非生殖细胞中未发现。它位于人精子尾部中段线粒体鞘内，被围在线粒体内膜上。另外，肉毒碱乙酰转换酶也是精子特异性抗原。

（五）核抗原

鱼精蛋白：是一类精子特异性核蛋白，在其它细胞中不表达，只有在精子发生后期才在精子细胞内表达。精子发生可分为精原细胞增殖阶段、精母细胞减数分裂阶段和精子形成阶段，在精子形成过程中，与DNA相结合的核碱性蛋白组分发生了明显的变化：精原细胞、精母细胞和早期精子细胞内，核碱性蛋白为组蛋白，当圆形精子细胞伸长时，组蛋白被新合成的过渡蛋白取代，至晚期精子细胞阶段，过渡蛋白又逐渐被新合成的鱼精蛋白取代。这个过程称组蛋白-鱼精蛋白替代反应（H－P替代反应），又称碱性核蛋白组型转换。鱼精蛋白由50～63个氨基酸组成，分子量4000～7000，富含精氨酸，半胱氨酸，其中精氨酸占40%～70%。鱼精蛋白的特性使之易与DNA结合，可中和DNA上的负电荷，降低静电排斥作用等，使精子核染色质高度浓集，并抑制mRNA的合成，也即抑制了精子的基因表达。研究发现H－P替代反应异常或故障及鱼精蛋白比例异常可导致男子不育，这也是部分妇女习惯性流产的原因之一。

另一核抗原为DNA聚合酶，其自身抗体存在于输精管结扎后男性的精浆中，不育症病人的自身免疫血清能强烈抑制精子中DNA聚合酶的活力。

二、抗精子抗体

男性为什么会对自身产生的精子产生免疫反应？免疫耐受学说认为，当有效的抗原在胚胎期与免疫活性细胞接触后，能使针对该抗原的免疫活性细胞受到抑制，因此，该个体在成年后对该抗原不再发生免疫反应。由于胚胎时期无精子生成，精子是在青春期才开始由睾丸生成的，这已远远越过了机体对自身耐受建立的时期。因此，男性体内未建立对自身精子的免疫耐受性。所以，精子特异性抗原属于自身抗原，或称“隐蔽”抗原。正常情况下，生精细胞的抗原物质不会进入血液循环而发生自身免疫反应，在某些病理情况下，则可导致抗精子的免疫反应。

（一）抗精子抗体的产生机制

1. 血-睾屏障的破坏

正常情况下，血-睾屏障阻碍了精子与机体免疫系统的接触，成为隐蔽抗原，不引起自身免疫反应。由于手术、外伤、感染等使血-睾屏障遭到破坏时，精子漏出或巨噬细胞进入生殖道吞噬消化精子细胞，其携带的精子抗原激活免疫系统，就会产生抗精子抗体。临床上常见病因有输精管结扎术、输精管吻合术、输精管梗阻、生殖道损伤及睾丸损伤等。

2. 免疫功能障碍

可能原因是抑制性T淋巴细胞量减少或活性下降。正常情况下，血睾网及其输精管漏出的少量精子抗原可激活抑制性T细胞，使成熟的B细胞识别抗原的过程变得迟钝，降低了机体对精子抗原的体液免疫反应，形成免疫耐受。当抑制性T细胞数量或活性下降以及精液内激活抑制性T细胞的因子缺乏时，也可导致产生抗精子抗体。

3. 精浆免疫抑制物质的异常

精浆免疫抑制物质可以封闭精子抗原，抑制生殖道局部免疫反应，对精子及生殖活动有生理性保护作用。当精浆免疫抑制物质的质和量发生改变或异常时，均可破坏这种平衡。若丈夫精液中缺乏精浆免疫抑制物质，则可使配偶产生抗精子抗体。

（二）抗精子抗体干扰生殖的机制

1. 影响精子运行

抗精子抗体结合精子，导致精子凝集，致使精子活力下降，运动受阻，并降低精子的存活率。同时，精子被抗精子抗体结合后，其穿透宫颈粘液的能力明显受抑制。因此，抗精子抗体可通过降低精子活动力、存活率及抑制精子穿越宫颈粘液而减少受孕机会。

2. 影响精子的获能及顶体反应

抗精子抗体能影响精子膜的活动，从而阻碍或延迟获能。抗精子抗体能阻碍精子释放透明质酸酶，从而抑制精子的顶体反应。

3. 影响精子穿过透明带及精卵融合

抗精子抗体抑制精子的顶体反应，从而抑制精子驱散放射冠和穿过透明带，降低精子与卵的融合。

4. 对受精卵的影响

抗精子抗体能干扰受精卵的植入和着床，导致胚胎被吸收或流产。可能的原因是：早期胚胎在其发育过程中可暂时表达各种抗原，其中某些抗原与精子蛋白及畸胎瘤有交叉免疫性。

（三）抗精子抗体的检测

检测抗精子抗体的方法很多，同时存在着各种不足。一个理想的检测抗体的方法应具备以下条件：①敏感度高、特异性强、重复性好。②能确定抗体的种类。③能确定抗体的结合部位。④可定量或半定量检测抗精子抗体。抗体滴度及抗体在精子上的结合部位决定了其对生育的损害程度。结合于精子头部的抗精子抗体对生育的损伤较大，而结合在精子尾部的抗体对生育力影响较小。因此检测精子头部表面的抗体更有实际意义。抗精子抗体检测方法有混合抗球蛋白反应实验（MAR test）、明胶凝集实验（GAT）、组织配伍板凝集实验（TAT）、免疫珠实验（IBT）及酶联免疫吸附测定法（ELISA）等，目前以后两种方法最为常用，且市场有成套试剂盒供应，结果可靠，易于推广。

第五节　男性不育

正常育龄夫妇婚后同居 3 年以上，有正常而规律的性生活，亦未采取避孕措施，由于男方原因造成女方不孕者，称为男性不育症。过去受传统思想的影响，往往认为不育是女方的原因，其实不然，随着男性学的发展，人们揭开了许多有关人类生殖的奥秘。目前的研究表明，由于男性原因造成的不育，占 25%～40%，有的学者甚至认为可占 50%；由于女方原因造成的不育，占 40%～50%；由于夫妇双方共同引起者占 15%～20%；还有 10%～15% 的不育属于原因不明者。由此可见，男性不育在不育症中占有较大比例。前面讲到的影响精子发生的各种因素都可能引起男性不育；抗精子抗体能导致男性免疫性不育，下面介绍几种常见的引起男性不育的疾病。

一、隐睾

睾丸在胚胎发育初期位于腹腔，以后在胚胎发育过程中逐渐下降。至胚胎第 6 个月，已下降至腹股沟上口，继而沿着腹股沟管继续下降，到第 8 个月下降至阴囊。所以在正常生理情况下，出生时睾丸早已位于阴囊，仅约 3%的足月男婴的睾丸没有降入阴囊中，早产儿这种情况更多，大约为 30%。这种情况大多数在一周岁以内可以自行下降入阴囊，少数由于内分泌障碍或睾丸引带异常等原因，使睾丸不能降至阴囊内，而停留在腹腔内或腹股沟区，称为隐睾（图 2－8）。隐睾的发病率约 4%。隐睾可为单侧性或双侧性，根据睾丸在腹腔或在腹股沟管内，可分别称为腹腔型隐睾或腹股沟型隐睾。由于隐睾所在位置的温度要高于阴囊的温度，睾丸组织长期处于高温下，可发生一系列改变，致使睾丸不能正常发育，如不适时治疗，在成人婚后可导致不育，双例隐睾引起的不育率几乎可达 100%。同时睾丸组织长期在高温作用下，可有恶变的危险。

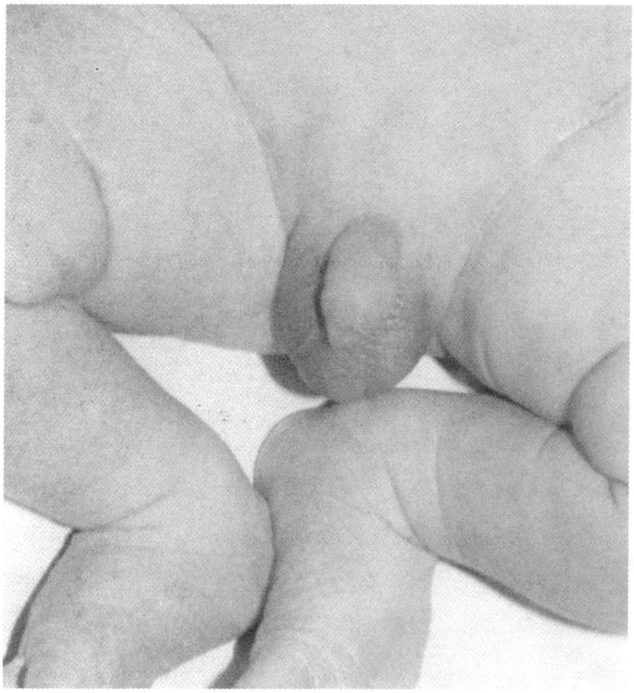

图 2－8　右侧隐睾（引自王凤兰主编的中国出生缺陷监测畸形图谱）

隐睾睾丸生精小管管径缩小，随着青春期开始，生精小管不出现管腔，生精上皮表现出一系列病理变化：支持细胞出现空泡或特殊的嗜酸性颗粒变性；生精细胞脱落，精原细胞缺如或减少；精子发生受阻，或阻滞在精原细胞阶段或精母细胞阶段。隐睾睾丸的病理变化从 1 岁时就有改变，随着年龄的增长，病理变化加重。

隐睾可进行外科手术治疗，手术的适宜年龄有很多争论，一般认为以小于 3～4 岁为最适宜手术年龄。

二、精索静脉曲张

精索静脉曲张是青壮年男性的一种常见病，多发生在 15～30 岁期间。在男性阴囊内，左右两边各有一条由输精管、动脉、静脉等组成的索状组织，称之为精索。由于一些解剖结构上的特点和男青年生理发育等因素的影响，精索静脉血管容易淤血扩张，形成蚯蚓状的静脉团，这就是精索静脉曲张。精索静脉曲张主要发生于左侧睾丸，约占 70％～100％，双侧性静脉曲张在 0.9％～23％之间，单纯右侧者少见。在男子不育症患者中，精索静脉曲张发生率高达 39％。

精索静脉曲张发生的原因一般认为与解剖结构上的特点有关：左精索内静脉几乎以直角开口于左肾静脉，而右精索内静脉则斜行进入下腔静脉（图 2－9），肾静脉压力明显大于下腔静脉，所以左精索静脉血流阻力大于右精索内静脉阻力；左精索内静脉易受到前侧的乙状结肠的压迫；精索静脉瓣膜先天性缺乏或关闭不全，也是本病发生的重要原因。瓣膜的缺陷或关闭不全会使血液从左肾静脉反流至左精索内静脉，使蔓状静脉丛充血扩张。

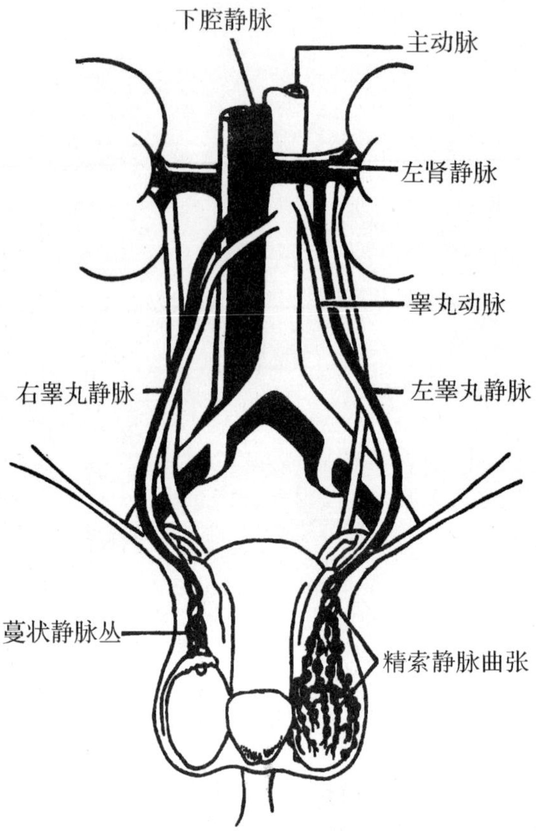

图 2－9　精索静脉曲张

精索静脉曲张不育者的睾丸存在着明显的生殖病理变化：生精小管内生精细胞广泛脱落，严重脱落时，有可能造成继发性唯支持细胞综合征；间质细胞变性；间质也可表现为纤维增生，小动脉管壁增厚，间质水肿。睾丸的病理改变引起精液出现一系列的病理改变：少精子症、甚至有无精子症、精子的活动力差、畸形精子症等。

精索静脉曲张引起生育能力降低，甚至不育的原因很多，主要有如下几种：精索静脉曲张时，由于血液淤滞可造成局部温度升高 1～2℃，持续长期局部温度升高，就会影响睾丸精子发生；精索静脉曲张时血流倒流，精索静脉内压力增高，影响睾丸的血液循环，使精子产生所必需的氧和营养物质缺乏，从而阻碍了精子的发生和成熟；由于精索静脉曲张时血液倒流，肾上腺及肾脏所产生的毒性物质，如类固醇、儿茶酚胺、5－羟色胺、前列腺素等，随倒流的血液进入睾丸，对睾丸产生毒性作用，可损害睾丸的生精上皮，使不成熟的精子过早脱落，并明显地影响精子的活动力；精索静脉曲张还可损害睾丸的间质细胞，使睾丸内雄激素减少，全身血液中雄激素含量也减少，而血液中 FSH（卵泡刺激素）和 LH（黄体生成家）明显增高，引起内分泌紊乱。

三、流行性腮腺炎

在众多的不育原因中，流行性腮腺炎继发睾丸炎也是常见原因之一。流行性腮腺炎是学龄前或学龄期儿童常见的急性呼吸道传染病，病原体是腮腺炎病毒，通过唾液飞沫传播，多在冬季流行，易感者均可发病。流行性腮腺炎以非化脓性肿胀和疼痛为特征，并有延及全身各个器官和组织的倾向，潜伏期大约 2 周。一般肿胀先发生于一侧，1～2 天后波及对侧。腮腺肿大以同侧耳垂为中心，向周围蔓延，2～3 天达高峰。局部常表现为疼痛及感觉过敏，尤以张口及咀嚼时明显，1～2 周后痊愈。由于流行性腮腺炎病毒对睾丸组织也有特殊的亲和力，所以易并发睾丸炎。据统计，有 15%～40%的成年男性患流行性腮腺炎而并发睾丸炎，但在青春期前较少见。睾丸炎一般在腮腺肿胀 1 周后发生，也可在肿胀前或与肿胀同时发生。表现为高热、寒战、下腹痛等。大多数病人仅有一侧睾丸发炎，约 15%为双侧发炎。睾丸肿胀、疼痛并有压痛，症状可持续 3～4 天或 1～2 周。受到腮腺炎病毒侵犯的睾丸生精小管淋巴细胞浸润，间质水肿及浆液纤维蛋白渗出，最终可导致睾丸萎缩。若睾丸萎缩仅限于一侧，一般不会影响生育，如为双侧病变和萎缩，则可导致男性不育。

流行性腮腺炎患者并发睾丸炎后，应卧床休息和托起阴囊，可用冰带冷敷以减少疼痛。但不可做阴囊热敷，因温度升高，容易损害生精细胞，抑制精子生成。此外，注射由腮腺炎恢复期病人血清中提炼出来的丙种球蛋白，可以有效地预防成年男性发生睾丸炎。

四、Y 染色体与男性不育

Y 染色体是人类所有染色体中最小的一条，仅 30Mb 长，约占人类基因组的 1%，由于女性没有 Y 染色体也可健康存活，所以 Y 染色体曾被认为是条在功能上荒芜的染色体，直到 1990 年发现 Y 染色体上存在着性别决定基因 SRY，有关 Y 染色体的功能研究才重新得到重视。

1976 年 Tiepolo 首次报道在无精子症男性中发现 Y 染色体长臂部分遗传物质的丢失，因此提出在 Y 染色体长臂（Yq11.23）存在控制精子发生的基因，并命名为无精子基因（AZF），由此揭开了研究 Y 染色体微缺失与男性不育的序幕。

近来报道在无精症患者中 Y 染色体微缺失的发生率为 10%～15%，而在严重少精症患者中其发生率为 5%～10%。

AZF 发生的区域主要分为 4 个：AZFa、AZFb、AZFc 及 AZFd，以 AZFc 的缺失最多见，约 60%，AZFb 的缺失次之，AZFa、AZFd 区少见。Y 染色体微缺失与睾丸的病理改变有明显相关性。AZFa 缺失表现为唯支持细胞综合征和睾丸体积缩小。AZFb 缺失表现为生精阻滞，主要停留在精母细胞阶段。AZFc 缺失表现复杂，有的生精小管内仅见支持细胞；有的有正常生精上皮，但精检为严重少精症。AZFd 缺失可能与轻度少精或数目正常但形态异常的精子有关。

AZFa 包含 3 个候选基因：DBY、USP9Y 和 UTY。DBY 基因只在睾丸中表达，是 AZFa 区主要的候选基因，该基因缺失发生率较高，DBY 基因的缺失表现为唯支持细胞综合征和生精障碍。USP9Y，以前称为 DFFRY，是最早发现的 AZFa 的候选基因，主要表达和编码蛋白水解酶，与精子的发生有关，USP9Y 基因缺失的病人多表现为无精子症，该基因的缺失率较低。

AZFb 的候选成分是 RBM，（曾被称为 Y 染色体的 RNA 识别基因 YRRM），是一个多拷贝基因家族，至少有 6 个亚家族位于 Y 染色体的长臂和短臂上，RBMY1～RBMY6，但大多数基因拷贝没有活性，只有 RBMY1 是唯一活化的转录基因，主要参与 RNA 代谢，与其他调节剪切因子共同参与 mRNA 的形成、加工和翻译等过程。RBMY1 的缺失可引起减数分裂障碍，进而影响精子的形成，造成男性不育。

AZFc的候选基因主要有DAZ和CDY基因：DAZ基因原称SPGY基因，是一个多拷贝基因家族（包括BOUBLE、DAZL、DAZ），DAZ基因cDNA序列含有可编码72个核苷酸为单位的7个重复序列，编码RNA结合蛋白，主要参与RNA代谢，如合成、加工、翻译等过程。该基因产物在睾丸组织中特异性表达。在AZF缺失中DAZ基因的缺失发生率最高。由于DAZ基因的多拷贝特性使其缺失时有不同的表型，无精子症、少精子症等都可产生。CDY基因家族包括CDY1和CDY2，CDY2在精子形成早期是必须的，CDY1在精子形成后期产生作用。

对无精子症或严重少精子症进行AZF检测的临床意义：使这些“原因不明”的无精子症或严重少精子症患者明确病因，减少一些无谓的“治疗”；如果上述这些病人希望通过辅助生育技术（单精子卵胞浆内注射，ICSI）达到生育目的，其后代也存在不育的可能。

参考资料

1. 吴明章，曾超文，张君慧主编．男性生殖病理学．上海：上海科学普及出版社，1997
2. 罗丽兰主编．生殖免疫学．武汉：湖北科学技术出版社，1998
3. 丁训诚，蒋学子，顾祖维等主编．男性生殖毒理学．北京：中国人口出版社，1997
4. 谢文英，江鱼，王一飞主编．男性学．上海：上海科学技术出版社，1991
5. 师其智主编．男性不育症的现代治疗．济南：山东科学技术出版社，1993
6. 刘圣英，刘雨生．Y染色体微缺失与男性不育关系研究进展．国外医学遗传学分册，2005，28（3）：191
7. 林宝英，林宝华，彭弋峰．抗精子抗体与男性不育的研究进展．临沂医学专科学校学报，2005，27（4）：279
8. 白文俊，王晓峰．男性不育症研究进展．中华泌尿外科杂志，2003，24（11）：787
9. 李广为，杜广辉，杨为民．抗精子抗体的研究现状．中华男科学，2004，10（5）：385
10. 张咸宁，左伋，胡志红．男性不育的遗传学研究进展．现代实用医学，2002，14（10）：511
11. Kuo PL，Wang ST，Lin YM，et al. Expression profiles of the DAZ gene family in human testis with and without spermatogenic failure. Fertility Sterility，2004，81（4）：1034
12. Dada R，Gupta NP，Kucheria K. Molecular screening for Yq microdeletion in men with idiopathic oligozoospermia and azoospermia. J Biosci，2003，28：163

编者：吴俊

第三章　人类卵子发生、卵泡发育与调控的影响因素

人和哺乳动物卵子的发生，早在胚胎发育时期就已经开始。在人类，从原始生殖细胞发育到成熟的卵子，经过胚期、胎儿期直至出生后青春期发育、性成熟期。人的卵子发生经过原始生殖细胞（primordial germ cell，PGCs）、卵原细胞（oogonia）、卵母细胞（oocytes）和卵子（eggs）的发育历程。

第一节　人类卵子的起源和发生

一、原始生殖细胞的起源与迁移

随着显微镜的出现和科技的进步，在17世纪人类已经能够看到精子和卵细胞，它们是由原始生殖细胞发育而成。

人与哺乳动物的原始生殖细胞均起源于靠近尿囊基部的卵黄囊背侧内胚层。人胚第3周，此处即出现低分化的原始生殖细胞，即生殖干细胞（germline stem cells，GSCs）（图3-1）。原始生殖细胞胞体大，直径25～30μm，呈圆形或椭圆形，运动时伸出伪足样突起，呈不规则形。原始生殖细胞核大，偏心存在于细胞内，呈囊泡状，有1～2个核仁，组织化学显示胞质中碱性磷酸酶强阳性，可以作为标记追踪其迁移途径。在电子显微镜下细胞质内有中心粒（两个）、高尔基复合体、糖原颗粒、脂滴及电子密度高的小粒，还可见伪足末端附着在细胞外基质或其周围的体细胞上。原始生殖细胞表面有一薄层细胞衣，在运动中的伪足表面较明显。

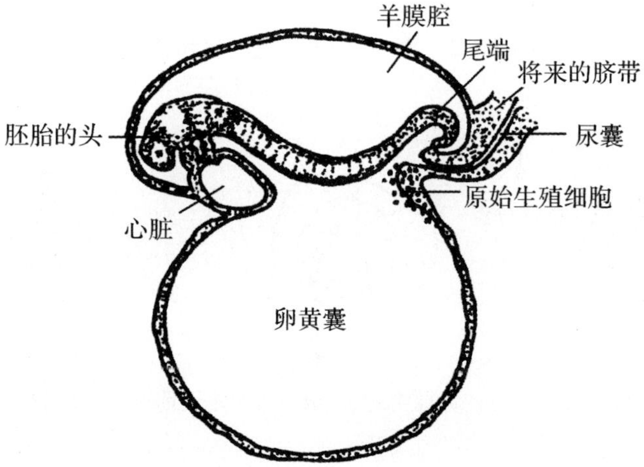

图3-1　3周龄胚

人胚的原始生殖细胞大约在受精后5～6周，以阿米巴样运动，沿肠系膜和背侧体壁迁移至未分化的生殖腺嵴（图3-2）。实验证明，原始生殖细胞向生殖腺嵴的移动是一种趋化作用。人胚发育至第6周，生殖腺嵴内约有1000～2000个原始生殖细胞，并在生殖腺嵴内分裂增殖，形成卵原细胞克隆。随着卵巢的形成，2个月时已经有60万个卵原细胞；至第5个月约有200万个卵原细胞和500万个初级卵母细胞；卵原细胞间以细胞间桥相连，电镜下可见胞质内有髓样小体（myelin body）、高尔基复合体和线粒体组成的核旁复合体（paranuclear complex），核内核仁甚多。卵原细胞分裂终止时，细胞间桥大多消失，开始初级卵母细胞的第一次成熟分裂，并休止于分裂前期的网线期（图3-3）。人胚生殖细胞的增殖可以延续到妊娠第6个月，以后许多卵原细胞和部分初级卵母细胞逐渐退化和闭锁，至第7个月末残存的卵原细胞大多退变，出生时有70万～200万个网线期初级卵母细胞；7～9岁时卵巢中有30万个初级卵母细胞，其中40%处于退化状态；至青春期开始时为4万个，40～50岁时仅有几百个（图3-4）。关于卵原细胞成熟分裂的启动因素，有人对小鼠和田鼠研究后认为，中肾的卵巢网细胞产生一种成熟分裂诱导物质（meiosis inducing substance，MIS），激发卵原细胞的成熟分裂，并促卵泡形成。如将卵巢网与田鼠原始性腺一起培养，可促使生殖细胞进入成熟分裂，而FSH、LH和甾体激素均不能诱发体外培养的卵原细胞进行成熟分裂。

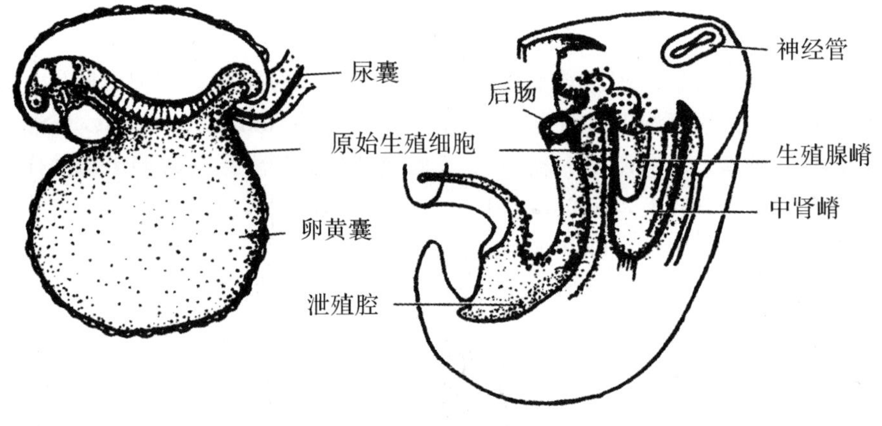

图3-2　原始生殖细胞迁移示意图

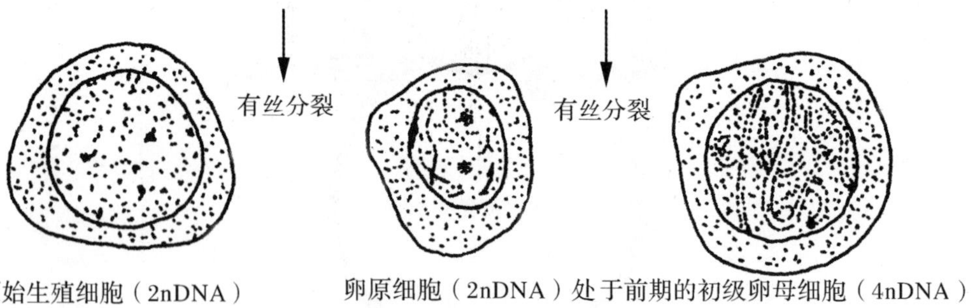

图3-3　原始生殖细胞分化为初级卵母细胞

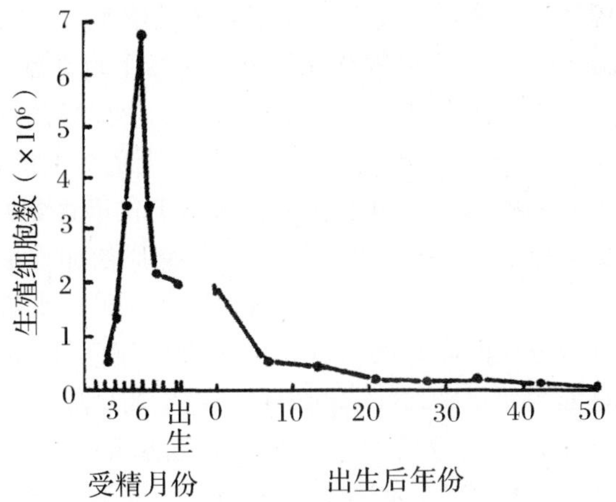

图 3－4　卵巢内生殖细胞数量的变化

二、原始卵泡的发生

胚胎时期卵泡是由原始生殖细胞及周围的卵泡细胞组成。原始生殖细胞的来源前面已述及，关于卵泡细胞的起源争论已久，以往大多认为它是来自生殖腺嵴表面的体腔上皮。在原

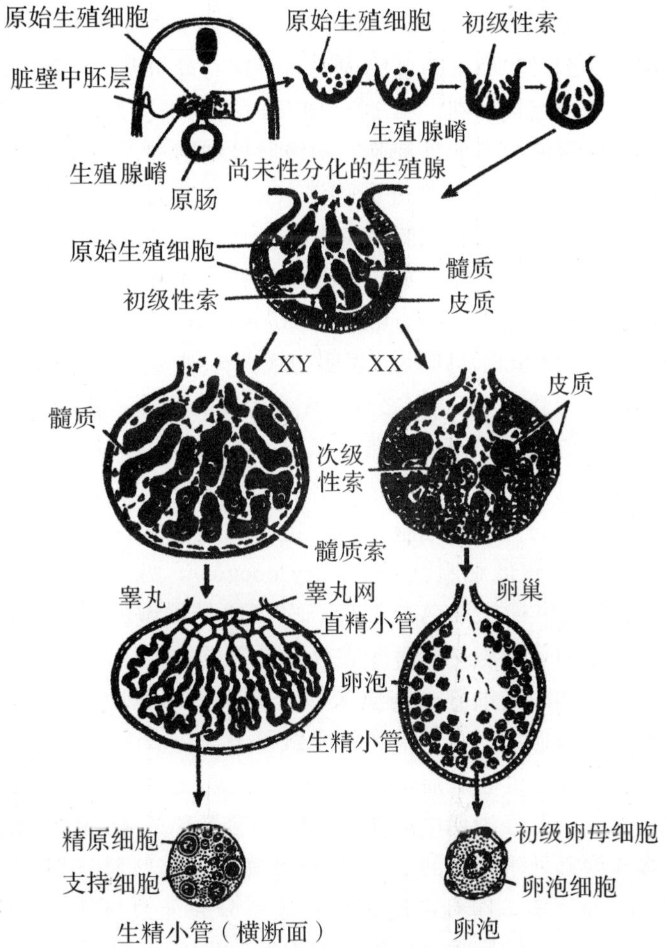

图 3－5　生殖腺的发生

始生殖细胞迁移至生殖腺嵴时，表面上皮向其深部间充质增生，形成不规则的细胞索，即初级性索（primitive sex cord），它们随后围绕在迁入的原始生殖细胞周围。第10周时，初级性索退化，生殖腺嵴表面上皮再次向其深部间充质增生，形成新的性索，称次级性索（secondary sex cord）或皮质索（cortical cord），它们将原始生殖细胞包入索内。至第16周，细胞索断离成细胞团，细胞团外周的一层扁平细胞（来源于次级性索），分化为卵泡细胞，中央为原始生殖细胞来源的卵原细胞或初级卵母细胞，至此原始卵泡形成（图3-5）。但近年来对中肾细胞的转移及其形态变化研究证实：小鼠、田鼠、羊、水貂和恒河猴等哺乳动物胚胎的卵泡细胞，是来自中肾分化的卵巢网（ovarian rete），而不是卵巢表面上皮或未分化的间充质细胞。若将胚胎早期的卵巢网切除，则卵泡细胞不能形成，并影响卵细胞的发育。卵巢深部的原始卵泡形成早于浅部的原始卵泡。至于生殖腺嵴的表面上皮在卵泡发生中的作用，有些学者认为它仅形成卵巢间质，使卵巢体积增大，并不参与卵泡的形成。如小鼠卵巢移植实验，无表面上皮的卵巢仍可形成原始卵泡。

三、卵细胞的发育成熟

成熟分裂伴随着卵细胞的发育与成熟。在胎儿卵巢内，所有的初级卵母细胞都开始进入第一次成熟分裂的前期，按其染色体的形态，依次可分为细线期→合线期→粗线期→双线期，然后进入网线期（图3-6），此时染色体在核内疏松分散呈网状。人胚第11周，卵巢内即可见初级卵母细胞，此时卵原细胞已完成最后一次有丝分裂与DNA的复制，并进入初级卵母细胞第一次成熟分裂细线前期。第12～13周时可见细线期，3～7个月的卵巢内可见第一次成熟分裂前期各阶段的初级卵母细胞。初级卵母细胞进入网线期后，并不立即继续向成熟分裂的中期进展，此现象成为成熟分裂停滞（meiotic arrest）。因此，网线期是卵母细胞核发育的停滞阶段，这是初级卵母细胞所特有的，身体的任何其他细胞，包括初级精母细胞，都没有这种在分裂前期末的停滞现象，但此期间细胞代谢和功能并未停止。初级卵母细胞网线期染色体为灯刷状染色体（lampbrush chromosome），染色体的DNA链向两侧散开，形成许多襻，周围有RNA和蛋白质围绕，表明初级卵母细胞有合成蛋白质和RNA的功能。初级卵母细胞停滞阶段可持续12～50年之久，至青春发育期后，排卵前36～48小时，初级卵母细胞才恢复成熟分裂的过程，卵泡成熟并排卵。由于初级卵母细胞第一次成熟分裂持续时间较长，有可能导致染色体异常，这也是高龄孕妇胎儿畸形率高的原因之一。初级卵母细胞第一次成熟分裂后，产生的两个子细胞各得一组同源染色体，计23条，其中一个子细胞体积大，含胞质多，称次级卵母细胞（secondary oocyte），另一个小的子细胞称第一极体（first polar body）。在完成第一次成熟分裂后，次级卵母细胞的核立即进入第二次成熟分裂，并停止于中期，直至卵母细胞受精时才完成第二次成熟分裂，同源染色体的姐妹染色体彼此分裂，形成两个单倍体的子细胞，胞质大部分聚集于卵细胞（ootide），另一个细胞为第二极体。两次成熟分裂只形成一个单倍体的成熟卵子（ovum）。

初级卵母细胞成熟分裂的静止和启动恢复的调控是较复杂的。成熟分裂的恢复主要依赖促性腺激素的作用，尤其是月经周期中期血浆LH的迅速升高对卵的成熟起触发作用。在每个周期，卵巢内许多卵泡都处于相同的LH和FSH血浆水平环境，但人类通常只有一个卵泡发育成熟和排卵。目前证实，卵母细胞恢复核成熟分裂能力与其所在卵泡的发育阶段有关，只有成熟次级卵泡的卵母细胞才对促性腺激素发生反应，完成第一次成熟分裂并进入第二次成熟分裂的中期。近年关于卵细胞成熟分裂的研究，发现许多调节因子：抑制因子，黄体化抑制因子，抑制素 F，卵泡调节蛋白等。卵母细胞成熟分裂的调控是复杂的，调节因素很多，其机制尚未完全清楚。

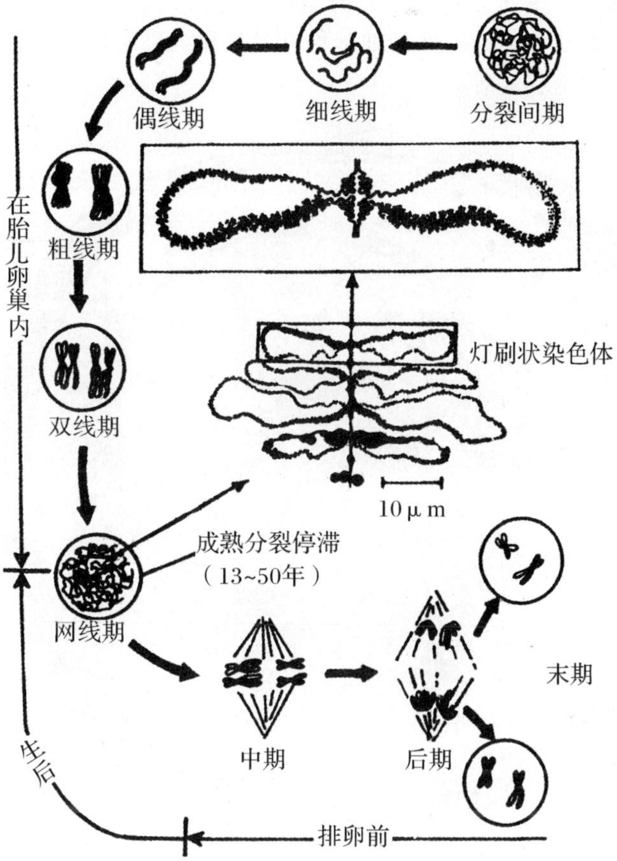

图中染色体仅以两对表示，细胞质未表示出

图 3-6　卵细胞的成熟分裂

在胎儿及儿童时期有少量原始卵泡发育，儿童期卵泡的生长也会出现较大的卵泡腔，但都不能发育成熟，其中的初级卵母细胞并不能继续进行成熟分裂，不能发育成为成熟的卵子。从青春期开始，在垂体分泌的促性腺激素的作用下，初级卵母细胞伴随着原始卵泡的发育成熟与排卵，继续完成第一次成熟分裂并进行第二次成熟分裂，成为结构功能上成熟的卵子。卵泡发育从原始卵泡→初级卵泡→次级卵泡→成熟卵泡→排卵共经历五个阶段，卵泡中卵母细胞的微细结构也随之成熟而发生变化。

在原始卵泡中的初级卵母细胞停滞于第一次成熟分裂的静止期，细胞呈圆形（图 3-7），直径 50～70μm，核大、圆形，直径约 22～24μm，染色浅呈泡状。电镜观察，卵母细胞核膜的核孔明显，核周间隙宽 15～20nm。核内细小的异染色质颗粒沿核膜分布，网状的核仁一个至数个，直径约 2～3μm，核内的 RNA 及蛋白质细小颗粒集聚成核仁样小体。胞质结构与卵原细胞相似，细胞器丰富，细胞器在核的一端聚集成一个大的核旁复合体，中央是中心体，周围环以内质网及高尔基复合体，外周有许多线粒体包绕。核周也有许多线粒体，它们呈圆或卵圆形。在核旁复合体内或其附近可见成层排列的滑面内质网，有时形成同心圆状，称为环层板（annulate lamellae）（图 3-8），多者可达近百层，在近核膜处可见环层板与外核膜相连。环层板可能与核和胞质间物质传递有关。胞质内还可见成簇分布的核糖体以及多泡体和次级溶酶体，后者参与卵母细胞及卵泡细胞间物质转送。至原始卵泡晚期，卵母细胞的核旁复合体结构分散，粗面内质网排列呈轮状。卵母细胞及卵泡细胞膜彼此相靠，细胞间隙最宽处仅 200nm，两种细胞均有突起深入细胞间隙，细胞间有许多缝隙连接。在卵母细胞突起上可见吞饮活动。

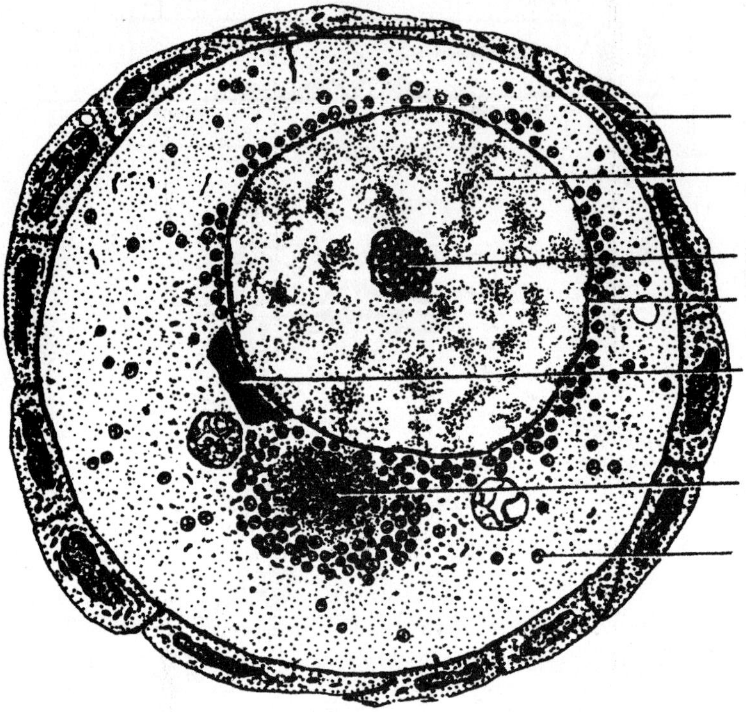

图 3-7　原始卵泡超微结构模式图

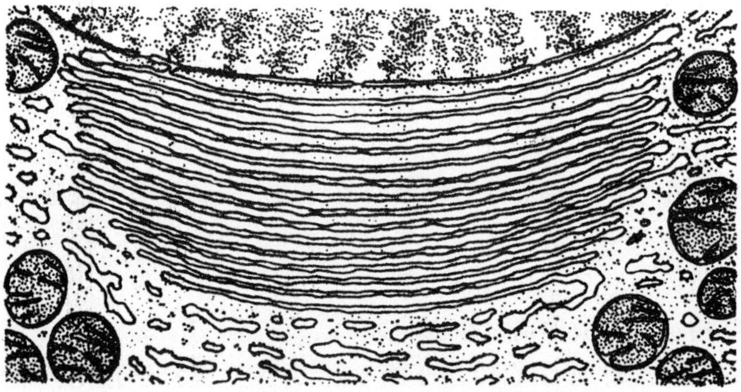

图 3-8　卵母细胞环层板超微结构模式图

初级卵泡中的初级卵母细胞胞体显著增大，核亦增大，核孔增多以利于核与胞质的分子传递。胞质变化显著，细胞器的分布发生变化，环层板大多消失，粗面内质网及核糖体逐渐增多，多泡体增多明显，高尔基复合体增多，由核旁分散至细胞周边近细胞膜处，这与透明带和皮质颗粒的形成有关，现已证实大鼠透明带成分是由卵母细胞高尔基复合体产生的。初级卵母细胞胞质内还出现皮质颗粒，呈圆形，直径 300～500nm，外包单位膜，内含电子致密物质，它是一种初级溶酶体。在受精时，颗粒释放内容物，产生皮质反应，继而发生透明带反应，有防止多精受精的作用。

次级卵泡中的初级卵母细胞核大，圆形，由细胞中央向周边移动，核膜内褶较明显，核内有一个大的核仁，核染色浅淡，故此时的核常称为生发泡。胞质中线粒体多，粗面内质网及滑面内质网丰富，高尔基复合体及皮质颗粒多位于细胞周边近质膜处，皮质颗粒随卵泡增长而增多；核糖体较多，糖原及张力细丝散在分布。放射冠细胞突起穿过透明带伸至初级卵母细胞膜的深褶内，与初级卵母细胞形成连接复合体。

在成熟卵泡中的卵母细胞恢复成熟分裂时，核仁消失，核染色质聚缩成不规则的染色体，此时核膜破裂消失。胞质中粗面内质网少，线粒体有的变成哑铃形，基质致密，嵴成管状或泡状。滑面内质网呈不同大小的管状及囊泡状。在恒河猴成熟卵泡的卵母细胞中，可见线粒体平行排列，其间有扩大的滑面内质网池相间隔，有时线粒体围绕脂滴成花环状排列，外周为滑面内质网，组成线粒体一滑面内质网一脂滴复合体。

第二节　卵泡的发育成熟

早在 1672 年 Regnier de Graaf 就报道了卵巢中卵泡到黄体的转变，从那时起开始认识到卵泡是卵巢的基本功能单位，一系列高度协调过程推动原始卵泡单位最终发育成为高度分化的排卵前的成熟卵泡。卵泡发育经历原始卵泡→初级卵泡→次级卵泡→成熟卵泡→排卵五个阶段（图 3-9）。

月经周期的早卵泡期（月经周期的 1～7 天）是以血中低水平雌激素为特征的；大约在月经周期的第 8 天血清中雌激素的浓度开始升高，此后，雌激素浓度呈指数增加直至月经周期中期促性腺激素分泌高峰出现和排卵的发生。月经周期中期雌激素分泌的增加反映了优势卵泡的出现，此时，两侧卵巢静脉血中雌激素的浓度存在明显不同，如果机械破坏肉眼可见的最大的卵泡，这样要延迟排卵 14 天，这恰好是一个新的卵泡发育成熟所需的时间。近年对一些动物和人卵泡生长发育的研究揭示，卵泡的生长较慢，人原始卵泡发育至成熟排卵并非在一个月经周期内完成，而是跨几个月经周期。在一个周期内，卵巢中虽有若干不同发育状况的卵泡，但其中只有一个能发育为较大的优势卵泡。

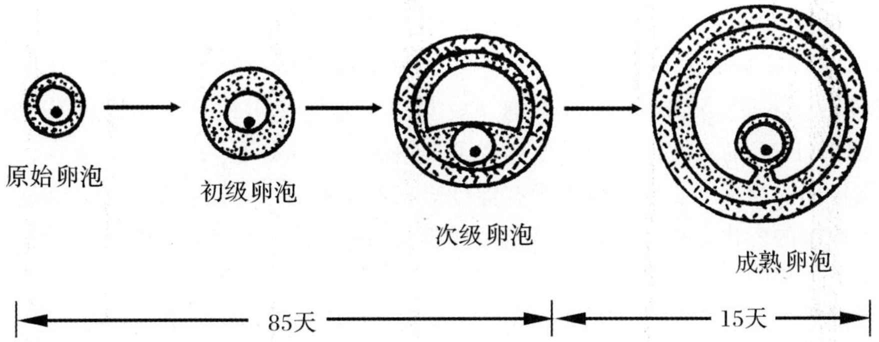

图 3-9　卵泡发育的各个阶段

一、原始卵泡的形成

卵泡发育的第一步是原始卵泡的形成，妊娠 16 周即可见到原始卵泡，于生后 6 个月内完成，其整个过程不依赖于促性腺激素，但其它因子无疑可能发挥作用。在原始卵泡以后各阶段的卵泡发育都是依赖于促性腺激素的。

原始卵泡是由初级卵母细胞与其周围的单层扁平卵泡细胞组成。卵巢皮质内形成的原始卵泡不断地移向卵巢皮质深部，为下个周期的卵泡发育提供来源。

二、初级卵泡的发育

初级卵泡的发育始于原始卵泡，是什么原因决定某些原始卵泡开始发育和某些卵泡还不可以发育，目前还不清楚。

原始卵泡在卵巢内处于休眠状态可长达 40 年。这一发育过程是以扁平的卵泡细胞生长成为立方形的卵泡细胞和卵母细胞的生长开始为特征。卵泡细胞增殖达 6～7 层时，卵泡细胞合成和分泌粘多糖，在卵子周围形成一透明环形区，称透明带（zona pellucida）。卵泡细胞的胞膜突起可穿过透明带与卵子的胞膜形成缝隙连接，胞膜的接触为卵子的信息传递和营养提供了通道。初级卵泡的卵泡细胞不断增多，卵泡体积增大，此时卵泡细胞也称颗粒细胞。颗粒细胞内出现卵泡刺激素（FSH）、雌激素（E）和雄激素（A）三种受体，具备了对上述激素的反应性。围绕在卵泡周围的基质分化为卵泡膜（theca folliculi）。卵泡膜与卵泡细胞间以基膜相隔。至初级卵泡后期，卵泡膜开始分化为内外两层。卵泡膜内层（theca interna）含有梭形或多边形的膜细胞及毛细血管，膜细胞具有分泌类固醇激素的细胞结构特征。卵泡膜外层（theca externa）主要由结缔组织构成，胶原纤维多，并含有平滑肌纤维。

三、次级卵泡的发育

在雌激素和 FSH 的协同作用下，颗粒细胞间积聚的卵泡液增加，最后融合形成卵泡腔，卵泡增大直径达 500μm，成为次级卵泡。次级卵泡发育的后期，相当于卵巢前一月经周期的黄体晚期及本周期卵泡早期，血清 FSH 水平及其生物活性增高，超过一定阈值后，卵巢中有一组次级卵泡群进入了“生长发育轨道”，这种现象称为募集（recruitment）。约在月经周期第 7 日，在被募集的发育卵泡群中，FSH 阈值最低的一个卵泡，优先发育成为优势卵泡（dominant follicle），其余的卵泡逐渐退化闭锁，这个现象称为选择（selection）。月经周期第 11～13 日，优势卵泡增大至 18mm 左右，分泌雌激素量增多，使血清雌激素量达到 300pg/ml 左右。不仅如此，在 FSH 刺激下，颗粒细胞内又出现了 LH 受体及 PRL 受体，具备了对 LH、PRL 的反应性。此时便形成了排卵前的成熟卵泡。

早期次级卵泡的进一步发育成熟须有促性腺激素的控制。在这一阶段中，卵泡的结构和功能发生了惊人的变化，从而具备了产生甾体激素的能力和在促性腺激素分泌的高峰期经历排卵及发生黄体化的能力。由于初级卵泡仅具有 FSH 的受体，是 FSH 在排卵前近成熟卵泡的发育及伴随发生的变化中发挥重要作用。在 FSH 的刺激作用下，颗粒细胞内的许多基因被激活，使其具备产生甾体激素的酶及对 LH 发生反应的能力。被 FSH 诱导的基因产物包括细胞色素 P_{450} 侧链裂解酶、细胞色素 P_{450} 芳香化酶和 LH 受体。颗粒细胞具备了芳香化酶的活性就能产生雌激素；具备了 LH 受体就会对 LH 发生反应，这样在月经中期的 LH 分泌高峰作用下发生排卵和黄体化。

Gougeon 根据测量细胞的有丝分裂的指数估计，由原始卵泡发育成为早期的次级卵泡约需 85 天时间，而卵泡生长的最后阶段需要 14 天左右，是月经周期的卵泡期。组织学研究表明，在卵泡发育的早期阶段，包括早期的次级卵泡的发育是不依赖于垂体分泌的 FSH 和 LH。用^{3}H－腺苷掺入法动物实验观察发现初级卵泡的颗粒细胞不仅在中卵泡期，而且在优势卵泡出现后的晚卵泡期和黄体期也进行 DNA 合成。从早期的次级卵泡分离出的颗粒细胞，在基础状态下没有明显的雌激素的产生，但与 FSH 和雄激素共同孵育的情况下可产生一定量的雌激素，对 LH 刺激没有反应。这是由于初级或早期次级卵泡细胞表面具有 FSH 的受体，而没有 LH 的受体。由于早期的次级卵泡对 FSH 发生反应，所以整个月经周期中都不断有新的原始卵泡进入生长池，发育成为早期的次级卵泡。现已明确不断发育中的初级卵泡，只要有适量的促性腺激素的支持，就能为发育成成熟卵泡提供资源。

四、成熟卵泡

在卵泡发育的最后阶段，亦称格拉夫卵泡（Graafian follicle）。卵泡液急骤增加，卵泡腔增大，卵泡体积显著增大，直径可达 18～23mm，卵泡向卵巢表面突出，其结构从外向内依次为：①卵泡膜外层：为致密的卵巢间质组织，与卵巢间质无明显界限。②卵泡膜内层：从卵巢皮质层间质细胞衍化而来，细胞呈多边形，较颗粒细胞大。此层含丰富血管。③颗粒细胞：为卵泡细胞，呈立方形，细胞间无血管存在，营养来自外周的卵泡膜内层。④卵泡腔：腔内充满大量清澈的卵泡液和雌激素。⑤卵丘：呈丘状突出于卵泡腔，卵细胞深藏其中。⑥放射冠：直接围绕卵细胞的一层颗粒细胞，呈放射状排列。⑦透明带：在放射冠与卵母细胞之间还有一层很薄的透明膜，称透明带。⑧透明带下是卵母细胞。

五、排卵

卵母细胞及包绕它的卵丘颗粒细胞一起排出的过程叫排卵。排卵过程包括卵母细胞完成第一次成熟分裂和卵泡壁胶原层的分解及小孔形成后卵子的排出活动。排卵前，由于成熟卵泡分泌的雌二醇在循环中达到对下丘脑起正反馈调节作用的峰值（$E_2 \geqslant 200pg/ml$），促使下丘脑 GnRH 的大量释放，继而引起垂体释放促性腺激素，出现 LH/FSH 峰。LH 峰是即将排卵的可靠指标，出现于卵泡破裂前 36 个小时。LH 峰使卵母细胞重新启动减数分裂过程，直至完成第一次减数分裂，排出第一极体，初级卵母细胞成熟为次级卵母细胞。在 LH 峰作用下成熟卵泡黄体化，产生少量孕酮。LH/FSH 排卵峰与孕酮协同作用，激活卵泡液内蛋白溶酶活性，使卵泡壁隆起尖端部分的胶原消化形成小孔，称排卵孔（stigma）。排卵前卵泡液中前列腺素显著增加，排卵前达高峰。前列腺素可促进卵泡壁释放蛋白溶酶，有助于排卵。排卵时随卵细胞同时排出的还有透明带、放射冠及小部分卵丘内的颗粒细胞。排卵多发生在下次月经来潮前 14 日左右，卵子可由两侧卵巢轮流排出。卵子排出后，进入输卵管伞部，经输卵管壁蠕动以及输卵管粘膜纤毛活动等协同作用通过输卵管，并被运送到子宫腔。

六、成熟卵泡的发育及选择

（一）卵泡发育的启动

在黄体期也存在有初级卵泡的不断发育，但到早期次级卵泡阶段就停止进一步发育。当黄体萎缩时次级卵泡的生长又得以恢复，14 天后将发生排卵。在黄体期，于黄体萎缩前就切除黄体可导致卵泡的生长很快恢复，而且于 14 天后发生排卵。

对于黄体对卵泡发育产生的抑制作用的机制一直存有争议。将猴的黄体切除后，由于卵泡发育恢复同时并不伴有 FSH 和 LH 的分泌增加，故认为黄体可能通过抑制卵泡对促性腺激素的反应而直接抑制卵泡的发育。但在人类于黄体切除后，卵泡发育恢复前 FSH 的浓度是明显增加的。尽管还不除外黄体对卵泡发育的直接抑制作用，目前的证据表明黄体是通过产生雌激素、孕激素和抑制素来反馈抑制 FSH 的分泌，从而间接抑制卵泡的发育。如果给予处于黄体期的猴以外源性促性腺激素时或干扰了雌、孕激素对促性腺激素的反馈作用时，卵泡的发育可迅速被激活。这一结果支持在黄体期早期次级卵泡发育的停止是促性腺激素不足所致。

（二）排卵前优势卵泡的选择

当黄体萎缩后，随着 FSH 和 LH 水平的升高，排卵前卵泡的发育得以启动。研究表明如果 FSH 的浓度升高 10%～30%时，就足以刺激无排卵妇女的卵泡发育。在中期促性腺激素高峰前，血中 E_2 和 FSH 浓度之间存在着互补关系。于优势卵泡出现前的早卵泡期，血中 FSH 的浓度是升高的，而 E_2 水平处于低水平。大约在中期促性腺激素高峰前 5 天，由于优势卵泡的出现，血中 E_2 水平开始升高，随 E_2 的不断增加，对促性腺激素产生负反馈抑制，FSH 的浓度开始下降。这一经典的负反馈机制是卵泡选择中的一个最关键、最基本的过程。因为生殖期，卵巢中始终不断地有来源于原始卵泡池发展中的卵泡，因此，总是存在一群如果有适量 FSH 的影响就将要进一步发育成为成熟卵泡的早期次级卵泡。当一个生长中的卵泡在 FSH 刺激作用下，获得了足够芳香化酶活性情况下，就能产出雌激素，并抑制 FSH 的分泌，使 FSH 的浓度下降，当 FSH 浓度下降到不足以维持其它正在发育中的卵泡进一步发育时，这些卵泡就走向闭锁。

优势卵泡抑制其它较少成熟卵泡的进一步发育是由于其产生的雌激素对 FSH 分泌的负反馈抑制这一假说已通过以下方式得到证实。在恒河猴，于月经周期的第 3～6 天，皮下埋植雌激素胶囊，使血中雌激素浓度提前增高达 50～80pg/ml，可导致血中 FSH 浓度减少，并且阻断了卵泡的发育。当雌激素胶囊被取出后，血中 FSH 的浓度再次回升，重新出现卵泡的发育，14 天后发生排卵。对人类的研究也表明，在月经周期的早卵泡期口服雌激素时可导致 FSH 的浓度下降，并使卵泡期延长，这种反应可被同时应用抗雌激素的制剂所阻断。

但是，给处于中到晚卵泡期的恒河猴以抗雌激素的抗体被动免疫时，FSH 浓度没有下降，而且有 1 个以上的卵泡成熟。当妇女用雌激素的拮抗剂克罗米酚时，可导致 FSH 的产生增加，出现 1 个以上的卵泡发育成熟。尽管这些结果表明对 FSH 分泌的反馈抑制是优势卵泡抑制其他卵泡进一步发育的基本机制，但也不应忽视正在发育成熟的卵泡产生的抑制素（inhibin）也对 FSH 的分泌产生抑制作用，由此也阻碍卵泡的发育。

在自然月经周期中，雌激素与 FSH 之间的负反馈的作用为卵巢与下丘脑-垂体之间不断的交流提供信号，最终导致 FSH 的分泌受到抑制，一个优势卵泡出现后，其他卵泡的发育即停止。

第三节　卵子发生和卵泡发育的调控影响因素

卵泡、卵细胞发育成熟及其排卵是一个非常复杂的过程。长期以来一直认为，通过下丘脑-垂体-卵巢性腺轴系统相互作用，即中枢神经内分泌是卵泡发育成熟及排卵的唯一调节机制。但近年来，随着生殖内分泌学和分子生物学的研究进展，卵巢内微环境局部自分泌和旁分泌调节因子直接调节卵泡及卵细胞发育的作用日益受到关注。如类固醇激素、细胞因子、生长因子、抑制素、激活素和泌乳素等。

一、卵泡刺激素及黄体生成素

促性腺激素（GnH）、卵泡刺激素（FSH）及黄体生成素（LH），对卵泡的生长起决定性作用，青春期前 GnH 水平很低，进入青春期 GnH 才开始充分发挥刺激作用。一个卵泡从开始发育到最终成熟大约需要 85 天，在排卵前一周期的黄体期，卵泡开始快速生长，即所谓的 GnH 调节生长期。黄体期向卵泡期过渡过程中出现选择性 FSH 水平升高，有效刺激卵泡募集，若干个早期次级卵泡开始生长。FSH 通过诱导芳香化酶系统催化雄激素转化为雌激素（Estrogen），而促进颗粒细胞（GC）产生雌激素。因此，FSH 起双重作用：促使颗粒细胞生长及增殖，并刺激雌激素分泌。LH 在卵泡发生中的作用更复杂，与 FSH 略有不同。卵泡膜细胞（TC）含有 LH 受体，在胎儿期 LH 即可刺激卵泡膜细胞产生雄激素，经 FSH 的作用，颗粒细胞将雄激素转变为雌激素，故女性新生儿可有雌激素水平升高。由于青春期前 GnH 分泌处于静止状态，卵泡膜细胞也保持静止，直至青春期开始卵泡膜细胞重新产生雄激素。在卵泡中晚期，颗粒细胞产生自身 LH 受体，LH 与 FSH 协同维持卵泡发育，并为月经中期 LH 峰做准备。排卵前 LH 峰通过阻断卵丘内颗粒细胞的缝隙连接，而诱导卵母细胞完成第一次减数分裂，引起卵泡破裂及颗粒细胞黄体化。

LH 在保证卵巢类固醇激素合成及触发排卵发生中的作用是众所周知的。但 LH 在卵泡形成和卵母细胞成熟中的作用，进而在临床诱发排卵或超促排卵中的作用仍不清楚且存在争论。

卵泡膜细胞天生带有 LH 受体，卵泡细胞在 FSH 的影响下，于卵泡期的中、晚期获得 LH 受体。此时，LH 与 FSH 协同作用，支持卵泡发育。卵泡膜细胞在 LH 的刺激下产生雄激素，雄激素转运到颗粒细胞中作为雌激素合成的前体物质，在 FSH 的刺激下，卵泡细胞芳香化酶将雄激素转化为雌激素。这就是双细胞、双促性腺激素理论（图 3－10）。

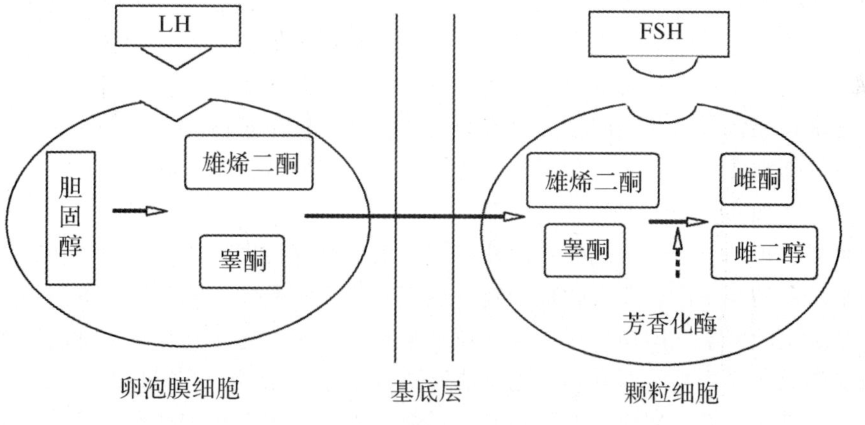

图 3－10　双细胞、双促性腺激素理论示意图

过多 LH 分泌常见于多囊卵巢综合征（PCOS）患者。研究表明，LH 过多对生殖功能有不利的作用，如引起月经稀少、无排卵、不孕及流产。然而前述的 LH 生理作用与其过多分泌引起的副作用是有区别的。LH 刺激卵泡膜细胞分泌雄激素，可促进正常月经周期中非优势卵泡的闭锁，但过多LH分泌却以同样的机制引起PCOS妇女的异常卵泡动力学。此外，过多的LH可阻断卵丘内卵泡细胞的连接，直接或间接加速晚卵泡期的减数分裂，使卵母细胞异常成熟而引起PCOS妇女的生育力下降，流产率增加。

二、类固醇激素

雌激素可防止雄激素诱导的生长卵泡闭锁。闭锁卵泡的卵泡液是低雌激素环境，且雌/雄激素比值下降。在接受体外受精（IVF）患者中，卵泡液中雌二醇（E_2）与雄烯二酮（A）比值与妊娠可能相关，E_2水平与透明带厚度负相关，未受精的卵母细胞透明带较厚。现已确定卵母细胞内存在雌激素受体，雌激素主要在卵母细胞浆及细胞膜发挥作用，对细胞核及减数分裂无影响。克罗米酚（CC，一种抗雌激素制剂）不影响兔的卵母细胞受精能力，但可使受精后囊胚发育能力受限，加用E_2可逆转CC的负作用。在灵长类的晚卵泡期，用芳香化酶抑制剂减少血E_2水平，可使雄激素/雌激素比值升高，降低卵母细胞成熟及受精力。有学者在进行卵浆内单精子注射（ICSI）过程中，发现E_2水平较低及刺激时间较短与细胞膜破损有关，细胞膜破损使卵母细胞存活力及受精率下降。在17α-羟化酶缺乏的患者，卵泡液中探测不到E_2水平，在体外虽可发生受精及卵裂，但胚胎发育不能超过7细胞阶段。

总之，在低雌激素环境下单用FSH可刺激卵泡发育，但最佳的卵母细胞浆及透明带成熟需要雌激素存在。在低E_2环境成熟的卵母细胞虽然可以受精，但胚胎的存活力是可疑的。

卵巢分泌的类固醇激素（包括雌激素、孕激素和雄激素）除作用于中枢调节促性腺激素外，在卵巢水平上，能直接调节卵子发育成熟，起着局部旁分泌的作用。大量事实证明雌激素本身就是卵子促有丝分裂原，是卵子获得对FSH反应的必需物质。在人类离体颗粒细胞培养中已发现，颗粒细胞上存在雌激素受体，雌激素能诱导卵巢颗粒细胞上的促性腺激素和类固醇激素的受体表达，能刺激颗粒细胞的生长，并在促性腺激素诱导下促进雌、孕激素合成；当在培养基中加入雌激素拮抗剂后，则上述雌激素作用消失，显示雌激素至少部分地通过受体而发挥作用。进一步研究发现，优势卵泡上存在雌激素受体，卵泡液内雌激素浓度随着卵泡发育成熟而逐渐增加，当在优势卵泡中加入雌激素拮抗剂后，则卵泡很快退变闭锁，卵母细胞退化。在雌激素合成障碍性疾病中（如17-a羟化酶或17-20裂解酶缺乏），患者因局部雌激素缺乏常发生卵泡闭锁和多囊卵巢综合征，甚至对促性腺激素治疗不敏感。说明雌激素是卵母细胞发育之旁分泌和自分泌的调节者，并同时直接影响成熟卵子的质量，进而影响受精卵的卵裂和胚胎细胞的功能。

除雌激素直接调节颗粒细胞的功能外，孕激素也可直接调节颗粒细胞的功能，在大鼠离体颗粒细胞培养实验中已证实，颗粒细胞上也存在孕激素受体，孕激素能抑制颗粒细胞的生长及上皮细胞生长因子（EGF）诱导的颗粒细胞有丝分裂，还能诱导颗粒细胞黄体化。雄激素是雌激素合成的底物，然而其本身也可能调节颗粒细胞合成及FSH诱导的颗粒细胞的功能，并且高水平雄激素是卵泡退变闭锁的指示剂。因此孕激素和雄激素也可能直接调节卵泡及卵细胞的生长和发育。Mcnatt等在重组实验中发现，卵泡液内雄激素与雌激素浓度的比值决定卵泡生长发育。即雄激素与雌激素的比值低时，卵泡发育良好；雄激素与雌激素的比值在中等水平时，则卵泡部分发生退变；而当雄激素与雌激素的比值在高水平时，则卵泡很快退变闭锁。提示雄激素与雌激素的比值大小是预示卵泡发育质量的有效指标。最近Erickson等应用芳香化酶抑制剂使雄激素与雌激素的比值明显升高后发现，未成熟卵泡数量明显增加，卵子的有丝分裂和受精率均明显低下。而在应用3β-羟类固醇脱氢酶抑制雌二醇产生时，则卵泡成熟不受影响但受精率明显低下。说明雌二醇水平低下或雄激素与雌激素的比值上升均直接影响卵子发育和受精能力。尽管雄激素水平低下可能损害卵子功能，但研究已证实过高的雌激素水平也直接影响卵泡发育、受精及妊娠率。可见卵巢内类固醇激素是卵泡微环境发育的主要调节者。

三、泌乳素

泌乳素（PRL）是垂体 PRL 细胞所分泌的一种肽类激素，其主要作用在于维持乳腺腺泡发育和泌乳及黄体功能，PRL 受体广泛存在于人体的各种组织中，人类卵子及黄体细胞均有 PRL 受体存在。PRL 除作用于中枢抑制促性腺激素分泌外，还可通过自分泌及旁分泌调节卵巢功能。PRL 能抑制离体人类颗粒细胞诱导芳香化酶的活性和孕酮的产生，并能抑制 FSH 诱导颗粒细胞的雌激素合成。Yoshimura 等在离体兔颗粒细胞培养中发现，当培养基中加入 PRL 时，卵泡发育受阻，卵巢类固醇激素和孕酮的合成停止，卵泡内纤溶酶原活性下降，使卵泡细胞及卵泡壁不能分解；即使偶有卵泡发育成熟及其排卵、其卵子的卵裂和受精能力均明显低下。说明高水平的 PRL 直接抑制卵泡发育成熟及其排卵、并能影响卵子质量。进一步研究指出，在人类卵泡液中存在分子杂原性的 PRL，其 PRL 的含量随着卵泡发育成熟而逐渐增加，但卵泡液中过高的 PRL 可直接抑制卵泡成熟，显示卵泡液中的 PRL 可能通过卵子本身上的效应器对卵泡发育成熟起着局部旁分泌或自分泌激素的调节作用。相反，极低浓度的 PRL 又不能使人离体颗粒细胞产生孕酮，也不能维持黄体功能。卵泡液中极低浓度的 PRL 还直接影响卵子发育成熟、卵裂和受精能力。由此可见，适当的 PRL 在卵巢内卵子微环境发育调节中也起着关键的作用。

四、抑制素、激活素和卵泡抑制素

抑制素（inhibins）/激活素（activins）和卵泡抑制素（follistatin）同属于糖蛋白激素。抑制素/激活素属于 TGF－β 家族，是由不同 α 和 β 亚单位所组成的不同分子量的蛋白质。β 亚单位与转化生长因子、苗勒管抑制因子和胚胎发育相关蛋白的 β 亚单位同源；β 亚单位有 β_A 和 β_B 两种形式，决定其分子的结构和功能。α 和 β 亚单位聚合组成抑制素，即抑制素 A（$\alpha-\beta_A$）和抑制素 B（$\alpha-\beta_B$），而 β 和 β 亚单位聚合组成激活素。它们的重量主要由 α 亚单位和糖基化程度所决定的。激活素由抑制素 β 亚基的 β_A 和 β_B 通过聚合作用形成激活素 A（$\beta_A-\beta_A$）、AB（$\beta_A-\beta_B$）和 B（$\beta_B-\beta_B$）三种形式。α、β_A 和 β_B 亚基多肽前体由不同的基因编码。卵泡抑制素富含半胱氨酸，由单个基因编码，在结构上不属于 TGF－β 家族，但在功能上可作为激活素高亲和力结合蛋白。激活素有Ⅰ和Ⅱ两种受体，已经被鉴定和克隆出来，卵巢的颗粒细胞、膜细胞和卵子都可以表达这两种受体。抑制素和卵泡抑制素的受体仍然没有分离和鉴定出来。

抑制素/激活素和卵泡抑制素通过自分泌/旁分泌作用调节颗粒细胞的增殖和分化，从而调节卵巢类固醇激素的合成和卵泡的生长发育。抑制素能抑制离体大鼠颗粒细胞 FSH 刺激芳香化酶活性和孕酮的产生及颗粒细胞上促性腺激素受体的合成，并能刺激卵泡膜细胞产生雄烯二酮及脱氢表雄酮；还能抑制离体猴促性腺激素诱导的囊胚突破。相反，激活素能诱导老鼠卵泡细胞和人黄体颗粒细胞的增殖。Nishimori 等（1996）研究表明，抑制素 α 亚基缺失的小鼠激活素过度表达，颗粒细胞过度增殖；相反，将小鼠激活素Ⅱβ 受体敲除，卵泡发育受到抑制。这表明激活素对颗粒细胞增殖与分化起关键作用。在卵泡发育过程中，颗粒细胞获得对FSH敏感性对于促进卵泡发育是很重要的，因为一旦颗粒细胞获得FSH受体其增殖和分化将主要由FSH调节。激活素能促进小鼠颗粒细胞FSH受体表达，卵泡抑制素能结合并中和激活素，使激活素的活性失活。Yamoto等（1992）研究表明，小鼠未分化卵泡细胞抑制素表达量比大卵泡少，灵长类动物卵泡发育的早期阶段优先合成激活素，尽管能合成抑制素/激活素二聚体和卵泡抑制素蛋白，但激活素的表达量多于抑制素和卵泡抑制素。激活素在调节颗粒细胞类固醇激素合成方面起重要作用，颗粒细胞的类型不同，激活素的作用也有所不同。研究小鼠和牛黄体化颗粒细胞发现，激活素能提高基础和促进性激素诱导的P_{450}芳香化酶活性和E_2的分泌量，而抑制孕酮分泌。Eramaa等（1995）对人黄体颗粒细胞研究发现，激活素起着抗类固醇激素分泌作用，抑制基础和促性腺激素诱导的孕酮分泌，降低E_2分泌量及P_{450}芳香化酶活性，卵泡抑制素能与激活素结合从而逆转激活素的作用。这些发现暗示在卵泡发育的一定阶段，卵泡内的激活素可以延缓卵泡闭锁和黄体化的启动而卵泡抑制素则能促进卵泡闭锁或颗粒细胞的黄体化。抑制素对颗粒细胞类固醇激素合成调节的结论不一致。早期的研究发现，在培养的小鼠颗粒细胞中，抑制素能抑制FSH诱导的P_{450}芳香化酶活性，但后来在小鼠、人的研究中并不能证明这一点。Campbell等（1996）给母羊动脉注射抑制素，能减少卵巢中雄烯二酮和雌激素的分泌，但是血浆FSH浓度仍然受到抑制。这可能是由于抑制素对颗粒细胞类固醇激素合成的调节作用还受到其它一些未知因子的影响或抑制素不同亚基间的活性有差异等原因造成的，因此，抑制素对颗粒细胞类固醇激素合成的调节仍有待于进一步研究。

抑制素/激活素和卵泡抑制素通过旁分泌影响卵泡膜细胞。排卵前优势卵泡能大量合成和分泌E_2，这就需要高活性的P_{450}芳香化酶，大多数动物颗粒细胞缺少P_{450C17}，而且不能自身合成雄激素，因此必须依赖周围的膜细胞来合成。Wrathall等（1995）对人、小鼠和牛膜细胞研究发现，抑制素A能提高LH诱导的雄激素分泌量。Smyth等（1993）孵化培养小鼠卵泡，并用抗体中和抑制素，能降低雄激素的分泌，这与内源性抑制素能促进膜细胞雄激素的分泌相一致。这些研究结果暗示，抑制素可能是通过卵泡内正反馈调节机制来确保排卵前卵泡能获得足够的E_2。激活素能抑制LH和E_2诱导的膜细胞雄激素分泌，而卵泡抑制素能与激活素结合，解除激活素的抑制效应。Hiller等（1991）研究发现，未成熟卵泡激活素表达量高于抑制素和卵泡抑制素，E_2和雄激素的分泌量少；排卵前优势卵泡中抑制素和卵泡抑制素表达量升高，并伴随着激活素表达量的下降。这说明卵泡发育不同阶段，抑制素/激活素和卵泡抑制素表达量的变化可以调节优势卵泡膜细胞中雄激素分泌，保证颗粒细胞能接受足够的P_{450}芳香化酶的供应，来满足排卵前优势卵泡E_2合成需要量的增加，从而促进卵泡的成熟和排卵。

抑制素/激活素和卵泡抑制素旁分泌调节卵子的成熟。对多种动物体外研究发现，卵丘细胞能表达高水平的抑制素/激活素α、β_A、β_B亚基、卵泡抑制素mRNA及蛋白和激活素受体。Alak等（1998）体外研究猴、鼠和人的卵子发现，将卵丘去除后，激活素能影响卵子核及胞质的成熟，但是激活素的影响能被卵泡抑制素抑制。Silva等（1998）研究发现，体外受精后，激活素A不能影响牛卵丘包围的卵母细胞卵裂率，但是能提高其发育能力和形成囊胚的能力，卵泡抑制素能降低卵子的发育能力并能中和激活素的作用。抑制素能抑制卵丘包围的卵子的成熟分裂，抑制素α亚基能降低卵丘细胞包围的卵子发育能力，而α亚基抗体能提高卵子的发育能力。

抑制素/激活素和卵泡抑制素通过自分泌/旁分泌作用调节黄体的功能。Roberts等

(1993) 研究发现，大多数动物抑制素/激活素亚基和卵泡抑制素在 LH 峰后的颗粒细胞及黄体中表达量较低，而灵长类动物排卵后 β_B 亚基表达量维持在一定水平。Muttukrishna 等 (1994) 发现，人的黄体中期，黄体是抑制素 A 一个重要的来源，这说明抑制素通过潜在的自分泌/旁分泌作用调节灵长类动物黄体的功能。内源性抑制素能促进黄体孕酮的分泌，而抑制素 A 抗体则能降低黄体细胞 hCG 诱导的孕酮分泌。DiSimone 等 (1994) 研究发现，激活素能促进体外培养的人黄体颗粒细胞增殖并抑制孕激素的分泌，而卵泡抑制素则能解除激活素对孕激素分泌的抑制。卵泡抑制素在黄体颗粒细胞上的表达受 hCG 调节，这表明卵泡抑制素可能是促性腺激素依赖的黄体维持机制的重要组成部分。

抑制素在女性主要由卵巢颗粒细胞、卵泡膜细胞和黄体细胞分泌。其主要生理作用是反馈性抑制垂体 FSH 的分泌，应用双位 ELISA 法发现血抑制素 A 和抑制素 B 在月经周期的变化完全不同，提示不同形式抑制素在月经周期不同阶段发挥着各自的生理作用。血清抑制素 A 在早卵泡期处于低水平，排卵后上升，在黄体中期达最大值。卵泡期血清抑制素 A 与 E_2 水平呈正相关，提示此期抑制素 A 主要由优势卵泡产生，此后黄体期抑制素 A 与 P 水平呈正相关，在黄体中期分泌至高峰，伴随着黄体的溶解而逐渐下降，说明抑制素 A 在黄体期主要由黄体细胞产生，与 E_2 一起在黄体卵泡过渡期下降，反馈于垂体，引发了 FSH 分泌增加。正是这一 FSH 分泌小峰对该期卵泡发育募集有重要作用。Billiar 等的研究发现，胚胎期抑制素 α 亚单位表达上调。对牛的动物实验也表明，小卵泡的卵泡液中抑制素 α 亚单位水平比大卵泡中高。与抑制素 A 不同的是抑制素 B 在月经周期中只有一个分泌高峰：即在早中卵泡期，以后逐渐下降，在排卵后略上升，以后一直维持在低的水平，于黄体卵泡过渡期伴随 FSH 开始上升，在卵泡期 FSH 小峰后 4 天达到最高峰。早中卵泡期抑制素 B 的上升说明其主要由发育中的小次级卵泡产生；抑制素 B 可能参与对晚期卵泡 FSH 降调作用，这时 FSH 的下降对卵泡选择和非优势卵泡闭锁具有重要意义。Safi 等的研究发现在卵泡生长过程中抑制素水平的变化是胰岛素样生长因子-1 (IGF-1) 和促性腺激素相互调节的结果。妇女随着年龄的增长，抑制素 B 水平降低。

在鼠和人卵巢卵泡膜细胞体外培养中，抑制素可增强 LH 与 IGF-1 诱导的雄烯二酮的产生，而雄烯二酮又是卵泡合成 E_2 的底物，故抑制素对 E_2 的产生起旁分泌调节作用。在卵泡发育过程中前半期以激活素作用为主，上升调节 FSH 和 LH 受体表达，提高芳香化酶活性，同时刺激抑制素合成，后半期优势卵泡选择后抑制素作用占主导，通过旁/自分泌调节增加 E_2 底物，抑制垂体 FSH 分泌，为优势卵泡进一步发育创造条件。

Porchet 等在基因重组 FSH 制剂的药效动力学研究中发现，在注射基因重组 FSH 第 3 天抑制素即有显著上升，且与卵泡体积呈正相关，而 E_2 均值的上升约迟 1 天。该发现给临床促排卵治疗提供了可能更早反映卵泡发育的指标，可以避免不必要的剂量调整。有关 PCOS 患者诱导排卵的研究提出：抑制素 B 可能是小卵泡募集和选择时监测卵泡活性的有用的指标。在 IVF 超排卵时发现，卵泡期抑制素水平与 E_2 呈正相关，且两者与卵泡数目均相关，提示抑制素可能成为监测卵泡发育的新指标。另外的实验也证实抑制素的产生可不受 LH 降调的影响，有希望成为此种超排卵方案中监测卵泡更好的生化指标。

卵巢储备由卵巢内存留卵泡数目和质量决定。由于辅助生殖技术 (ART) 费用昂贵，若能先了解卵巢的储备功能，预测治疗效果和预后，将有助于克罗米酚治疗的选择。通常用月经周期第 3 天 FSH 水平或克罗米酚 (CC) 刺激试验来判断。但第 3 天 FSH 在周期间的变异大，不是一个很稳定的预测指标。CC 刺激试验被公认为目前较好的预测方法，它是利用 CC 的抗雌激素作用阻断 E_2 对下丘脑垂体轴的反馈，此时抑制素可能成为 FSH 分泌的唯一抑制因素。Hofmann 等对一组不孕妇女进行 CC 刺激试验的同时，测定第 3 天及第 10 天的抑制素 B，结果显示：第 3 天及第 10 天 FSH 升高者卵巢储备异常，第 3 天及第 10 天抑制素 B 较正常者低。提示抑制素 B 能直接反映卵巢的储备功能。Seifer 等发现第 3 天抑制素 B≥45pg/ml 者 IVF 中获卵数多，取消率低，妊娠率高，认为抑制素 B 较 FSH 更能直接反映卵泡的储备，可能起到预测 ART 效果的功用。Yong 等通过建立垂体降调节模型，证实了抑制素 B 与卵泡数目、卵泡的功能活性以及卵巢储备功能之间的密切联系。

随着卵母细胞体外成熟培养（IVM）的研究进步以及对抑制素-激活素-卵泡抑制素系统的逐步了解和认识，国外陆续有学者开始研究这一旁分泌系统在 IVM 中的应用。Alak 等的实验表明：激活素 A 在 IVM 中显著提高生发泡破裂（GVBD）（91%比 65%）及达 MⅡ率（56%比 35%），推测抑制素-激活素-卵泡抑制素系统在 IVM 的卵细胞的成熟、受精、胚胎质量、卵裂率等方面都起着重要作用。Mikkelsen 等认为 IVM 后低妊娠率与胞质不成熟或核质不同步成熟有关。在 IVM 周期中分别测定第 3 天及采卵日抑制素 A 和 E_2，发现只有取卵前血 E_2 较第 3 天上升≥100%和抑制素 A 上升≥80%时行胞浆内单精子注射（ICSI）才有可能妊娠。第 3 天低 E_2（<200pmol/L）和低抑制素 A（<10pg/ml）时有更高的妊娠率，这也证明抑制素水平有利于预测 IVM 的结局。Seifer 等则通过研究发现，第 3 天抑制素 B≥45pg/ml 可作为预示卵巢反应良好，IVM 或 ART 有较好结局的标志。Chang 等认为抑制素 B 在 IVM 中可以作为卵泡发育和胚胎质量的有效指标。

五、细胞因子

有关细胞因子作为旁分泌和自分泌调节卵巢功能研究较多的是单核一巨噬细胞及其所分泌的细胞因子，包括肿瘤坏死因子 α（TNFα），白细胞介素 1（IL－1）及干扰素 γ（INFγ）。

卵巢内的巨噬细胞、颗粒细胞及卵泡膜细胞均能分泌 TNFα。卵泡液内 TNFα 的含量随卵泡成熟而逐渐增加，并在排卵前达到高峰。TNFα 是 FSH 刺激颗粒细胞芳香化酶活性的抑制剂，并能抑制 LH 诱导雄激素的产生。高浓度 TNFα 可进一步促进排卵前颗粒细胞及卵泡膜细胞合成大量的前列腺素，提示 TNFα 参与卵泡闭锁和排卵的发生。TNFα 对黄体功能还有损害作用，研究表明黄体期黄体萎缩时产生大量的巨噬细胞和 TNFα，TNFα 可抑制 LH 促孕酮分泌的关键酶，从而在卵巢内损害黄体期 LH 对黄体功能的支持作用，加上本身有细胞毒作用，这可能与黄体萎缩的启动有关。

另一种由激活的巨噬细胞和自然杀伤细胞分泌的细胞因子是 IL－1。在离体颗粒细胞培养中发现，IL－1 可降低颗粒细胞基础孕酮及 LH 诱导的孕酮分泌，还可抑制颗粒细胞中 LH 受体的形成，显示 IL－1 对卵巢内颗粒细胞的数量和功能发挥一定的调节作用。进一步研究指出，IL－1 和 INFγ 协同作用能明显抑制颗粒细胞分化及绒毛膜促性腺激素（hCG）诱导的雄激素和孕激素产生，以及 FSH 诱导的雄激素产生。IL－1 还可自分泌调节颗粒细胞合成前列腺素及纤溶酶原激活物，说明 IL－1 直接调节颗粒细胞的类固醇激素合成和排卵的发生。最近的研究还发现，卵子上存在IL－1受体，卵泡液中有高浓度的IL－1，提示 IL－1 直接调节卵子发育成熟。一旦优势卵泡发生排卵形成血体，颗粒细胞黄体化后，血体内单核一巨噬细胞合成大量的 IL－1。这种 IL－I 可直接增强颗粒细胞黄体功能，并刺激排卵后破溃血管内皮细胞以及卵巢组织内成纤维细胞合成纤溶酶原激活物的抑制因子，使排卵后卵巢内蛋白和胶原纤维溶解活动及时终止，有利于卵巢的修复和黄体的形成。

六、生长因子

由卵巢产生或由外周血来源的生长因子，包括表皮生长因子（EGF）和胰岛素样生长因子（IGF）及它们的结合蛋白，在卵巢内固有自分泌和旁分泌调节颗粒细胞分化过程中发挥重要的作用。在离体大鼠颗粒细胞培养中发现，加入生长因子后，颗粒细胞迅速获得对FSH的反应，并促使颗粒细胞分化产生雌激素，进一步证实大鼠颗粒细胞上有生长因子及其结合蛋白的表达。①生长因子直接刺激离体颗粒细胞分化进而产生雌激素。②IGF－1单独或与FSH协同作用明显刺激颗粒细胞分化并使雌激素分泌达到高峰。③颗粒细胞上有生长因子结合蛋白基因表达，当增加外源性生长因子结合蛋白数量时，明显抑制离体颗粒细胞FSH刺激的类固醇激素产生。显示人类卵巢内生长因子也可能通过其结合蛋白而调节颗粒细胞分化。进一步研究还发现，人类卵子上有生长因子受体蛋白基因表达，当在卵泡液中加入生长因子时，未成熟卵泡迅速发育成熟；而当加入生长因子结合蛋白时，则优势卵泡很快退变闭锁，表明生长因子直接调节卵子发育成熟。EGF对卵泡生长的调节是双向的，近生理浓度的EGF有促进卵泡生长的作用。浓度过高则使卵泡闭锁。最近Erickson等在大鼠原位分子杂交中还发现，卵巢内有胰岛素样生长因子结合蛋白（IGFBP）1～6基因表达，其表达的数量大小与月经周期有关。IGFBP3在黄体细胞中表达而促使黄体溶解；IGFBP4、5主要在一些闭锁卵泡的颗粒细胞、黄体细胞和间质细胞中表达，主要是抑制FSH而促使卵泡闭锁；IGFBP2在间质细胞和表面上皮细胞中表达，而IGFBP6在一些卵泡膜平滑肌细胞中表达，IGFBP2、6主要与卵泡发育有关；IGFBP2、3可能与IGF－1固有结合蛋白介导有关；但IGFBP1功能尚未确定。另外，生长因子及其结合蛋白对卵泡发育不同阶段局部旁分泌或自分泌作用的研究均限于卵子与卵丘复合体之中，因此其作用是直接通过卵子或通过颗粒细胞介导起作用仍待研究。但研究发现卵子与卵丘细胞之间的缝隙连接存在着信息传递系统，对于从分子水平上了解生长因子对卵子发育的作用及提高体外受精成功率可能有帮助。

参考资料

1. 李美芝 等. 妇科内分泌学. 北京：人民军医出版社. 2001年4月
2. 丰有吉，沈铿 等. 妇产科学. 北京：人民卫生出版社. 2005年8月
3. Sidis Y, Fujiwara T, Schneyer AL, et al. Characterization of inhibin/activin subunit, activin receptor, and follistatin messenger ribonucleic acid in human and mouse oocytes: evidence for activin's paracrine signaling from granulosa cells to oocytes. Biol Reprod, 1998 Oct; 59 (4): 807－12
4. Nishimori K, Matzuk MM. Transgenic mice in the analysis of reproductive development and function. Rev Reprod, 1996 Sep; 1 (3): 203－12
5. Yamoto M, Minami S, Nakano R, et al. MImmunohistochemical localization of inhibin/activin subunits in human ovarian follicles during the menstrual cycle. J Clin Endocrinol Metab. 1992 May; 74 (5): 989－93
6. Eramaa M, Hilden K, Tuuri T, et al. Regulation of inhibin/activin subunit messenger ribonucleic acids (mRNAs) by activin A and expression of activin receptor mRNAs in cultured human granulosa－luteal cells. Endocrinology, 1995 Oct; 136 (10): 4382－9

7. Campbell BK, Scaramuzzi RJ. The effect of ovarian arterial infusion of human recombinant inhibin and bovine follicular fluid on ovarian hormone secretion by ewes with an autotransplanted ovary. J Endocrinol, 1996 Jun; 149 (3): 531 - 40
8. Wrathall JH, Knight PG. Effects of inhibin - related peptides and oestradiol on androstenedione and progesterone secretion by bovine theca cells in vitro. J Endocrinol, 1995 Jun; 145 (3): 491 - 500
9. Alak BM, Coskun S, Seifer DB, et al. Activin A stimulates meiotic maturation of human oocytes and modulates granulosa cell steroidogenesis in vitro. Fertil Steril, 1998 Dec; 70 (6): 1126 - 30
10. Silva CC, Knight PG. Modulatory actions of activin - A and follistatin on the developmental competence of in vitro - matured bovine oocytes. Biol Reprod, 1998 Feb; 58 (2): 558 - 65
11. Silva CC, Groome NP, Knight PG. Demonstration of a suppressive effect of inhibin alpha - subunit on the developmental competence of in vitro matured bovine oocytes. J Reprod Fertil, 1999 Mar; 115 (2): 381 - 8
12. Billiar RB, Iachos NC, Bureh MG, et al. Up regulation of alpha - inhibin expression in the fetal ovary of estrogen - suppressed baboos is associated with impaired fetal ovarian folliculogenesis. Biol Reprod, 2003, 68 (6): 1989 - 96
13. Safi M, Onagbesan OM, Bruggeman V, et al. Regulation of inhibin alpha - and beta (A) - subunit messenger ribonucleic acid levels by gonadotropins and IGF - 1 in cultured chicken granulose cells. Gen Comp Endocrinol, 2003, 131 (2): 159 - 67

编者：赵丽君

第四章　受精——人类生命的开端

第一节　受精概述

一、什么是受精?

受精（fertilization）是获能精子穿入卵子形成受精卵的过程。受精后的卵子称为受精卵，又称合子（zygocyte），它始于精子细胞膜与卵子细胞膜的融合，终于两者细胞核的融合。从受精卵开始了一个新个体（人体或动物体）的发育，因此受精标志着卵子被精子激活，而开始了新生命，亦即一旦受精，合子即获得了巨大的生命力，从一个新陈代谢缓慢的卵细胞，变成一个新陈代谢十分旺盛的受精卵，可连续不断地进行细胞分裂与分化，最终形成一个新的个体。

二、染色体与受精

染色体是细胞核内的遗传物质。人体由亿万个细胞构成，正常人体的细胞核含有 46 条染色体，它们两两成对，共 23 对。其中有 2 条（ 1 对）是决定性别的染色体，叫性染色体，其余的 44 条（ 22 对）叫常染色体（图 4－1）。

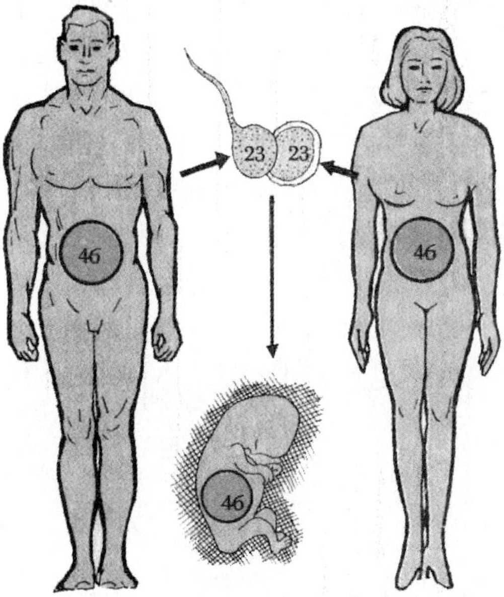

图 4－1　人类的染色体数目

性染色体男女有别：男子的两条性染色体不同，一条叫 X 染色体，另一条叫 Y 染色体，组成一对用 XY 来表示。女子的两条性染色体是相同的，都叫 X 染色体，所以组成一对时，用 XX 表示。常染色体没有名字，每对按顺序号称呼为：第 1 对染色体、第 2 对染色体……第22对染色体。人类的核染色体数目可表示成：男子为44＋XY，女子为44 ＋ XX 。

人类的生殖细胞（精子和卵子）核染色体数目只是一般体细胞的一半，即只有 23 条，其中一条是性染色体，其余 22 条是常染色体。因为女性的性染色体都是 X ，所以，卵子的染色体都是带 X 的，表示成 22 ＋ X ；男性的精液中却有两种类型的精子，一种带 X 染色体，表示成 22 ＋ X，同卵子的染色体一样；而另一种带 Y 染色体，表示成 22 ＋ Y 。上述情况搞清楚之后，我们就很容易理解，当精子与卵子结合成受精卵后，合子的染色体数目又恢复到正常人体的 46 条了，这样才能保持人类染色体数目永远在这一恒定的水平上。因为受精卵的染色体中，有 23 条来自父方，另 23 条来自母方，它们各自所带的父母双方的遗传物质重新组合在一起，既保留了父母双方的遗传特性，又建立了不同于亲代的特异性，使人类一代一代地繁衍下去，并且一代比一代更聪明、健壮和优越。

三、人的精子和卵子何时受精？在何处受精？

人卵受精大多发生在排卵后 12 小时内。卵母细胞及其外面的透明带、放射冠及卵泡细胞被排入腹腔，又很快地进入了输卵管。受精部位一般在输卵管的外三分之一，即输卵管的壶腹部（图 4－2）。输卵管位于子宫的两侧、卵巢的上方，是两条长约 8～12 cm 的弯曲长管。每侧输卵管的一端与子宫腔相连，另一端向腹腔内敞开，叫输卵管腹腔口，此口靠近卵巢。围绕输卵管腹腔口周围膨大成漏斗状，称输卵管漏斗。漏斗的边缘很不整齐，有许多放射状不规则的突起，像雨伞一样，称为输卵管伞。卵细胞排出之后，很快就被这把“伞”罩住，随即进入输卵管漏斗，借助于输卵管的蠕动和管内细胞上纤毛的摆动，受精卵开始向子宫方向移动（图 4－2）。输卵管外三分之一处较粗，即壶腹部，卵子像即将出嫁的“新娘”一样，在这里等候“新郎”——精子的到来，在一般情况下，是运送到壶腹部的精子等候卵子，而不是卵子等候精子，因此，在排卵前进行性交怀孕的可能性要大于排卵后性交。

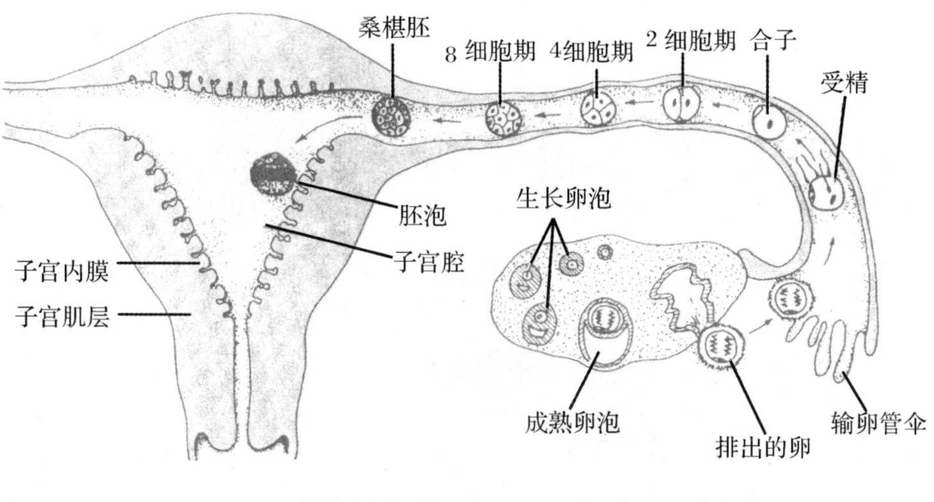

图 4－2　人子宫、输卵管及受精后胚卵的早期发育

第二节 配子的运送过程

一. 精子的运送与迁移

睾丸内的精子形态结构已发育完备，但要具备运动能力和受精能力，必须经过精子运送过程。精子是怎样到达女性输卵管的？比起卵子来，精子到达输卵管壶腹部的路途要遥远得多，艰难得多。像长距离赛跑一样，它与卵子在这里会合，要经过三个赛程。首先精子被运送至附睾进一步成熟，并储存在附睾尾部；然后精子与精浆从附睾尾、输精管经尿道射入女性阴道，第三步则从阴道穿过子宫颈，迁移入子宫腔，通过狭窄的输卵管峡部到达输卵管，进而在壶腹部与卵子会合。

（一）附睾中的精子

附睾中的精子在附睾管内运行过程中进一步成熟并逐步获得运动能力，从附睾头部取出的精子则无此能力。精子从睾丸的生精小管内出发，随着睾丸液进入附睾管内，主要在附睾尾部进一步发育成熟并储存，约 12 ～ 21 天后才开始进入与附睾尾部相连的输精管内。在精子从附睾头部运行到尾部的途中，约有半数精子死亡。剩下的精子中，大部分继续储存在附睾尾部，小部分流入输精管内暂时储存，直到射精时排出男性体外。长期储存在附睾尾和输精管内的精子容易衰老，失去受精和运动能力，最后在输精管内分解，产生低质量的精液。

到达附睾尾部的精子经过运行，其膜表面性质发生一系列改变：① 精子电泳活性增强；② 原有的一些抗原消失，又出现一些新抗原；③ 膜结合的 ATP 酶活性下降；④ 膜表面负电荷增大；⑤ 等电点降低；⑥ 与凝集素的反应发生显著变化，麦芽凝集素和蓖麻凝集素引起的精子凝集度下降。麦芽凝集素可选择性地与 N-乙酰葡萄糖胺结合，蓖麻凝集素可选择性地与半乳糖结合，表明精子成熟过程中膜表面糖基组成和数量发生了改变。

精子膜结构的变化是受精前的重要准备，这种变化可能有三种机制：① 由于蛋白酶或糖苷酶的作用，膜表面的糖蛋白发生降解；② 附睾上皮产生的一些新的蛋白质，附在精子表面，遮盖了精子固有的抗原，又使精子获得新的包裹抗原；③ 一些新的糖基转移到精子表面原有糖链的末端，使之获得新的特征。精子顶体后区的膜流动性最大，在与卵膜融合过程中，此区作用重大，已受到研究者的重视。附睾产生的蛋白质附于精子表面，可具有以下生理意义：① 促进精子获得向前运动能力；② 掩盖精卵识别和融合的有关膜结构，起保护作用，以免在精子运行中过早暴露，这种掩盖蛋白称为去能因子，在精子获能中被移除；③ 稳定顶体区的膜结构，抑制过早的顶体反应；④ 精子表面覆盖一层带负电荷的蛋白质，可使精子同性相斥，不致凝集成团；⑤ 遮盖精子表面抗原，以免精子被识别和破坏。附睾分泌物中令人注目的是含涎酸的蛋白质，涎酸含有羧基，为酸性，带有负电荷。此种糖蛋白附在精子表面，并发生糖基转移过程。精子在附睾内既有涎酸化过程，也有去涎酸化过程。前者依赖糖基转移酶，发生在附睾头部；后者依赖涎酸苷酶，主要发生在附睾尾部，这是精子获能的开始步骤。更重要的是，受精时精子表面的末端涎酸在糖基转移酶的作用下，转移到卵子表面糖链末端，此为精子与卵子特异性识别的关键步骤。

（二）射精

射精是在性交快感高峰时，自觉或不自觉地将精子从男性生殖管道运送到女性的阴道内的过程，这既是自觉的行动，又涉及神经反射过程，为精子同卵子会合提供基本条件。射精前男子阴茎海绵体充满血液，阴茎膨大勃起，在神经刺激和激素诱发下，附属腺分泌多种物质，与精子一起组成精液，保证精子完全通行。射精分两个步骤：第一步是把精液送入后尿道：在强烈性感时，交感神经冲动引起输精管平滑肌收缩及蠕动，把精液从附睾尾送入输精管壶腹部，继而引起输精管壶腹部和附属性腺平滑肌收缩，以及膀胱颈的不完全关闭，使精液进入后尿道。第二步是把精液从阴茎尿道口射出：精液的到来，刺激后尿道，引起神经冲动，兴奋经会阴部神经传导，引起会阴部的横纹肌强有力地阵挛性收缩，此时膀胱颈完全关闭，精液经过尿道外口，快速射入女性阴道内。

（三）女性生殖管道中的精子

成年男子每次射精3亿～6亿个精子，这些精子从阴道穿过子宫颈部、进入子宫腔，经子宫与输卵管相连处的开口进入输卵管，向输卵管伞方向运动，在壶腹部与卵子相遇。

1. 阴道中的精子

射入阴道后穹窿的精液，1分钟内处于凝固状态，几分钟后开始液化，精子开始泳动，并与宫颈粘液会合，以利于精子进入子宫颈。阴道液呈酸性，pH值约为6～7，不利于精子的生存，所以精子运动能力在阴道液内只能维持几小时，但精浆内的前列腺液、尿道球腺和精囊腺液以及阴道深处流出的大量宫颈粘液均为碱性，pH值为7～8，可以中和阴道的酸性，保护精子安全（图4-3）。阴道液可使阴道保持润滑，还含有多种酶参与精液的液化及精子的获能。

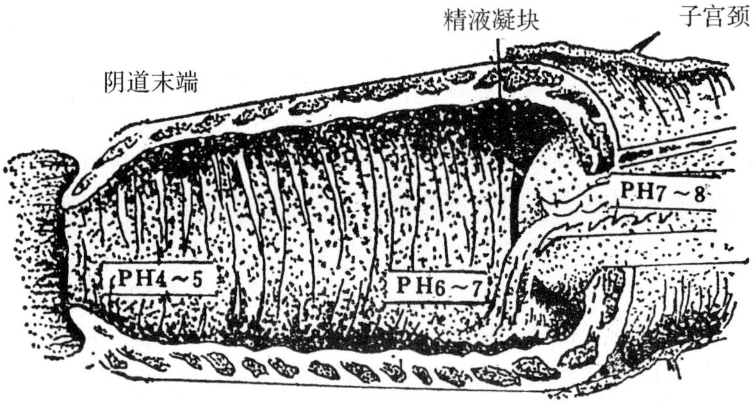

图4-3 阴道液与宫颈粘液酸碱度及其中和缓冲效应

2. 精子穿过子宫颈

子宫颈管长约3cm，宫颈的一部分突入到阴道中，借宫颈口与阴道相连，这是精子进入阴道后要通过的第一道关口。

(1) 精子穿过宫颈粘液

子宫颈的分泌细胞产生的分泌物，称宫颈粘液。其分泌量有周期性变化，育龄女性日分泌粘液约20～60mg，但在月经周期的中期每日分泌量高达700mg。粘液含无机物和多种有机物，包括各种酶和血液渗透出来的血浆蛋白，主要是粘蛋白。宫颈粘液中的糖蛋白大分子呈链状，会合组成细纤丝、粗纤丝和纤维。宫颈内的粘液纤维与宫颈管纵轴平行。粘液在宫颈管内的结构随着甾体类激素的变化而发生周期性变化，以适应精子穿过宫颈粘液进入子宫的需要。卵巢未排卵时，如在子宫增生期早期，不需要精子进入，宫颈粘液的分泌就减少，粘液呈蜂窝状结构，处于凝胶状态，结构内的小孔道约2～6μm，不利于精子通行。

当卵巢处于排卵前期和排卵期时，雌激素占优势，宫颈细胞就活跃起来，开始分泌大量的粘液，粘液从原来浑浊的粘性凝胶改变为大量明净弹性的水样溶胶，其中水分占粘液总量的98%。此时粘液纤维平行排列，纤维之间的渠道扩大到最大值，使得精子很容易通过，有利于精子按渠道方向流入子宫（图 4－4）。在黄体期（分泌期)，孕激素占优势，粘液纤维的排列形状为网状，粘液分泌少，粘滞性强而粘稠，堵在宫颈口，粘液纤维之间的渠道变小，形成密网状，这些变化不利于精子通过，构成宫颈与阴道之间的屏障，阻止精子进入宫颈。可见宫颈粘液像卫兵一样，守卫在子宫的大门口，控制着精子的进入，卵巢产生的激素，则像指挥官一样，指挥着这些“卫兵”的行动。

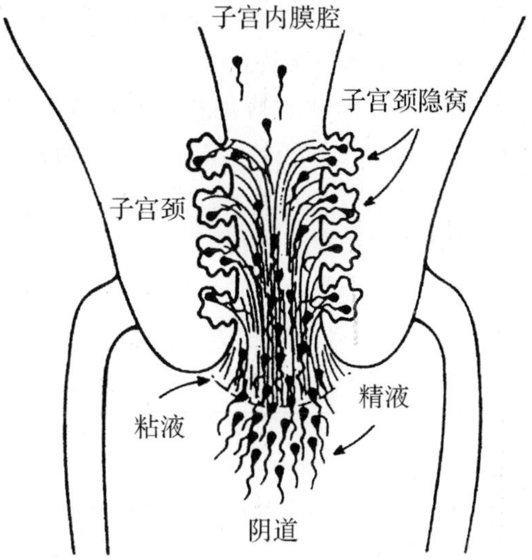

图 4－4 排卵期精子穿过宫颈粘液示意图

像蝌蚪的运动一样，精子穿过宫颈粘液主要靠尾部的摆动。子宫肌收缩也有助于精子的穿过。在子宫和输卵管肌肉收缩的帮助下，精子经宫颈和子宫进入输卵管，输卵管肌肉的收缩，促使精子向壶腹部运动，在射精后 1.5 ～3 分钟，精子可达到宫颈外口，2 ～11 分钟通过宫颈管。但通过宫颈粘液的精子只有射出精子的 1%～5 % 。

总之，子宫颈对精子的作用主要表现在以下几个方面：①子宫颈内充满宫颈粘液，精子要穿过宫颈粘液才能通过子宫颈，而只有活力强的精子才穿得过去，活力弱的则被拒之于门外。由此可见，子宫颈对精子的进入起到了一个选择性的屏障作用。② 子宫颈粘液的数量和理化性质在卵巢激素的调节控制下发生周期性变化。形象地说，宫颈粘液犹如一个“定时开关”，只有在排卵期或接近排卵期时才开，以利于精子的通过，其他时期干扰精子穿过。③ 从排卵前期到排卵期，宫颈外口逐渐扩大，至排卵时直径可达 3mm ，且此时的宫颈变得很松软，使精子容易穿过。相反，在排卵期过后，宫颈外口逐渐缩小至 1mm ，同时宫颈的紧张度增加了，以阻碍精子的通过。④ 宫颈粘液可保护精子免受阴道不利环境的影响和吞噬。⑤ 宫颈作为精子的储留处，也是精子获能的始发部位。

（2）精子与宫颈粘液相互作用机制

研究表明，精子与宫颈粘液相互作用过程是体内一种复杂的生理过程，其确切机制目前尚在不断探索之中。Zhu 利用体外技术模拟精子在体内的运行也证实了人类宫颈粘液能增强精子的运动能力，并可改变其运动方式。Morales 研究认为在体外精子穿透力实验中，排卵期的宫颈粘液中因高含量的水分及低浓度的糖类、蛋白质成分而使精子容易穿透，而产后闭经的宫颈粘液不利于精子穿透，故由碳水化合物组成的糖蛋白在精子与宫颈粘液相互作用中起重要作用。Menge 检测到宫颈粘液中的抗精子生殖抗原-1（抗 FA-1）抗体与精子抗体的存在有关，精子表面及宫颈粘液中抗精子抗体的存在均影响精子的穿透。

宫颈粘液犹如一个生物过滤器，能阻挡异常精子通过，这主要是与精子头部的异常有关，且这种异常不能单一地以其形态大小来解释，而是由于异常的精子头部易与宫颈粘液中的大分子物质结合而影响穿透，但二者相互作用的电化学基础尚不清楚。最近的报道认为，头部的异常以严重的无定形为主，小头次之，而轻度头部无定形、大头、圆头、双头及颈部、中段、尾部的缺陷等不影响精子穿透。另外，当宫颈粘液的 pH 值<6时，不仅可直接影响精子的穿透，还可通过改变粘液的组成成分间接影响精子的功能。而重金属盐（$HgCl_2$、$CdCl_2$、$CuSO_4$）、局部微生物病菌（HSV、酵母菌、真菌）以及外用润滑剂等均可不同程度地影响精子与宫颈粘液的相互作用。近年来，宫颈粘液替代物和聚丙烯酰胺凝胶被用于宫颈粘液课题研究，尽管不同浓度的培养基表现了一定的对精子的选择性“过滤网”样作用，但由于其组分与宫颈粘液的不同故不能产生临床效应。

3. 精子在子宫腔内运行

对精子在子宫腔内的运行人们了解较少，性交时刺激阴道和子宫收缩，可加快精子运行。动物实验证明，在交配时可释放催产素，能增强子宫收缩，也进一步加速精子运行。精子进入子宫腔可引起粒细胞浸润，活力差的精子可被白细胞吞噬。另有学者认为白细胞内的糖原分解，可为附着于其上的精子提供能量。白细胞还分泌水解酶，可去除精子表面的去能因子，以使精子获能。

4. 输卵管内的精子

射精后 15～45 分钟只有几千个精子到达妇女输卵管，而抵达壶腹部的精子仅有 200 个左右，只占排出精子总量的十万分之一。绝大部分精子在运行中落伍，死亡，最终被淘汰了，从而避免多精受精。

人的输卵管粘膜内有许多皱襞，从峡部到壶腹部逐渐增多、增高，精子可在皱襞内储存。输卵管肌层与子宫肌层相接，从子宫与输卵管交界到输卵管漏斗，肌层越来越薄。在峡部，外层纵肌、中层环肌和内层纵肌很明显，以环肌最发达，构成峡部肌层的主体。在卵巢激素的影响下输卵管分泌细胞分泌一种浆液，作为精子的载体运送精子，并为精子及以后的受精卵提供营养。输卵管液的主流是从子宫与输卵管交界处向腹腔方向流动，是推动精子在输卵管内前进的动力，这与输卵管平滑肌的收缩亦有关系。但在子宫与输卵管连接处和输卵管峡部是两道关卡，局部平滑肌收缩可阻挡精子通过，使得只有极少数精子进入壶腹部。

根据精子运动的快慢，可将精子在女性生殖道内的整个运送迁移过程分为 3 个时期：

(1) 快速转运期：精子射入阴道后，子宫肌层和输卵管的收缩活动加快，促使精子迅速穿过宫颈粘液，有的很快穿过宫颈管，只需 2～10 分钟，射精后一部分迁移快的精子大约只要 1 小时即可到达受精部位，一般射精后大约 10 小时精子到达输卵管壶腹部。先到达的精子能否受精，取决于必要的精子数目（200 个左右）。

(2) 精子储存期：精子在运行过程中，由于子宫颈、子宫一输卵管峡部以及输卵管峡部一壶腹部等连接处有很多皱壁，使大量的精子储存于粘膜的皱襞中。未进入宫颈的精子从阴道内漏出。一般精子在宫颈粘液中可保存较长时间。宫颈粘液中的白细胞比阴道和子宫分泌物中的少，因此储存在宫颈中的精子很少被吞噬清除。输卵管也是储存精子的场所。

（3）缓慢释放期：生殖道内储存的精子缓慢地释放到受精地点，这种缓慢释放可维持一个略长的时间。精子一般在女性生殖管道内只能存活 48～60 小时，在 24 小时内受精能力最强，超过 48 小时后，精子虽然还活着，但已不能使卵子受精。

女性生殖管道各段内的精子存活时间不同：阴道内的条件较差，精子仅存活 2.5 小时；在子宫颈、子宫腔、和输卵管内均可存活 48 小时。有报道在性交后 60 ～ 80 小时输卵管内尚可找到活动精子，但此时的活动精子已经不能够使卵子受精。一般认为精子只能在性交后 20 小时内保持受精能力。在宫颈、子宫输卵管交界处及输卵管峡部层层“关卡”下，多数精子被吞噬、灭活或排出，因此，这些关卡具有选择性屏障的作用。各种哺乳类动物精子在雌性输卵管中的活动能力和受精能力的持续时间差异较大（表 4 - 1）。

表 4 - 1　哺乳类动物精子在输卵管中活动能力和受精能力维持的时间

动物	活动能力（小时）	受精能力（小时）	动物	活动能力（小时）	受精能力（小时）
小白鼠	13	6	羊	48	24～48
大白鼠	17	14	乳牛	96	24～48
豚鼠	41	21～22	猪	—	24～48
家兔	—	28～32	马	144	144
雪貂	—	36～48	蝙蝠	140～156（天）	138～156（天）
狗	268	134（估计）	人类	48～60	24～48

表 4 - 2　哺乳类动物卵子受精能力维持的时间

动物	受精能力（小时）	动物	受精能力（小时）
小白鼠	8～12	羊	15～24
大白鼠	12～14	乳牛	22～24
豚鼠	≤ 20	猪	约 20
家兔	6～8	马	约 24
雪貂	约 36	恒河猴	约<24
金黄地鼠	5～12	人类	约 12

二、卵子的运送

输卵管粘膜上皮在月经周期中有明显的周期性变化，排卵时纤毛细胞增高（30μm ），黄体形成后期则变矮（15μm）。成熟卵泡破裂后卵母细胞随着卵泡液排出来，同时还排出透明带、放射冠、部分卵泡细胞（称卵冠丘复合体）等保护卵母细胞。排卵时，由于孕酮的影响，此时输卵管平滑肌呈高度收缩；输卵管伞端积极活动，伞端突起向卵巢表面贴靠，并笼罩在卵巢表面进行扫描，纤毛的摆动率受到卵巢激素的影响，此时最为活跃，伞部的纤毛朝着输卵管腹腔口方向有力地同步摆动，促使卵冠丘复合体脱离卵巢，连同部分输卵管液一起流向输卵管口，进入输卵管漏斗沿输卵管向子宫方向缓慢移动，并在壶腹部与等候的精子相遇（图 4 - 5）。从卵巢中排出的卵子存活时间更短，若没有受精，一般 24 小时左右便失去活性。而其受精能力仅维持 12 小时左右。哺乳类动物卵子的受精能力一般在体内维持的时间都很短（表 4 - 2）。

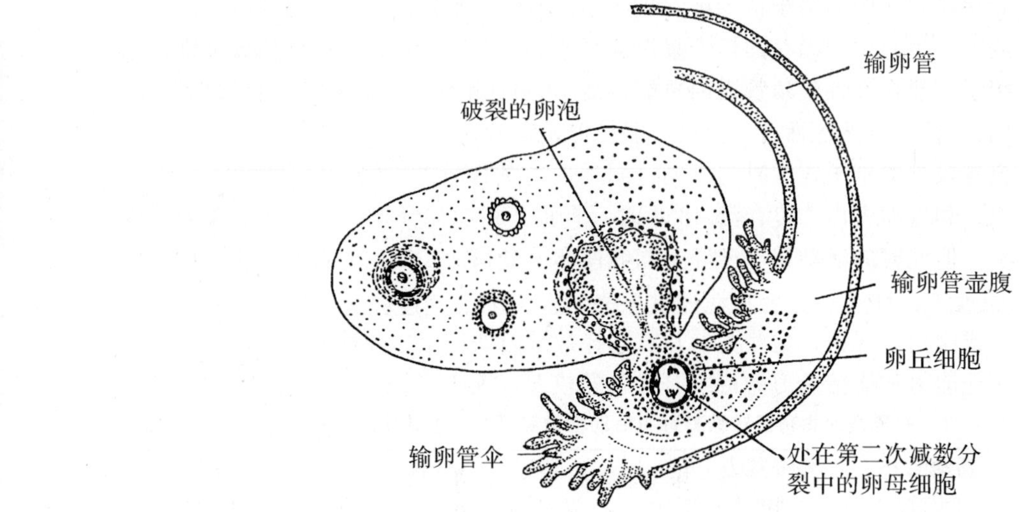

图 4-5　卵子运送示意图示排卵时，输卵管伞正在破裂的卵泡上摆动

第三节　受精过程及受精机制

精子“千里迢迢”运送到了输卵管壶腹部，为的是使卵子受精。受精过程是什么？精子与卵子是怎样融合在一起的？在人身体内的亿万个细胞中，精子为什么只能与卵子融合？是什么因素使精卵彼此相识？在自然状态下人精子为什么只能与人的卵子结合，而不能与动物的卵子结合？人的卵子为什么只能与一个精子相结合？这些问题近年来才得到了圆满的解答。用现代细胞生物学和生物化学方法对受精的研究表明，受精过程是一系列形态、生理和生化的变化过程：包括精子获能、精子与卵子的识别、顶体反应、精子与卵子膜的融合以及两性原核的形成与完全融合。精子首先经过获能才能完成这一过程。

一、受精前精子必须获能

（一）什么是精子获能？

人类和大多数哺乳动物的精子进入雌性生殖管道后，并不能立即使卵子受精，而是在运送过程中需要停留，在各段停留的时间里，精子本身发生一系列生理、生化和形态上的改变，获得了受精能力后才能使卵子受精，这一重要的生理现象是在 1951 年，由杰出的美籍华人科学家、美国国家科学院院士、国际著名的生殖生物学家张民觉教授和另一位生物学家奥斯丁（Austin）发现，并于 1952 年由张民觉和 Austin 将此现象命名为精子获能（ sperm capacitation ）。迄今所知，大多数动物，如兔、大鼠、小鼠、金黄地鼠、雪貂、猪、猫、牛、羊、马、猴及人的精子均需获能，各种动物精子获能所需要的时间不一致，小鼠大约在 1 小时以内，羊 1.5 小时，大鼠 2～3 小时，金黄地鼠 2～4 小时，猪 3～6 小时，家兔 5～6 小时，猴 5～6 小时，人的精子在子宫中获能约需 6 小时，在输卵管需 10 小时。在生理条件下精子获能只能在女性（雌性）的生殖管道内完成。获能的本质是暴露精子特异抗原，使之与卵子发生特异性识别，解除对顶体反应的封闭，从而使精子得以与卵子识别，并借助顶体酶系的作用，进入卵内完成受精。

（二）去获能因子

张民觉曾报道，在精浆中有一种抗受精的物质，这种物质可以使已获能精子失去受精能力，这个过程称为去获能，使精子去获能的物质称为去获能因子或去能因子（decapacitation factor，DF）。精液射出后，精浆中的去能因子便与精子结合，阻止顶体内的水解酶释放，就像给精子戴上了眼罩。去获能后的精子则不能使卵子受精。若将去获能后的精子重新放入女性生殖管道内，则可再次获能。DF主要在精囊腺中产生，人的精浆中的DF约为7mg / 10^5 个精子，恒猴精浆中的 DF 约为 5mg / 10^5 个精子。各种 DF 的效能不同，公牛的 DF 去获能作用最强，兔次之，人的 DF 效能最差。

近年来研究表明，去能因子是一种糖蛋白，分子量大于 2000，用 β 淀粉酶处理可显著消除 DF 的活性，胰蛋白酶、β 葡萄糖苷酶及唾液酸酶也能消除其活性。DF 纯品可溶于水，并在 100 ℃ 下连续加热 9 小时仍不能破坏其生物活性，可见 DF 属热稳定蛋白。精子表面 DF 的去除是获能重要的一步，此外输卵管液、卵泡液及卵丘细胞都参与精子获能过程。特别是输卵管内的特异糖蛋白对精子获能起直接作用。当输卵管特异糖蛋白存在时，精子获能速度比其缺乏时高 2 倍并可增加体外受精率，获能精子对卵子的穿透率提高 3 倍，表明输卵管分泌物对精子获能起重要作用。蛋白多糖和氨基葡聚糖均可诱发精子获能。

二、在获能过程中精子的改变

（一）精子运动的改变

用显微摄影术观察获能过程中精子运动状况发现，获能后精子的活力和运动方式明显改变，出现一种特异的“鞭打样”运动方式，其前向运动更迅速有力，尾部摆动增大，特别是精子在输卵管峡部发生超激活运动，然后才进入受精部位输卵管壶腹部。若不出现此种活跃的运动，精子不能穿过卵子透明带。近年来有学者研究证明，血小板活性因子（platelet - activating factor，PAF）具有提高人类精子运动速度，增加精子内 cAMP 含量和顶体反应率的作用。并进一步证实，在人精子膜上存在着 PAF 受体，PAF 还具有提高人精子受精能力的作用。

（二）精子代谢的改变

运动的变化带来精子代谢的改变：① 获能精子的有氧代谢增加。研究表明，未获能精子主要依靠糖酵解供能，而获能时精子的耗氧量增加 4 倍，体外获能液中含有葡萄糖、丙酮酸盐与乳酸盐，可见酵解与有氧氧化对获能的精子都很重要；② 获能后的精子胞质内 pH 值增高；③ 有实验证明，获能后精子的酰苷酸环化酶被激活，环磷酸腺苷（cAMP）的含量增加；④ 钙离子（Ca^{2+}）内流，Ca^{2+} 可激发鞭毛活动与顶体反应，在无钙孵育液中孵育的精子，加入 Ca^{2+} 后，可使精子内 cAMP 迅速增加并激发顶体反应；⑤ 精子对外源性凝集素的结合类型也发生变化。从精子外源性凝集素结合特性的改变可知，其表面的糖蛋白在获能期间已发生改变。

（三）精子膜的改变

射出的精子表面有精浆中的 DF 附着，在精子获能过程中，将 DF 去除，使精子膜的结构与功能发生明显的规律性改变。精子膜上的蛋白质可能丢失，生殖道的蛋白质也可被吸附到精子膜上。用冷冻蚀刻法观察获能前后的精子膜，发现获能时膜内颗粒分布发生变化，在人精子膜出现无颗粒区，这个区域缺乏固醇类物质，而精子膜胆固醇含量的改变会影响膜的流动性，这对精子获能很重要。精子获能后顶体后区膜也发生改变，膜流动性增强，此处是与卵子膜发生融合的关键部位。精子获能过程中，精子膜受体也有明显改变：如精子获能后其头部的四环素受体减少，精子不能与之结合；精子膜上有 cAMP 受体，在精子功能调节中，cAMP 是精子的第一信使，子宫液内 cAMP 增高，与精子 cAMP 受体结合后加强了精子的代谢与活力，并使顶体不稳定性增大，这也是获能的重要步骤；精子膜上还有雌激素受体，雌激素与人精子结合后，可改变精子膜的结构，使之对底物的通透和利用增强，雌激素进入细胞后与核的特定位点结合，利于受精后的精子基因表达。

三、精、卵怎样相互识别？

精、卵相互识别和相互作用是当前生殖医学研究的前沿领域之一，方兴未艾。

卵子透明带表面存有特殊的精、卵识别装置，经过长途运送并获能的精子其膜表面的识别装置已完全暴露，此识别装置使精子得以与卵子相互识别。精、卵识别是受精过程的启动，也是保证种族特异性的关键。

获能精子与卵子识别可分为两步，第一步是贴附（ attachment ），即精子附着于卵子表面，这是精子质膜和卵子的透明带可逆性松散地结合；第二步是结合（ binding ），即精子与卵子的透明带牢固地不可逆地相结合。精、卵相遇后，贴附发生很快，在体外情况下，将精子与卵子共同培养，2 ～3 分钟后，精子即可贴附在卵子表面，但这种结合是不稳固的，经过洗涤就可使精子与卵子分离；大约在 30 分钟左右，精子与卵子才有较为稳定的结合。1 个卵子可结合多个精子，但通常只有 1 个精子穿过透明带并和卵子质膜发生融合（图 4 - 6）。

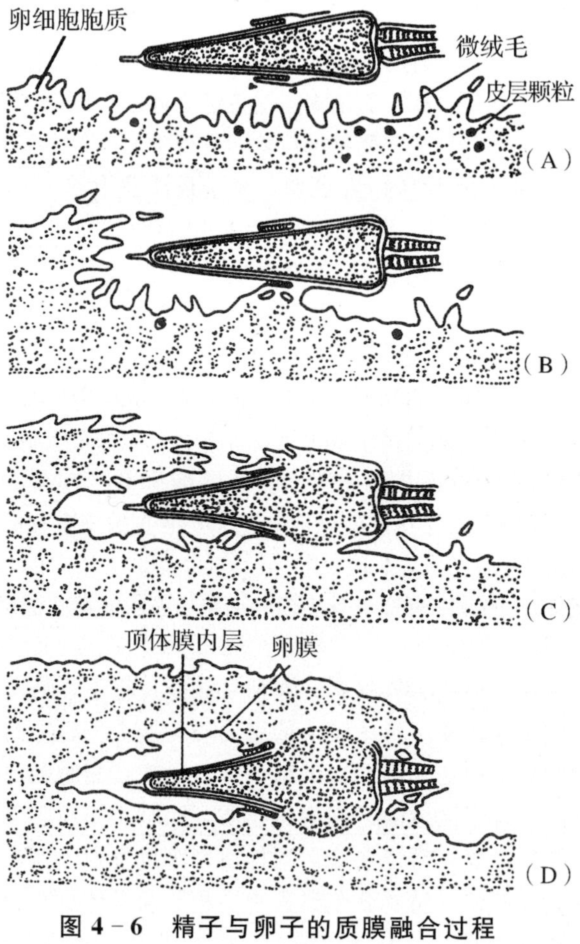

图 4 - 6　精子与卵子的质膜融合过程

分子生物学家近年研究了有关精子与卵子的识别装置，特别通过对海胆精子表面的识别装置的系统研究认为，精子表面的识别装置是一种蛋白质，称为结合素（bindin）。与低等动物不同的是，哺乳动物精子的结合素中含有糖基，这些糖基在精子与卵子识别中起着重要的作用。但糖基的种类和空间构型也影响精卵识别。如体外受精观察，1-2岩藻糖对精卵识别有抑制作用，但1-3岩藻糖则无抑制作用。最近研究表明，人精子表面含有α-D甘露糖苷酶和一个甘露糖结合蛋白，这些大分子都具有受体样作用，能与卵子透明带上甘露糖的寡糖链相结合。另外人精子表面抗原FA-1和选择素（selectin）也能与卵子透明带相识别。

卵子的识别装置是在透明带上，称为精子受体（sperm receptor）。研究证实，透明带上只有已获能精子的受体，并无未获能精子的受体。透明带上的获能精子受体分布广泛，既可在外表面也可在内表面，但外表面为多。此种精子受体耐热，对胰蛋白酶敏感。有学者报道小鼠、大鼠和其他一些种类卵子透明带蛋白（ZP）是由 ZP_1、ZP_2 和 ZP_3 三种糖蛋白组成，猪卵透明带则存在第四种ZP（ZP_4），其中 ZP_3 可与精子结合，并认为是精子受体。从小鼠透明带上分离和纯化 ZP_3 分子量为83000。在卵子成熟过程中，分泌的透明带糖蛋白以非共价方式相互作用形成纤维网络，这种结构使透明带具有弹性并使顶体反应后的精子易于穿透。在ZP的三种糖蛋白中，ZP_2 和 ZP_3 都是高度糖基化的。用麦芽凝集素（WGA）预先处理卵子可封闭体外受精，是由于WGA可选择性地与N-乙酰葡萄糖胺结合，可见透明带表面的糖基在识别中起重要作用。

有人认为，精子受体位于透明带深部，是一种内在嵌入蛋白质。精子受体表面被糖链覆盖，此糖链的末端糖基即为N-乙酰葡萄糖胺。当获能精子与卵子相贴近时，通过唾液酸糖基转移酶的作用，将精子表面糖蛋白的末端唾液酸转移到卵子透明带表面糖链。也即原来N-乙酰葡萄糖胺是末端糖基，现变为次末端糖基，末端糖基变为新转移而来的唾液酸。唾液酸是一种带有负电核的糖基，由于同性相斥作用，覆盖于精子受体表面的糖链散开，使其下的精子受体暴露，此时精子得以与精子受体识别并结合，进而发生受精作用。最近研究表明，ZP在生殖过程中的调节作用至关重要，除调节相关种属特异性的精卵识别以及获能精子与卵子结合外，还可激活精子，导致顶体反应的发生；阻断多精受精；并能保护受精卵至着床前发育的胚胎（图4-7）。

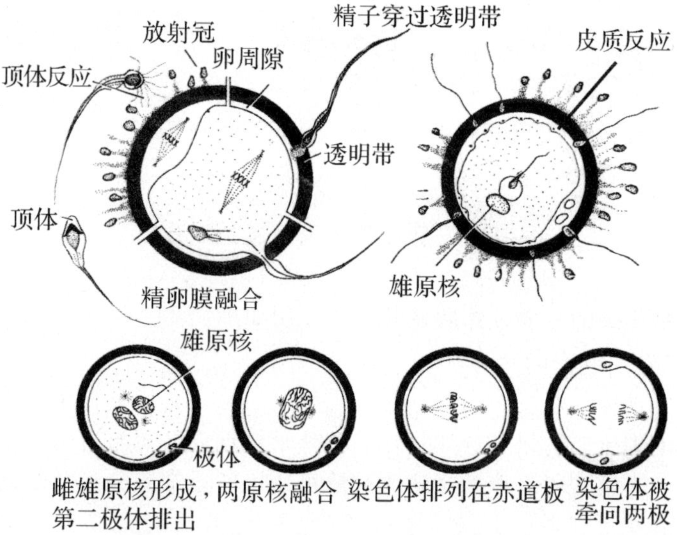

图4-7　人类受精过程模式图

四、什么是顶体反应？

精子获能之后，在穿透卵母细胞外面的粘液、卵丘细胞、放射冠和透明带之前与穿透这些结构期间，精子顶体在短时间内发生一系列变化，并导致顶体酶的释放，此过程称为顶体反应（ acrosome reaction ）。精子之所以要发生顶体反应，是因为排出的卵母细胞外包有透明带、放射冠、卵泡细胞和一些粘液，精子只有突破这些防线才能与卵子结合，而且必须在较多的精子参与下才能完成。在发生顶体反应时，顶体酶释放出来才能溶解粘液、驱散卵泡细胞和放射冠细胞并溶解透明带，精子才能得以与卵子接触。

在发生顶体反应时，顶体帽前端膨大，继而顶体的外膜和精子的质膜相融合，融合后的膜形成许多泡状结构。最后这种泡状结构与精子头分离，同时泡状结构的间隙形成许多小孔，顶体内所含的各种酶逐渐释放出来，顶体内膜与精子细胞膜完全融合是顶体反应完成的标志（图 4－8）。

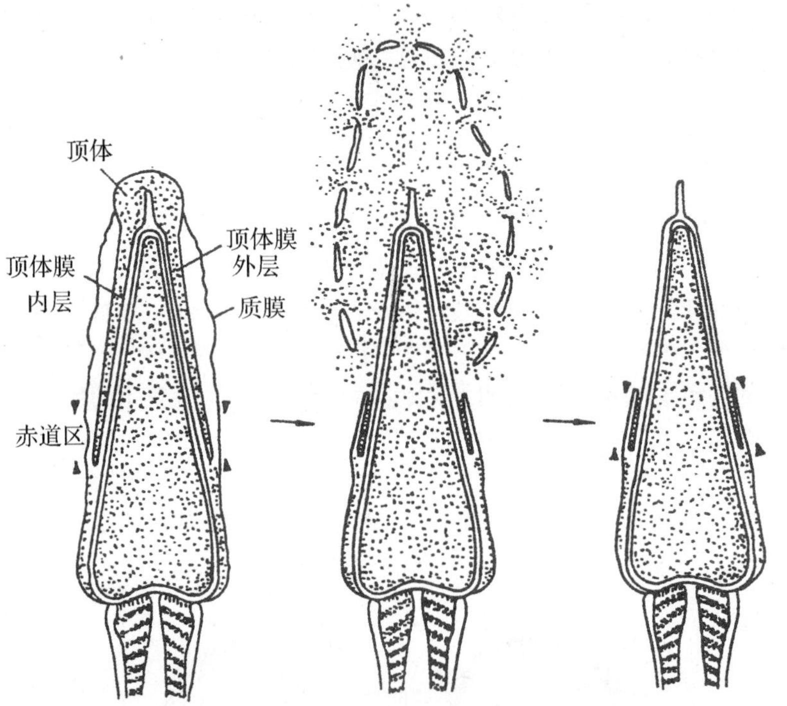

图 4－8　精子顶体反应发生过程

在顶体中与受精相关的主要顶体酶及其具体作用如下：

（一）透明质酸酶（ hyaluronidase ）

透明质酸酶位于顶体的边缘与前部，是首先释放的酶，它能突破卵子的第一道防线，即将粘液溶解，将卵泡细胞驱散以穿透卵丘，能使精子接近放射冠与透明带。动物发情期子宫液可促使此酶释放。人精液中提取的透明质酸酶可使兔卵丘细胞分散并使透明质酸解聚，有利于精子靠近卵子并与之结合。

（二）放射冠分散酶

放射冠分散酶（ corona removing enzyme ，CRE ）是一种含脂糖蛋白，它可以使紧紧拥抱着的放射冠细胞分解、松散、解体，从而移除卵子表面的放射冠细胞，帮助精子穿过放射冠，与透明带接触。

（三）顶体蛋白酶

透明带是精子要接触卵子的最后一道防线。

顶体蛋白酶（ acrosin ）主要位于精子顶体内区及近赤道部位，其功能恰恰是能将透明带分解，在受精中起着十分重要的作用。此酶最初与顶体内膜紧密结合，属于一种外在蛋白，此时并无活性，称为前顶体蛋白酶，但当钙离子大量内流时，前顶体蛋白酶被激活为可溶性顶体蛋白酶，进而将透明带消化溶解，形成一个通道，刚刚可以让一个精子通过，此时精子以倾斜（约 45°角）而弯曲的方式向透明带穿透。有时也以垂直于透明带或水平方式穿透，进入卵周隙。

人的顶体蛋白酶分子量为 30000 。人精液中含有一些顶体蛋白酶抑制剂，对顶体蛋白酶起抑制作用。宫颈粘液及输卵管液中也有一些抑制剂，如抗胰蛋白酶及抗血栓素Ⅲ等。这些抑制剂的生理功能是保证在合适的地点和合适的时间发生顶体反应。

透明带不允许异种精子进入，因为它的表面存在特异的精子结合位点，能对精子进行种属专一性的识别与结合。也就是说，透明带具有种属特异性，能选择性地阻止异种精子的穿入。例如，人卵透明带表面只有人精子的结合位点，只允许人精子与之结合，进入卵内。它不识别动物精子，所以动物精子只好被阻挡在透明带之外了。

但用机械或其它酶消化等方法去除人卵的透明带后，人卵的种属专一性则立即消失，而表现对异种精子（动物精子）的接受能力。科学家们已根据这一原理，建立了异种体外受精方法，并将该方法正确地应用于科研与临床，如用人的精子穿透去除透明带的金黄地鼠的卵子，以检验人精子的受精能力，以及精子染色体的遗传效应等。但是，如果不能正确地应用这种方法，而搞些荒唐的试验，如有人将动物的精子使人卵受精，并移植到人体内，造成严重后果，则应该受到法律制裁和伦理道德批判。

（四）精子神经酰胺酶

有人认为精子神经酰胺酶（ sperm neuraminidase ，SN ）可以改变透明带的结构，以阻止第二个精子再进入卵内，对防止多精受精起重要作用。

五、精、卵如何融合在一起?

精子穿过透明带后，可在透明带与卵细胞膜（质膜）之间作短暂的游动，然后与卵细胞膜接触，精卵融合开始。其过程分四步进行（图 4 - 7）：① 精、卵质膜融合，精子进入卵内；②卵母细胞完成第二次减数分裂，排出第二极体；③雌、雄原核形成并融合；④受精卵开始第一次卵裂。

（一）精、卵质膜融合

卵细胞膜上有大量的微绒毛，这些微绒毛可以运动，当精子与卵细胞接触时，微绒毛首先将精子抱合，接着卵细胞膜先将精子头部的前部包围，精子细胞膜与卵质膜（卵细胞质膜）逐渐融合，致使整个精子全部进入卵细胞内（图 4 - 6）。

体外研究证实，精子与卵质膜接触5～15秒后，精子尾部的摆动就突然变慢；接触 15 ～ 25 秒钟以后，精子即完全丧失了运动能力，随后精子顶体后膜与卵膜相贴。精子与卵质膜接触 3 分钟时，在电子显微镜下即可见到卵质膜表面的许多微绒毛将精子头抱合，在精、卵融合过程中，卵子表面的大量微绒毛起重要作用：它可使精子头定向与卵子膜贴合；

由于它的曲率半径小，可以克服两层膜之间同性电荷相斥的作用而有利于融合。融合发生于精子顶体后膜（即精子头部的中段）与卵质膜之间，一旦融合后二者之间很快相互混杂，形成新的质膜结构。

值得提出的是，顶体反应后暴露出来的顶体内膜并不与卵膜融合。研究表明，顶体内膜流动性很差，而顶体后膜的流动性极大，膜的流动性是发生膜融合的首要条件。融合时，卵母细胞的胞质形成突起覆盖于精子头部上方以吞噬作用方式将精子头包入卵母细胞胞质内（图 4-6）。从受精开始到此时约为 15 分钟。值得一提的是，精子与卵子膜的融合无严格的种属特异性，而精子与卵子透明带的识别则有严格的种属特异性。

（二）多精受精的阻扰

许多昆虫、软体动物、软骨鱼、有尾两栖类、爬行类、鸟类等均为多精受精，即在受精时有多个精子进入卵内，但仅有一个精子起作用，其余的精子逐渐退化消失。

在人类，受精卵是一个卵与一个精子结合形成的。在正常情况下，虽然有数个精子穿越透明带，但只有一个精子进入卵细胞内使卵子受精。在异常情况下，可以有两个或多个精子参与受精，即双精或多精受精。由此则形成有 69 个染色体的三倍体胚胎，这种胎儿几乎全部流产，或长成畸形胎儿，在出生后不久死亡。

由于双精或多精受精会造成如此严重后果，因此，在受精过程中，当第一个精子进入卵细胞膜后，卵子必须设法阻止其它精子的再进入。

受精卵拒绝多个精子进入，即阻扰多精受精，其机制主要有两种：

1. 随着精子与卵子的接触和结合，卵细胞质膜内外之间发生电压改变。用一种微电极插入卵子内，第一个精子进入卵子后，测得卵子膜电位要比受精前提高很多，例如：有一种海生动物叫海胆，受精前的膜电位大约为－70 毫伏，受精后膜电位上升到＋20 毫伏，以阻挡第二个精子的膜与卵膜相融合。实验还证明，用人工方法来提高未受精卵的膜电位，也能阻扰多精受精。

2. 在卵质膜下方有一种含有多种物质的颗粒，叫皮质颗粒。精卵融合后数分钟，卵子发生皮质反应，即卵内靠近质膜的皮质颗粒发生边移崩解、释放消失。皮质颗粒含有蛋白水解酶和多肽，释放后它所含的酶可水解透明带的 ZP_3，致使透明带变性，通透性下降，此即透明带反应。当第一个精子进入卵子并发生透明带反应后，卵子与精子结合的能力降低，变性后的透明带使其他精子不能与其结合，因而防止多余精子进入卵子，保证了人卵是单精受精。近来还发现皮质颗粒所含的物质可能使精子更加活跃，促使精子进入卵子。

（三）完成第二次减数分裂

皮质反应发生以后，在精子进入卵细胞的刺激下，卵质膜收缩，卵细胞开始继续进行第二次减数分裂，同时第二极体排出，人精子的整个尾部也进入卵质膜。小鼠、大鼠和兔精子的尾部也全进入卵内，中国地鼠的精子是部分尾部进入卵质膜。

（四）雌、雄原核形成，第一次卵裂开始

人的精子进入卵质膜以后，卵细胞的染色质松散分开，在松散的染色质周围又出现一些小囊泡，小囊泡逐步融合成核膜，22 ＋ X 染色体排列在一个泡状的细胞核内，核仁出现，雌性原核形成。精子入卵后，继续向前移动，直到非常贴近雌性原核为止。这时，原本高度浓缩并富有弹性的精子细胞核很快解聚，随着细胞核膨胀，以上述雌性原核类似的方式形成雄性原核（核染色体为 22 ＋ Y 或 22 ＋ X）。外表上看，雌性原核与雄性原核没有差别，但在电子显微镜下可以分辨。雄性原核形成后，精子的尾部与头部脱离，并退化。光镜下雄性原核略大（图 4－9），雌、雄原核同步发育，DNA 开始复制，双亲的基因开始翻译并在卵裂期间达到高峰。在受精期间有少量 RNA 合成，原核中含有少量的 RNA，蛋白质的合成在卵裂前期已经开始发生。在细胞骨架作用下，同步合成 DNA 的雌、雄原核向卵细胞的中央移动，使之彼此更贴近，逐步接触，接触部位的原核膜变成指状，互相交错对插，随后核膜破裂溶解，形成合子，染色体则相互混合，其数目恢复到 46 条，紧接着受精卵开始进行第一次细胞分裂——卵裂。至此受精完成。可以看出，受精作用不仅是两个细胞——精子与卵子的融合，还是精子的细胞核与卵子的细胞核的合并，产生一个联合细胞核，这样才可能有正常的遗传与发育。哺乳类由精、卵融合到染色体混合约需 12 小时。人类受精后分裂成两个细胞大约需要 30 小时。

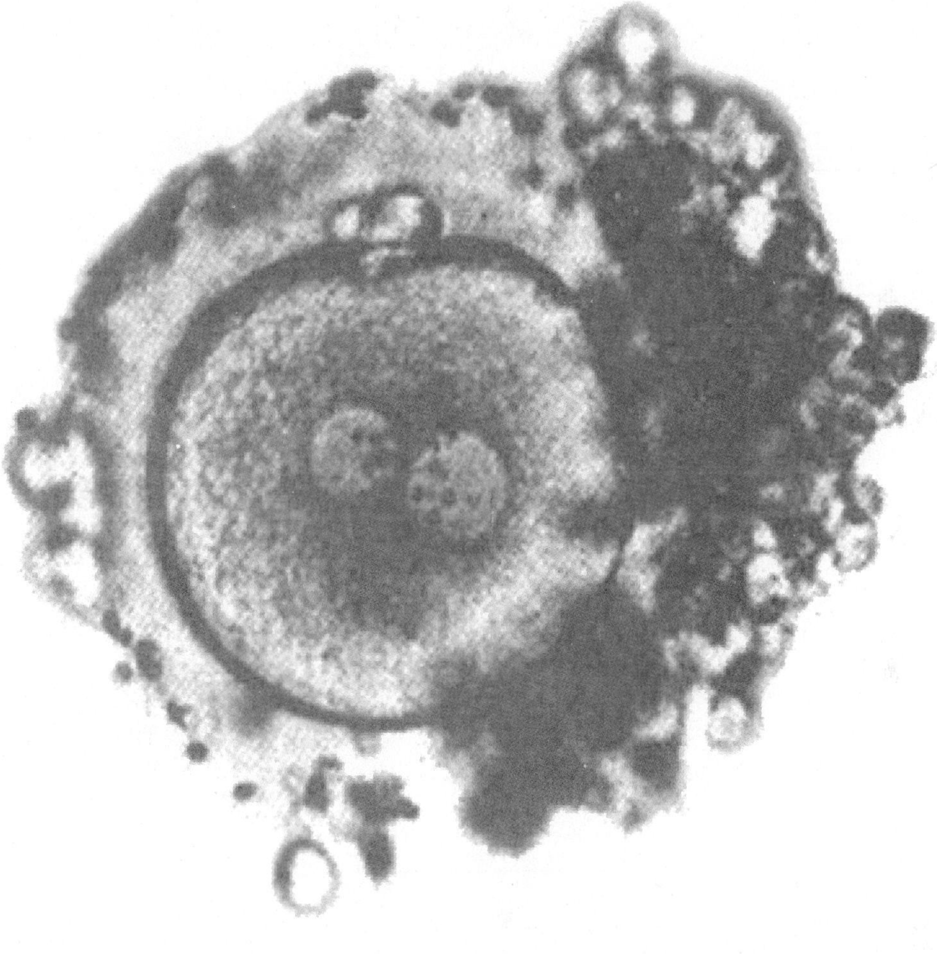

图 4－9　光学显微镜下人受精卵内的雌性原核与雄性原核

人类整个受精过程可概括如图 4－10 所示。

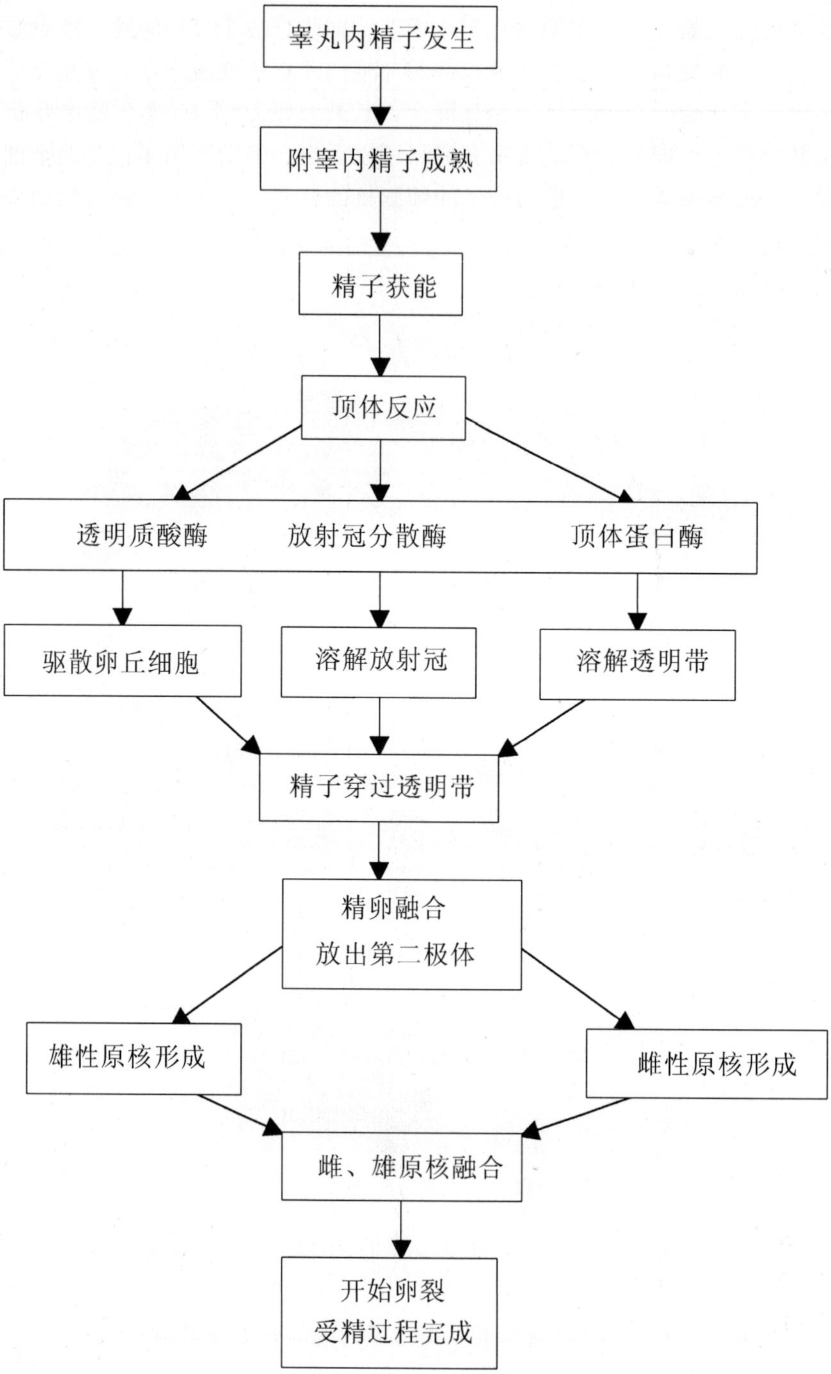

图 4－10　人类的受精过程图解

六、受精调控机制研究进展

受精是高等生物生殖与发育的关键步骤，精子激活卵子、卵子促使精子染色质转变为功能性原核是受精过程决定胚胎发育命运的两大关键事件，但其确切的调控机制所知甚少。中科院遗传与发育生物学研究所孙方臻等科学家近年通过生化方法分离并鉴定了调控小鼠的卵激活与受精后染色质重编程的关键分子，研究卵激活与染色质量编程的调控机制，对揭示受精机理进而调控胚胎发育具有十分重要的意义。

（一）发现哺乳动物卵受精钙振荡调控新机制及生物学意义

精子激活卵子导致卵细胞内钙离子浓度瞬时升高（钙振荡）是所有已研究的动植物卵受精时普遍发生的现象，钙振荡是启动受精卵发育的必要条件。在发现哺乳动物卵受精独特的钙振荡现象的基础上，他们还进一步研究了钙振荡的调控新机制及生物学意义。

1. 钙振荡的启动是由精子来源的蛋白因子调控，精子因子触发哺乳动物卵细胞发生钙振荡的活性在进化中高度保守，可跨界起作用；

2. 钙振荡的维持受卵细胞一种特异的母源装置的控制，该装置的功能是一次性的，哺乳动物卵细胞特异的可溶性蛋白因子对该装置的促钙振荡能力起决定性作用，源装置可能是决定钙振荡物种特异性的分子基础；

3. 钙振荡编码着决定早期胚胎基因表达水平、囊胚发育效率以及胚胎植入命运的信息，是哺乳动物胚胎正常发育及胚胎植入的保障机制。

（二）母源装置的分子基础研究

1. 在母源装置的分子基础方面，他们发现一种激酶可通过磷酸化 InsP3（三磷酸肌醇）受体调控钙振荡，鉴定了该激酶在 InsP3 受体上的磷酸化位点，识别出该激酶通过磷酸化作用负调控 InsP3 受体与 InsP3 结合从而抑制钙释放的新机制。

2. 对精子因子的研究，发现哺乳动物卵细胞钙释放的发生是精子中多组分协同作用的结果，这些组分对触发钙释放活性都是必要的。分离鉴定这些未知组分是揭示钙振荡启动机制研究的关键。

3. 近年研究发现，锶诱导小鼠卵母细胞与早期胚胎发生钙振荡。

锶诱导原核期胚钙振荡依赖细胞分裂周期。锶诱导小鼠卵母细胞和早期胚胎发生钙振荡的机制是通过 InsP3 受体介导，并需要 PLC（磷脂酶 C）活性与 InsP3 的协同作用。

目前，科学家们正在深入研究卵细胞因子调控染色质结构的确切机制，并利用体内系统研究这类分子对基因表达、胚胎发育命运以及体细胞去分化的影响。

第四节　受精的意义是什么？

受精是一个新生命的开端，是个体发育的第一步。受精的生物学意义在于：

一、受精激活了卵细胞

受精促使合子进行快速分裂，并形成一个新个体。

二、维持物种稳定性

受精使单倍体配子的染色体混合，恢复了二倍体，维持了物种的稳定性。

三、激活遗传物质，形成新个体

精-卵结合相互激活双亲的遗传物质并相互融合形成一个崭新的新个体，受精后恢复父母双方之遗传特性。卵细胞中大量核糖体和 mRNA 被激活，同时原来被抑制的基因也被活化，从而合成新的 mRNA。被激活的 mRNA 及新合成的 mRNA 控制着胚胎的早期发育，因此新个体具有与亲代不完全相同的性状。

四、受精决定胎儿性别

受精的同时即决定了胎儿的性别。因为 Y 染色体上具有性别决定区，带有 Y 染色体的精子与卵结合则发育成男性；带有 X 染色体的精子与卵子结合则发育成女性。由此可见，生男还是生女的决定权在于男性精子所带的性染色体是 Y 还是 X 。

第五节　受精后人胚早期发育概述

一、胎儿的月龄如何计算?

（一）受精龄

人体胚胎在母体内发育过程大约要经历 38 周，约 266 天，这是从精卵受精时开始算起，我们称之为受精龄。

（二）月经龄

胎儿的月龄如果从母亲末次月经时开始算起，整个胚胎发育就要经历 40 周，约 280 天，称之为月经龄。

二、胚胎发育分期

（一）胚期发育

按月经龄将整个胚胎发育分为两个时期：从受精到第 8 周末称为胚期（embryonic period），人胚早期发育即指胚期发育。胚期包括精、卵成熟基础上进行的受精，受精卵经过分裂、增殖和分化，形成桑椹胚、胚泡，进而发生胚胎着床（植入），形成内、中、外三胚层，胚胎变成圆柱体，三胚层分化并建立主要器官系统的雏形，胎膜和胎盘形成。此期为身体各个组织器官原基建立时期，发育过程至关重要，易受体内、外环境因素的影响，如不注意会发生流产或先天性畸形。

（二）胎儿期发育

按月经龄从第 9 周至出生称为胎儿期（fetal period），这是在胚期发育基础上进入胎儿期发育，胎儿（fetus）逐渐长大，各组织、器官、系统陆续发育成形，功能逐渐完善，且部分器官开始具有一定的功能活动。胎儿期的第 28 周至胎儿出生后 7 天的新生儿发育阶段我们称之为围产期（perinatal stage），此期的母体与胎儿及新生儿的保健医学称围产医学。

第六节　人胚发育第 1 周

人胚发育第 1 周，即从精卵受精开始，至卵裂、胚泡形成，此时的人胚呈圆球状，并于第一周末开始植入（着床）。其形成过程如下：

当卵母细胞发育成熟并从卵巢排出后，很快进入输卵管。此时精子已从阴道经子宫进入输卵管壶腹部，与卵子相遇。其中只有一个精子进入卵子内，完成受精过程，精卵结合形成受精卵。受精卵是新生命的开始。

一、受精卵发生分裂——卵裂

受精卵从输卵管向子宫方向运行中，以普通的有丝分裂方式迅速不断进行分裂、增殖，由一个受精卵分裂为 2、3、4……个细胞，数目不断地增多，此过程称为卵裂（cleavage）（图 4－11），卵裂是受精结束的标志。卵裂产生的子细胞称卵裂球（blastomere）。在受精卵卵裂时，细胞核内的物质，包括基因组都平均分配到每个子细胞内，因此卵裂球中的遗传物质是完全相同的。但受精卵的细胞质各区的组分并不相同，卵裂使不同的胞质组分分割进入各卵裂球。这种胞质的不均性分配，对胚胎的早期发育产生很大影响，在一定程度上决定细胞的早期分化。从受精卵第一次卵裂开始，细胞核就受到不同的卵细胞胞质组分（即内环境）的影响，这些特殊的卵细胞胞质组分称为胞质决定子（cytoplasmic determinant）。胞质决定子支配着细胞分化途径。这些决定子在卵母细胞中已经形成，受精卵在数次卵裂过程中，胞质决定子一次又一次地重新改组、分配，卵裂后胞质决定子的位置固定下来，并分配到不同的卵裂球中，使卵裂球产生差别。

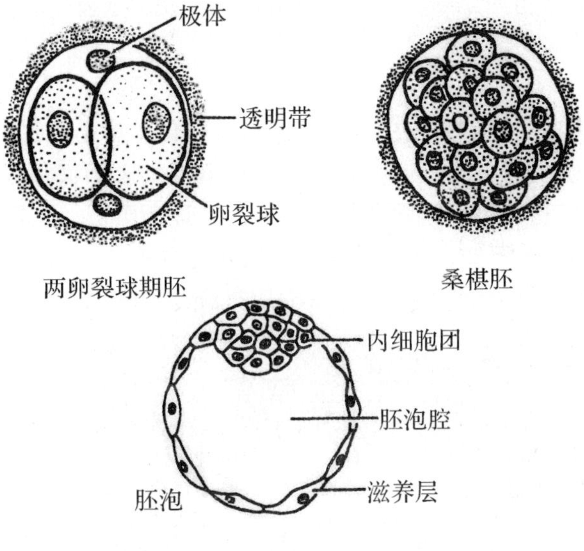

图 4－11　卵裂与胚泡形成

二、圆球状的人胚——胚泡形成

人胚的第一次卵裂约在受精后 30 小时发生，形成一个大卵裂球（macromere）和一个小卵裂球；约 40 小时左右小卵裂球分裂，变成Ⅳ卵裂球期胚；50 小时左右发育成Ⅷ卵裂球期胚；72 小时胚卵已有 16 个卵裂球，形成一个实心细胞团，此时称之为桑椹胚（morula）（图 4－11）。早期人胚的每一个卵裂球都具有全能发育的潜能，如将Ⅱ卵裂球期胚卵的两个卵裂球分开，或将桑椹胚分为两半后，每个卵裂球或每半桑椹胚均可以分化、发育为一个全胚。

桑椹胚继续细胞分裂并由输卵管进入子宫腔。第 4 天时，已有 64 个卵裂球，这时，小卵裂球排列在外周，大卵裂球在中央，仍是一个实心的球形胚卵，直径约 200μm，外周仍有透明带包围。这时受精卵已借输卵管粘膜上皮细胞的纤毛定向摆动和平滑肌的收缩蠕动的力量进入到子宫腔，历时大约 3～4 天。桑椹胚在子宫腔内吸收大量营养物质，细胞不断地迅速分裂增生，随着细胞数量的不断增多，56 个细胞时卵裂球之间逐渐出现一些含液体的小腔隙，许多小腔隙逐渐汇合，约在受精后第5天时，具有100多个卵裂球的胚卵就由实心的细胞团发育成囊状，此时称胚泡，或称胚囊（blastocyst）（图4-11）。胚泡的细胞分为两个部分：胚泡外围的壁由一层扁平细胞构成，称滋养层（trophoblast），中央的腔称胚泡腔（blastocoele），在胚泡一侧滋养层的内面有一团细胞，称内细胞团（inner cell mass），内细胞团是将来形成胚体的始基（图4-11）。

在以上变化过程中应当注意，虽然胚卵在不断地分裂，细胞在不断地增多，受精卵的体积大小并没有变化，说明细胞虽然在增多，但由于是在透明带、放射冠的包裹下进行，因而细胞数目增多，但每一细胞体积反而缩小。随着胚泡的增大，透明带逐渐变薄脱落，最后溶解消失，胚泡与子宫内膜直接接触，开始植入（着床）。

第七节　人胚发育第2周

受精后第2周，人胚由两层细胞组成，呈扁盘状，发育过程如下：

一、扁盘状的人胚——两胚层胚盘形成

在第2周胚泡植入时，内细胞团的细胞迅速增殖分化。首先在靠近胚泡腔侧的细胞形成一层立方形细胞，称为内胚层（endoderm）；后在内胚层的上面又形成的一层高柱状细胞称为外胚层（ectoderm）；这两层细胞紧密相贴在一起，逐渐形成一个圆盘状的结构，称为胚盘（embryonic disc）（图4-12）。胚盘是发育成人体的原基。

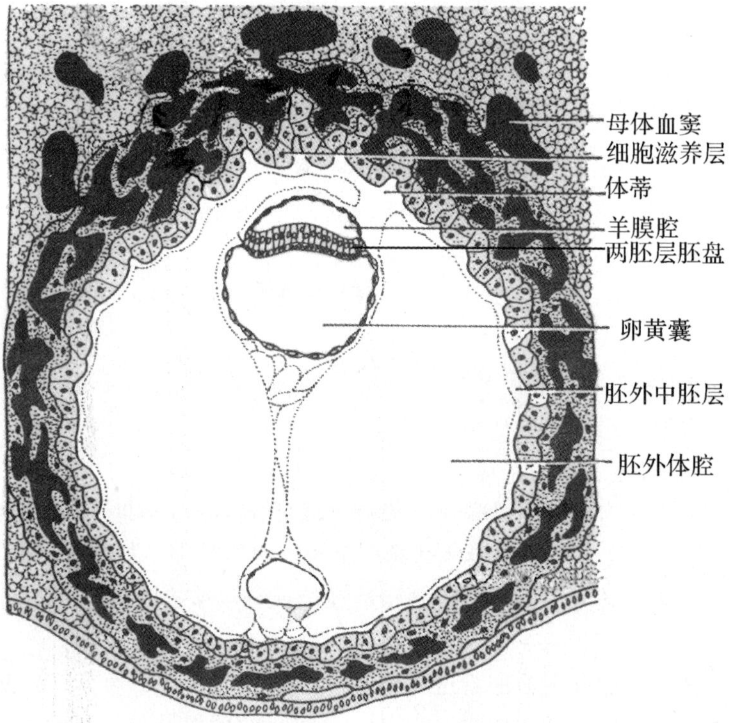

图4-12　13天人胚示意图

二、羊膜腔与卵黄囊形成

最初，在外胚层与极端滋养层（近内细胞团侧的滋养层）之间出现一些小间隙，以后这些小间隙逐渐融合成一个大腔，称羊膜腔（图 4－12），腔壁为羊膜（amnion）。羊膜与外胚层的周缘相连续，故胚盘外胚层构成羊膜腔的底。内胚层的周缘向下延伸，形成另一个囊，称卵黄囊（yolk sac），故胚盘的内胚层构成卵黄囊的顶。滋养层、羊膜腔和卵黄囊是提供胚体营养和保护作用的附属结构。

三、营养人胚的滋养层细胞发生演变

在胚泡植入子宫内膜过程中，滋养层细胞迅速增殖、变厚，并分化成内外两层，外层细胞间的细胞界限消失，称为合体滋养层（syncytiotrophoblast）；内层由单层立方细胞组成，细胞界限清晰，称细胞滋养层（cytotrophoblast）。细胞滋养层不断进行细胞分裂使细胞数目逐渐增多，并补充合体滋养层。植入完成后，滋养层得到更多营养，迅速增殖，同时形成许多不规则的绒毛样突起，称为初级绒毛干。此时滋养层改称为绒毛膜（chorion）（图 4－12、图 4－13）。绒毛膜从子宫内膜摄取营养，供早期胚胎发育。

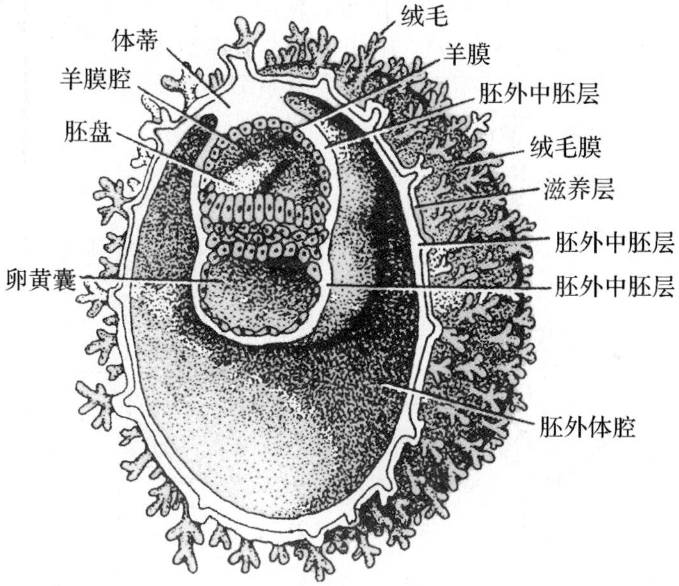

图 4－13　第 3 周初人胚剖面

四、胚外中胚层与体蒂形成

在羊膜腔、卵黄囊形成与滋养层细胞演变同时，细胞滋养层向胚泡腔内增生并形成一些星状多突的间充质细胞及细胞间质，而后弥散分布于细胞滋养层与卵黄囊、羊膜腔之间，我们称之为胚外中胚层。此时期的胚泡腔内还松散分布着胚外中胚层细胞，逐渐这些细胞分别附着在细胞滋养层的内表面、羊膜腔的外表面和卵黄囊的外表面，此时的胚泡腔改称为胚外体腔（图 4－12、图 4－13）。

此时在羊膜腔顶壁尾侧与细胞滋养层之间还形成一束胚外中胚层，这束胚外中胚层称为体蒂（body stalk）（图 4－12、图 4－13），是体蒂将羊膜腔、胚盘和卵黄囊与滋养层连接在一起。

第八节　人胚发育第3周

人胚第3周的发育是在两胚层胚盘的内外胚层之间又出现一层中胚层，即胚内中胚层，此时三胚层胚盘形成，同时形成的绒毛膜继续发育。

一、中胚层形成

1. 原条形成

人胚中胚层的发育始于第3周初，源于胚盘外胚层。其形成之前先形成原条和原结。由外胚层细胞迅速增殖并不断向胚盘尾侧中轴处迁移，在胚盘尾侧正中线上便形成了一条细胞索，称原条(primitive streak)（图4－14）。原条有诱导周围组织分化的作用，相当于胚盘的组织中心。

2. 原结形成

原条形成后，其头端细胞迅速增生，形成一个结节状略膨大的结构，称原结（primitive node），原结的中央出现一浅凹陷，称原凹（primitive pit）（图4－14）。

3. 脊索形成

原结的细胞向深部增殖，从原凹向头侧生长迁移，并在内外胚层之间的中轴线上形成一条单独的细胞索，称脊索（notochord）（图4－14）。脊索对神经系统的发生起诱导作用，并在早期胚胎起一定支架作用。随着胚盘的发育，脊索继续向头端增长，以后演化为椎间盘的髓核。原条则相对缩短，最终退化消失。

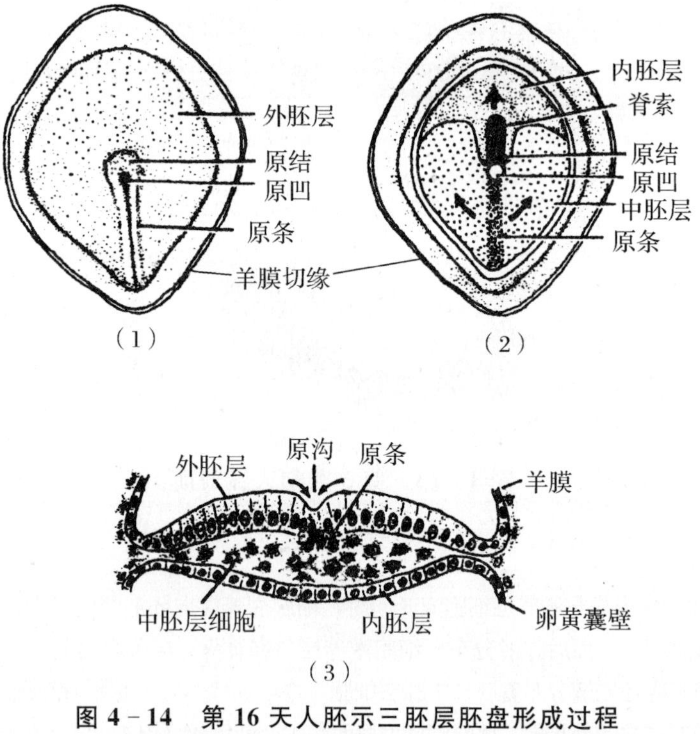

图4－14　第16天人胚示三胚层胚盘形成过程

(1) 胚盘背面观 (2) 切除外胚层，示中胚层和脊索

(3) 通过原条的胚盘横切，示中胚层细胞的形成

4. 胚内中胚层形成

原条的出现，使得胚盘可区分为头尾两端，即有原条的一端为胚体的尾端，相对一侧为头端，此时胚体的左右两侧即可确认。

在脊索形成的同时，两胚层胚盘继续发育，由于原条细胞不断地沿原条纵轴中央向下方的内外胚层之间迁移，则在原条的中间出现一浅沟，称原沟（图 4－14）；外胚层的细胞继续增生并向原条迁移，从原条处细胞通过原沟不断向深部迁移，并在内、外胚层之间形成松散的细胞称间充质，原条两侧的间充质继续向左右及头、尾侧扩展，逐渐在内、外胚层之间形成一层细胞，即胚内中胚层（intraembryonic mesoderm）（图 4－15），它在胚盘边缘与胚外中胚层相连续。在外胚层与胚内中胚层及内胚层之间尚有一些间充质细胞存在。

二、扁盘状的人胚——三胚层胚盘形成

1. 三胚层胚盘形态

至胚胎发育第 3 周末，形成的三胚层胚盘由内、中、外三个胚层组成，这三个胚层将分化形成人体的各种组织和器官。此时的胚盘呈梨形，头端大，尾端小（图 4－15）。

2. 口咽膜与泄殖腔膜

此时在脊索的头侧有一个圆形小区域，此小区域无中胚层组织，仅由内、外胚层直接相贴并呈薄膜状，我们称之为口咽膜；同时在原条的尾侧也有一个圆形小区域，此小区域中胚层组织也缺如，内、外胚层直接相贴并呈薄膜状，此区称之为泄殖腔膜（图 4－15）。以后发育至 4 周口咽膜破裂，上消化道的咽和食管与外界相通；第 8 周时泄殖腔膜破裂，致使下消化道与外界相通。

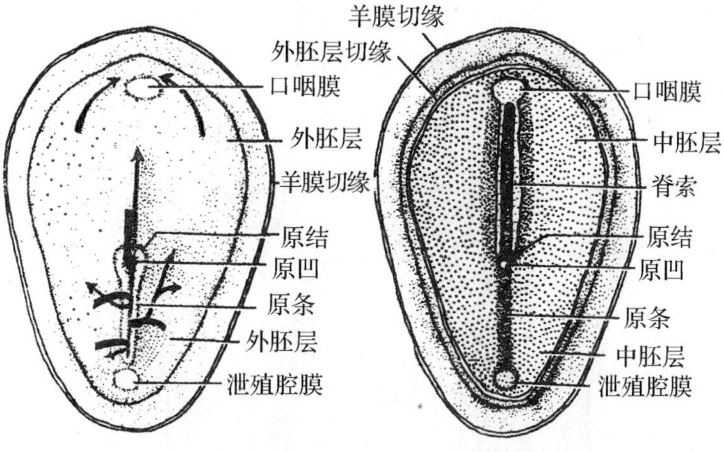

图 4－15　第 18 天人胚盘模式图，三胚层已形成

（1）胚盘背面观，示中胚层形成过程中细胞迁移方向；

（2）切除外胚层，示已形成的中胚层及脊索、原条、口咽膜和泄殖腔膜

第九节　人胚发育第 4～8 周

人胚从第 4 周初至第 8 周末的发育，是胚盘的三胚层进行分化发育，即三胚层细胞如何演变成胚胎的各个组织、器官、系统雏形的过程；至 8 周末胚胎颜面形成、肢体发生，其外表已初具人形；同时胎膜和胎盘形成。此时期的胚胎发育对环境因素的作用十分敏感，某些有害因素（病毒、药物、放射线等）易通过母体影响胚胎发育，导致发生先天性畸形。

一、三胚层的细胞是如何演化成身体的各个器官？

具有同样发育能力的细胞通过分裂增殖形成形态结构和生理功能截然不同 的各类细胞称为分化。在三胚层形成以后，首先分化为具有一定形态特点的和特殊排列方式的两种胚性组织：上皮组织和间充质；随即开始分化形成各器官的原基，再进一步分化为成体的各器官组织。

1. 外胚层的演化

（1）神经管的形成

脊索形成后，诱导其背侧中线的外胚层增厚呈板状，称神经板（neural plate）。神经板随脊索的生长而增长，且头侧宽于尾侧。继而神经板中央沿长轴下陷形成神经沟（neural groove），沟两侧边缘隆起称神经褶（neural fold），以后两侧神经褶在神经沟中段逐渐靠拢并愈合，愈合点不断向头、尾两端延伸，使神经沟封闭为神经管（neural tube）（图 4－16），神经管头尾两端各留有一孔，头端的孔称前神经孔，后端的孔称后神经孔，两孔约在第 4 周时先后关闭。结果：前神经孔闭合后逐渐发育膨大成脑；后神经孔闭合后逐渐发育成脊髓；神经管中央的腔成为中央管或脑室。如前神经孔未闭合则脑不发育，形成无脑儿（参见第十五章图 15－7）；如后神经孔未闭合，则脊髓不发育，则形成脊柱裂或脊髓裂（参见第十五章图 15－7）。

神经管两侧的表面外胚层在管的背侧靠拢并愈合，形成位于体表的表面外胚层，同时神经管独立位居于表面外胚层的深面。

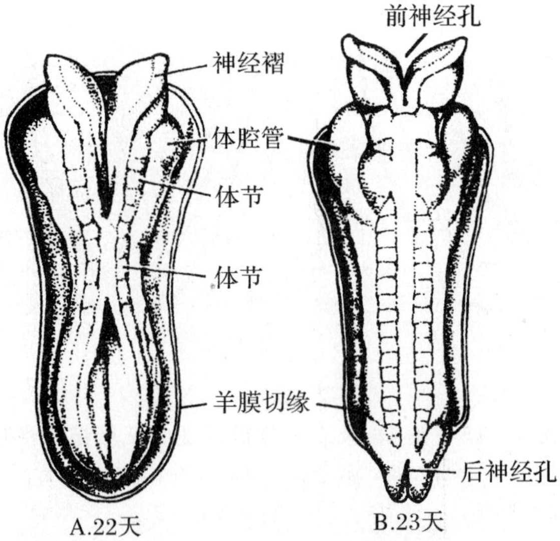

图 4－16　第 22 和 23 天人胚神经管的形成

（2）神经嵴的形成与演化

在神经褶愈合过程中，它的一些细胞迁移到神经管背侧成一条纵行细胞索，继而分裂为两条，分别位于神经管的背外侧，称神经嵴（neural crest）。神经嵴将分化为周围神经系统及肾上腺髓质等结构（图 4－17）。

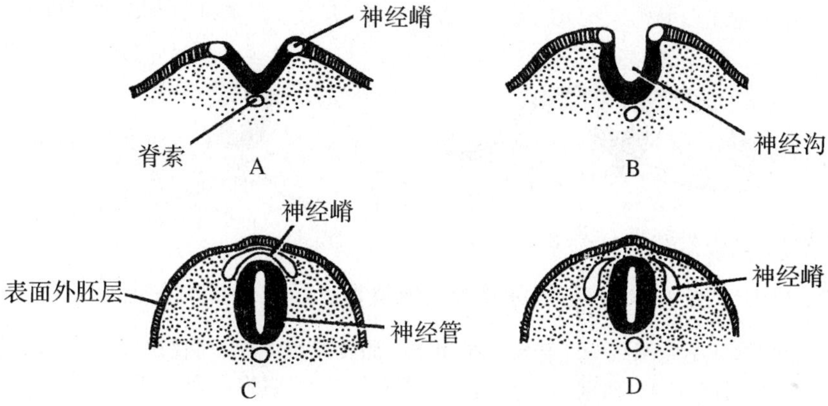

图 4－17　神经嵴发生示意图

A、B、C、D 示不同胚龄时神经嵴的发育

综上所述，我们将外胚层演化的器官归纳为：神经系统的脑、脊髓、神经节和神经等；皮肤的表皮及其附属器：毛囊、汗腺、皮脂腺等；眼睑、泪腺、睑结膜、角膜、晶状体、视网膜；外耳、内耳膜迷路、鼓膜外层上皮；外胚层还演化为脑垂体、松果体、肾上腺髓质，以及牙釉质、口腔和鼻腔与肛门的上皮等。

2. 中胚层的演化

中胚层在脊索两旁从内侧向外侧依次分化为轴旁中胚层、间介中胚层和侧中胚层（图 4－18），以后三部分继续分化。分散存在的中胚层细胞称间充质，分化为结缔组织以及血管、肌组织等。脊索则大部分消失，仅在椎间盘内残留成为髓核。

（1）轴旁中胚层（paraxial mesoderm）的继续分化

紧邻脊索两侧的中胚层细胞迅速增殖，形成一对纵行的细胞索，即称轴旁中胚层。随着胚胎发育，轴旁中胚层即裂为团块状的细胞团，称体节（somite）。体节左右成对，从颈部向尾部依次形成，随胚龄的增长而增多，故可根据体节的数量推算早期胚龄。第 5 周时，体节全部形成，共约 42～44 对。体节将继续分化成为皮肤的真皮、大部分中轴骨骼（如脊柱、肋骨等）及骨骼肌。

（2）间介中胚层（intermediate mesoderm）的分化

间介中胚层位于轴旁中胚层与侧中胚层之间，将来分化为泌尿生殖系统的主要器官。

（3）侧中胚层（lateral mesoderm）的分化

侧中胚层是中胚层最外侧的部分，在胚体前端，左右两侧的侧中胚层在口咽膜的头端汇合形成生心区。随着圆柱形胚体的形成，生心区移到胚体原始消化管的腹侧，口咽膜的尾端，并分化形成心脏。

体节外侧的侧中胚层裂为两层，与外胚层相邻近的一层称体壁中胚层，将继续分化形成体壁（包括肢体）的骨骼、肌肉、血管和结缔组织；与内胚层相邻近的一层称脏壁中胚层，覆盖于原始消化管的外面，将分化为消化和呼吸系统的肌组织、血管和结缔组织等。体壁中胚层与脏壁中胚层之间的腔为原始体腔，最初呈马蹄铁形，继而从头端到尾端分化为心包腔、胸膜腔和腹膜腔。

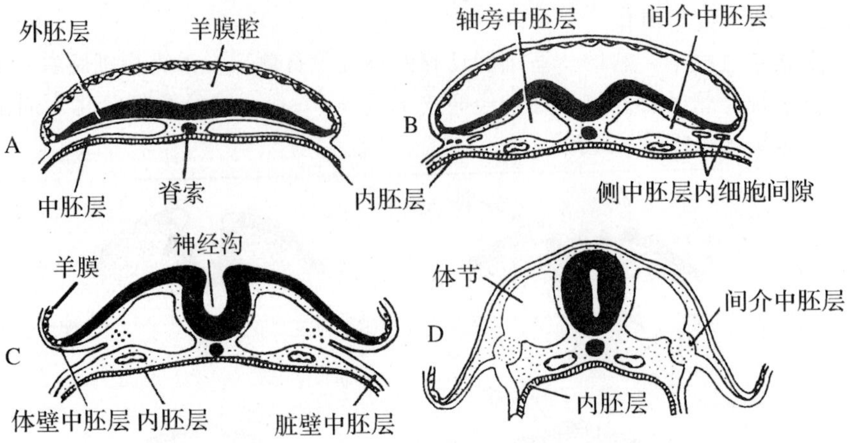

图 4-18　不同胚龄的人胚横切，示中胚层的分化

总之，中胚层演化为结缔组织（疏松结缔组织、致密结缔组织、脂肪组织、软骨、骨等）；肌组织（平滑肌、心肌、骨骼肌）；血液（红细胞、白细胞、巨噬细胞和血小板等）；循环系统（心脏、血管、淋巴管、淋巴结、脾脏等）；泌尿、生殖系统（包括肾脏、膀胱和输尿管；男性的睾丸、附睾、输精管、射精管、前列腺、精囊腺及女性的卵巢、子宫、输卵管等）；还演化为肾上腺皮质。

3．内胚层的演化

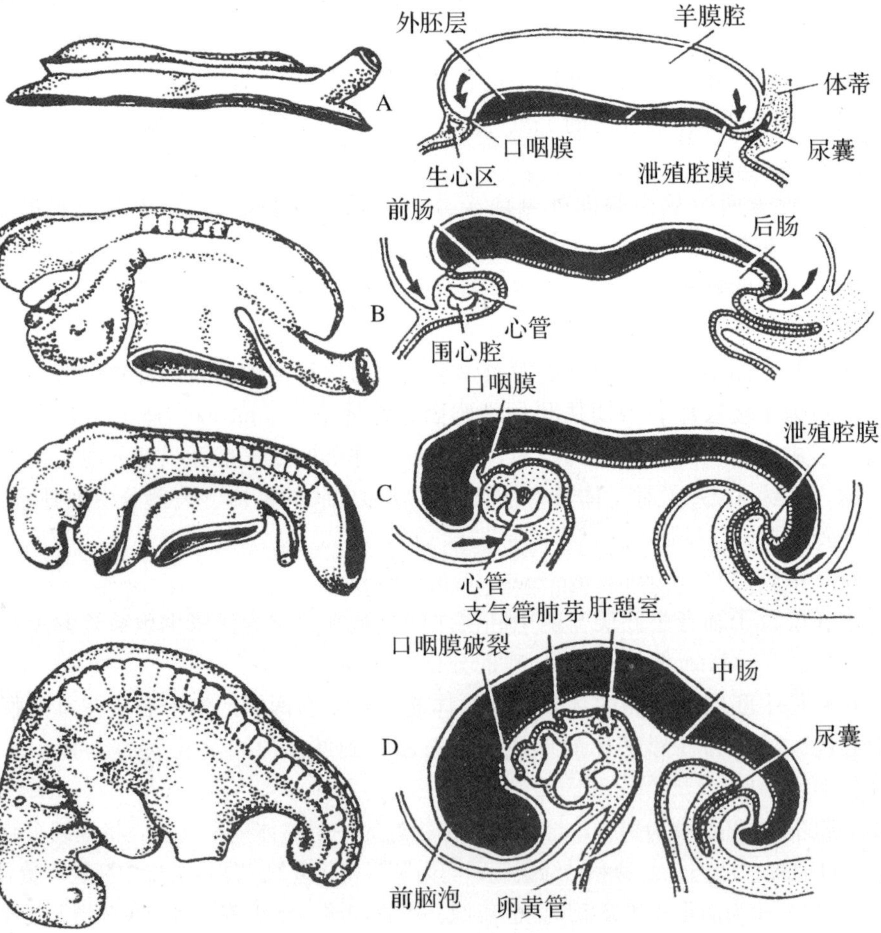

图 4-19　胚体形成与三胚层演化

在胚体形成的同时，内胚层卷折形成原始消化管，其头端起自口咽膜，中部与卵黄囊相通连，尾端止于泄殖腔膜（图 4-19）。原始消化管将分化为消化管粘膜上皮（包括咽、食管、胃、十二指肠、小肠、结肠、直肠、阑尾等）；消化腺的上皮（肝、胰等）、呼吸道粘膜上皮和腺上皮（喉、气管、支气管等上皮）及肺的上皮组织，以及中耳鼓室、甲状腺、甲状旁腺、胸腺、膀胱和阴道等上皮组织。至于以上各器官管壁的结缔组织、肌组织及血管等均由中胚层演化而来。

二、人体怎样从扁盘状演变成圆柱体？

随着三胚层的分化及各个器官原基的建立，扁盘状的胚盘逐渐变为圆柱形的胚体。其形成一方面是由于胚盘边缘向腹侧卷折形成头褶、尾褶和左右侧褶而逐渐完成的，另一方面也与羊膜腔和卵黄囊的演变有关。

（一）胚盘卷折的主要动力如下

1. 胚中轴器官形成促进胚盘卷折及圆柱形胚体形成

原条、脊索、神经管和体节均位于胚体的中轴线上，故称胚中轴器官。胚中轴器官的形成使胚盘背侧向羊膜腔内隆起，羊膜腔的迅速增大，卵黄囊的逐渐缩小，使胚盘边缘向腹侧卷折，并促使胚体变成圆柱体。胚中轴器官有诱导其它器官发生的作用，其本身最终退化：原条诱导胚内中胚层的发生，最后退化消失；脊索诱导神经管发生，之后大部分退化消失，仅在椎间盘内残留为髓核；神经管分化发育成中枢神经系统；体节演化形成皮肤的真皮、脊柱、肋骨及骨骼肌。

2. 胚盘各部分生长速度的差异引起胚盘卷折

由于胚盘中部生长速度快于边缘部，外胚层的生长速度又快于内胚层，所以在头侧和尾侧分别形成头褶和尾褶，两侧形成左、右侧褶，胚盘的周缘向胚体腹侧卷折，致使外胚层包于胚体外表，内胚层卷入体内，加之中轴器官形成，使整个胚体凸入到羊膜腔内。

胚盘头尾方向的生长速度快于左右方向的生长，头端的生长速度又快于尾侧，因此胚盘卷折为头大尾小的圆柱形胚体（图 4-19），胚盘边缘卷折到胚胎腹侧脐部。

随着胚体进一步发育，头、尾和左、右侧褶的进一步卷折，胚体腹侧的卷折缘逐渐靠近，最终盘状的胚盘逐渐变成了圆柱形的胚体。同时在胚体腹侧形成一个圆索状的结构，即原始脐带。

（二）圆柱形胚体形成的结果

1. 圆柱形胚体形成后，胚体凸入羊膜腔，借脐带悬浮于羊膜腔的羊水中；

2. 卵黄囊与体蒂连于胚体的腹侧，外包羊膜，形成原始脐带；

3. 口咽膜和生心区转到胚体头部的腹侧，泄殖腔膜转到胚体尾部的腹侧；

4. 外胚层包于体表，形成皮肤的表皮；

5. 内胚层卷折到体内，形成头尾方向的原始消化管（原肠）；原始消化管的中部腹侧借缩窄的卵黄蒂与卵黄囊相通连，原始消化管的头端以口咽膜封闭，尾端以泄殖腔膜封闭，以后这两个膜均破裂，使原始消化管与体外的羊水相通；

6. 至胚第 8 周末，胚体头部颜面形成，其外表已可见眼、耳和鼻的原基，胚体已初具人形（图 4-20），同时四肢出现，大多数脏器的原基已建立，性腺分化，但外生殖器尚未分化，不能鉴别男女，此时的人胚长约 30mm，重量约为 2.0～2.7g。

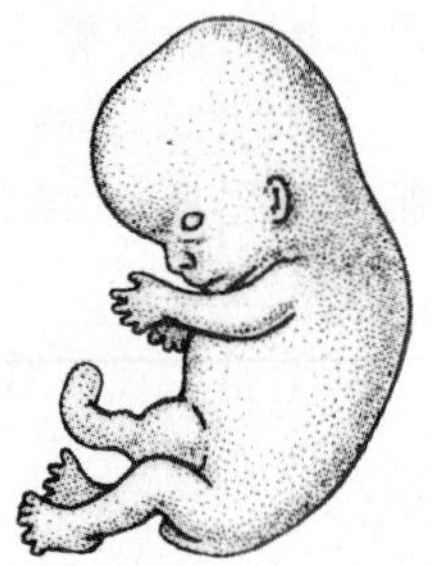

图 4－20　8 周人胚已初具人形

第十节　孪生与多胎

母亲一次生出两个婴儿，叫双胎（双胞胎），又称孪生。双胎的发生率约占新生儿的1%。为什么会生双胎呢？形成双胎有两种情况：

一、单卵孪生

由一个受精卵发育为两个胚胎，故此种双胎的遗传基因完全一样。它们的性别一致，遗传基因型相同，而且相貌和生理特征也极其相似。单卵孪生的发生有三种情况：

（一）发生在卵裂早期

受精卵进行卵裂时，卵裂球分离为两团，可形成 2 个胚泡，它们各自发育成一个完整的胚胎。在低等动物卵裂球的分离试验中可以见到此种情况。

（二）发生在胚泡期

一个受精卵形成胚泡后，在同一个胚泡腔内出现两个内细胞团，以至将来发育形成 2 个或 2 个以上的胚体，这类孪生儿有各自的羊膜，但共用一个绒毛膜和一个胎盘。

（三）发生在胚盘形成时期

当两胚层胚盘向三胚层胚盘发育时，在胚盘上出现两个原条和两个脊索，从而诱导形成两个神经管，继而发育为两个胚胎，这类孪生儿同位于一个羊膜腔内，也共用一个绒毛膜与一个胎盘（图 4－21）。

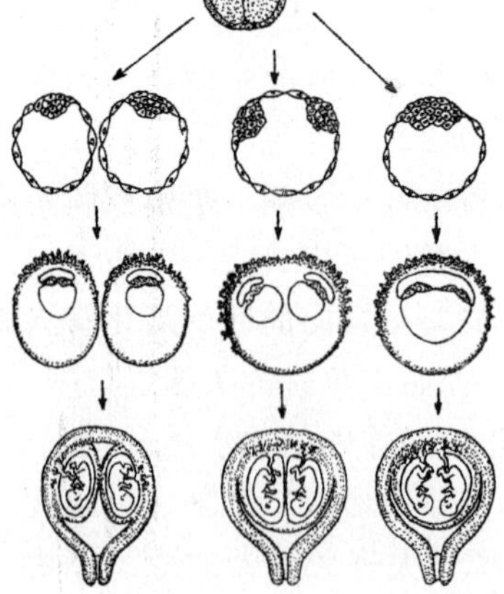

图 4－21　单卵孪生三种类型示意图

二、双卵孪生

母亲一次排出两个卵子，分别与两个精子受精后同时发育、长大成胚体，称为双卵孪生，占双胎的大多数。双卵孪生胚胎有各自的胎膜和胎盘，他（她）们的性别可相同也可不同，相貌和生理特性的差异就像一般兄弟姐妹，仅是同龄而已。

三、双胎联体畸形的发生

在单卵孪生中，当一个胚盘出现两个原条并发育为两个胚胎时，若两原条靠得较近，胚体形成时发生局部联接，称双胎联体畸形。联体畸形有对称型和不对称型两类。对称型是指两个胚胎一样大小，它又可根据联接的部位分为头联体双胎、臀联体双胎、胸腹联体双胎等（图 4－22）。不对称型联体双胎是一大一小，小者常发育不全，形成寄生胎（图 4－23）或胎中胎。

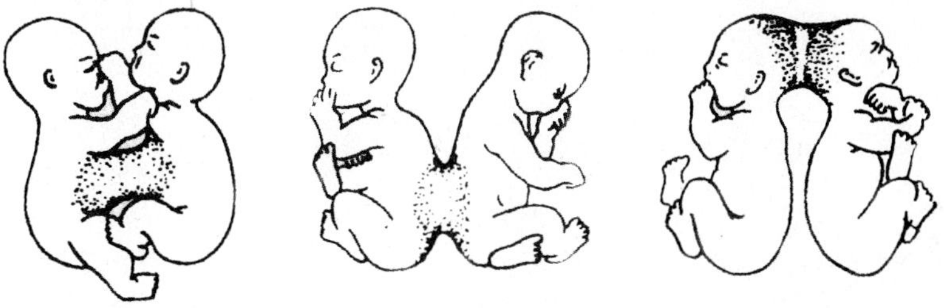

胸腹联胎　　臀联胎　　头联胎

图 4－22　人联体畸形示意图

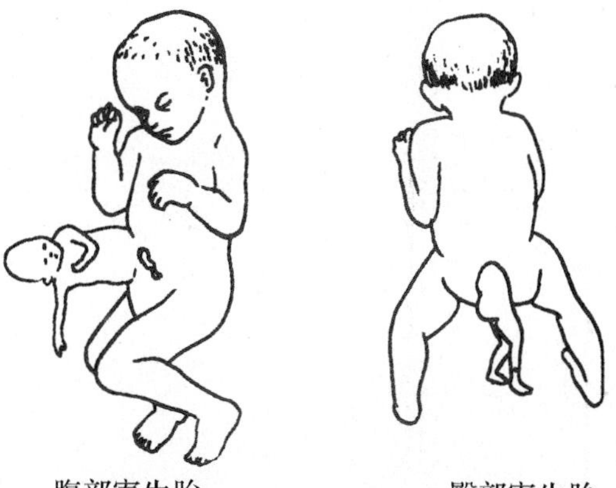

腹部寄生胎　　臀部寄生胎

图 4－23　寄生胎

四、多胎

如果 2 个受精卵中的一个发育成单卵单胎，而另一个为单卵双胎，则可形成 3 个胎儿同时娩出的事例，这类的多胎多为混合型。多胎的发生率很低，一般三胎的发生率为万分之一，四胎约为百万分之一，四胎以上更为罕见，多不易存活，或造成分娩困难。

参考资料

1. 李美芝等. 妇科内分泌学. 北京：人民军医出版社，2001
2. 唐军民，高俊玲，苏安英. 组织学与胚胎学（第二版）. 北京：北京医科大学出版社，2001
3. Ducibella T，Huneau D，Angelichio E，et al. Egg－to－embryo transition is driven by differential responses to Ca^{2+} oscillation number. Dev Biol，2002，250，280－291
4. Hamada K，Terauchi A，Mikoshiba K. Three－dimensional rearrangements within inositol 1，4，5－trisphosphate receptor by calcium. J Biol chem，2003，278，52881－52889

编者：李英

第五章 胚胎着床过程与抗着床的机制研究及其临床应用

第一节 人类胚卵着床概述

一、受精卵在子宫内膜中生长发育

着床（imbed），是指胚泡通过与子宫内膜的相互作用而埋入子宫内膜的过程，又称植入（implantation）。精、卵在输卵管内融合后，受精卵不能在此成长。因为输卵管实在太细了，上皮很薄，营养又贫乏，远远不能满足胎儿发育的需要。受精卵就像一颗种子，必须寻找一片沃土，才能生根、发芽、开花、结果。而子宫内膜此时正处于分泌期，富于营养并适合于胚卵发育，因此受精卵必须进入子宫内膜才能正常发育。

受精后，受精卵在透明带的包裹下进行卵裂（见第四章图 4－11）。细胞数目不断增多，同时在输卵管中向子宫方向运行，3～4 天即可到达子宫腔，在宫腔内停留 2～3 天，并发育形成胚泡（见第四章图 4－11）。受精卵不断向母体发出信号传递胚泡进入子宫的信息，以维持黄体功能，使胚泡埋入子宫内膜过程与子宫蜕膜反应达到同步化，保证胚泡着床顺利进行。

二、胚泡何时着床？

人类胚泡在子宫内膜着床的时间是从受精后 6～7 天开始，至 11～12 天完成。

三、胚泡在哪里着床？

通常胚泡植入部位是在子宫底部或子宫体的前壁或后壁上，多见于后壁。这些部位的子宫内膜为接受胚泡的植入作好了准备，具备了良好的条件。但有时胚泡却植入在子宫以外的没有良好条件的其它部位，此种现象称之为宫外孕。宫外孕一般可发生在输卵管、卵巢或腹腔等部位。而最常见的部位是在输卵管，一般是在输卵管的壶腹部，有人统计 5 例宫外孕病例中有 4 例发生在此部位。发生原因大致如下：输卵管炎影响受精卵的正常移动；先天输卵管腔异常；先天输卵管过长；内分泌的失调等。

在着床以前，受精卵的营养取自卵母细胞胞浆、输卵管液和子宫腺的分泌物，而着床后孕卵才能从母血中获得充足的营养物质，以满足胚胎发育的需要，且可通过胎盘（参见第六章）将其代谢产物经母血排出体外。

第二节 人类胚胎的着床过程

一、人类与其它哺乳动物胚泡着床的方式

由于人类和哺乳动物的排卵数目和子宫结构不同，同时又受生态、生理及遗传的制约，

使得着床（植入）现象按各自的方式进行。根据胚泡在宫腔的位置和滋养层与子宫内膜接触的程度，一般将植入分为三种形式：

（一）中央型或称表面植入型

胚泡体积长大后，充满宫腔一段空间，滋养层仅与子宫内膜表面接触，而胚泡并不侵入子宫内膜中（图5-1）。分娩时子宫内膜不脱落，也不出血。有蹄类、食肉类、和某些灵长类等都属于此种植入类型。兔类胚泡着床分两步：着床初期为表面植入型，但后期子宫内膜上皮溶解，胚泡又侵入子宫壁内部。

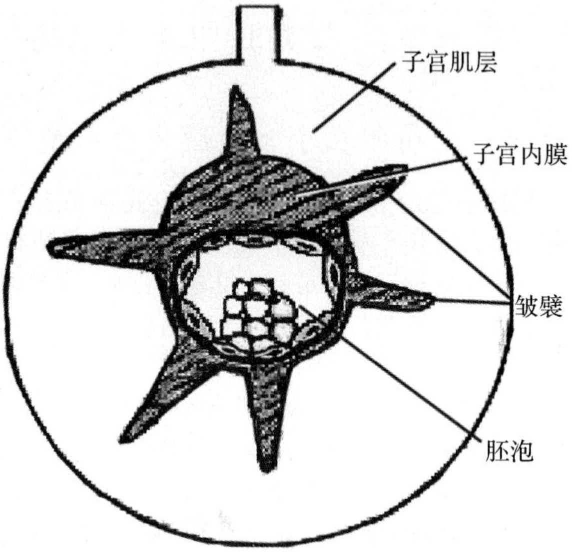

图5-1　表面着床（植入）型示意图

（二）偏心植入型

许多啮齿类动物着床属于此类型。它们的胚泡体积小而宫腔相当大，胚泡深深嵌在宫腔一侧的皱襞之中（图5-2），然后上皮消融，胚泡被包埋在基质中。

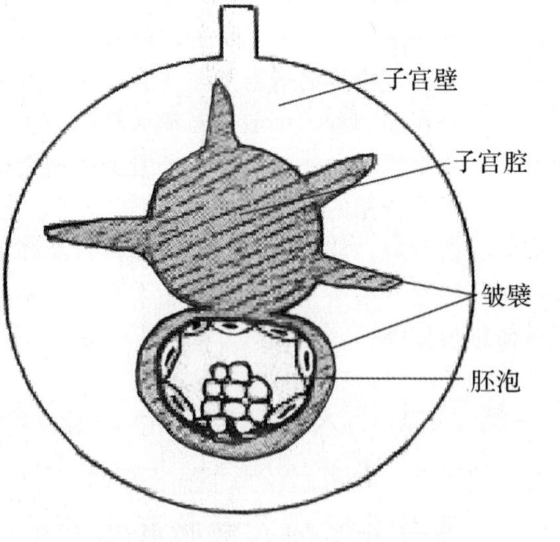

图5-2　偏心着床（植入）型示意图

（三）完全侵入植入型

人类、灵长类中的狭鼻猴、猩猩以及蝙蝠、刺猬等属于此类型。它们的胚泡附着内膜之后，侵蚀上皮细胞，然后胚泡穿过上皮基膜，完全离开宫腔，钻入内膜基质之中，胚胎在子宫内膜中生长发育（图 5-3）。

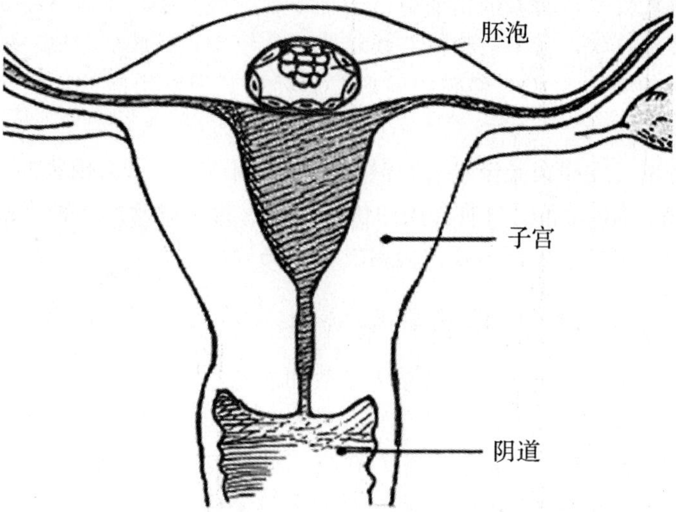

图 5-3　完全侵入着床（植入）型示意图

二、胚泡着床与子宫内膜的接受性

在着床（植入）过程中，胚胎与子宫都处在生长发育的动态阶段，此时双方必须达到“同步”才能保证植入成功。这是近年研究的着床窗理论：即胚胎在宫腔一段特定的时间内，必须发育至胚泡期，透明带脱落，来源于胚泡的滋养层细胞发育到具有“侵润性”状态(state of invasiness)；而母体内雌、孕激素必须达到一定水平，子宫内膜达到“接受性”状态（state of receptivity)，必需双方同时达到各自的状态，才能发生胚泡植入，这段关键时期称植入窗（implantation window ），又称着床窗。只有在植入窗开放时，子宫内膜受到激素的调节进入分泌期，才会发生蜕膜反应，炎症细胞浸润，上皮细胞更新，滋养层细胞侵入与子宫内膜凋亡等各种反应。

（一）胚泡孵出与透明带脱落

在植入前充分发育的胚泡从透明带中脱出来，此过程称胚泡孵出（blastocyst hatching)。孵出时间大约在受精后第 4～5 天，约第 5 天透明带消失（第 5～6 天胚泡定位粘着)。胚泡孵出机制是因为胚泡本身的原因还是因透明带变薄脱落消失造成的结果，仍在探讨中。刘斌教授对体外培养的小鼠胚泡孵出进行较详细地观察，从其形态变化分析有两种情形：一种是胚泡连续膨胀，透明带随之变薄，最后透明带破裂脱落，胚泡孵出；另一种是胚泡膨胀后又迅速收缩，接着再膨胀与再收缩，最终胚泡孵出。另外针对体外培养的胚泡孵出时间晚于体内胚泡自然孵出，Mulnard 指出子宫内尚存在一些因子，可以增强胚泡本身的活力，也有利于透明带的破裂脱落，胚泡孵出。

（二）植入窗开放时子宫内膜的变化

植入窗开放时，在胚泡植入的刺激下，子宫内膜细胞凋亡、组织溶解产生组织胺，处于分泌期的子宫内膜进一步增厚，血液供应更加丰富，腺体分泌更加旺盛，基质水肿，基质中的结缔组织细胞肥大并含有丰富的脂类及糖原颗粒，分泌到基质中，作为胚胎早期发育的营养物质，呈多角形的基质细胞成为蜕膜细胞，这一系列变化称为蜕膜反应（decidual response）。此时的子宫内膜改称为蜕膜。在电镜下可见人类的子宫蜕膜中有三种不同的细胞：一种是小细胞，胞浆较少，属未分化细胞；一种细胞中等大小，胞浆含丰富的糖原和脂类物质；第三种细胞呈斑点状，富于核糖体与线粒体，核较小，核膜较致密。在蜕膜细胞之间可见 PAS 反应阳性沉积物，它们是蜕膜细胞形成后释放到细胞周围的，有保护蜕膜细胞不受滋养层侵犯的作用。

植入窗开放时期，在卵巢雌激素与孕激素的精确调节下，子宫内膜的代谢也发生着明显的生化改变。DNA、RNA 和蛋白质合成加快，子宫内膜中的糖原、糖蛋白和酸性磷酸酶含量较分泌期明显增高，整个子宫内膜的代谢发展到高峰。

三、人类胚泡着床（植入）过程及机制

人胚的植入属完全侵入植入型，其植入步骤如下：

（一）胚泡定位、粘附

受精后第 3～4 天，胚泡经输卵管进入宫腔，在宫腔内漂浮 1～2 天，此时透明带已溶解、消失，胚泡逐渐与子宫内膜接触。人胚开始定位是在受精后第 5～6 天。在着床开始的时候，胚泡内细胞团一侧的滋养层细胞（称极端滋养层细胞）首先靠近子宫内膜，在生理着床部位固定并粘附于子宫壁上。

根据目前研究，胚泡粘附子宫内膜的机制如下：

1. 胚泡进入宫腔后引起子宫肌收缩和紧张；

2. 胚泡粘附子宫内膜与胚泡产生的植入相关生化信号有关；

3. 子宫腔液减少，子宫腔狭小化或闭锁，以促进胚泡的定位和与内膜附着；

4. 胚泡在宫腔内可进行旋转运动，此过程中通过胚泡和内膜的微妙信号交换和相互作用，在固定的位置停止并粘附；

5. 胚泡及子宫内膜产生的粘附分子（如层粘连蛋白 laminin、纤维粘连蛋白 fibronectin、Ⅳ型胶原及钙粘连蛋白等）与子宫内膜上的受体蛋白（整合素 integrin 等）结合；

6. 胚泡粘附子宫内膜与胚泡和子宫内膜接触不久产生的微绒毛交叉有关；

7. 在滋养层细胞和内膜上皮的接触面上形成桥粒及连接复合体等专门固定的结构，使胚泡固定粘附。

（二）子宫内膜缺口形成

至第 6 天时，胚泡的极端滋养层接触子宫内膜后得到更多营养，迅速分裂增生，并分泌蛋白溶解酶，将内膜上皮之间的物质溶解而形成裂隙，胚泡由此处开始进入子宫内膜。同时，子宫内膜基膜内的层粘连蛋白等粘附大分子物质被降解，72k DⅣ型胶原酶将Ⅳ型胶原降解，内膜基膜被破坏，形成直径 1mm 左右的缺口，胚泡挤过缝隙，穿过基膜缺口即可侵入基质内。

（三）胚泡侵入

胚泡侵入内膜的过程，类似恶性肿瘤细胞的转移过程。侵入时，合体滋养层细胞所接触的内膜上皮细胞发生退化，胚泡侵入。侵入的方式有三种：

1. 移位侵入：即子宫内膜上皮细胞移位，让胚泡进入。在滋养层附着之后，由于溶酶体酶造成的自我消化，使内膜上皮细胞逐渐变性坏死，最后大部分细胞从基膜上脱落下来，

让滋养层细胞经过基膜钻入基质。滋养层细胞常吞噬部分脱落的上皮细胞及其碎片。

2. 融合侵入：滋养层细胞与内膜上皮细胞接触后，二者顶部先发生融合，使之接触部位的细胞膜消失，上皮细胞失掉原有的特性，融合细胞穿通基膜，侵入基质。

3. 闯入侵入：合体滋养层细胞的突起插入上皮细胞相邻之间的缝隙，插入部分扩展，一直伸入到上皮组织的基膜，并贯穿基膜边挤边侵入基质内。两类细胞均保持完整。

胚泡在子宫内膜中边破坏内膜，边吸取破碎内膜组织中的营养物质供自己生长发育。受精后第 9 天末，胚泡已完全侵入到子宫内膜基质中。此时侵入的子宫内膜缺口被纤维团封闭。约受精后第 12 天，植入部位有淋巴细胞浸润和大量血管形成，子宫内膜表面的侵入缺口则借其附近的上皮增生和血液内纤维蛋白的凝集而修复愈合。植入过程完成（图 5－4）。

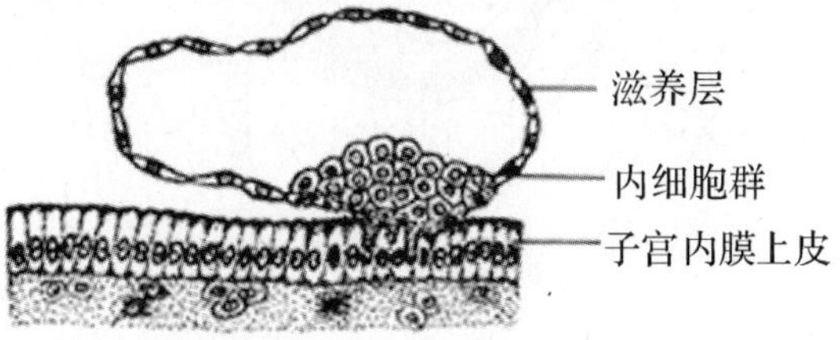

（1）胚泡开始植入（第7天）

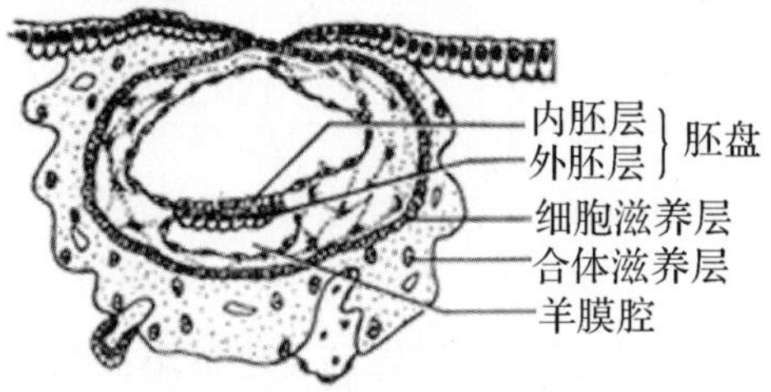

（2）植入接近完成（第10天）

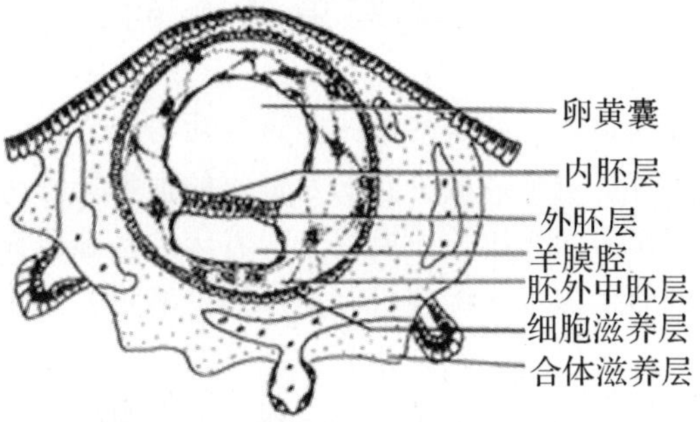

（3）植入完成（第11~12天）

图 5－4　人胚植入过程示意图

（四）子宫内膜变化

整个植入过程完成之后，母体子宫蜕膜被分为三部分：位于胚泡底面深部的蜕膜称为基蜕膜（decidua basalis），它将与丛密绒毛膜共同构成胎盘；覆盖在胚泡周围、近宫腔侧的蜕膜，称为包蜕膜（decidua capsularis）；与胚泡无直接联系的子宫其余部分的蜕膜，称为壁蜕膜（decidua parieatalis）（图 5－5）。分娩时全部蜕膜均脱落排出。

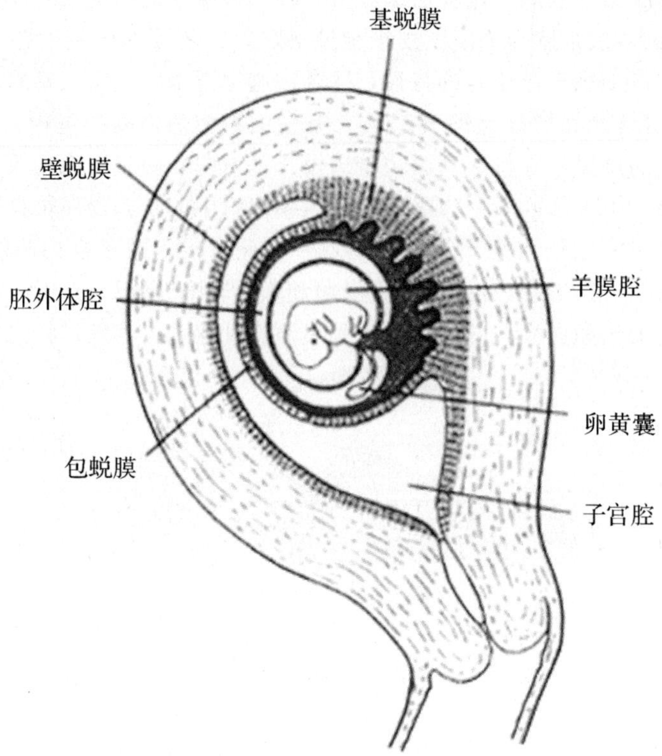

图 5－5　人胚植入部位与子宫蜕膜关系示意图

第三节　人类胚泡着床的调控

胚泡着床是人类和哺乳动物建立妊娠的第一步，成功与否直接影响妊娠的结局。如能控制此环节，就可控制人类生育，避免或减少对妇女健康的损害。着床机制涉及胚胎与母体子宫间极其复杂而精细的多因素协同作用，长期以来对着床的基础研究受到国内外有关部门的广泛关注。迄今，胚泡着床的生理生化调控机制尚不完全清楚。近年来，国内外对影响胚泡植入及调控的相关因素作了大量研究，尤其在胚泡质量及子宫内膜接受性方面的研究，取得了很大进展。目前，已知性激素、细胞因子、免疫因子、细胞粘附分子、糖类、肽类、以及酶类等物质对植入的调控至关重要。这些物质控制着着床的微环境，直接影响胚泡和子宫内膜的可接受性，影响着植入窗的开启。

一、激素对着床的调控

（一）雌激素与孕激素

子宫内膜是受雌激素（estrogens，E）与孕激素（progesterone，P）作用最直接的靶器官，合适的 E/P 比例是刺激着床前子宫内膜呈可接受性状态的重要调节因素。孕酮对子宫内膜的致敏和接受性的获得必不可少，小量雌激素的作用是能够使子宫内膜接受和传递胚泡给予的信息。在雌激素作用的基础上，加上孕酮，内膜基质细胞很快出现细胞分裂，促使蜕膜反应发生。

在植入调控过程中，E/P 的比例很重要，在人类超排卵周期的胚胎低着床率的原因，即是认为 E 水平过高或 P 相对不足而导致 E/P 比例失调，以致降低了子宫内膜的接受性。E/P 还调节植入前胚泡的极性，在植入窗开放前，滋养层细胞和子宫内膜均以极化的形式存在，彼此无粘附性。一旦进入植入窗期，所有细胞极性消失，顶端浆膜发生粘附性改变。Ben－Nun 等人在体外受精-胚胎移植（IVF－ET）周期，从注射 hCG 前 9～10 小时至胚胎移植，每日给予孕酮 100mg，与对照组比较发现其着床率明显提高，推测提高分泌早期 P 的水平可能可提高内膜接受性。Safro 等人在研究小鼠胚泡植入时发现，在分泌早期皮下注射 E_2 5～20ng 能提高着床率，如同时注射 P 0.4ng，其胚胎着床率明显提高。但 E_2 浓度增加至 20～80ng，却表现对着床的抑制作用，即使增加 P 的浓度也无效，与该结果相吻合的生化改变是尿中胚泡代谢产物核苷嘧啶随即减少。一般认为，无论在动物还是人类，分泌早期小剂量 E_2 使子宫能接受胚泡的信息传递，大剂量 E_2 则抑制子宫内膜活化。

另外，胚泡着床前后分泌的大量雌、孕激素和生长因子等，可诱导原癌基因 c－jun 和 c－fos 等基因的表达。研究证明人正常分泌期子宫内膜和早孕胎盘绒毛及蜕膜中的 c－jun 和 c－fos mRNA 均呈动态表达，提示雌、孕激素通过调节原癌基因 c－jun 和 c－fos 表达来控制胚泡的着床。

（二）前列腺素（prostaglandins，PGs）

人子宫内膜周期性地分泌 PGs，通过自分泌和旁分泌作用对胚泡起调节作用。在着床期 PGs 呈低水平，这与维持子宫的低张力状态和保持子宫的可接受性有关。但 Jacobs 等人却在胚泡着床部位测得高浓度的 PGs，故认为局部高水平的 PGs 有直接促进着床的作用，其作用机制可能是胚泡刺激子宫基质细胞分化并以白细胞介素为信使促进分泌 PGs，使植入部位的内膜血管通透性增加，多种营养物质进入植入部位，内膜疏松水肿而有利于着床。胚泡侵蚀时对子宫内膜的机械性损伤也有促进 PGs 释放的作用。

（三）催乳素（prolactin，PRL）

催乳素已经被认为是构成胚泡植入良好微环境的内分泌因素之一，也是与子宫有高亲和力的结合位点。催乳素通过免疫细胞上的催乳素受体引起母亲对胎儿的免疫耐受性，使胚泡着床得以保证。催乳素对胚泡的调节机制主要是促使子宫内膜细胞演化成前蜕膜细胞，协助胚泡与子宫内膜发生粘附并使内膜局部对胚泡产生免疫耐受。

有学者体外实验观察了人早孕子宫蜕膜细胞分泌催乳素的变化及影响因素，以进一步探讨催乳素与子宫蜕膜化维持的调节机制关系。结果表明：

1. 催乳素的分泌量明显受孕激素（P）刺激的影响；

2. 雌激素的作用与其浓度有关：生理浓度的雌激素对催乳素分泌无明显影响，高浓度的雌激素抑制孕激素刺激催乳素的分泌作用，合适的雌、孕激素比例对蜕膜化的维持是必须的；

3. RU486 明显抑制催乳素的分泌，认为孕激素刺激催乳素的分泌至少部分通过孕酮受体介导的；

4. 高浓度的环腺苷酸（cAMP）显著增加催乳素的分泌。提示环腺苷酸信号系统可能在蜕膜化反应中发挥重要作用。

Negami 和 Tominaga 等人研究发现，低浓度催乳素（3～30ng/ml）促进子宫内膜细胞的生长和粘附，而高浓度催乳素（大于 100ng/ml）却产生抑制作用，可见催乳素对胚泡着床的调节存在着一定的浓度范围。临床上高催乳素血症常伴有不孕症。

（四）松弛素（relaxin，RLX）

RLX 在着床中的作用尚不十分清楚，但着床前 RLX 大幅度上升可大大提高子宫内膜的接受性。分泌期子宫内膜能合成 RLX，这种 RLX 能抑制 PGs 收缩子宫、排斥胚泡的作用。

（五）催产素（ocytocin，OT）

外源性催产素对小鼠胚泡着床有抑制作用，其作用可能与干扰卵巢黄体细胞的机能，导致孕激素浓度降低有关。

（六）肾素（renin）

肾素为一种类激素物质，已知局部肾素-血管紧张素系统（renin - angiotensin system，RAS）能调节子宫内膜蜕膜化反应、子宫血管通透性、血流量及子宫血管新生。实验观察孕激素（P）对人早孕子宫蜕膜细胞活性肾素分泌的调节。结果表明，人早孕子宫蜕膜活性肾素水平随妊娠周期升高，P 可调节蜕膜细胞活性肾素的合成与分泌。孕激素作用于子宫内膜孕激素受体后，调节肾素合成与分泌，然后影响血管紧张素Ⅱ的表达，导致内膜血管功能变化，使子宫内膜血管适应着床和维持妊娠。

二、细胞因子对着床的调控

自 20 世纪 80 年代中期以来，细胞因子在妊娠过程，特别是着床过程中的调节作用受到研究者广泛重视，细胞因子的调节作用是着床过程的基本机制之一。

（一）表皮生长因子（EGF）

EGF 是 53 个氨基酸的多肽，在上皮及中胚层组织中是促有丝分裂原。在子宫内膜、蜕膜及胎盘等组织中也存在。Morita 等人在小鼠体外受精、胚胎移植实验中发现，EGF 处理后的胚胎着床率明显高于对照组。推测 EGF 对植入前小鼠胚胎的发育有刺激作用。在人类，已发现植入前的早期胚胎存在着 EGF 和 EGF 受体（EGF - R）系列，用免疫组化定位分析发现该系列存在于滋养层细胞，其浓度在细胞滋养层、中间滋养层、合体滋养层逐渐升高，EGF 和 EGF - R 系列可能是植入过程中胚泡——子宫内膜信息传递物质之一。

另外，在 EGF 家族中，肝素结合表皮生长因子（HB - EGF）在人各期子宫内膜上皮细胞和基质细胞均有规律的表达，在植入窗开放或分泌中期表达最强，其作用于基质细胞的生长和分化，有利于子宫内膜蜕膜化，并为接受胚泡作准备。HB - EGF 还具有直接使胚泡粘附于子宫内膜上皮的功能。HB - EGF 是参与胚泡和内膜上皮初次接触的调节因子之一，表达于内膜上皮的 HB - EGF 可与滋养层表面的 EGF - R 结合，HB - EGF 也可与滋养层表面的硫酸乙酰肝素蛋白多糖（heparan sulfate proteoglycan，HSPG）结合。这样内膜上的 HB - EGF 可与滋养层上的两个位点——EGF - R 和 HSPG 结合。这对胚泡与内膜上皮的接触非常有利。此外 HB - EGF 本身可作为促有丝分裂原，对胚胎、滋养层的生长及滋养层细胞侵入内膜均有作用。

（二）转化生长因子（TGF）

TGF 是来源于血小板的一种可溶性血清因子，已发现它与血小板激活因子和 PGs 一起共同调控胚泡的植入。其作用的关键环节是刺激妊娠组织产生胚胎纤维粘连蛋白，来源于着床前胚泡滋养层细胞产生的纤维粘连蛋白是一种能连接绒毛、柱状细胞和蜕膜细胞的粘附性糖蛋白，它是胚泡与子宫内膜发生粘附的必要因子。此外，TGF 还能刺激着床微环境中生长激素的分泌，并使胚泡在发育过程中与子宫内膜发生融合。

（三）血小板激活因子（PAF）

已知子宫内膜基质细胞可合成和释放PAF。PAF一方面可直接作用于胚胎或作为胚胎自身分泌的生长因子，直接刺激自身的发育。也可通过受体介导作用于其它系统，刺激和活化靶细胞，从而促进胚泡着床。另一方面，PAF可引起子宫内膜腺体释放PGE_2和PGF的量增加，还可作为炎性介质扩张血管，增加血管的通透性，增加子宫内膜营养成分的渗出及其它因子的释放。另外，根据PAF具有致粘膜肿胀的活性，推测PAF可间接通过某些介质引起着床期宫腔缩小，着床部位的局部结构变化，而有利于胚胎发育和促进着床。

（四）胰岛素样生长因子（IGF）

IGF是细胞生长和分化的重要介质，雌激素和变异生长激素影响着IGF的生成和基因调控。在着床期，IGF的基因表达非常短暂，但直接控制着类固醇激素酶基因转录而影响雌激素的生成。Ko等人在猪的植入模型中观察到，子宫液中有一个IGF-雌激素反馈弧，使子宫分泌的IGF与雌激素共同维持和调控子宫植入微环境，进而影响胚泡生长和植入的结局。此外，IGF与细胞色素P_{450}芳香酶mRNA、猪胎蛋白及雌激素的分泌和快速浓度变化相一致，故认为IGF是胚胎着床的生物信号之一。

（五）血管内皮生长因子（VEGF）

血管内皮生长因子是内皮细胞致裂原和血管生成的诱导剂，它是着床时重要的局部信号分子。

血管生成是胚泡着床所必须的条件。Jones在建立的子宫内膜间质血管模型中观察到，VEGF能刺激新毛细血管的生成，并刺激子宫内膜细胞的增生和分化。VEGF能增强蛋白酶活性，使细胞基质降解，刺激血管通透性增加，导致基质水肿，引起胚泡滋养层和子宫内膜上皮紧密相贴。由于动脉收缩引起的缺氧和雌激素能刺激VEGF的生成，胚泡着床部位存在着大量VEGF和其受体，直接影响局部的血管生成而促进着床。

（六）碱性成纤维细胞生长因子（bFGF）

研究bFGF及其受体在早孕小鼠子宫中的分布以及在不同孕期小鼠子宫内膜的转录和表达，结果于妊娠第4～5天bFGF仅表达于子宫内膜上皮和腺上皮细胞；bFGF在蜕膜细胞的转录和表达随着胚泡植入过程的进展而明显消失。该结果表明bFGF参与胚泡着床的生理过程。

（七）早孕因子（EPF）

EPF在孕期的作用已了解得较为清楚，但对EPF诱导产生的抑制因子（EPF-S1）了解还不多。Athanasas等（1995）对妊娠1～4天小鼠，连续注射抗EPF-S1的单抗，其妊娠未受影响，但在注射到第5天时，发现胚胎失去着床能力，这说明EPF-S1在围着床期发挥作用，但其作用机制尚需深入研究。

三、免疫因子对着床的调控

胚胎在母体子宫内作为一个同种异体移植体，它促发妊娠母体的免疫反应，产生免疫调节功能的效应因子，导致妊娠母体子宫免去对胚胎的免疫排斥反应。随着科学的不断发展，目前已进入妊娠母体子宫局部免疫调节机制的研究。与植入调控作用相关的免疫因子如下：

（一）白细胞介素（interleukin，IL）

白细胞介素的主要功能是参与细胞增殖、分化和凋亡的调节，与胚泡植入有关研究较多的白细胞介素是IL-1和IL-6。子宫内膜基质细胞和胚泡滋养层细胞都能产生IL-1和IL-6，并与他们相应的受体变化相一致。体内外实验发现IL的生物活性在受精时较低，着床期达活性高峰，着床后活性又降低。Simon 等人的动物实验发现，在鼠体内注入 IL－1 受体拮抗剂能阻断着床但不干扰胚泡的粘附过程，故认为白细胞介素协助着床的环节在胚泡植入阶段。

近年的研究发现，着床期在小鼠体内注射 IL－6 使胚泡的着床率显著提高，其作用机制是 IL－6 使胚泡透明带解体而实现着床，若注射 IL－6 抑制剂则着床率显著降低，该结果表明 IL－6 是溶解透明带物质之一。而肿瘤坏死因子－α（TNF－α）明显抑制胚泡生长和脱透明带，但胚胎植入后，肿瘤坏死因子－α 却可刺激合体滋养层细胞产生 IL－6，并通过其受体信号系统调节 hCG 的分泌，以维持妊娠。

Sheth 等报道胚胎培养液中的 IL－1 能预测胚胎移植的预后，体外受精 24 小时培养液中 IL－1 大于 60pg/ml 时，80％的胚胎可发生着床，其着床率与 IL－1 的水平呈正比。因此，选择培养液中 IL－1 水平高的胚胎进行移植，可提高体外受精后胚胎植入的成功率。重组白细胞介素－1β（rIL－1β）能有效地阻断妊娠第 3、4 天小鼠胚胎着床的发生，并致小鼠胚胎发育异常，运行滞缓，以及改变小鼠胚泡植入阶段受卵巢激素调控的子宫内膜有丝分裂等，表明 rIL－1β 具有抗着床效应，且为多因素的协同作用。

（二）白血病抑制因子（LIF）

白血病抑制因子也称分化抑制因子，最早认为它是造血调节因子，现在知道它是一个多功能的免疫因子。

LIF 主要在小鼠围着床期子宫内膜腺上皮和子宫内膜上皮表达，LIF 蛋白表达与其 mRNA 表达规律一致，即在孕期表达量升高，至妊娠第 4 天达峰值，以后缓慢下降。分泌期子宫内膜的腺上皮细胞能产生 LIF，在植入窗开放期 LIF 浓度增高，LIF 在胚胎着床过程中具有重要调控作用，是胚泡着床必需的生长因子之一。小鼠实验发现：耗尽受精、着床环境中的 LIF，卵子和精子能受精，但不能着床，若加入 LIF，则着床发生，在人类也有相同的结果。现已发现早期蜕膜中的粒细胞能产生大量 LIF，在体实验中给妊娠第 4 天小鼠子宫腔注射 LIF 抗体，至妊娠第 8 天小鼠胚胎着床数显著减少，以上提示 LIF 在胚泡滋养层细胞侵入内膜细胞时起作用。

早期胚胎（8 细胞）不表达 LIF，但有 LIF 受体，说明 LIF 是胚胎发育所必需。体外供培养系统中加入不同浓度的 LIF，胚泡伸展明显增加，而加入 LIF 抗体则抑制胚泡的伸展。原核期的小鼠受精卵在体外连续培养 120 小时后，观察不同浓度的 LIF 对胚胎发育的影响，并用免疫印迹法测定培养液中细胞间粘连分子－1（ICAM－1）的水平，结果显示 LIF 对胚胎发育有促进作用并呈剂量依赖性。采用基因打靶技术敲除 LIF 基因的小鼠，因胚泡不能在 LIF 缺失的子宫内膜植入而不育。

LIF 属于 IL－6 家族的细胞因子，在 LIF 和 LIF 受体特异结合时还必有 Gp130 信号转导因子参与才能导致生物学效应发生。

另外白细胞介素－1、白细胞介素－6 和单、粒-细胞集落刺激因子对 LIF 在小鼠早孕期子宫内膜 LIF 蛋白的表达和转录水平均呈上调作用。

（三）克隆刺激因子（CSF）

患硬化症的鼠类由于基因突变，不能合成克隆刺激因子，表现为不孕这一事实说明 CSF 对生育的重要性。着床前子宫内膜上皮细胞在类固醇激素调控下能产生 CSF，胎盘绒毛核心细胞也能产生 CSF，它调节着床的具体机制尚不十分清楚，可能与 LIF 通过共同途径活化一些免疫因子有关。

（四）组织相容性抗原（HLA）

胎盘表面的组织相容性抗原与机体的 HLA 有两种区别，一是不被血清单克隆抗体识别；二是没有完整的 HLA 分子 mRNA 表达。这种 HLA 抗原保证胚泡植入而不激活机体的溶细胞机制，起胚胎免疫保护作用。

（五）自身免疫抗体

Geva 等对体外受精化学妊娠成功，而临床妊娠失败者行循环自身免疫抗体测定，发现 33%呈阳性。推测这类免疫球蛋白 IgG 导致着床失败的病理机制可能是：此类 IgG 与子宫内膜和血小板膜磷酯结合，引起着床局部血栓形成或血管收缩所致。

（六）干扰素（IFN）

动物实验发现胚泡本身在着床前能产生大量的免疫性干扰素，Bonnardie 等人通过实验观察到，猪胚泡粘附子宫内膜阶段 IFN 呈阳性反应，这种 IFN 能抑制前列腺素的活性，并防止黄体分解，而增加着床率。但人类胚泡不产生 IFN。

四、糖结合物介导胚泡着床的作用

研究表明，在胚泡植入期间，子宫内膜和胚泡表面的糖结合物发挥重要作用，通过胚泡与内膜相互识别，初次接触，为以后粘附分子进一步发挥粘附作用及滋养层的侵入作准备。子宫内膜上皮细胞和腺上皮细胞表面有 3 种岩藻糖抗原（Le^x、Ⅰ型 H 抗原和 Le^y）存在。糖结合物中的糖基主要通过以下几种途径使胚泡粘附于子宫内膜：①寡糖链与相应配基结合，直接发挥粘附作用；②寡糖链对胚泡接触内膜有一定抑制作用，对植入起负调控作用，着床期间它的表达下降；③寡糖链通过局部免疫调节作用，促使胚泡植入。

（一）糖链与相应配基结合使胚泡粘附于子宫内膜

1. Ⅰ型 H 抗原（称 LNF－Ⅰ，lacto－N－fucopentarose－1）

Lindenberg（1988）的实验证明，子宫腔中游离的外源性 LNF－Ⅰ寡糖有阻止胚泡与子宫内膜接触的作用，并有抑制滋养层的生长作用。其植入被阻碍的原因可能是宫腔中游离的 LNF－Ⅰ与内膜表达的 LNF－Ⅰ竞争滋养层表面的 LNF－Ⅰ受体，使之失去了与内膜 LNF－Ⅰ结合的能力，从而影响胚泡植入。

2. Le^y

Le^y糖是Ⅱ型岩藻化寡糖，在月经期、妊娠早期子宫内膜腺上皮和内膜上皮以及围着床期的胚泡表面、滋养层细胞和内细胞团均可检测到。Zhu（1995）研究认为，以 Le^y为基本结构的糖链对着床有重要作用：在着床期 Le^y 抗原的表达有增加趋势，但Ⅰ型 H 抗原减弱；经 SDS－聚丙烯酰胺凝胶电泳分析，发现妊娠第 4 天小鼠子宫内膜特异性 Le^y 糖蛋白（分子量为 $12\sim16\times10^3$）出现，此与子宫接受性相适应。在妊娠第 4 天子宫内注射 Le^y的单克隆抗体可以阻碍着床。其原因是单抗阻碍 Le^y与其配基结合，从而抑制着床；也可能封闭了子宫内生长因子结合部位；或者抑制了滋养层细胞的迁移和分化。

此外，用 Le^y 多聚糖寡糖单克隆抗体，观察 Le^y 多聚寡糖对小鼠子宫上皮细胞和胚泡滋养层细胞基质金属蛋白酶（MMP）的作用，表明 Le^y 多聚寡糖影响胚泡植入是通过基质金属蛋白酶（MMP）而起作用。

3. 子宫凝集素（uterine agglutinin，UA）

子宫凝集素是一类糖连接蛋白，其分子量在 19～36 kd 之间，在着床前的子宫组织存在着较多的 UA。在小鼠动情期后第 4 天宫腔液中有一 UA 高峰，此时，正值胚泡着床期，故认为UA对着床可能起作用。进一步研究表明UA与6-磷酸甘露糖有很强的亲和力，与6-磷酸甘露糖受体结合后形成的大分子能聚集大量生长因子，共同参与胚泡和子宫相互作用的自分泌、旁分泌调节，所以UA又称结合蛋白或受体。胚胎表面有刀豆蛋白受体位点，UA能与刀豆蛋白甘露糖结合，这种结合与胚泡着床位置的选择有关。UA和细胞膜上的糖基结合能改变细胞膜活性，引起细胞凝集，促进细胞分裂及改变细胞其它属性，这些在着床粘附、侵蚀过程中都至关重要。

4. 载脂蛋白J（apolipoprotein J，APOJ）

子宫内膜可以产生结合脂类的双亲性糖蛋白APOJ，这是一种膜表面活性分子，分子量大约是80kd，由二硫键连接不同两个亚单位组成。在人类月经分泌晚期，APOJ出现在腺上皮表面。APOJ信使核糖核酸（mRNA）最早于性交后2.5天在腺上皮出现，而在子宫内膜上皮于性交后5.0天出现。在着床期前腺上皮内即有APOJ mRNA表达，并一直持续到着床后期。APOJ被认为是子宫具有接受性的分子标志，对着床有促进作用。APOJ能与细胞外基质的纤维粘连蛋白、肝素结合，使胚泡接触内膜。另外，APOJ作为膜表面活性分子，还具有蛋白酶样活性，破坏细胞和细胞外基质，对胚泡植入内膜也有一定作用。

5. 硫酸乙酰肝素蛋白多糖（heparan surfate proteoglycan，HSPG）

HSPG属于糖结合物中蛋白多糖类，而硫酸乙酰肝素（heparan surfate，HS）属于糖胺聚糖。Carson（1993）研究认为胚泡与子宫内膜上皮细胞表面的HSPG能使胚泡粘附于内膜并刺激胚泡生长。因胚泡表面有大量HSPG，与表达在子宫内膜HS受体相互作用，使胚泡与子宫内膜相互接触并粘附。

（二）对植入起负调控作用的糖蛋白

1. 上皮表面粘蛋白（Mucin-1，Muc-1）

上皮表面粘蛋白是一种维持细胞表面抗粘附的跨膜蛋白分子，对胚泡起活化作用。子宫接受态的形成与卵巢固醇类激素调节下母胎界面抗粘附分子的去除密切相关。

Muc-1表达仅限于子宫内膜上皮和腺上皮细胞，在月经增生期间含量较低，在分泌早、中期升高，之后又降低。在围着床期间，内膜上皮Muc-1表达下降，认为内膜上皮顶端的Muc-1抑制胚泡与内膜接触，起到抗粘附作用，过高表达的Muc-1抑制了细胞与细胞、细胞与细胞外基质粘附，保持子宫的非接受状态。另外Muc-1能有效抑制降解酶活性，从而间接抑制细胞间的接触和侵入。Hey等人的实验也发现，上皮表面粘蛋白Muc-1在排卵前，其mRNA和核心蛋白呈低水平状态，排卵后增高数倍，至LH峰后6～7天达分泌高峰，推测与着床有关。该研究结果表明Muc-1能阻断胚泡受体而抑制其粘附于子宫内膜，但发育健康的胚泡能拮抗Muc-1的作用，此种拮抗作用由一种粘蛋白CD_{44}协助完成，CD_{44}能排斥细胞表面Muc-1，使胚泡粘附于子宫内膜而完成着床。

2. 唾液粘蛋白复合体（sialomucin complex，SMC）

最近研究表明，对着床起负调控作用的糖蛋白还有唾液粘蛋白复合体，SMC也是子宫非孕状态的分子标志。SMC是异源二聚体组成的膜表面糖蛋白。与上皮表面粘蛋白-1不同的是，内膜上皮中的SMC有可溶形式和膜结合形式两种形式存在，雌激素可刺激其表达增加，而孕激素则降低SMC的表达。

动物实验表明，大鼠交配后1～4天，SMC表达逐渐下降，在5～6天时，其下降更为明显，而大鼠交配的5～6天正是植入窗开启期间，子宫内膜具有接受性，其阻碍胚泡植入的机制目前还不十分清楚。

另外有报道，糖原、棉籽糖、核糖、赤藓糖等也有不同程度抑制着床的作用。

（三）局部免疫调节糖蛋白的作用

1. 触珠蛋白样糖蛋白（haptoglobin - like glycoprotein）

触珠蛋白是由 2 个 α 及 2 个 β 亚单位组成的蛋白质，由肝脏分泌，属于急性期反应蛋白。GP42 是触珠样蛋白多肽复合体的一个亚单位，功能似触珠蛋白，在炎症和损伤时大量释放入血。触珠蛋白样糖蛋白可与淋巴细胞或中性粒细胞受体结合，能减少这些细胞的非特异性激活，具有一定免疫抑制功能。现已知哺乳动物植入部位有单个核细胞浸润，还有免疫调节介质的存在，在着床过程中，GP42 是作为抗微生物因子或者调节炎症及免疫反应因子而促使着床成功。

2. β-半乳糖苷结合样凝集素（β - galactoside - binding lectin）

以往研究发现，β-半乳糖苷结合样凝集素出现于鼠类和人类子宫和胎盘中，它们属于 S 乳糖血凝素（也称 glectins）。其中 Glectin - 1 与 Glectin - 3 被认为与着床有关。Glectin - 1 在胚泡滋养层细胞表面表达，在子宫上皮及其它各层组织中也有表达。在体外 Glectin - 1 起到生长因子样作用。在围着床期间，Glectin - 3 在蜕膜基底层、子宫腺上皮和滋养层表面都有表达。两种 Glectin 对多聚- N -乙酰乳糖胺有较高亲和性，而胞外基质中的层粘连蛋白、纤维粘连蛋白也出现这种糖基，所以可使胚泡与内膜发生接触。Glectin - 3 还能与不同分化抗原标志的淋巴细胞结合，对组织中巨噬细胞、嗜碱性细胞、肥大细胞浸润有重要调节作用。另外 Glectin - 3 对 NK 细胞的定位及调节其免疫功能有一定的作用。

五、细胞粘附分子对着床的调节作用

细胞粘附分子（cell adhesion molecules，CAMs）是指由细胞合成，存在于细胞膜或细胞外，是促进细胞粘附的一大类分子的总称，包括钙调素家族、整合素家族、免疫球蛋白超家族、选择素家族、细胞外基质分子等。CAMs 通过介导细胞与细胞、细胞与细胞外基质的相互作用，参与生理及病理过程。研究表明，CAMs 在胚胎发育分化、正常组织结构维持、损伤修复、炎症和免疫反应以及肿瘤转移方面都起重要作用。近年来研究发现，CAMs 在胚泡着床过程中的重要作用至关重要。

（一）钙调素（cadherin）

cadherin 是一类依赖钙离子的细胞粘附分子，广泛存在于各类细胞表面。主要包括胎盘钙调素（P - cadherin）、神经钙调素（N - cadherin）、上皮钙调素（E - cadherin）等。主要作用是介导细胞与细胞间相互作用和粘附，并构成细胞骨架，其粘附作用具有同源性。上皮钙调素可促进胚泡的早期细胞分化。小鼠胚胎在 8 -细胞期时，细胞与细胞接触达到最大能力，此时仅在细胞接触部位含上皮钙调素，维持细胞与细胞间连接的即是上皮钙调素。在胚泡晚期，抗上皮钙调素抗体可以阻断内胚层的分化。另外，上皮钙调素在滋养层细胞浸润过程中表达下降，可能与促进滋养层侵入子宫壁有关。

（二）整合素（integrin）

整合素是一类子宫内膜细胞外基质分子的受体，由 α 和 β 两种亚单位组成。一般情况下，子宫内膜整合素的存在形式是 $\alpha_6\beta_4$，这种整合素位于子宫内膜基膜中，是基膜中层粘连蛋白的受体，宫腔液中不能测出或含量极微。当胚泡开始侵融子宫内膜时，整合素 $\alpha_6\beta_4$ 消失，而整合素 $\alpha_5\beta_1$ 却在末梢滋养层细胞柱中大量表达，由这种亚单位组成的整合素是纤维粘连蛋白的受体，所以着床部位大量纤维粘连蛋白沉积，着床发生。此时，宫腔液中能测出整合素的存在，因而有人测定整合素作为预测妊娠成功与否的标志，整合素阳性，说明胚泡已着床，反之，胚泡未着床。滋养层细胞分化与子宫内膜发生犬牙交叉式衔接是着床的先决条件，细胞滋养层的侵入与细胞表面整合素的活性和细胞基质成分的改变有关。

最近研究发现，整合素 $\alpha_v\beta_3$ 的出现与植入窗的开放同步，它的表达缺乏与黄体期功能不全、子宫内膜异位症及不明原因不孕症有明显关系。另外整合素 $\alpha_4\beta_1$ 在排卵后有短暂表达，其消失与植入窗的关闭一致，因此，整合素 $\alpha_v\beta_3$ 与 $\alpha_4\beta_1$ 的联合表达标志着子宫内膜植入窗的开放，二者的出现作为子宫内膜接受性的标志已广泛地得到专家们的认可。整合素识别各种与滋养层附着扩展相关分子的三氨基酸序列（RGD），定位并激活参与着床的酶类如纤溶酶原激活物和基质金属蛋白酶（MMP）等，导致侵入表型的建立。研究已知，类固醇类激素抑制 $\alpha_v\beta_3$ 的表达，而 TGF－α 和 ECF 显著增加它的表达。

近年李英等对整合素在小鼠胚胎着床中的作用进行了系统地研究。从小鼠妊娠前后子宫内膜及早期胚卵整合素的表达、建立小鼠胚泡与人蜕膜细胞共培养的胚胎体外着床模型，到从体外、体内研究雌、孕激素对小鼠胚泡整合素表达的调节以及人蜕膜细胞形态的影响，进一步揭示了整合素 α_v、α_4、α_5、β_1 和 β_3 在小鼠胚泡着床过程中的具体作用环节及变化规律：

1. 妊娠早期小鼠子宫内膜及胚卵均持续表达整合素 α_v、α_4、α_5、β_1 和 β_3 蛋白和 mRNA；

2. Ⅱ细胞期小鼠胚卵整合素 α_v、α_4、α_5、β_1 和 β_3 mRNA 表达较弱，至胚泡期 α_v、β_3 表达明显增强；

3. 妊娠第 3、4 天小鼠子宫内膜整合素 α_4、α_v、β_1、β_3 mRNA 表达明显增强，α_5 的蛋白表达也明显增强；

4. 胚泡的粘附和铺展是由不同整合素介导的，整合素 α_v 能够促进胚泡的粘附；整合素 α_4、α_5、β_1 不影响胚泡的粘附，但对侵入后滋养层细胞的铺展有促进作用；β_3 则既促进胚泡的粘附又促进滋养层细胞的铺展；

5. 雌、孕激素对体外无血清培养的小鼠胚泡整合素 α_4、α_v 的蛋白表达有上调作用，对 β_1、β_3 无明显调节作用；

6. 雌、孕激素在小鼠体内能上调着床前小鼠胚泡 α_4、α_v、β_1、β_3 的蛋白表达，尤其对 α_v 的上调作用非常显著；

7. 抗 α_v 抗体使胚泡在人蜕膜细胞上的粘附率下降，对铺展率及扩展面积无显著性影响；抗 β_3 抗体使胚泡的粘附率和铺展率均下降；抗 α_4、α_5、β_1 抗体不影响胚泡的粘附率，但使铺展率和扩展面积明显下降，且呈剂量依赖关系。实验证明，相关整合素亚单位在小鼠胚卵着床过程中的不同阶段起至关重要作用；有的亚单位参与胚卵对母体子宫内膜的识别和粘附，而有的则参与了粘附后的侵入及胚胎发育过程。

（三）免疫球蛋白超家族（immunoglobin super－family）

免疫球蛋白超家族为一类膜蛋白，与免疫球蛋白同源，分布于各种细胞表面，其成员包括细胞粘附分子－1（ICAM－1）、细胞粘附分子－2（ICAM－2）、神经细胞粘附分子（NCAM）和血管细胞粘附分子（VCAM）等，是整合素家族的配体，参与细胞的粘附和识别。在着床中 ICAM－1 的蛋白及其在转录水平的表达均有变化，表明 ICAM－1 与着床密切相关。采用多参数流式细胞术，分别从整体和局部角度对着床过程中小鼠外周血淋巴细胞和子宫内膜、蜕膜细胞 ICAM－1 的不同表达动态观察和对比分析，发现着床期 ICAM－1 在小鼠外周血淋巴细胞和子宫内膜、蜕膜细胞的表达均呈动态抑制性变化。推测此与着床过程中子宫局部免疫耐受性的形成有关。

NCAM是一种膜结合糖蛋白，在未受精卵细胞及植入前胚泡均有表达。它随滋养层的生长，表达下降，当滋养层变得有浸润能力时NCAM表达消失。从动物实验模型观察表明，NCAM对植入的作用如下：

1. 在小鼠胚泡8-细胞期，协助上皮钙调素保持细胞与细胞间紧密连接；

2. 胚泡上的NCAM与子宫内膜表面的硫酸乙肝素蛋白多糖结合，使胚泡与内膜上皮初次接触；

3. NCAM具有抑制滋养层浸润的能力。

（四）选择素（selectin）

选择素也叫外源凝集素粘附分子，与其它粘附分子不同的是它的配基是寡聚糖。因在植入期间，内膜表达大量糖基，它们有可能通过碳水化合物——选择素机制，使胚泡与内膜接触并粘附。

（五）细胞外基质分子（extracellular matrix，ECM）

细胞外基质分子主要包括胶原蛋白（collagen，Col）、纤维粘连蛋白（fibronectin，FN）、层粘连蛋白（laminin，LN）、生腱蛋白（tenactin）、玻璃粘连蛋白（vitronectin，VN）等。它们是整合素家族的配体，不仅有支持、连接细胞组织的作用，而且可以影响细胞形态，促进细胞粘附，调控细胞迁移、增殖、分化及传递信息。在月经周期中，子宫内膜中LN、FN及Col随激素水平改变，这对创造胚泡着床时子宫内膜接受性内环境很重要。有研究表明在小鼠胚泡着床期，子宫蜕膜LN、FN及Col Ⅴ增多，Col Ⅰ和Ⅳ减少，胚泡着床后，LN、FN及ColⅤ减少，Col Ⅰ和Ⅳ增多，LN、FN可促进体外培养的大鼠胚泡粘附与生长。

哺乳动物胚泡表面亦有LN、FN及Ⅳ型胶原蛋白的表达。李英等在细胞与分子水平上揭示了层粘连蛋白（LN）及其抗血清对小鼠胚胎粘附与着床的作用，并得到以下结论：

1. 从原核期开始，早期小鼠胚胎即合成并分泌细胞外基质分子LN（图5-6），晚期桑椹胚与早期胚泡时释放到细胞间质中储存（图5-7）；晚期胚泡时内细胞团细胞与滋养层细胞合成LN功能旺盛（图5-8）；

2. 动情期及妊娠早期小鼠子宫内膜合成的LN均储存在子宫内膜上皮和腺上皮基膜及血管内皮基膜中，植入前合成增多，利于胚泡粘附，基膜中LN释放利于胚泡侵入；

3. LN在体外促进无血清培养的小鼠胚泡的粘附、铺展与增殖，其粘附率和生长率与LN浓度正相关；而LN抗血清有阻断胚泡体外粘附与增殖的作用；

4. 在小鼠子宫角注射LN及其特异性抗血清观察，证明外源性LN在小鼠体内的促粘附、促着床作用不明显，而LN抗血清则有明显抑制小鼠胚泡着床的作用。

Feinberg等证明体外培养的滋养层细胞可合成并分泌一种癌胚FN，这种FN像一种“分子胶”，介导胚泡与子宫壁的粘附，故又称之为“子宫滋养层粘连蛋白”，它被认为是人类着床的胶合剂。组织化学实验发现癌胚FN存在于所有与胎盘连接的滋养层细胞中，在正常着床位点癌胚FN形成一个特异染色区。另外癌胚FN还存在于着床位点的所有其它组织中，包括子宫——胎盘连接，子宫内膜基质、胎盘绒毛结缔组织，胎膜及胎儿血管壁等处，提示FN在着床中的重要性。

为进一步探讨FN在着床中的作用，用蛋白免疫印迹法检测小鼠妊娠不同天数子宫内膜FN表达量，发现其表达量明显高于正常非孕小鼠，升高开始在着床前，高峰在着床后即妊娠第8天，说明FN与着床有密切相关性。

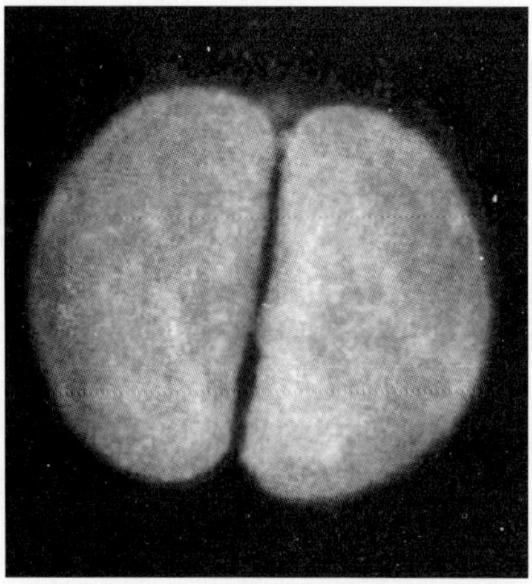

图 5-6　LN 在小鼠两卵裂球期胚卵的表达

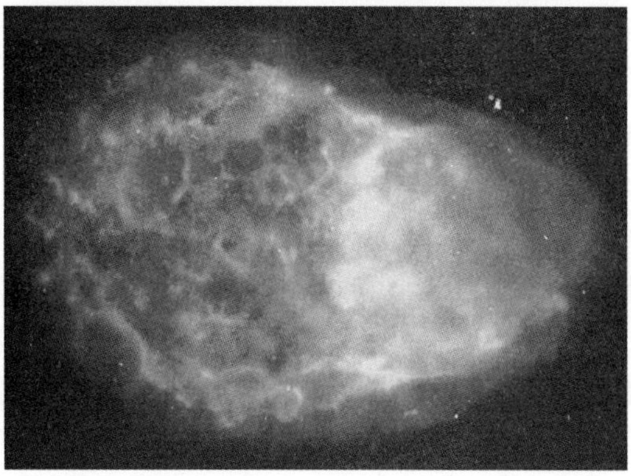

图 5-7　小鼠早期胚泡中 LN 在滋养层细胞间质中表达

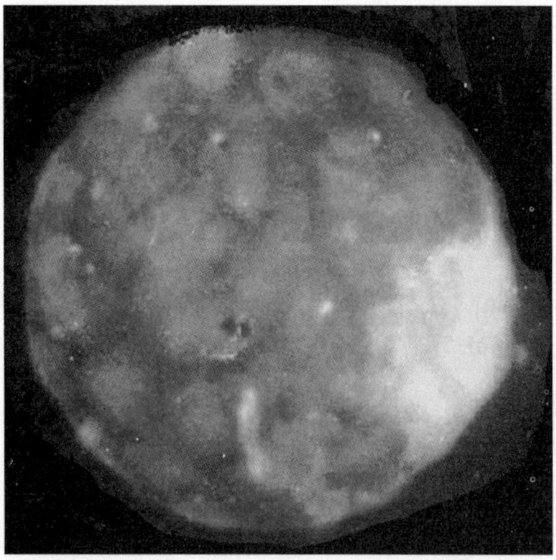

图 5-8　小鼠晚期胚泡中内细胞团细胞 LN 表达强荧光

（六）其它粘附分子

糖蛋白 CD44 也是一种细胞粘附分子，分布较广泛，目前尚未归类。有研究发现 CD44 在围着床期的兔子宫内膜上有表达，其表达可被着床信号所激发。CD44 还可与 FN、LN、胶原蛋白Ⅰ和胶原蛋白Ⅳ等结合以介导细胞与细胞、细胞与细胞间质之间的粘附。

六、酶类对着床的作用

1．尿激酶类纤维蛋白溶酶原激活剂（uPA）和激活抑制剂（PAI）

uPA 和 PAI 均由滋养层细胞产生，两者的动态平衡保证了着床的正常进行。在胚泡植入时，它们能分解消化子宫内膜细胞外基质，使胚泡植入母体子宫。同时，它们还影响胚泡着床的部位和滋养层细胞分化及植入内膜的方式。

2．基质金属蛋白酶（MMP）

近年研究证明五种基质金属蛋白酶（MMPs）MMP-2、-9、-14、-26、-28 及它们的抑制物 TIMP-1、-2 和-3 在小鼠胚胎植入和恒河猴早期妊娠中起到网络调节的重要作用。阐明在不同妊娠时间不同种类的 MMPs 发挥不同的功能：MMP-2、-9、-14 在胚胎植入时的作用是为子宫内膜的接受性做准备；MMP-26 和 MMP-28 与胚胎绒毛滋养层细胞浸润子宫内膜有关。

在体外无血清培养不同孕周人原代胚胎细胞滋养层细胞，发现在孕 7～11 周时细胞中 MMP-9的分泌逐渐增加，而MMP-2的分泌量随孕周的增加逐渐降低，此结果与MMP-2 和 MMP-9 的 mRNA 转录水平相一致。另外滋养层细胞中 MMP-9 的蛋白表达和基因表达受细胞外基质 FN、LN 和玻璃粘连蛋白（VN）的影响，但 MMP-2 和 MMP-14 的蛋白表达和基因表达不受细胞外基质的影响。

上述研究提示一些基质金属蛋白酶参与胚泡着床以及细胞外基质在调控滋养层细胞侵蚀作用中具有精密机制。

七、Hox 基因对胚泡着床的作用

Hox 基因是哺乳动物体内，与果蝇同源异形基因（决定果蝇胚胎前后体轴图式的基因）同源的基因，其表达蛋白质的第 42 至第 52 位氨基酸具有与靶 DNA 特异结合的 HLH 结构域（helix-Loop-helix，螺旋-环-螺旋），富含精氨酸和赖氨酸。它是特定基因的转录调节因子。在发育早期促进或抑制 Hox 基因的表达可导致脊椎动物发生同源异形转化，这表明它们在脊椎动物躯体区域性特化中具有调控作用，属于发育调控基因范畴。

近年发现一种小鼠的同源盒基因 Hoxa-10（Abdomind B，AbdB），对建立胚胎植入子宫接受态微环境和保证胚胎的存活与着床具有关键性作用。实验研究得知，野生型雌鼠于交配后 0.5～7.5 天时，仅在输卵管远端和子宫内以动态模式表达，通过 RNA 酶保护法和免疫组化技术检测证实，该基因在上皮细胞和基质细胞中表达，且在子宫中其表达量伴随着床窗口的开启而升高，着床后蜕膜继续发育。Hoxa-10 的表达强烈，这既说明该基因产物可调节输卵管和子宫使之适于胚胎植入和发育，又说明它在妊娠中有重要作用。

雌性不育的因素有多种，其中子宫基质细胞中 Hoxa-10 功能缺失所引起的缺陷性着床及蜕膜化是主要原因之一，机制是Hoxa-10缺失后，小鼠子宫基质中前列腺素 E_2（PG-E_2）两个受体亚基——EP_3 和 EP_4 异常表达，而且 Hoxa-10 缺失使孕酮不能正常调节 EP_3 和 EP_4，造成特异性基质细胞受损，进而导致着床基蜕膜化的缺陷。

总之，我国近年在胚胎植入分子机理的基础理论研究取得很大的进展。尤其在细胞外基质分子（ECM）-整合素（integrin）-焦点粘着激酶（FAK）-基质金属蛋白酶（MMPs）信号通路及泛酸-蛋白水解酶复合体通路（uPP）在胚胎“植入窗”启闭中的作用进行了系统的阐释，初步勾画了胚胎“植入窗”启闭的调节分子路线图。

第四节　抗着床途径及其机制

研究胚胎着床过程以及调控机制，为阻断胚胎着床、防止妊娠发生提供了抗着床的理论基础，为人类的计划生育和优生优育起到推动作用。近年研究了下列物质及方法在动物实验中对胚泡着床有明显抑制作用。

一、羟泰米酚抗着床

研究发现羟泰米酚（OHT）对小鼠有明显的抗着床效应，其作用途径可能是通过子宫雌激素受体所介导。为了解羟泰米酚对雌激素受体（ER）的作用，探讨了羟泰米酚对妊娠小鼠子宫雌激素受体 mRNA 表达的影响，结果证实 OHT 对 ER 的影响是通过基因转录水平而起调控作用。

二、抑制素 α 亚基抗着床

人工合成 3 种人抑制素 α 亚基（inhibin－α subunit）N 末端的肽段：即抑制素 α 亚单位末端 1－32、[Tyr]－1－32 和 37－65 氨基酸，其中前两者有抑制大鼠胚泡着床的功能。

三、来屈唑抑制着床

来屈唑（Letrozole）是一种非甾体化合物，该化合物对小鼠着床有抑制作用，其抑制作用是由于对芳香化酶的抑制而导致卵巢分泌雌二醇（E_2）的减少所致。

四、γ-干扰素降低胚泡着床率

在人重组 γ-干扰素（hrIFN－γ）对兔的抗生育效应及其机制研究中发现，人重组 γ-干扰素剂量为 2.5 万 IU/只时胚泡着床率降至 30%，血清雌二醇和孕酮水平显著降低，病理学可见卵巢黄体明显退化，推测其抗生育作用的主要靶器官可能是卵巢。

五、hCG 抗血清阻止胚胎着床发生

应用蛋白质固相合成技术，将 βhCG C-末端的两个 B 淋巴细胞表位（β_8，β_9）以及一个源自麻疹病毒蛋白的 T 淋巴细胞表位合成一体，以之免疫家兔制备抗血清，抗血清以 1∶10 和 1∶50 稀释时能显著抑制 hCG 诱导的小鼠子宫血管通透性增加，表明 βhCG C-末端肽经过分子改进后不仅免疫性增强，且能在体内中和 hCG 的生物学效应，以致使母体对具有一半外源性抗原的胚体的免疫排斥作用增强，进而阻止胚胎着床发生。

六、hCGβ 亚单位基因疫苗抗着床效应

我国近年开展了 hCGβ 亚单位基因疫苗的研究工作，建立了靶基因的克隆、基因疫苗的构建、基因疫苗的效果分析和安全性评估，形成了一套完整的研究体系。目前已制备的

hCGβ 基因疫苗可以导致小鼠体内产生抗 hCGβ 亚单位的特异性抗体；恒河猴 hCGβ 亚单位基因疫苗能诱导小鼠产生强烈的免疫应答。另外，兔卵透明带蛋白（EZBRC55）的基因疫苗，能诱导雌兔和雄兔产生免疫应答。以上疫苗均有抗受精或抗着床的作用。

第五节　胚胎着床研究展望

由于胚泡着床是短暂而复杂的过程，参与此过程的调控因素繁多，综合近年来我国有关胚泡着床基础研究的进展情况，今后更需要关注的研究方向是：

一、探索建立更为接近在体情况和理想的体外着床模型

目前应用较多的体外着床模型基本上只能观察胚泡的粘附、迁移和伸展。因此，如何进一步建立一个更为接近在体着床过程的立体着床模型，已成为研究胚泡着床机制的重要问题之一。

二、探索着床过程中胚胎与子宫间协调的启动和相继程序

已知两者协调的特征是多样性、时相性和相容性，是一种极复杂而精致的运作，是妊娠成功与否的关键。

三、探索基因对人类胚胎着床与发育的调控作用

近年来的研究已发现某些同源框基因在胚胎发育和胚泡着床中的重要作用，但仅局限在小鼠的一些实验研究，而人类与小鼠的胚泡着床明显不同：如小鼠着床是雌激素依赖的，人类则否。当今人类基因组计划完成后，如何利用人类基因组研究成果，探讨人类胚泡着床的机制，是值得思考的问题。

参考资料

1. 宋芳，李英*，肖玮，等. 整合素 mRNA 在着床前小鼠子宫内膜及胚卵的表达. 解剖学报，2005，36（1）：81－85
2. 李英*，陈军，吕丹瑜，等. 体外研究整合素 α_5 对小鼠胚泡着床的作用. 解剖学报，2004，35（1）：83－88
3. 李英*，陈军，吕丹瑜. 小鼠胚胎与子宫内膜中整合素 α_5 的表达. 解剖学杂志，2003，26（1）：1－6
4. 陈军，李英. 整合素在着床中的作用. 生殖医学杂志，2001，10（5）：301－304
5. 曹咏清. 十年来我国胚泡着床基础研究的回顾. 生殖医学杂志，2001，10（6）
6. 李云龙，刘春巧. 动物发育生物学. 济南：山东科技出版社，2003
7. 李美芝. 妇科内分泌学. 北京：人民军医出版社，2001
8. 祝诚. 2000～2005 年“973”项目-生殖健康的基础研究. 生命科学，2006，18（2）：102－105

编者：李英

第六章　胎膜与胎盘的结构及功能

人类的受精卵在母体内发育 266 天直至长成胎儿的漫长日子里，是怎样从母体内汲取营养物质？在子宫内生长时胎儿的肺泡并没有张开，不能呼吸，那么又怎样得到氧气、排出代谢中的二氧化碳呢？胎儿是在羊水中长大，羊水又是从哪里来的呢？这一切全都依赖于神奇的胎膜和胎盘了！

胎盘和胎膜是胚体胎儿的附属结构。在胚胎发育早期，滋养层与母体子宫蜕膜发生直接联系，进而胚胎的羊膜、绒毛膜与蜕膜共同形成一个封闭的囊，囊壁一侧的肥厚区即为胎盘，脐带将胚体与胎盘相连，并通过胎盘从母体汲取氧气和营养物质以供胚胎发育。胎盘和胎膜并不参与胚体本身的构成，只是对胚胎起保护、营养、呼吸和排泄等作用，有的还有内分泌功能。胎儿娩出后胎盘和胎膜一并排出，临床上总称“胞衣”。

第一节　什么是胎膜？

羊膜、绒毛膜、卵黄囊、尿囊和脐带是胚胎发育过程中形成的临时的器官，总称为胎膜(fetal membrane)（图 6－1）。胎膜的近年研究有很大进展。

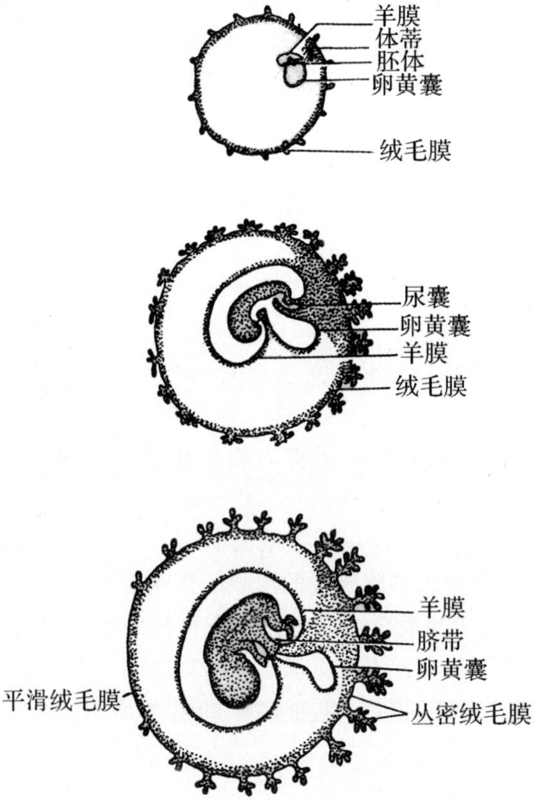

图 6－1　人胎膜与胚体关系示意图

一、羊膜（amnion）

（一）羊膜的形成与结构

羊膜是一层半透明的薄膜，坚韧。

胚胎发育第 2 周，外胚层与极端滋养层之间出现一腔，称作羊膜腔。腔壁为羊膜上皮，外胚层即为羊膜腔的底。胚外体腔形成后，胚外中胚层亦附着于羊膜上皮外面，与之共同构成羊膜（图 6－1）。

（二）羊膜如何演变

早期羊膜附着于胚盘的边缘，随着胚体长大、羊膜腔扩大和胚体凸入羊膜腔内，羊膜逐渐在胚体的腹侧将卵黄囊、体蒂及尿囊包裹，形成原始脐带（图 6－1、3）。到第 3 月末，羊膜与绒毛膜内面相贴，胚外体腔消失。

（三）什么是羊水？

羊膜腔内充满羊水，这是种系发生重演的特征之一，胚胎在羊水中生长发育。

1. 羊水来源与吸收

羊水的来源主要有两个：一是由羊膜上皮细胞分泌，尤其在妊娠早期，羊膜上皮分泌的羊水量约占羊水总量的 90％以上；二是来源于胎儿的代谢产物。临床观察及实验检查证明，胎儿肾脏约自妊娠 12 周起将尿排入羊水。随着妊娠的进展，羊水量逐渐增多，并含有较多的尿素、尿酸、肌酐及残余氮，羊水的渗透压也逐渐下降。

羊水的吸收途径主要有三种：

（1）胎盘及脐带表面的羊膜上皮吸收。脐带的表面积虽然不大，但其血管丰富、细胞间隙大，又含有高浓度的透明质酸酶，有利于液体的吸收。放射性同位素追踪实验研究也证明了这一点；

（2）胎儿体表的吸收：4 周前体表上皮为单层，5 个月时上皮成为 3 层。实验观察证明，妊娠早期的羊水量与胎儿的体表面积成正比。妊娠中期以后，表皮细胞逐渐角化，吸收羊水的功能日益减退；

（3）胎儿吞饮羊水：

发育至第 3～4 个月的胎儿已开始有吞咽动作。如将示踪剂注入羊水，短时间内即可在胎儿的胃肠道内发现，足以证明胎儿在宫内吞咽羊水。另在胎粪中可找到毳毛、角化上皮及脂肪等成分，也说明胎儿有吞饮羊水的功能。用菊糖作示踪剂测定，胎儿每 24 小时可吞饮羊水 500～700ml，大部分经胎盘血液循环转输至母体。除此之外，实验表明胎儿的呼吸道也可吸取和分泌液体，参加羊水循环过程。

综上所述，羊水始终处于动态平衡状态。在母体、羊水与胎儿三者之间，一直持续地进行着双向性的水和电解质交换，交换速度随妊娠进展不断加快，大约每 3 小时羊水全部更新一次。

2. 羊水的性状与组成

妊娠早期，羊水为无色透明的液体，呈弱碱性。其组成成分随妊娠的时间不同而有所变动。妊娠早期的羊水比重为 1.007～1.025，水量占总量的 98％，在其余 2％的物质中，一半为有机物，如蛋白质、糖、脂肪、酶、激素和色素等；另一半为无机盐，其中钠、氯及重碳酸分子较多，钾、镁、钙和磷较少。妊娠后期，由于排入羊水的胎儿尿液日益增多，羊水逐渐变得浑浊，钠及碳酸氢离子浓度明显下降，尿酸、尿素、肌酐与残余氮的含量增加，

pH 值为 7.0，羊水中 CO_2 分压值约为 7.33～7.60kPa，有机物如蛋白质和葡萄糖均较母血含量低。

妊娠后期的羊水中还含有皮脂、少量激素、脱落的上皮细胞、胎毛以及消化管与呼吸道的分泌产物。羊水中的雌三醇含量随妊娠进程而急剧增加，且与胎儿体重的增加成正比。临床上常用测定羊水中雌三醇含量的方法作为了解胎儿发育状况的指标。女性胎儿的羊水脱落细胞胞核中含有性染色质小体，称 X 小体，男性胎儿的脱落细胞核内则无 X 小体。临床上可通过检查 X 小体来预测胎儿的性别。

3. 羊水量有多少？

羊水量随妊娠时间而渐增，第 10 周时约 30ml，第 20 周时 350ml ，36～ 38 周时可达 1000～1500ml。以后羊水量渐减，平均每周减少 145ml 左右，至妊娠足月时羊水量为 500～1000ml，一般为 800ml。如果羊水多于 2000ml ，则为羊水过多症；如果少于 500ml ，为羊水过少症。羊水过少易发生胚体与羊膜粘连及难产等。羊水过少与过多，常与胎儿的某种先天性畸形有关，如胎儿肾发育不全或尿道闭锁，胎儿不能将尿液排入羊水，可导致羊水过少；如若胎儿消化管闭锁或无脑畸形，不能吞咽羊水，可导致羊水过多。

4. 羊水有哪些功能？

羊水有以下功能：

（1）有助于胎儿的正常发育：羊水为胎儿提供了一个适宜的生长环境，例如保持适宜的温度。胎儿在羊水中运动自如，发育不受阻碍，防止胎儿与周围组织的粘连，不致由于强制体位而发生畸形。

（2）保护作用：羊水对外界环境给予的暴力打击及强烈震动等起缓冲作用，防止对胎儿造成伤害。

（3）促进胎儿组织器官发育：例如胎儿在羊水中自由活动，可促进肌肉及骨骼的发育。

（4）保持胎儿体内水的平衡：当胎儿脱水时，由羊水供给水分；胎儿体内水分过多时，则排入羊水中。

（5）分娩时，羊水有助扩张宫颈与冲洗产道的作用。

二、绒毛膜（chorion）

（一）绒毛膜的形成与结构

绒毛膜是由滋养层和衬于其内方的胚外中胚层发育形成。

胚泡植入完成后，胚泡表面的合体滋养层和细胞滋养层共同向外形成突起，称初级绒毛干。第 2 周末，绒毛膜上布满密集的初级绒毛干（图 6－1、2），初级绒毛干的中央为细胞滋养层，外面为合体滋养层。至第 17 天左右，胚外中胚层组织长入初级绒毛干，位于初级绒毛干的中轴部位，于是初级绒毛干改称次级绒毛干。约在第 3 周末，绒毛干中轴的间充质细胞分化形成毛细血管网，此时的绒毛称为三级绒毛干（图 6－2）。至此，滋养层与胚外中胚层已发育成为完善的绒毛膜。

（二）细胞滋养层壳与绒毛间隙

绒毛膜包在胚胎及其附属结构的最外面，直接与子宫蜕膜接触，膜的外表有大量三级绒毛干。这些绒毛干进而发育形成许多分支。三级绒毛干末端的细胞滋养层细胞增生突破合体滋养层并穿出绒毛干的末端，直抵蜕膜组织，在子宫蜕膜表面扩展，形成细胞滋养层壳，使绒毛牢固地与子宫蜕膜相结合。合体滋养层细胞溶解邻近蜕膜组织所形成的间隙，称绒毛间隙（图 6－2）。

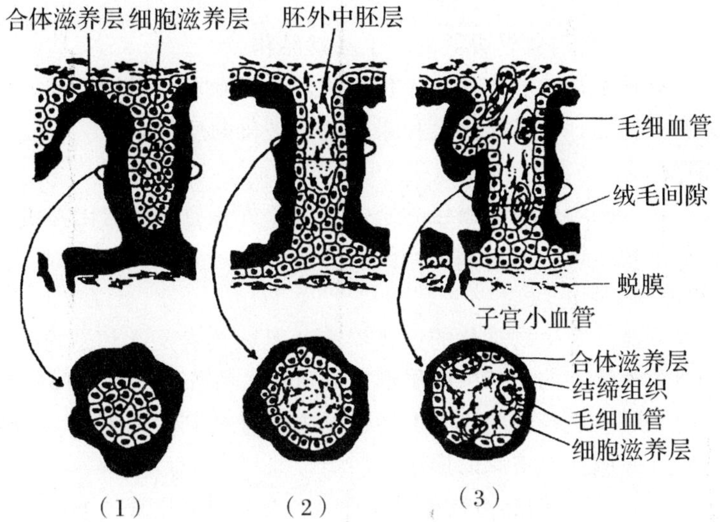

图 6－2 绒毛干的分化发育

上图为绒毛干纵横面，下图为绒毛干横断面

（1）初级绒毛干；（2）次级绒毛干；（3）三级绒毛干

（三）绒毛膜的演变

在胚胎前 6 周，绒毛均匀地分布于整个绒毛膜表面，外观似一绒球。到第 3 个月时，随着胚体的长大，朝向包蜕膜的绒毛由于受压迫及血液供应缺乏而逐渐萎缩、退化、消失，形成平滑绒毛膜。面向基蜕膜的绒毛，由于侵入子宫内膜深部，血液供应充足，绒毛反复分支，生长茂密，形成丛密绒毛膜，它与基蜕膜组成胎盘。从密绒毛膜内的血管通过脐带与胚体内的血管相连通。此后，随着胚胎的发育增长及羊膜腔的不断扩大，羊膜、平滑绒毛膜和包蜕膜进一步凸向子宫腔，最终与壁蜕膜愈合，子宫腔逐渐消失（图 6－3）。

（四）绒毛膜的功能

胎盘形成前为早期胚胎发育提供营养和氧气；丛密绒毛膜参与组成胎盘。

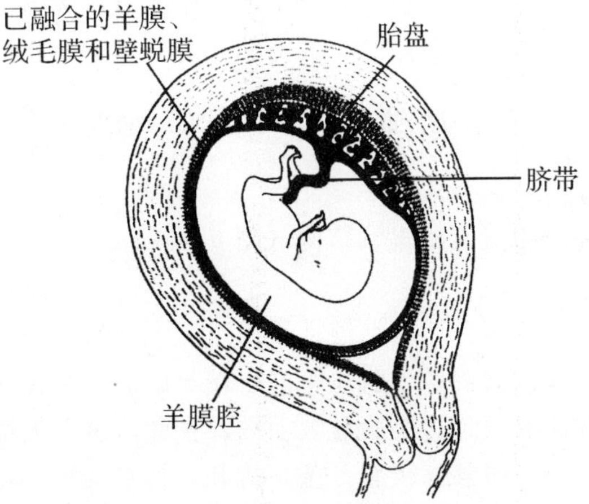

图 6－3 人胎膜、蜕膜与胎盘

三、卵黄囊（yolk sac）

（一）卵黄囊是连于原始消化管腹侧的一个囊状结构

鸟类胚胎的卵黄囊很发达，囊内储有大量卵黄，为胚胎发育提供营养。人胚胎的卵黄囊内没有卵黄，卵黄囊不发达，它的出现是种系发生和进化的反映。

（二）卵黄囊演变

伴随胚盘的卷折，人胚胎卵黄囊被包入脐带后，卵黄囊与原始消化管相连部位形成卵黄蒂，胚发育第6周卵黄蒂闭锁，卵黄囊随即逐渐退化（图6－1）。

（三）卵黄囊的功能

在人类，卵黄囊只是一个生物进化的遗迹器官，但卵黄囊是人体造血干细胞的发源地，造血干细胞来源于卵黄囊壁上的胚外中胚层形成的血岛；另外，人类的原始生殖细胞来源于卵黄囊尾侧的胚外内胚层，这些细胞以变形运动的方式迁移到生殖腺嵴（参见第三章图3－2），分化为生殖细胞，并诱导生殖腺的形成。

在发育异常情况下，卵黄管的起始端可闭锁不全，在其与消化管的连接处遗留一盲管状憩室，称为麦克尔憩室（Meckel diverticulum）或回肠憩室。如果卵黄管完全未闭，则形成脐粪瘘，出生后肠内容物可从肚脐处流出。

四、尿囊（allantois）

（一）尿囊发生

尿囊是在胚胎发育第3周从卵黄囊尾侧向体蒂内伸出的一个指状盲囊（图6－1）。随着胚体的形成而开口于原始消化管尾段的腹侧，即与后来的膀胱通连。

（二）演变

尿囊属遗迹性器官。尿囊闭锁后，退化形成膀胱至脐的脐正中韧带。

（三）功能

鸟类胚胎的尿囊很发达，它既是鸟类胚胎的呼吸器官，可进行气体交换，又是其排泄器官，有储存代谢废物的功能。有些哺乳动物胚胎的尿囊也相当发达，如猪、狗等；有的则很不发达、如猴、猿等。在人胚，尿囊很不发达，仅存4周即退化，其发生只是生物进化过程的重演，本身无任何功能。但尿囊壁上的胚外中胚层形成了一对尿囊动脉和一对尿囊静脉，以后分别演变成一对脐动脉和一条脐静脉，成为胎儿与母体进行物质交换的唯一通路。

五、脐带（umbilical cord）

（一）什么是脐带？

脐带是连于胚胎脐部与胎盘间的索状结构（图6－3）。

（二）脐带结构

脐带外覆盖羊膜，内含体蒂分化的粘液性结缔组织。结缔组织内除有闭锁的卵黄蒂和尿囊外，还有两条脐动脉和一条脐静脉。脐血管的一端与胚胎血管相连，另一端与胎盘绒毛血管续连。两条脐动脉将胚胎血液运送至胎盘绒毛内，在此，绒毛毛细血管内的胚胎血与绒毛间隙内的母血进行物质交换。脐静脉仅有一条，将胚胎绒毛汇集的血液送回胚胎。透过脐带表面的羊膜，可见内部的脐血管相互盘曲缠绕。

（三）脐带有多长？

1. 正常：胎儿出生时，脐带长 40～60cm，粗 1.5～2cm，Raybuzr 等测量了 536 例脐带，平均长度为 55cm。妊娠 28 周时脐带已达到足月时的长度。

2. 异常：长度在 100cm 以上的异常脐带，约占 1 %。有文献报道最长的异常脐带有 300cm。脐带长度与羊水的多少和胎儿在羊水内的活动有关，胎儿活动多的脐带一般较长。先天愚型胎儿在宫内活动少，脐带也较短。

(1) 脐带过长

如果脐带长度等于或超过 80cm，则为脐带过长。脐带过长容易缠绕颈部或肢体。脐带绕颈发生率约为 17%。在脐带绕颈一圈的胎儿中，只有 21 %可正常分娩；绕颈两圈者只有 2.5%正常分娩；绕颈三圈者仅有 0.2%可正常分娩。绕颈最多达 8 圈。脐带绕颈常导致新生儿窒息和死亡（图 6-4）。

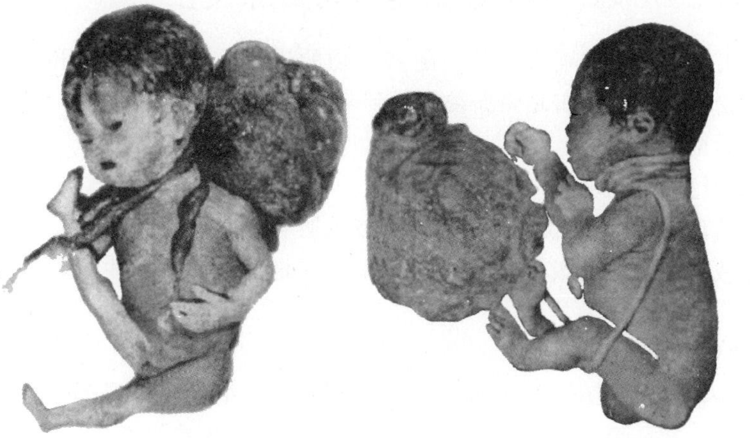

图 6-4 脐带绕颈（绕肢体）

过长的脐带还易打结和扭曲，也可引起脐血管内血栓形成，可致胎儿窒息死亡（图 6-5）。

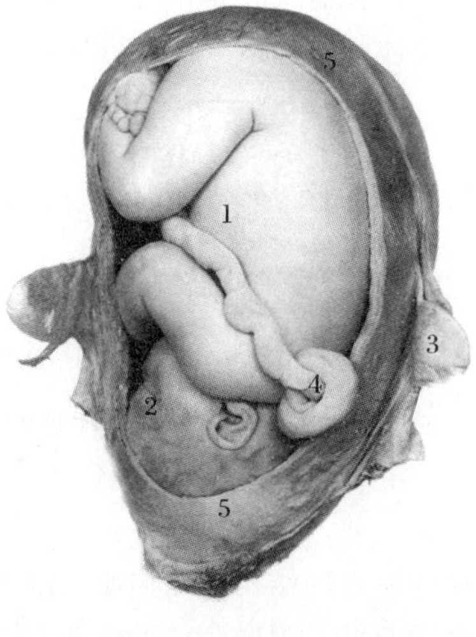

图 6-5 28 周龄子宫内胎儿伴脐带真结

1. 腹部；2. 眼；3. 母体卵巢；4. 脐带真结；5. 子宫

（2）脐带过短

当脐带长度短于 35 cm 时为脐带过短，其发生率约为 1%。脐带过短可造成分娩时胎儿先露部下降迟缓，脐带受牵拉而张力增加、血管受压，致使胎儿宫内缺氧，胎心变慢，还可引起胎盘早期剥离、子宫内翻或脐带血管断裂等，其后果相当严重。

第二节　胎盘

胎盘（placenta）由胎儿与母体组织共同构成，是进行物质交换、营养、代谢、分泌激素和屏障外来微生物或毒素侵入，以保证胎儿正常发育的一个重要器官。

一、胎盘类型与种系发生

胎盘最早出现于胎生的哺乳动物。随着动物的进化，胎盘的结构和功能渐趋复杂和完善。从低等的胎生哺乳动物如北美洲袋鼠，到高等动物灵长类（包括人），胎盘由卵黄囊型逐渐进化为尿囊型胎盘。

（一）卵黄囊型胎盘

卵黄囊型胎盘（yolksac placenta）又称绒毛膜卵黄囊胎盘（choriovite line placenta），是由卵黄囊和绒毛膜融合而成的膜状结构，围绕胚泡，其种系发生经历了雏型和成型两阶段。

1. 雏型卵黄囊胎盘

又称原始胎盘（Primitive placenta），见于某些低等的胎生哺乳动物，如美洲袋鼠。该类动物的早期胚胎卵黄囊发育得很大，囊壁的胚外中胚层内有丰富的血管。随胚胎发育，卵黄囊逐渐与绒毛膜相贴，其壁上的胚外中胚层脏层与绒毛膜内面的胚外中胚层壁层融合，其中的血管也相互连接成网。绒毛膜外面的小皱襞与子宫内膜的陷窝相嵌合，使胚泡牢固地粘附于子宫内膜上。子宫内膜腺体分泌的富含营养物的粘液（称子宫乳）排放到内膜表面，供绒毛膜吸收，并通过卵黄囊壁上的血管输入胚体。这种由卵黄囊与绒毛膜共同形成的膜状结构，即是原始胎盘，它使母体与子体间密切接触并进行物质交换。

2. 成型卵黄囊胎盘

卵黄囊胎盘的结构较为复杂。它的绒毛膜外表面不仅有皱褶形成，且绒毛膜上皮增生，形成许多由合体滋养层细胞组成的绒毛状突起，溶解子宫内膜上皮并侵入内膜中，直接从内膜中吸收营养物质。因此，具有成型卵黄囊胎盘的胚泡与子宫内膜的关系更为密切。低等哺乳动物的胎盘大都属此类。

（二）尿囊胎盘

尿囊胎盘（allantoic placenta）是高等哺乳动物所具有的一类胎盘，又称绒毛膜尿囊胎盘（chorioallantoic placenta），其结构更为复杂，机能也更趋于完善。

由卵黄囊胎盘进化为尿囊胎盘之前，还出现了一种中间过渡型胎盘，这种胎盘既保留着卵黄囊胎盘的结构，又出现了尿囊胎盘的结构，即称原始尿囊胎盘。其特点是胚胎的卵黄囊很大，占据一部分胚外体腔，囊壁与绒毛膜融合，形成绒毛膜卵黄囊胎盘。同时，胚胎的尿囊也很大，占据另一部分胚外体腔，尿囊壁上有丰富的血管。尿囊壁与其外侧的绒毛膜相愈合并形成若干绒毛样突起长入子宫内膜，突起表面的上皮常常变薄，甚至残缺不全，使囊壁上的血管与子宫内膜的血管紧密相贴，胚胎与母体间在此进行物质交换。

尿囊胎盘由两部分组成，一部分属于子体组织，即尿囊与绒毛膜；另一部分属于母体组织，即子宫内膜。由尿囊与绒毛膜融合形成的一层结构向外突出形成许多绒毛，其内含有丰富的血管。在这类胎盘中，子体组织与母体组织之间的关系比卵黄囊胎盘及原始尿囊胎盘更为密切。尿囊胎盘又可分为两种类型，即非蜕膜胎盘和蜕膜胎盘。

1. 非蜕膜胎盘（non－deciduate placenta）

在此类胎盘中，绒毛膜表面的绒毛插入子宫内膜表面的微小陷窝中，如同手指伸入手套中。分娩时，绒毛从陷窝中拔出，故不伤及子宫内膜，此类胎盘又可区分为以下三种类型：

（1）弥散型胎盘（diffuse placenta）

弥散型胎盘常见于马、猪等有蹄类动物。它们的胚泡呈长椭圆形，除胚泡两端外，绒毛膜表面都有绒毛分布（图 6－6）。胚胎血液与母体血液之间的物质交换必须通过以下几层组织：绒毛膜毛细血管内皮及其基膜、绒毛膜结缔组织、绒毛膜上皮及其基膜、子宫内膜上皮及其基膜、子宫内膜血管周围的结缔组织和子宫内膜血管壁的内皮基膜与内皮。这 6 层结构中有两种上皮相互接触，即来自子体的绒毛滋养层上皮和来自母体的子宫内膜上皮，因此，这种弥散型非蜕膜胎盘又称上皮绒毛膜胎盘（ epithelio－chorial placenta ）。

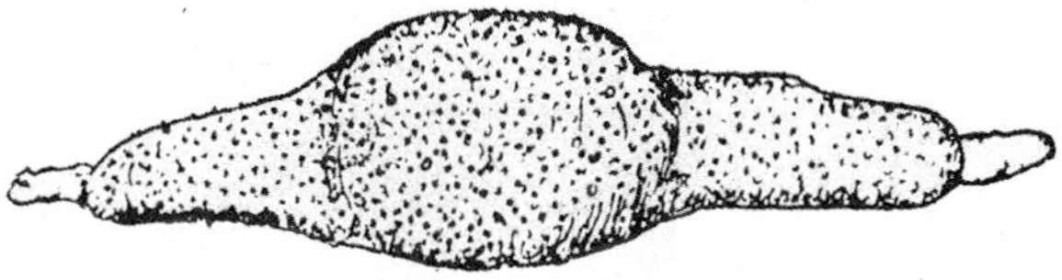

图 6－6　猪弥散型胎盘

（2）子叶型胎盘（cotyledonary placenta）

此类胎盘见于牛、羊、鹿等反刍类动物。子叶型胎盘的结构特点是：在圆柱状的胚泡外面，绒毛集中成簇状或成束状分布，形成子叶（图 6－7）。与绒毛子叶相对的子宫内膜增厚，血管密集，表面有许多微小陷窝与绒毛嵌合。子宫内膜表面上皮细胞被破坏，绒毛滋养层细胞长入内膜基质，绒毛与基质直接接触。因此，这种子叶型胎盘又称为结缔组织绒毛膜胎盘（syn desmochorial placenta）。

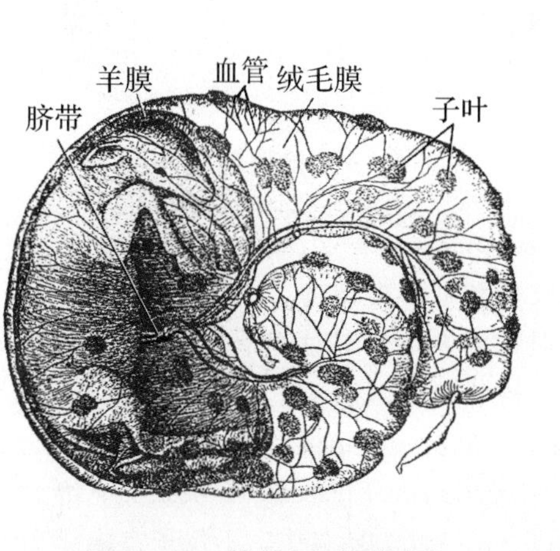

图 6－7　羊的子叶型胎盘

胚胎位于有暗色阴影的羊膜中，羊膜包含在绒毛膜内。脐带管通入到胎盘的子叶之内，又从子叶回到脐带。

(3) 中间型胎盘（intermediate placenta）

此类胎盘比较少见。其结构特点介于弥散型与子叶型之间，在绒毛膜表面既有成簇成束的绒毛子叶，在子叶之间又有弥散分布的绒毛。长颈鹿的胎盘即属此类。

2. 蜕膜胎盘（deciduate placenta ）

此类胎盘的绒毛膜与子宫内膜的结合更为密切。绒毛将子宫内膜破坏并长入内膜基质，反复分支形成绒毛树，其主干与子宫内膜深层牢固结合，直至分娩时，绒毛膜连同与其结合着的子宫内膜才一起脱落，并有流血现象。这样的子宫内膜从妊娠开始就改称为蜕膜。

根据绒毛的分布情况，蜕膜胎盘可分为环带型胎盘与盘型胎盘两种。

(1) 环带型胎盘（zonary placenta）

环带型胎盘见于食肉类动物，如狗、猫、狐等。其特点是在长椭圆形的胚泡表面，绒毛集中成环带状（图 6－8，图 6－9）。绒毛侵蚀并长入子宫内膜，在分娩时，与绒毛膜结合着的内膜组织（蜕膜）也随之脱落。在该类胎盘形成时，子宫内膜结缔组织也被破坏，绒毛滋养层上皮包绕蜕膜中的毛细血管，并与内皮相接触。在进行物质交换时要通过母体血管内皮与胎儿绒毛上皮，因此，这类胎盘又称内皮绒毛膜胎盘。

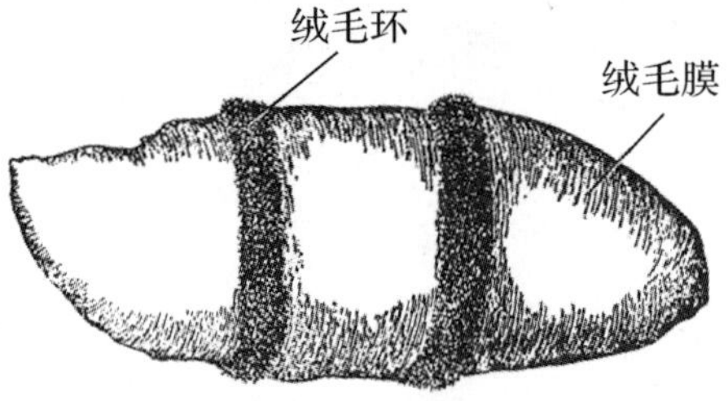

图 6－8　狐的环带型胎盘：绒毛膜形成两条环带形的绒毛区

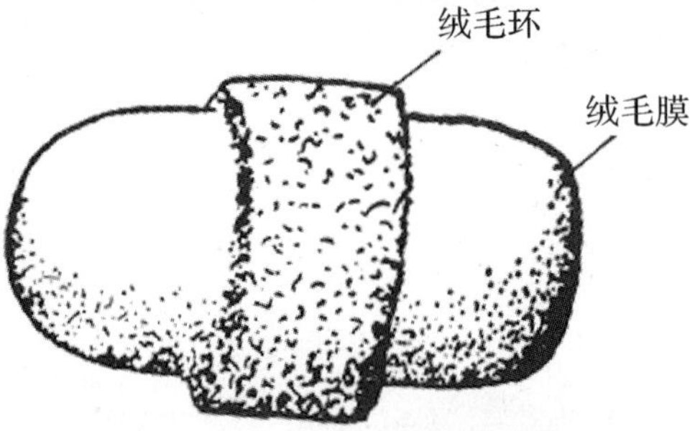

图 6－9　狗的环带型胎盘

(2) 盘形胎盘（discoidal placenta ）

盘形胎盘见于人、灵长类和啮齿类动物。在早期绒毛膜上普遍长满绒毛，随着胚泡的增长，大部分区域内的绒毛退化消失，只有对着子宫壁的一个盘状区域内的绒毛发育良好。这部分绒毛长入子宫蜕膜并呈树状分支（图 6－3）。

根据胎儿血液与母体血液之间所隔的结构不同，盘型胎盘又分为血绒毛膜胎盘（hemochorial placenta）和血内皮胎盘（hemoendothelial placenta）。灵长类、绝大多数啮齿类动物以及人类的胎盘均属于血绒毛膜胎盘（图 6－3）。此类胎盘中，不仅子宫内膜上皮和结缔组织被破坏，螺旋动脉也被侵蚀开口，血液溢入绒毛间隙。绒毛直接浸浴在母血中。分娩时，绒毛膜与蜕膜一起脱落、出血。在某些动物如兔的胎盘中，绒毛不但浸浴在母血中，绒毛的滋养层上皮也退化消失，致使绒毛的血管内皮直接浸在母血中。因之此类胎盘又叫做血内皮胎盘。

二、人胎盘怎样形成？

人类的胎盘属于血绒毛膜胎盘。这是胎盘种系发生史上出现最晚、结构最复杂、功能最完善的一种胎盘。人的胎盘由丛密绒毛膜和基蜕膜紧密结合，共同构成，前者称胎盘的胎儿部，后者称胎盘的母体部。

（一）胎盘胎儿部的形成过程

在胚胎发育第 8 天时，合体滋养层内出现一些裂隙，称滋养层腔隙（trophoblastic lacuna）。这些腔隙将合体滋养层分隔成一些大小不等、形状不规则的合体滋养层细胞索。细胞索相互吻合成网，腔隙之间也相互通连，腔隙中充满了来自母体的静脉血液、组织液和子宫腺分泌物。滋养层细胞不断增殖，细胞索也不断增长，滋养层腔隙也随之增大。

胚胎发育到第 14 天左右，次级绒毛干形成，滋养层腔隙也发育成绒毛间隙（intervillous space），间隙内仍充满母体的静脉血液。随着绒毛的增长，位置较深的螺旋动脉也遭到滋养层细胞的侵蚀而开口，于是绒毛间隙内充满了母体的动脉血。

胚胎第 17～20 天，绒毛干内血管网建立，形成三级绒毛干。继之，绒毛膜的血管与尿囊血管相通连，血管内开始出现有核红细胞。此时，丛密绒毛膜增厚，绒毛干发出数个分支。绒毛干主支的末端发出细胞滋养层柱进入基蜕膜，并借助于细胞滋养层壳固定于子宫基蜕膜上，称固定绒毛（anchoring villi）。从固定绒毛上发出的数条侧支则游离于绒毛间隙的母血中，称游离绒毛（free villi）。一条绒毛干及其数条分支形成一绒毛树系统，称为绒毛叶。妊娠早期，每个绒毛叶都占据一个绒毛间隙，并都有一条来自脐血管的动脉和静脉。因此，绒毛叶是胎盘胎儿部的结构和功能单位，故又称胎儿绒毛叶（图 6－10）。

在胎盘绒毛叶所占据的绒毛间隙中，每一呈伞状的绒毛树的分支，半数以上直接与从基蜕膜流入绒毛间隙的一条螺旋动脉的喷口相对，因而胎儿绒毛叶在构型上呈桶状，母体血液先流入绒毛树中央没有绒毛的桶状腔隙中，然后再流向四周（图 6－11）。

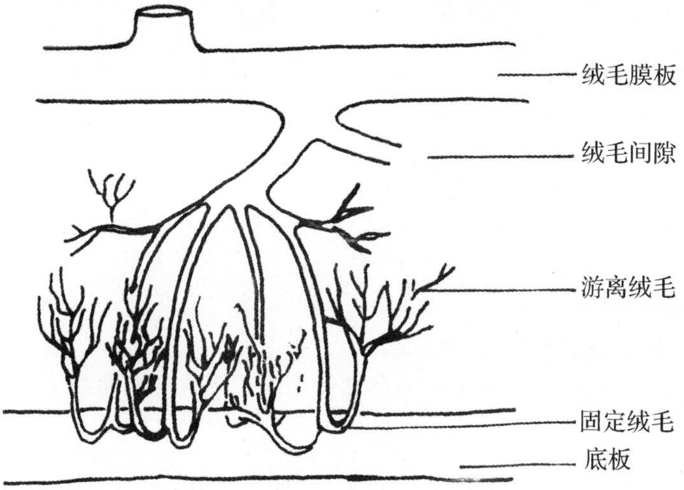

图 6－10　胎儿绒毛叶示意图

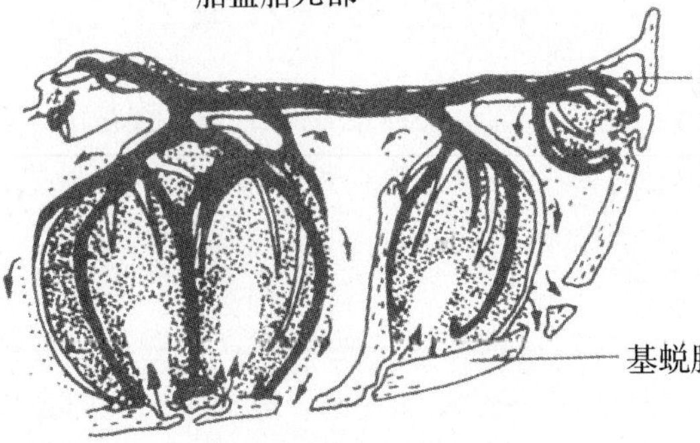

图 6-11　胎盘血流方向模式图

妊娠中期，这种形式的胎儿绒毛叶数量可达到 60 个以上。到妊娠晚期，由于相邻绒毛间隙的合并，在一个大绒毛间隙中，有多个绒毛干所形成的绒毛树。相邻绒毛间隙之间有基蜕膜形成的胎盘隔，但不到达绒毛膜板。这些不完全分隔的绒毛间隙及其中的绒毛，称为母体绒毛叶，一般又叫胎盘小叶（cytoledon），每个足月胎盘约有 15～30 个胎盘小叶（图 6-12）。

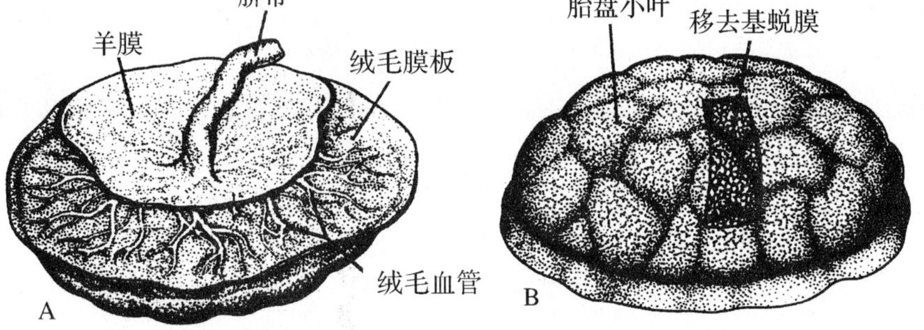

图 6-12　人胎盘外形

A. 人胎盘母体面　B. 人胎盘胎儿面

（二）胎盘母体部的形成过程

胎盘母体部由子宫基蜕膜组织参与形成。

胚泡植入后，首先引起的反应是子宫内膜基质水肿，子宫腺弯曲膨大，分泌活跃，血管增多，整个子宫内膜增厚，并有少量淋巴细胞和巨噬细胞浸润。随之，近植入部位的毛细血管扩大成血窦。

第 12 天后，内膜的基质细胞增大，直径可达 100μm，细胞内有大量糖原及脂肪颗粒，胞体呈多边形，称蜕膜细胞。子宫内膜的这些变化统称蜕膜化，蜕膜化之后的子宫内膜称为蜕膜。随着植入过程和胚胎发育的进展，盖在胚泡表层的包蜕膜（decidua capsularis）越来越薄，而位于胚泡深层的基蜕膜（decidua basalis）则越来越厚。当胚泡的丛密绒毛膜形成后，绒毛伸入基蜕膜深部，基蜕膜被侵蚀破坏并形成绒毛间隙，间隙内充满母体血，绒毛浸浴在蜕膜的血池中。相邻的绒毛间隙由未被破坏的蜕膜组织所分隔，这就是胎盘隔（placental septum）。但这种分隔是不完全的，故相邻绒毛间隙中的血液可相互沟通。

基蜕膜以及由基蜕膜形成的绒毛间隙，胎盘隔和绒毛间隙中的母血构成了胎盘的母体部。母体部与胎儿部之间紧密相贴，有机结合，形成了一个完整的胎盘（图 6－12）。

三、人类胎盘的大体形态

人正常足月妊娠胎盘呈圆形或卵圆形，直径 15～20cm，平均 18.5cm。厚约 1.0～4.0cm，平均 2.3cm（图 6－12）。

人胎盘中间厚，向边缘逐渐变薄，其周缘与绒毛膜相延续。其平均面积为 $300cm^2$，重量为 450～650g，平均 500g，约为足月胎儿体重的 1/7。胎盘的大小和重量随胎儿的发育和胎龄的增长而增大，并随之发生其它方面的变化。妊娠前 3 个月，胎盘重量一般都大于同期胎儿体重；妊娠 3 个半月时，胎盘与胎儿的重量大致相等；3 个半月以后，胎盘与胎儿体重之比逐渐缩小。妊娠第 27 周的胎盘，其重量为足月胎盘的一半，但此时的胎儿体重为足月胎儿的 1/3。第 28 周的胎盘与胎儿重量之比为 1∶3.5，足月时为 1∶6（图 6－13）。

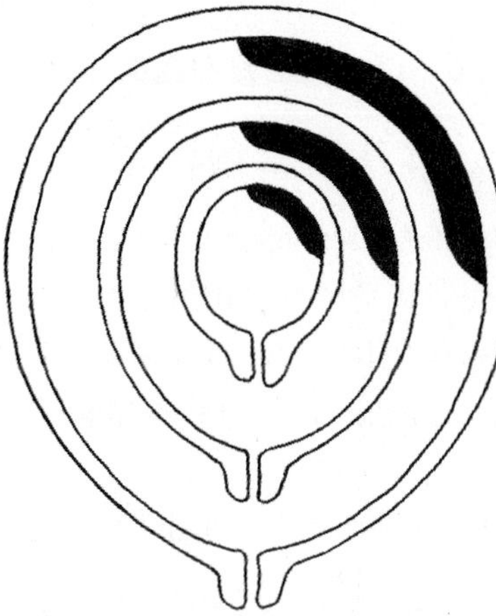

图 6－13　妊娠 76 天、163 天与 261 天时人胎盘的相应大小示意图（由内向外）

胎盘的两个面即胎儿面和母体面。新鲜胎盘胎儿面外观呈青铜色（图 6－14），在中央或偏中央处有脐带附着，表面被覆羊膜，故光滑平整。透过羊膜可见分布在绒毛膜板上的血管，从脐带附着处向四周呈放射状走行，粗细不等，深浅不一。临床观察发现，约 1/4 的胎盘边缘有一纤维性或透明变性的黄色环，原因不明。紧靠绒毛膜板下的小血管常有硬化现象，在胎儿面形成白色十字交叉形小方格，随着孕期的增长，血管硬化格形状日益清楚，可借以推测胎龄。此外，随着孕期进展，在绒毛膜板下逐渐发生纤维化，以致在胎儿面有白色小结节出现。至足月时，小结节可扩大成白色扁平隆起的斑块。近脐带附着处，有时可见卵黄囊的残迹。

胎盘母体面呈紫红色。表面粗糙不平，由若干不规则的浅沟将其分割成 15～30 个略凸的不规则小区，即胎盘小叶（图 6－14）。分割胎盘小叶的浅沟是胎盘从子宫剥脱时断裂的胎盘隔。不规则的表面常覆盖一层不完整的灰色片状物，是沉积的纤维蛋白。还可看到许多直径为 0.5～2mm 的孔穴，是胎盘从子宫壁上剥离时断裂的螺旋小动脉。在母体面还常见到局灶性纤维化及斑点。

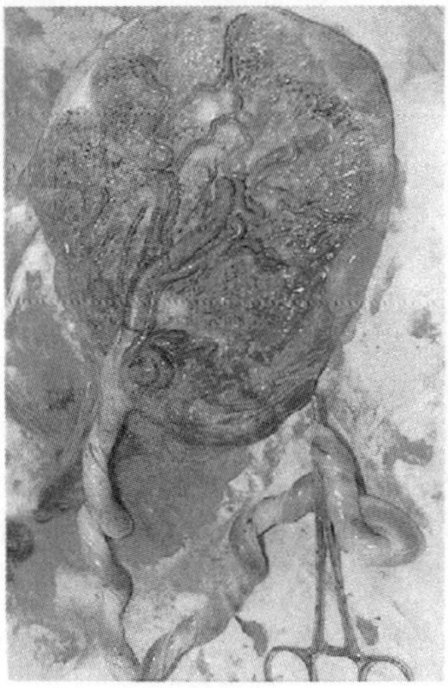
人足月胎盘儿面

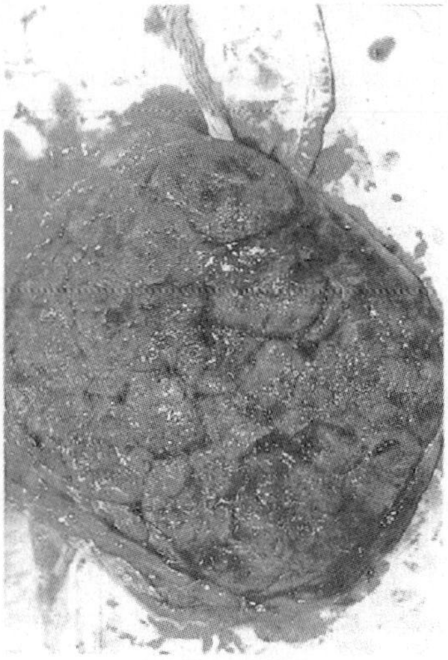
人足月胎盘母体面

图 6－14　人足月胎盘实体图

四、足月胎盘的组织结构

（一）胎盘胎儿面的组织结构

胎盘胎儿面由丛密绒毛膜构成。丛密绒毛膜由绒毛膜板和附着在板上的绒毛组成。绒毛膜板的表面为绒毛膜上皮，深面为富含血管的胚性结缔组织。由绒毛膜板发出 60 个左右绒毛干，即形成 60 个左右绒毛小叶，这是人胎盘的基本结构功能单位，从绒毛干上发出的游离绒毛，就是胎盘功能的亚单位。

绒毛的数量很多，其表面面积约 4～14m^2，相当于成年人全部肠道的总吸收面积。

1. 绒毛膜上皮

绒毛膜上皮由细胞滋养层和合体滋养层组成。

细胞滋养层：又称朗格罕细胞层。妊娠早期，朗格罕细胞（Langerhan cell）为完整的一层。在光学显微镜下呈立方形、多边形或卵圆形，排列整齐，细胞界限清楚。胞质呈弱嗜碱性，内含大量糖原颗粒和少量脂滴。核内异染色质少，着色浅淡，核仁明显。

电镜观察可见，细胞滋养层细胞胞质电子密度中等，粗面内质网不发达。仅附有少量核糖体。少数狭长的粗面内质网紧紧围绕着线粒体，形成一个单位体。胚胎发育初期，细胞滋养层胞质内即有许多线粒体。第 5 ～ 8 周，胞质中线粒体变得更大，嵴更丰富，这是细胞滋养层的特点之一。高尔基复合体大，且结构单一，靠近细胞核，内含物极少。游离核糖体及形成玫瑰花样的多聚核糖体丰富。偶见溶酶体、张力原纤维等。胞质膜呈波浪形，有时可见散在的微绒毛伸于细胞外间隙中，并与临近细胞的微绒毛交错。细胞的基底面有少量突起伸入基膜。细胞滋养层细胞之间及其与合体滋养层之间均有桥粒连接，桥粒数量较多，有时成串排列。细胞核较大，核质均一，核周的异染色质较少，核仁大而致密。常见到细胞有丝分裂相，故认为细胞滋养层属未分化细胞，是产生合体滋养层的干细胞（图 6－15）。

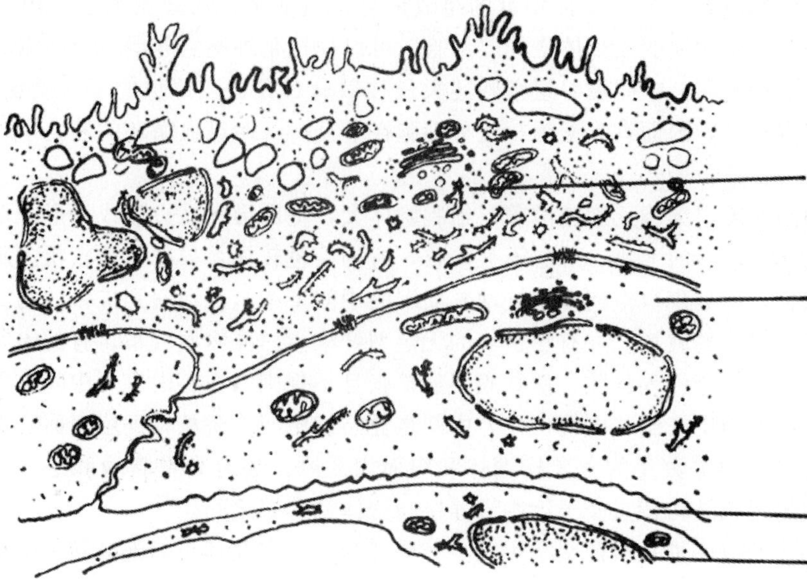

图 6－15 细胞滋养层与合体滋养层细胞超微结构模式图

妊娠 5 个月后，细胞滋养层细胞数量逐渐减少，细胞变扁。妊娠晚期，细胞滋养层细胞数目更少，呈扁平形，位于合体滋养层与基底膜之间，已不再连续成层，只残存断续的细胞索或零散的细胞。

合体滋养层：是合胞体状的细胞层，位于绒毛最表层。妊娠早期，合体滋养层较厚，以后逐渐变薄，且不规则。在光学显微镜下，合体滋养层细胞界限不清，多核，核小而深染。常位于细胞基底部，核染色质多聚集在核的周边。近游离面的胞质呈嗜酸性，妊娠早期嗜酸性更为明显，近基底部和核周区的胞质为嗜碱性。胞质中有很多大小不等的空泡，致使胞质呈泡沫状。细胞的游离面上有发育良好的刷状缘，无细胞分裂相。合体滋养层是由细胞滋养层细胞分裂并相互融合而成。

电子显微镜观察可见（图 6－15），合体滋养层厚度约 4～10μm。细胞的游离面上有密集的微绒毛。微绒毛长 2～4μm，有分支，尖端膨大呈球形，有的呈棒状。在微绒毛之间可见细胞膜内陷形成小凹，并见许多吞饮小泡。胞质的电子密度大，含有丰富的粗面内质网、滑面内质网和游离核糖体，有的粗面内质网呈囊性扩张。内含电子密度低的颗粒。滑面内质网呈管状，有的呈泡状。游离核糖体散在或成簇分布，数量较多，高尔基复合体发育良好。线粒体多，遍布整个胞质中，呈圆形或杆状，较细胞滋养层细胞中的线粒体窄而小，且具有较多的板状嵴或管状嵴，具有产生类固醇激素细胞的特点。胞质中还见到电子密度高的脂滴以及包有双层界膜的溶酶体和分泌颗粒、多泡体、髓样小体、张力原纤维、嗜锇颗粒等。合体滋养层与细胞滋养层之间有较多的桥粒连接。合体滋养层细胞还常深入到细胞滋养层细胞之间，有时可抵达基膜。

中间滋养层细胞：在细胞滋养层与合体滋养层之间，可看到一种过渡型细胞，其特点介于两种细胞之间。近年来，通过光镜、电镜、组织化学，特别是免疫组织化学研究，证实了这种介于合体滋养层与细胞滋养层之间的第三种类型的细胞，并称之谓中间滋养层细胞

(intermediat trophoblast，IT)。它是正常胎盘的组成成分，目前多认为该型细胞是由细胞滋养层细胞演变而来，再由此演变成合体滋养层细胞，可以说这是细胞滋养层与合体滋养层间的过渡型细胞。有证据表明，中间滋养层细胞还大量弥散分布在植入部位的子宫蜕膜中，特别是在螺旋动脉周围多见，因而有人认为，这种细胞在子宫——胎盘血循环的建立中起一定作用。

在光镜下可见中间滋养层细胞比细胞滋养层细胞胞体大，呈圆形、多边形或梭形，多为单核，少数为双核或多核，核的大小、形态不甚一致，有的染色较深，异染色质较粗。胞浆丰富，嗜伊红或嗜双色，可见少数空泡。螺旋动脉周围的中间型细胞可浸润到扩张的动脉管壁，引起管壁结构不同程度的破坏。并有嗜伊红的无定型纤维蛋白样物质沉积。有的中间滋养层细胞完全进入管壁，甚至侵入管腔，使管腔明显扩张且不规则，在腔内多个中间滋养层细胞还可融合形成合体滋养层细胞。电镜可见，中间滋养层细胞间有桥粒，细胞表面有微绒毛，胞质内线粒体较多，中等数量的游离核糖体和粗面内质网，还有少量脂滴和空泡。总之，中间滋养层细胞的超微结构特点介于细胞滋养层与合体滋养层之间。

免疫细胞化学方法的应用进一步证明了中间滋养层细胞的存在及其与细胞滋养层细胞的差别。Kurman 等用免疫组织化学方法证明，妊娠早、中期的中间滋养层细胞的绒毛膜促性腺激素为阳性反应，妊娠末 3 个月为阴性；人胎盘催乳素的免疫细胞化学染色，在整个妊娠期间均为阳性，但在妊娠早期其反应程度明显高于合体滋养层细胞。中间滋养层细胞中人绒毛膜促性腺激素免疫组化染色弱于合体滋养层。细胞滋养层的人绒毛膜促性腺激素与人胎盘催乳素免疫组化染色从妊娠初到末始终都为阴性反应。在一般染色的标本上，蜕膜中的中间滋养层细胞还浸润到子宫肌层，位于肌纤维之间，多为长梭形，与平滑肌细胞很难区别。但可用人胎盘催乳素免疫细胞化学染色将其区别开来，因为蜕膜细胞和平滑肌细胞的人胎盘催乳素染色均为阴性。

2. 基膜

在滋养层深面与绒毛间质之间有一层明显的基膜。妊娠早期，基膜较薄，而且连续，厚度为 100～150nm 。从妊娠 34 周到足月，基膜逐渐增厚，为 100～300nm ，由透明层和致密层组成，前者厚 30～50nm 。后者厚度变化范围较大，可在 65～270nm 之间，此阶段有时基膜有断裂现象。另外，由于纤维蛋白的沉积，越接近足月的胎盘，基膜越厚。

3. 绒毛中轴的组织结构

绒毛的中轴组织又称绒毛间质。足月胎盘的绒毛间质由疏松结缔组织组成，其内有 Hofbauer 细胞、成纤维细胞、毛细血管以及散在的平滑肌纤维。

(1) Hofbauer 细胞：妊娠初期，绒毛间质为疏松的间充质组织，其中含有许多 Hof-batler 细胞。这些细胞呈圆形、椭圆形或肾形，胞体大，直径约 25μm 。核偏位，胞质常呈空泡状。组织化学研究显示，其空泡内含有粘多糖、糖蛋白和脂类物质。电镜观察显示，其质膜呈波浪状，细胞表面常有粗细不等的丝状伪足，胞质内有许多大小不等的小泡，内含电子密度不同的物质。胞质内有密集的线粒体，线粒体小而电子密度高，嵴狭长。另有一些膜包小泡，腔内含有无定形的物质。粗面内质网少，高尔基复合体不发达，有少量多聚核糖体。其超微结构的特点与巨噬细胞很相似（图 6-16）。该细胞具有吞噬功能，一般视其为胎盘中的巨噬细胞。妊娠后期，Hofbauer 细胞明显减少，且由于被间质中扩张的血管及纤维所挤压，致使难以辨认，到足月时已很难找到。如果在足月胎盘中仍有较多的 Hofbauer 细胞，说明绒毛尚不够成熟，或者有绒毛水肿发生。

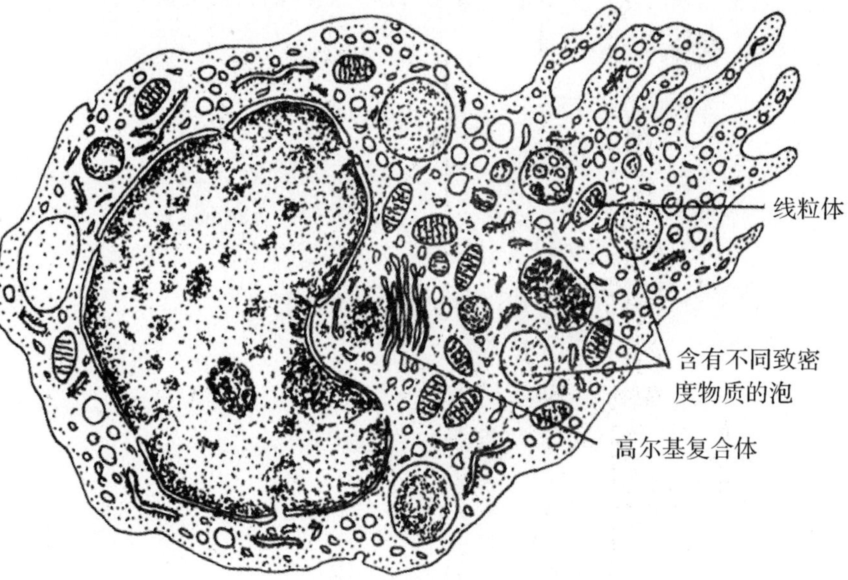

图 6－16　Hofbauer 细胞超微结构模式图

（2）成纤维细胞：也称纤维母细胞。妊娠早期，绒毛间质的间充质细胞呈星状，多突起。从妊娠中期开始，间充质细胞演变为成纤维细胞，间质中纤细的胶原纤维随之出现，使绒毛间质变得致密。妊娠晚期，成纤维细胞增多，并且有长的突起，把绒毛间质分割成一些小区域。电镜下可见，该细胞胞质内有圆形线粒体及扩张的粗面内质网，高尔基复合体发达，还有溶酶体、多聚核糖体、分泌小泡及邻近质膜的微丝束和微管。

（3）毛细血管：在妊娠初期，绒毛间质内无血管。第 3 周末。绒毛中轴的胚外中胚层细胞开始分化出小血管。此时的内皮细胞大而不成熟，管腔内可见原始有核红细胞。第 10 周以后，这种幼稚的红细胞不再出现。3 个月以后，绒毛毛细血管明显增多，并轻度扩张，内皮细胞已成熟，呈扁平形。足月胎盘的每个绒毛内含有 1～6 条毛细血管，多位于绒毛周边，并与滋养层细胞紧密相贴（图 6－15），呈典型的血窦样扩张，占据绒毛的大部分，间质被挤压成薄层。

在电镜下，间质中的毛细血管紧贴绒毛基膜。内皮细胞的细胞器较少，有丰富的张力原纤维和吞饮小泡。细胞的内外面上均有许多小凹，显示有活跃的转运功能。相邻内皮细胞间有粘着小带或缝隙连接，基膜处可见周细胞。

4．绒毛滋养层的特化结构

绒毛的合体滋养层有 3 种特化结构，即合胞体结、合胞体芽及基质滋养层细胞芽（图 6－17）。

（1）合胞体结（syncytial knot）

合胞体结（图 6－17）是合体滋养层的局部增厚区，呈结节状突出于绒毛表面，内含许多聚集的细胞核。电镜观察可见，核的电子密度明显增高，并呈退化固缩样。合胞体结多见于妊娠后期，特别是足月胎盘，因而有人认为，这种结构的出现是胎盘成熟或接近成熟的标志。由于合体滋养层细胞核的聚集，使得结周区域胞浆变薄，核很少、甚至无核，并且与扩张的毛细血管壁紧密相贴，从而更有利于母血与胎儿血间的物质交换。有时，一个合胞体结与相邻绒毛的另一合胞体结联结成桥。

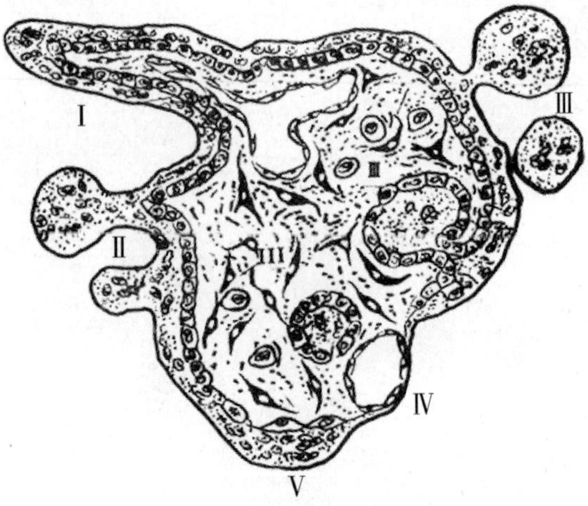

图 6-17　滋养层的特化结构

Ⅰ表示合胞体芽发育成新游离绒毛的过程

Ⅱ表示合胞体芽与合胞体断开成合胞体团块进入绒毛间隙的过程

Ⅲ表示基质滋养层细胞芽的形成过程

Ⅳ变薄的合体滋养层

Ⅴ合胞体结

（2）合胞体芽（syncytial sprout）

合胞体芽（图 6-17）是合体滋养层向表面突出而形成的芽状突起，内含多个细胞核。此种结构多见于妊娠早期，其发展结果有两种可能：一种是合胞体芽继续伸长，发育成游离绒毛；另一种是它们与合胞体相连处的蒂逐渐变细，最后断开，脱离滋养层而成为独立的球形或椭圆形的合胞体块，直径约 500μm，游离于绒毛间隙的母血中，并进入母体血循环。这种脱落的合胞体芽有时可达母体肺部的毛细血管，并在此滞留，但并无繁殖能力，最终溶解消失。有报道称，对孕期、分娩或产褥期死亡的妇女进行尸检时，常常在其肺毛细血管中发现滋养层细胞栓子。动物实验显示，进入肺的滋养层细胞栓子，体积较小者一般在 4～5 天内消失，体积较大者多为血管内皮覆盖并与管壁逐渐融合而消失。合胞体芽脱落后在绒毛表面造成的缺损，由纤维蛋白凝块予以填补。随胚胎胎龄的增加，这类纤维蛋白凝块也逐渐增多，并在足月前数周开始出现钙化现象。这种钙化现象在滋养层的基底膜、绒毛毛细血管内皮以及绒毛膜板等处也会出现。合胞体芽的出现和演变过程的生物学意义尚不清楚，有人认为：合胞体芽的断裂和被母体吸收，以及绒毛多处发生纤维蛋白样变性及钙化，可降低和消除母体对胎儿和胎盘的免疫排斥反应。

（3）基质滋养层细胞芽（stromal trophoblastic bud）

基质滋养层细胞芽（图 6-17）是包含合体滋养层与细胞滋养层在内的整个滋养层向绒毛间质内凹陷形成的芽状突起，然后突起根部与滋养层断裂，在间质内形成游离的细胞团，其外周为细胞滋养层，核芯为合体滋养层。这种结构存在的生物学意义尚不清楚。

（二）胎盘母体部的组织结构

胎盘母体部由子宫基蜕膜形成，其中大部分基蜕膜由于胚泡植入而被滋养层细胞侵蚀，残存部分位于丛密绒毛膜的深部，与细胞滋养层壳细胞相互混合形成底板（basal plate）。胎盘绒毛间隙及胎盘隔亦属胎盘母体部。胎盘母体部（基蜕膜）的组织构成比较复杂，主要含蜕膜细胞、子宫腺、螺旋动脉、颗粒细胞和血池。

1. 蜕膜细胞

蜕膜细胞是由子宫内膜的基质细胞转变而成。在光学显微镜下，胞体大，直径 20～30μm，细胞卵圆形或多边形，细胞轮廓清楚。胞核为圆形或卵圆形，核膜清晰，染色质颗粒细小而分布均匀，浅染，核仁明显。胞质染色浅，内含大量糖原颗粒和脂滴，并有大小不一的空泡。核及胞质的酸性磷酸酶反应均呈强阳性。妊娠早期，蜕膜细胞多，且周围有纤细的网状纤维包绕，有时可见类纤维蛋白。

电镜下可见，胞质内含有丰富的游离核糖体，粗面内质网丰富并有分支，高尔基复合体发达，微丝多。妊娠中期以后，蜕膜细胞逐渐趋于退化。蜕膜细胞除可以供给早期胚胎营养外，还可抵制滋养层细胞对子宫内膜的无限制的侵蚀。在 20 世纪 70 年代末、80 年代初有人报道，蜕膜细胞可分泌胎盘催乳素，提示蜕膜细胞有内分泌功能。近年来，对人和动物蜕膜的研究显示，蜕膜细胞含有丰富的 3－β 羟甾脱氢酶，此酶为甾体激素的标志酶。进一步证明了蜕膜细胞分泌甾体激素的功能。

2. 子宫腺

子宫腺为管状腺，腺腔大而不规则，常因滋养层的侵蚀而残缺不全。最近组织化学研究显示，腺细胞也含有丰富的 3－β 羟甾脱氢酶颗粒及脂滴。动物实验证明，大鼠妊娠早期，特别是妊娠第 6 天，子宫腺上皮的糖原含量增多，酸性磷酸酶、葡萄糖-6-磷酸酶、非特异性酯酶和琥珀酸脱氢酶的活性明显增强，但脂类则主要分布在表面上皮，腺上皮中含量极少。

3. 螺旋动脉

基蜕膜中的螺旋动脉多而迂曲，通过细胞滋养层壳开口于绒毛间隙，每个胎盘小叶中可有数个螺旋动脉的开口，多位于小叶中央区域。蜕膜中的小静脉则开口于胎盘小叶的边缘区域。

4. 颗粒细胞

颗粒细胞出现于胚泡植入初期，由内膜基质细胞演变而来，胞体小，胞质中含嗜焰红颗粒，核不规则。电镜下可见胞质中滑面内质网非常丰富。免疫组织化学研究显示，颗粒细胞可合成松弛素。妊娠初期，颗粒细胞聚集至胚泡植入部位并释放松弛素，溶解网状纤维，使组织变得很疏松，植入过程得以顺利进行。

5. 绒毛间隙（intervillous space）

绒毛间隙是绒毛膜与基蜕膜之间的不规则腔隙（图 6－18），其顶壁为绒毛膜板，底壁则为底板，表面铺衬着一层细胞滋养层壳。绒毛间隙中充满了来自螺旋动脉的母体血液，游离绒毛便浸浴在母血中。在顶壁绒毛膜板与底壁底板之间有固定绒毛支持和连接。

6. 胎盘隔（placental septum）

胎盘隔是基蜕膜突入绒毛间隙中的一些嵴状小隔，其表面为细胞滋养层细胞，轴芯为基蜕膜组织（图 6－18）。胎盘隔将绒毛间隙分隔成 15～30 个小区，每个小区即是一个胎盘小叶。胎盘隔的上缘并不抵达绒毛膜板，因而对绒毛间隙的分隔是不完全的，相邻胎盘小叶的母血可以在绒毛膜板的下方相互沟通。

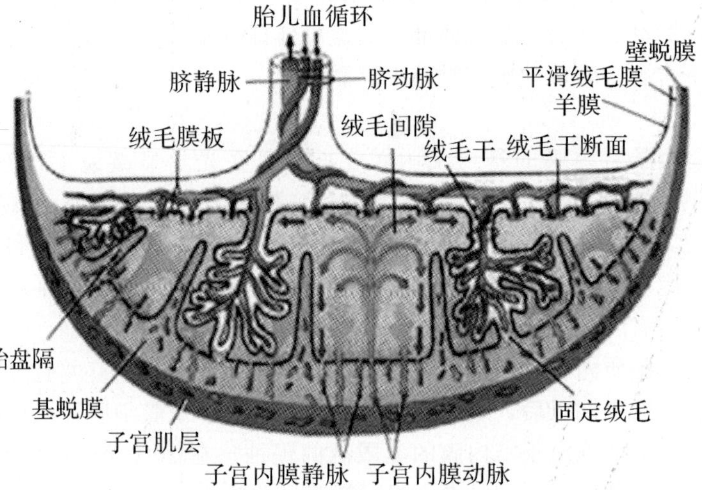

图 6－18　人足月胎盘剖面结构模式图（自 Moore）

五、胎盘的血液循环

胎盘中有两套血液循环系统，即胎盘胎儿血循环与胎盘母体血循环。两者的血液在各自的封闭管道内循环，互不相混，两者之间有胎盘屏障相隔，可进行物质交换。

（一）胎盘胎儿血循环

胎盘的胎儿血循环通过脐血管与胎儿体内血循环相连，因此该循环是胎儿脐循环的组成部分。胎儿绒毛膜的绒毛直接浸浴在绒毛间隙的母血中。脐动脉在胎盘根部呈放射状发出若干分支进入绒毛膜板，然后再分支成绒毛动脉分布在各级绒毛中，形成绒毛内的毛细血管，最后汇集成脐静脉。胎儿的静脉血由脐动脉运至绒毛的毛细血管，然后由脐静脉将动脉血运回至胎儿体内，参与胎儿体循环。

胎盘胎儿血循环系统的血容量在整个妊娠过程中不断变化。早期阶段，胎儿血大部分局限在胎盘内，至妊娠中期，胎盘绒毛的血容量与胚体内的血容量基本相等。足月胎儿体内的血容量是胎盘的 3 倍，约为 370ml，胎盘绒毛血容量约为 125ml，此时胎儿胎盘总血容量约为500ml。根据子宫动、静脉与脐静、动脉血液内含氧量差，可间接推算出每分钟约有500ml胎儿血液流经胎盘，亦即胎儿体内所含血流，每分钟都要经胎盘循环一次，其循环量恰与母体供应胎盘的血流量相等。

胎儿的动脉压是胎儿胎盘血循环的动力。由于绒毛毛细血管压力（4.67kPa）明显高于绒毛间隙压力（1.33kPa），这对胎盘的物质交换很有利。另外，脐血管对血液含氧量及二氧化碳张力均有一定反应，当血液内氧张力增高时，血管强力收缩，绒毛内毛细血管也明显变窄；当二氧化碳张力增加时，血管均扩张。这也有利于胎儿胎盘血循环及物质交换。

（二）胎盘母体血循环

胎盘母体血循环是母体妊娠子宫血液循环的组成部分。子宫动脉分出 80～100 条螺旋动脉分布在子宫内膜中，其末端通过底板开口，将含氧量高并含丰富营养物质的母血送至绒毛间隙，并在此与胎儿血进行物质交换（图 6－18）。母血中的氧和营养物质进入胎儿血，胎儿血中的二氧化碳和代谢废物进入母血。于是母体血液由动脉血变成静脉血，经小静脉回流至子宫静脉，最后进入母体心脏，参与母体血循环。

在胎盘母体血循环中，绒毛间隙内血液循环的推动力主要是母体的血压，与子宫肌肉的收缩与松弛状态也有关，收缩时血液流入绒毛间隙，松弛时从绒毛间隙流入子宫静脉。已知从螺旋动脉流入绒毛间隙时的血压为 9.33～10.7 kPa，绒毛间隙的压力在子宫收缩时为 4.0～6.67 kPa，松弛时为 1.33 kPa，而子宫静脉的血压则仅为 1.07 kPa。因此，在母体动脉血从螺旋动脉流入绒毛间隙时，如喷泉射向绒毛膜板，呈弧线状流贯绒毛间隙的顶腔。随着压力的下降，血流向两侧徐徐扩散，最后像淋浴样穿越绒毛，回流到底板，注入内膜小静脉，而不再认为血液主要回流入边缘窦。足月妊娠时，边缘血窦是间断性的间隙，仅接受绒毛间隙血流的一小部分。由于相邻的胎盘小叶内几乎同时注入血液，再加上不规则的胎盘隔的阻挡，血液从这一胎盘小叶扩散到另一胎盘小叶几乎不可能。由此可见，母体的绒毛间隙血液循环主要通过动静脉压力差推动。动静脉压力差的大小适中，一方面可以防止在绒毛间隙发生动静脉短路，另一方面在绒毛间隙中的血液可得到充分混合。加之绒毛间隙较宽阔，腔隙不整齐，又有绒毛繁茂分支的阻挡，使血流缓慢，给绒毛毛细血管之胎儿血液与绒毛间隙之母血间的物质交换造成极有利的条件。

在胎盘母体血循环过程中，单位时间注入绒毛间隙的母血量对胎儿的正常发育至关重要。在正常足月妊娠时，绒毛间隙中的含血量约为 150ml，血液流量约为 500～600ml/min，故其中的血液每分钟可更换 3～4 次。在妊娠中毒症及过期妊娠时，绒毛间隙的血液流量仅为正常时的 1/3，从而引起母儿之间物质交换障碍，影响胎儿的发育与生存。

（三）胎盘屏障

在胎盘中，胎儿血液与母体血液互不相混，它们之间的物质交换必须通过一层极薄的结构，这层结构称胎盘膜（placental membrane）。这层膜还可以阻止母血中的某些有害物质进入胎儿血液，因而又称胎盘屏障（placental barrier）。在胎盘发生早期，胎盘膜相对较厚（25μm），由 4 层组织构成：合体滋养层、细胞滋养层及其基膜、薄层结缔组织、毛细血管的内皮及其基膜（图 6-19）。从第 4 个月以后，由于绒毛的细胞滋养层逐渐退化及毛细血管周围的结缔组织逐渐消失，毛细血管内皮与合体滋养层逐渐贴近，胎盘膜逐渐变薄。到妊娠后期，母体血与胎儿血之间只隔合体滋养层、血管内皮及两者间的基膜，其厚度仅 2μm，故通透性很强。

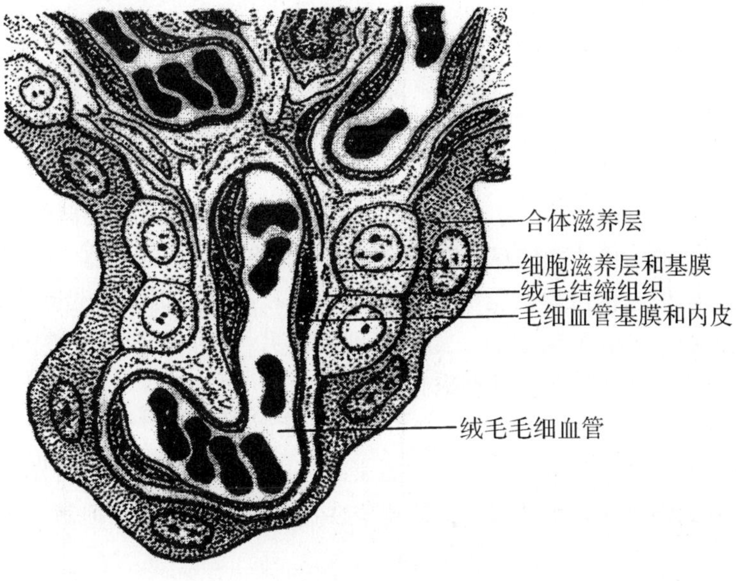

图 6-19　胎盘屏障结构示意图

六、胎盘的生理功能及研究进展

人胎盘的生理功能极其复杂，具有物质交换、物质代谢、分泌激素及屏障功能，对保证胎儿在子宫内的正常发育至关重要。近年来，随着对胎盘的深入研究，对其功能又有新的发现。

（一）物质交换：妊娠期间，胎儿生长发育所必需的氧和营养物质均需从母体获得，其代谢产物亦需通过母体及时排出体外。胎儿与母体之间的物质交换是通过胎盘进行的（图6-20）。

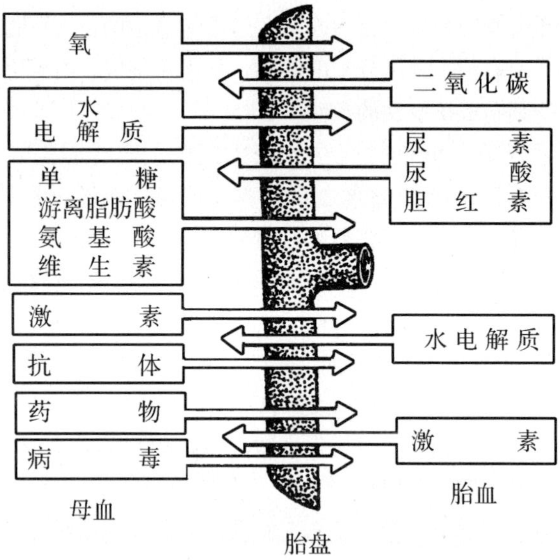

图6-20 胎儿与母体间通过胎盘进行物质交换示意图

1. 胎盘的物质交换方式　胎盘中胎儿血与母体血之间通过胎盘膜进行物质交换的方式有：

简单扩散（simple diffusion）是物质交换过程中最简单的一种方式，也是最重要的一种方式。低分子量物质借简单的扩散作用透过质膜，即自高浓度区向低浓度区扩散，该过程不消耗能量，也称被动扩散。

易化扩散（faciliated diffusion）与简单扩散相似，也是自高浓度向低浓度方向扩散，但需借助于细胞膜上的载体才能完成。在细胞膜中有许多专一性的载体——嵌合蛋白质，能与一定的物质结合，引起蛋白质的构型和位置的改变，细胞膜因此可借蛋白质的这种变构现象，将与之结合的溶质分子从膜的一侧转运到膜的另一侧，故易化扩散较简单扩散的速度快。易化扩散多不消耗能量，但具有饱和现象。

主动转运（active transport）系指物质由浓度低向浓度高的方向运输，需要存在于细胞膜上的某些特殊蛋白质即泵蛋白的帮助才能完成。这种转运方式具有特异性，能饱和，可因细胞新陈代谢受到干扰或分子结构相近的竞争性物质的存在而受到抑制。主动转运需要消耗能量。

大量转运（bulk transport）系某些溶于水的物质的转运，可以较简单扩散方式更快的速度透入胎盘膜。

入胞和出胞作用　也是胎盘内物质转运的一种重要方式。有些大分子物质如免疫球蛋白就是通过这种方式从母体血液转运到胎儿血液中去的。有些物质的转运还需要在细胞内经历复杂的分解和合成代谢。

通过胎盘膜的裂隙转运　是一种非生理性转运，例如胎儿红细胞进入母体血循环就是通过这种方式实现的。

2. 气体交换

氧和二氧化碳在胎盘中以简单扩散方式交换。虽然在妊娠足月时胎盘膜的厚度是成人肺内气-血屏障的3～5倍，但仍可保证足月胎儿的需氧量［4～6ml/（kg·min)］，因为胎儿红细胞内血红蛋白含量高于成人，故携氧量增高。同时，绒毛间隙内血氧的分压为12.0kPa，而绒毛毛细血管内血氧的分压为2.0～4.0kPa，氧压差极高，使母血迅速向胎血方向扩散。另外，由于胎盘膜对二氧化碳的扩散度是氧的20倍，故胎儿向母血排出二氧化碳较摄取氧容易得多。二氧化碳进入母血后引起的pH值降低可增加母血氧的释放量；氧的释出又提高了二氧化碳向母血扩散的压力差。

3. 水与电解质的交换

水的交换主要通过简单扩散方式完成。电解质的交换则与该电解质在母体血和胎儿血之间的浓度差有关。在胚胎发育过程中，胎儿与母体之间始终通过胎盘进行着水的交换，第36周时交换率最高，随后迅速下降。以胎盘单位重量计算，从第14周至36周，水的交换率约增加5倍。妊娠末期，每小时约有3.6升水通过胎盘进入胎体。钾、钠、镁、钙、磷通过胎盘的量也以妊娠36周最高。钾、钠和镁大部分以简单扩散方式通过胎盘膜，但当母体缺钾时，钾的交换方式为主动转运，以使胎儿体内保待钾的正常浓度。钙、磷与碘也是单方向地从母体血向胎儿血转运，大都为主动转运。这对胎儿的生长发育极为重要。铁盐主要来自母血中的血红蛋白，胎盘膜以主动运输方式向胎血转运铁离子，以保证胚胎正常发育所需要的铁，不受母体贫血的影响。

4. 营养物质的转运

碳水化合物、蛋白质、脂肪及维生素等是胎儿发育所必需的营养物质，这些营养物质必须在酶的作用下，分别分解为葡萄糖、氨基酸、甘油、脂肪酸，然后再通过主动转运方式由母体血液经胎盘膜转运至胎儿体内。

葡萄糖是胎儿进行代谢的主要能源物质。妊娠足月时，每分钟约有15～20 mg葡萄糖在胎盘处以易化扩散方式从母体进入胎体。虽然果糖的分子量与葡萄糖相同。但其通过胎盘膜的速率却比葡萄糖小得多。

氨基酸多以主动转运方式通过胎盘膜，要消耗一定的能量以克服逆向浓度梯度的阻力。因胎儿体内多数氨基酸的浓度比母体内的高。在转运过程中。不同氨基酸通过胎盘膜的速度差异很大，天然氨基酸要比其右旋异构体的转运速度快。由此可见，各种氨基酸都有各自的转运体系。多肽一般不能透过胎盘膜，例如母体的ACTH不能防止无脑儿的肾上腺萎缩和降低胎儿人绒毛膜促性腺激素与人绒毛膜生长催乳激素的浓度。多肽在胎儿血液中含量较少。多肽可能先在胎盘膜内水解，然后以氨基酸形式进入胎儿血循环。

蛋白质系通过胎盘膜的入胞和出胞作用转运至胎体内，此种转运的速率在妊娠早期较晚期低。各种蛋白质分子转运速率的差异并不能用其分子量的大小来解释。如免疫球蛋白，特别是Ig G和Ig A，其分子量是白蛋白的两倍多。但它们的转运速度比白蛋白快。这种选择性的转运可能由胎盘膜合体滋养层细胞膜表面的特殊受体所决定。免疫球蛋白可大量通过胎盘膜并一直持续到胎儿出生。

脂类一般不能直接通过胎盘膜。虽然母血中脂类浓度较胎血中高，但必须先在胎盘膜中分解，进入胎儿体内再重新合成。游离的脂肪酸以简单扩散方式通过胎盘膜，并参与胎儿的脂肪合成。胆固醇的转运速度很慢，磷脂在胎盘中水解后再通过胎盘膜，甾体激素要在酶的作用下，结构发生变化后才能通过胎盘膜。

维生素 A、D、E、K 等脂溶性维生素主要以简单扩散的方式通过胎盘膜。维生素 A 先以胡萝卜素（即前维生素 A）的形式进入胚体，再转化成维生素 A。水溶性维生素 B 和 C 在胎儿血液中的浓度比母血中高，故多以主动转运方式通过胎盘膜。维生素 C 在血液内以左旋抗坏血酸和脱氢抗坏血酸的形式存在，前者在胎儿血内的浓度高于母血内的浓度，后者在母、儿血内的浓度相等。脱氢抗坏血酸通过胎盘膜的速度较左旋抗坏血酸快，表明氧化的抗坏血酸先通过胎盘膜，然后在胎盘组织内或胎儿肝内变为左旋抗坏血酸。胎儿血中的核黄素（维生素 B_2）浓度比母体高 2 倍，而母体血内的黄素腺苷二核苷酸浓度高，此两种物质都不能通过胎盘膜，但胎盘膜可以结合母血中的黄素腺苷二核苷酸，并将其转化为核黄素，再释放到胎儿血液内。

5．激素的转运

主要是甾体类激素和多肽类激素。它们部分由母体产生，部分来自胎盘及胎儿，仅能通过极缓慢的简单扩散过程穿越胎盘膜，且只有少量进入胎体，不能达到生理作用浓度。有无主动转运过程尚待证实。大多数甾体类激素以硫酸盐形式存在于胎儿血液中，其浓度高于母血。这种结合型激素先经胎盘膜水解后再排入母体。如在早孕期间供给母体大剂量皮质激素、雄激素或人工合成的去甲睾酮类、孕激素，它们均可通过胎盘进入胎体，甚至引起胎儿畸形。实验证明，多肽类激素 ACTH、TSH 及其它垂体激素不能通过胎盘膜；甲状腺素及肾上腺皮质酮等在足月胎盘可缓慢少量地通过胎盘膜至胎儿。至于胰岛素能否通过胎盘膜尚有争论。

6．病原体的转运

多数细菌和其它致病微生物不能通过胎盘膜，但有些细菌和致病微生物，特别是病毒，仍可通过这道屏障而感染胎儿，如风疹病毒、腮腺炎病毒及梅毒螺旋体等。有些致病微生物可先使胎盘发生病变，而后穿越胎盘侵入胎儿体内，引起胎儿感染，如弓形体、梅毒螺旋体及疟原虫等。

7．抗体的转运

大分子量抗体一般以入胞作用有选择性地通过胎盘膜。妊娠第 22～30 周时，胎盘膜开始将母体 IgG 转运至胎儿。30 周至足月期间，透过胎盘膜的 IgG 量逐渐增加至与母体水平相等。母体的抗体可通过胎盘膜进入胎儿，使胎儿获得被动免疫；也可对通过胎盘进入胎儿的抗原发生反应而产生抗体，使胎儿获得主动免疫。因此，新生儿对若干疾病有短期的免疫能力。Rh 血型抗体引起胎儿溶血是抗体通过胎盘膜的例证。Rh 因子阳性的胎儿红细胞可通过胎盘膜上的微小裂口进入母血，如果母血是 Rh 因子阴性，胎儿红细胞的 Rh 抗原就刺激母体产生抗 Rh 抗体。当抗体通过胎盘膜进入胎儿血循环时，即可引起胎儿红细胞大量破坏，从而造成胎儿和新生儿溶血症。

8．药物的转运

药物通过胎盘膜的方式和速度取决于药物的理化性质。一般来说，分子量小于 600、脂溶性高、电离度小的药物多通过简单扩散穿越胎盘膜进入胎儿血，如硫喷妥钠等；而分子量超过1000的药物扩散较难，多以主动转运方式或入胞和出胞作用到达胎儿一方。那些难溶于脂肪且电离度强的药物，如琥珀酰胆碱、筒箭毒碱、缓血酚胺等，不能通过胎盘膜。在早孕阶段，由于胚体对各种药物处于敏感阶段和胎儿肝脏对药物解毒功能不足，致使药物积蓄胎体内，浓度可超过母体数倍，使胎儿畸形率增加。例如孕妇服用的反应停可通过胎盘膜侵入胎体，使胎儿发生短肢或无肢畸形。动物实验可见，反应停可进入胎体的脊神经节，使神经元胞浆空泡化，线粒体破裂、核溶解、轴突内的微丝和微管退化。脊神经节内神经元数量的减少，影响了胎体肢芽的发育。资料显示：孕妇服用某些药物和接触化学物质，如苯、香豆素及汞、镉、铅等，均可通过胎盘膜进入胎体，使胎儿发生先天性畸形。故在妊娠期间，特别是妊娠前期，孕妇用药要慎重，以免引起胎儿畸形。

9. 胎儿代谢产物的排泄

尿及含氮代谢产物在胚胎早期就开始从中肾和后肾中相继产生，但胚胎期这些代谢产物并不依赖肾排除，而是通过血循环在胎盘中透过胎盘膜排入母血。正常情况下，胎儿肾产生的尿排泄至羊水中，胎儿吞饮羊水，其中的一些代谢产物及胚体分泌物便可通过消化道进入胎儿血液循环，再通过胎盘膜进入母血由母体排出。胎儿代谢产生的尿素、肌酸、肌酸酐和硫酸盐等均以简单扩散方式通过胎盘膜，足月时胎盘母血中的这些产物浓度与胎儿血中的浓度相似。胎儿血浆中的胆红素能够迅速地通过胎盘膜进入母血循环。对这一过程的机制尚有争议。有人认为这是一种主动转运过程，但也有人认为这不过是一种简单的清除作用。将标记的胆红素注入胎儿体内，会很快出现于母体的胆汁中，说明母体肝脏可将胎儿来的胆红素从血液中清除出去，而母血中的结合型胆红素则不能通过胎盘膜。

（二）胎盘的新陈代谢功能

1. 酶与胎盘物质的代谢

成熟胎盘组织内酶极为丰富。在酶作用下，胎盘组织不仅有激素合成功能（见后），而且具有广泛的合成与分解代谢功能。胚胎发育所需的营养物质均来源于胎盘。早孕期胎盘含多量葡萄糖-6-磷酸酶，至妊娠晚期渐趋消失，故在早期妊娠阶段胎盘合成糖原及耗氧量较妊娠晚期要高得多，这与胎儿肝发育后具有该方面功能有关。胎盘能用醋酸或丙酮酸合成脂肪酸，用醋酸盐合成胆固醇，亦能以简单的基础物质合成核酸及蛋白质，并具有葡萄糖、戊糖磷酸盐、三羧酸循环及电子转移系统。所有这些功能对胎盘的物质交换及激素合成无疑都很重要。

组织化学研究表明，不同的物质存在于胎盘的不同部位。如糖原主要存在于细胞滋养层、间质及蜕膜。合体滋养层细胞内无糖原。脂类物质存在于合体滋养层及蜕膜细胞内，而在细胞滋养层内则无。铁质在两种滋养层细胞内均存在，但在蜕膜细胞内未查出。钙质主要存在于绒毛间质，磷酸酶及脂酶主要在成熟胎盘的合体滋养层细胞内。组胺酶产生于蜕膜，它在母体血浆中的浓度随妊娠月份而增高，并与胎盘的增长呈曲线平行，具有破坏组胺及保护胎儿免受有毒的组胺物质侵袭的作用。

2. 多种因素影响胎盘的新陈代谢

胎盘的新陈代谢可受外界影响。胎盘组织及分离的滋养层细胞体外培养研究表明，多种外源性激素，如可的松、地塞米松等糖皮质激素及细胞因子，如肿瘤坏死因子α（TNF-α）、转化生长因子（TGF）、白细胞介素1、2、6及干扰素α和γ等对胎盘代谢、免疫及内分泌功能均起调节作用。胎盘细胞功能也受胎盘本身合成的激素及细胞因子的调控。在雌激素作用下胎盘ATP含量可增加2.5倍，胎盘细胞新陈代谢能力加强，因而核酸、蛋白质及脂类的生物合成均有明显提高。糖尿病患者，由于胎盘雌激素合成减少，致使胎盘功能降低，影响物质的转运与交换。孕酮对胎盘的代谢及物质转运也有影响。同时，雌、孕激素都是胎盘酶系统的激活剂。在这方面，雌激素的作用是对胎盘细胞内生物反应所需能量进行调整和储备，孕酮则可促进能量的释放以供给胎盘滋养层细胞。细胞因子对胎盘代谢的影响更为复杂，它们既可以对产生的细胞起自分泌作用，也可以旁分泌的方式影响邻近细胞，并可通过血液循环产生全身性影响。另外，在胎盘代谢与内分泌活动中，细胞因子之间的协同作用也是不可忽视的。

除新陈代谢之外，胎盘的异化代谢活动也很旺盛，如雄激素可转化成雌激素，葡萄糖可转化成果糖等。

（三）胎盘的内分泌功能

胎盘亦是一个具有内分泌功能的器官。胎盘不但能合成释放多种类固醇激素、肽类激素和蛋白类激素，而且能合成前列腺素、多种神经递质和多种细胞因子。它们对妊娠的正常进行及胎儿的生长发育都起着不可替代的重要作用。

1. 胎盘蛋白质类激素

（1）人绒毛膜促性腺激素（human chorionic gonadotropin，hCG）

人绒毛膜促性腺激素首先由 Aschneing 和 Zondek 于 1927 年在孕妇的血浆和尿中发现，是胎盘中最早发现的一种糖蛋白激素，它由胎盘产生后通过血液循环作用于靶组织，最后从母体尿中排出。一些灵长类动物，如弥猴、狒狒、猩猩等的胎盘也能分泌类似 hCG 的物质，至于其它哺乳类动物的胎盘能否分泌这种促性腺激素，至今尚无定论。

hCG 的分子量约为 39000，糖基占全部分子量的 30%，包括 α 及 β 两个亚基，α 亚基含有 92 个氨基酸，占全部糖基的 2/7；β 亚基含有 145 个氨基酸，占全部糖基的 5/7。由于 hCG 与人黄体生成素在 β 亚基中有 97 个氨基酸完全相同，所以 hCG 与 LH 有相似的生物效应。

hCG 由绒毛的合体滋养层细胞及绒毛膜板的中间滋养层细胞产生，受精后 9～12 天在血浆及尿中就可测出，至妊娠 9～11 周 hCG 水平达到高峰，每天可产生 20～50mg，从孕妇尿中每天可排出 5mg 左右，妊娠 3 个月后 hCG 显著下降，近 20 周时降至最低点，直至分娩，一般于产后 4 天血中 hCG 消失。hCG 在血浆中的半衰期有二种：第一种半衰期是快速部分，为 141 分钟。第二种半衰期是缓慢部分，为 12 小时。如将 hCG 注入非妊娠妇女静脉，其半衰期为 6～10 小时。孕妇尿中 hCG 的浓度变化曲线与血中的变化曲线相平行。不同孕妇的 hCG 浓度及其变化曲线明显不同，多胎妊娠的妇女及葡萄胎和绒毛膜癌患者血中 hCG 的浓度均较正常妊娠妇女者高。

hCG 除具有维持黄体的功能外，还直接作用于下丘脑正中隆起而抑制排卵。同时 hCG 还有刺激胎儿的肾上腺产生可的松、脱氢表雄酮和刺激胎儿性腺发育的功能。体外培养研究发现，hCG 能抑制植物凝集素对淋巴细胞的刺激作用，从而推测 hCG 有抑制母体对胎儿及胎盘组织的免疫排斥作用。hCG 在临床及畜牧业中都有广泛用途，如诱发排卵，治疗某些不育症和妇科疾病，以及对家畜、家禽和多种经济鱼类的人工催情。

（2）人胎盘催乳素（human placental lactogen，hPL）

人胎盘催乳素又称人绒毛膜生长催乳激素（human chorionic somatomammotropin，hCS）。虽然早在 1930 年 Philip 就曾报道在妊娠期间有生乳物质由体内排出，但当时认为系来自垂体。Ehrhardt 于 1936 年也报道过该物质，但直至 1961 年才由 Ito 和 Higashi 自胎盘中分离出来。hPL 的化学结构和生理功能与人生长激素（hGH）很类似，也含有 191 个氨基酸，其中 162 个（85%）与 hGH 的相应位置相同，而且在生理功能方面也有重叠，两者均有促生长作用。hPL 是一种不含糖的单纯蛋白质激素，在 191 个氨基酸中，两个二硫键连接第 53 位与第 165 位和第 182 位与第 189 位的胱氨酸。这与人垂体的生长激素和催乳激素的分子结构基本相似，因此推测它们的基因来源于一个共同的祖先基因。Beck 与 Sciarra 等通过免疫荧光技术与胎盘组织离体培养证实，hPL 由胎盘的合体滋养层细胞合成释放。在妊娠 6 周时就可在母血中检测出来，并随妊娠的进展和胎儿重量的增加而升高，在妊娠 36～37 周时达到高峰并一直维持到分娩。在分泌高峰时，血中浓度可达 5～8μg/ml。多胎妊娠中 hPL 的水平更高，在 4 胎和 5 胎妊娠时可高达 40μg/ml。在整个发育期间，胎儿血中的 hPC 浓度都很低，羊水中浓度较高。妊娠晚期 hPL 在胎盘的产生率为 1g/d 左右，每天分泌达 300mg 之多，血浆中的浓度可高达 10mg/ml，其半衰期很短，仅 19～30 分钟。hPL 在血液中浓度之高，更新率之快，远远超过其它任何一种蛋白质激素，分娩后 24 小时之内便很快消失。

hPL 有多种生理功能，可促进胎儿生长，促进乳腺生长，促黄体功能，促进糖原、蛋白质的合成和红细胞生成，抑制母体对胎儿的排斥等。在临床上，目前主要用于对一些疾病的诊断，如滋养层细胞疾病和先兆流产等。胎盘催乳素除人类外，在猴、猫、狗、猪、马、牛、羊、兔和鼠等动物胎盘中也有存在。

（3）人绒毛膜促甲状腺激素（human chorionic thyrotropin，hCT）

1955 年 Akasu 等在人胎盘中发现一种类似促甲状腺激素的物质，后被 Hennen 等（1965 年）所证实，由 Li 于 1968 年将该类物质命名为人绒毛膜促甲状腺激素。hCT 为一种碱性糖蛋白，分子量为 28000，其化学结构尚不清楚。其活性与垂体 TSH 相近，但二者的凝胶电泳行为不同，也不与人 TSH 发生交叉反应。目前对 hCT 的生理功能仍不很清楚，推测胎盘正常分泌的 hCT 可能有刺激母体甲状腺活动和刺激早期胎儿甲状腺生长的作用。

（4）人绒毛膜促肾上腺皮质激素（human chorionic adrenocorticotrophic hormone，hCATH）

早在 20 世纪 50 年代，Opsahl，等（1951 年）和 Assali 等（1954 年）首先报道胎盘提取物有 ACTH 样的活性。但直到 1975 年才由 Genazzani 等证实人胎盘能合成 hCATH，与垂体 ACTH 抗体有交叉反应。利用胶滤层析和抗血清试验，发现人胎盘含有 ACTH 、β-促脂素、β 内啡肽和 α-促黑激素，这四种物质的比例，与垂体中叶和下丘脑中的比例相似，但不同于垂体前叶中的比例。hCATH 主要在合体滋养层细胞中合成。有文献报道，hCATH 是受绒毛滋养层细胞中的促肾上腺皮质激素释放因子（CRF）刺激而释放。目前有关 hCATH 的生理功能尚不清楚，推测它可能有助于母体和胎儿垂体对抗妊娠和分娩过程中的生理性应激反应。

（5）人绒毛膜卵泡刺激素（humon chorionic follicle stimulating hormone，hCFSH）

Tojo 等（1975 年）证实，妊娠早期有大量类似垂体卵泡刺激素（FSH）样物质，特称之为人绒毛膜卵泡刺激素。体外实验观察到胎盘组织块具有合成 hCFSH 的能力。hCFSH 的功能尚不清楚，它可能有调节胎盘雌激素合成的作用。

（6）人绒毛膜抑制素（human chorionic inhibin ，hCI）

hCI 是最近才从卵泡液中分离纯化出的二种糖蛋白激素之一，最初认为 hCI 仅产生于性腺，并选择性地作用于垂体，能抑制促性腺激素特别是 FSH 的分泌。现已证实，某些动物如兔和人的胎盘也可产生 hCI，由胎盘的细胞滋养层所分泌。Mclachlan 等（1986 年）认为，人胎盘中的抑制素在生物活性和免疫活性上与卵巢中的抑制素不同。目前已证实卵巢内抑制素能抑制 FSH 刺激的雌激素产生，这可能是抑制了 FSH 刺激的芳香化酶的活性。在体外实验中还发现，抑制素可调节精子和卵子的生成及 DNA 的合成。胎盘中 hCI 有调节 hCG 和 hCGRH 分泌的作用。最近有人报道（1993 年），人早期绒毛体外灌流实验证明，hCI 有明显抑制 hCG 分泌的作用。

2. 胎盘肽类激素

（1）人绒毛膜促性腺激素释放激素（human chorionic gonadotropin releasing hormone，hCGnRH）

最早于 1978 年由 Khodr 等发现 hCGnRH，它不仅存在于人的胎盘中，在鼠、兔等动物的胎盘中也有存在，主要存在于胎盘的细胞滋养层细胞中，但也有报道存在于早期胎盘合体滋养层细胞的外表面，特别是刷状缘上。体外培养实验表明，合体滋养层细胞既能释放 hCGnRH，也能合成该物质。其浓度随妊娠时间的进行而增高，妊娠早期绒毛中 hCGnRH 与 hCG 的浓度变化呈平行关系。hCGnRH 可刺激体外培养的胎盘绒毛释放 HCG 和孕酮，可能对胚泡着床及维持早期妊娠起重要作用。

（2）人绒毛膜促甲状腺释放激素（human chorionic thyrotropin releasing hormone，hC-TRH）

hCTRH 分别由 Gibbon 等（1975 年）和 Shambaugh 等（1979 年）在人胎盘的提取物中发现。进一步研究发现，该物质与下丘脑的 TRH 极为相似，但其生物活性和免疫活性仅为人工合成 TRH 的 30%左右。hCTRH 可能参与调节胎儿甲状腺的发育。

（3）人绒毛膜阿片样肽（human chorionic opiolike peptide，hCOP）

由 Nakai 等（1978 年）证实，不论在妊娠早期或分娩胎盘中都存在各种类型的阿片样肽，近年来已从人胎盘绒毛中分离出强啡肽（1 ～13）、甲硫脑啡肽、亮-脑啡肽和 β-内啡肽。免疫组化研究结果表明，β-内啡肽的阳性颗粒主要定位于合体滋养层细胞，其在妊娠早期的含量高于中期和晚期。不同类型阿片样肽功能各异，如人工合成的强啡肽有刺激胎盘绒毛释放 hCG 的作用，而 β-内啡肽则起抑制作用，推测 hCOP 的存在可能与调节胎盘内其它种类多肽激素的合成和分泌有关，还有人认为可能有减低分娩时疼痛的效应。

（4）人绒毛膜生长抑制素（human chorionic somatostatin，hCSRIF）

1973 年 de Ikonioff 等用免疫酶标技术揭示了人胎盘绒毛中存在 hCSRIF 的阳性反应物，并定位于胎盘绒毛的细胞滋养层细胞。另有文献报道，其含量随胚胎胎龄增长而变化。有关 hCSRIF 的功能至今了解甚少。有报道认为，此激素参与调控胎盘绒毛合体滋养层细胞中蛋白质的合成和分泌，还有人认为它对胚泡着床和胚胎发育有抑制作用。

（5）人绒毛膜神经降压素（human chorionic neurotensin，hCNT）

Zhang C. L 等（1988 年）研究指出，妊娠早期与足月胎盘中有免疫活性神经降压素，定位于绒毛细胞滋养层细胞中。如将 NT 抗血清注入大鼠子宫角，有明显的抗着床效应，提示 hCNT 可能也是着床与维持妊娠的调控因素之一。hCNT 的其它功能还有待进一步研究。

（6）胎盘生长素释放激素（placental growth releasing hormone，PGRH）

Baird 等于 1985 年从大鼠胎盘中分离纯化出一种免疫活性和生物活性与下丘脑 GRH 相似的物质，并推测 PGRH 具有调节人绒毛膜促生长催乳素分泌的作用。

人胎盘绒毛中除存在有上述肽类激素外，还有类促肾上腺皮质激素释放激素（CRH）、P物质（SP）、血管活性肠肽（VIP）、缩胆囊素（CCK）、催产素（OT）、促胃液素、肾素和松弛素等。它们的功能尚需进一步研究。

3. 类固醇激素

（1）人胎盘孕酮（human placental progesterone，hPP）

孕激素最早是从猪黄体中提取出来的（1929年），1934年才得到孕酮的结晶，孕酮分子内含有21个碳及2个氧原子。许多动物妊娠期间的孕酮主要来自卵巢的黄体，人类妊娠初期的孕酮也由黄体分泌，但6～9周后则主要来自胎盘，并随胎盘的增长而增加。因此，妊娠中、晚期切除卵巢不会影响妊娠的继续进行。血液中的大部分孕酮与蛋白质结合，只有少量呈游离状态。Mikhail等（1967年）发现，血中游离孕酮的水平在妊娠56天时为30mg/100ml，妊娠84天时增加为60mg/100ml以下，以后逐渐下降，至分娩时降至10mg/100ml。免疫组织化学研究显示，hPP由胎盘绒毛的合体滋养层细胞合成并释放。不需经胎儿-胎盘单位（feto-placental unit），合体滋养层细胞内的酶便可将母体胆固醇转化为孕酮。（所谓胎儿-胎盘单位是指胎儿与胎盘共同组成的一个功能单位，共同完成某种物质的生物合成，仅依靠胎盘自身或胎儿自身是不能完成的。这个概念是由Dicz-falusy于1962年首先提出的）。合体滋养层分泌的孕酮约有90%进入母体血循环，经肝降解为孕烷二醇，然后以葡萄糖醛酸孕二醇的形式从尿中排出。10%的孕酮进入胎儿血循环，分布在各种组织中，并在胎儿肾上腺进行代谢，产生硫酸皮质类固醇。不同组织中孕酮的半衰期不同，血液中的孕酮较短，约3～6分钟；在脂肪或体液中的孕酮因逸出较慢，其半衰期可长达95分钟。

hPP的生理作用主要是：① 直接作用于子宫平滑肌，抑制其自发收缩，降低子宫肌的电兴奋性，使肌张力降低，有利于血液中的激素及其它物质向胎盘扩散；②妊娠期间hPP协同雌激素及其它激素刺激乳腺生长，抑制腺细胞内乳蛋白的合成。分娩后，孕酮和雌激素急剧下降，在垂体、肾上腺和甲状腺等协同作用下，使乳腺开始泌乳；③hPP能对抗醛固酮对肾脏的作用，从而控制孕妇尿中钠的排出；④hPP可调节孕妇的血压，其机制尚不清楚。

（2）人胎盘雌激素（human placental estrogen，hPE）

Simmer等（1966年）在孕妇血清和尿中分离出27种雌激素，均为酚类固醇，具有一芳香化A环及18个碳原子。胎盘产生的雌激素主要是雌酮（estrone，E_1），17-β雌二醇（17-βestradiol，E_2）和雌三醇（estriol，E_3），由胎盘的合体滋养层细胞合成与释放。但由于滋养层细胞缺少合成雌激素所必需的酶，故需由胎儿肾上腺和肝提供。因此，hPE的合成需要胎儿-胎盘单位的协同作用。

由于hPE中的E_1、E_2和E_3之间的生物合成途径及发生的时间不太相同，故它们在妊娠不同时期出现和增加的程度也有很大差别。E_1和E_2的生物合成在妊娠初期主要发生于卵巢，妊娠中、后期则主要通过胎儿-胎盘单位。E_2在妊娠后的前6周还是由卵巢分泌，从第7周起主要由胎盘合成，以后E_2上升水平很快，至第10周时，已达到月经周期黄体分泌高峰浓度的7倍。E_1、E_2合成的前体物质是从母体和胎儿来的脱氢表雄酮硫酸盐，它进入胎盘后先被水解为脱氢表雄酮，然后通过雄性化步骤转变成雄烯二酮与睾酮，再经16α-羟化酶和芳香化作用而转化为E_1和E_2。

妊娠第9周前血浆中游离E_3的浓度极低，至妊娠第13周，也仅为E_2的7%。但足月时，E_3的合成旺盛，此时在孕妇排出的尿中E_3的含量可高达10～50 mg/24小时。合成E_3的前体主要是胎儿肾上腺产生的脱氢表雄酮硫酸盐，它首先在胎儿肝中羟化为16α-羟脱氢表雄酮，然后进入胎盘转变为16羟雄烯二酮后，再经芳香化作用生成 E_3。在分娩前，E_1、E_2 的量比妊娠早期增加一倍左右，而 E_3 则增加54倍之多。血中的 E_2 主要以游离形式存在，而 E_3 则90%左右是以结合形式存在，但它们的半衰期均为20分钟。

胎盘产生的雌激素多进入母体，刺激子宫内膜和子宫肌的进一步增生和肥大，促进其血液供应。妊娠期间雌激素水平不断增高，直至分娩。雌激素可在肝内与葡萄糖醛酸或硫酸盐结合，然后从母尿中排出。排出的雌激素中80%是雌三醇，15%为雌酮，5%是雌二醇。

(3) 人胎盘雄激素（human placental androgen，hPA）

在胎盘雌醇和雌二醇合成过程中，其中间产物雄烯二酮和睾酮也排入母体血循环。因此，妊娠晚期孕妇血浆中睾酮与雄烯二酮浓度都比正常妇女高。正常妇女睾酮水平仅为49ng/100ml，雄烯二酮为181ng/100ml，而孕妇则分别为114ng/100ml和249ng/100ml。体外实验表明，妊娠早期胎盘绒毛合成与释放的睾酮量较高，其含量随培养液的更换迅速下降，提示合成睾酮的原料必须依赖于母体和胎儿的供给。

4. 前列腺素（PG）

目前对人胎盘中前列腺素的研究甚少，已有的资料大都来自胎盘绒毛体外培养的研究。Harper等（1983年）发现，体外孵育的足月胎盘块中有PGF－2α及13，14双氢－15酮－PGF－2α的释放。Khodr等也进一步观察到，人胎盘体外培养下能释放PGE，PGF和13，14－双氢－15酮－PGF。Zhuang LZ等于1985年在6～8周人绒毛培养中发现有PGF释放，其含量随妊娠的延长明显增加。由于绒毛在体外培养时缺少合成PG的前体及有关酶，所以在体外培养下PG释放量急剧下降。关于胎盘中PG的作用，推测可能有刺激胎盘中血管的发育、作为hCG产生的一种信息，调节胎盘中蛋白质合成的作用，并对胚泡的着床和妊娠的维持有一定作用。

人类胎盘除能合成和释放上述多种激素外，尚能产生多种类型的生长因子及其它细胞因子，如表皮生长因子、神经生长因子、胰岛素样生长因子、转化生长因子β、肿瘤坏死因子α，以及白细胞介素1、2、6和白细胞介素8等。此外，还有资料表明，在胎盘绒毛组织中还存在多种神经递质，如去甲肾上腺素（NE）、肾上腺素（E）、5－羟色胺（5－HT）等。由此可见，人胎盘也是一个神经内分泌器官，通过自分泌和旁分泌作用相互调控，形成一个自我调控系统，以维持胎盘的正常功能。

七、胎盘发育异常与妊娠及胚胎发育相关性

（一）胎盘重量异常

如前所述，正常胎盘的重量为胎儿体重的1/6，约500～600g，胎盘重量超过800g以上谓之巨大胎盘，小于40g者称之为胎盘过小。胎盘重量与胎儿体重的正常比例发生改变，一般均伴有疾病。

1. 巨大胎盘（huge placenta）

常为胎儿感染之征象，典型的例子是先天性梅毒感染，胎盘可重达胎儿体重的1/4～1/3，甚至达1/2。其它还有先天性结核、弓形体病、Listeriosis（李斯特菌病）及巨细胞病毒感染。免疫性疾病也可能出现巨大胎盘，如当Rh或ABO血型不合引起新生儿溶血病时，胎盘重量可与胎儿体重相等，甚至超出胎儿体重，达到2000g以上。糖尿病孕妇的胎盘亦多为巨大胎盘。

2. 胎盘过小（excessioely small placenta）

多见于早产儿（32～ 37 周）或未成熟产儿（28～32 周），可根据妊娠月份、胎盘重量及胎盘特征来判断是否过小，如胎盘母体面的钙化、绒毛膜下纤维化、Nitabuch's 层（尼氏层：即绒毛与蜕膜接触部位）及胎盘退行性变化等。此外，重症糖尿病患者兼有进行性血管病变时或子痫患者，由于母体蜕膜螺旋小动脉痉挛，致使胎盘过小，此时胎盘功能可有缺陷。另外营养不良时也可能为小胎盘。

（二）胎盘形态异常

如前所述，正常胎盘呈圆形或卵圆形，也见有心形、肾形、马蹄形或带形。下列几种胎盘属形态异常，有的可引起严重后果。

1. 单胎多叶胎盘

单胎妊娠应仅有一个胎盘。但有时孕卵着床后，基蜕膜血管供应障碍，呈局灶状分布，在血管丰富之基蜕膜部位才有叶状绒毛膜发育，故胎盘呈多叶状。一般以双叶多见，两叶完全分开，其血管也不相连，直至邻近脐带处才合并，称为双叶胎盘（bilobate placenta）（图 6-21），两叶之间借胎膜及薄层蜕膜相连。若胎盘两叶未完全分开，两叶之血管亦相连，称为复胎盘（图 6-22）。若胎盘完全分离成 3 叶，称为三叶胎盘（trilobate placenta）（图 6-23）。胎盘偶有分成更多叶者，曾有过 7 叶胎盘的报道。此类胎盘在剥离、娩出时易造成胎盘部分滞留，引起产后出血及感染。

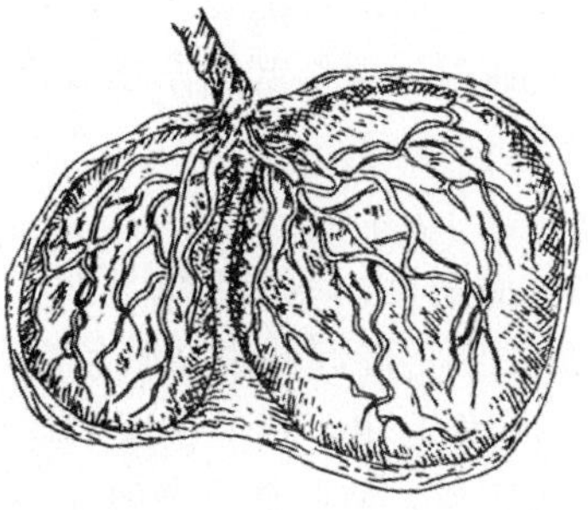

图 6-21　双叶胎盘

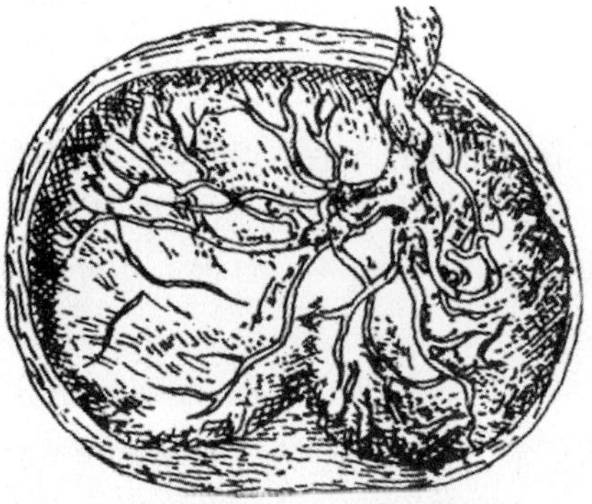

图 6-22　复胎盘

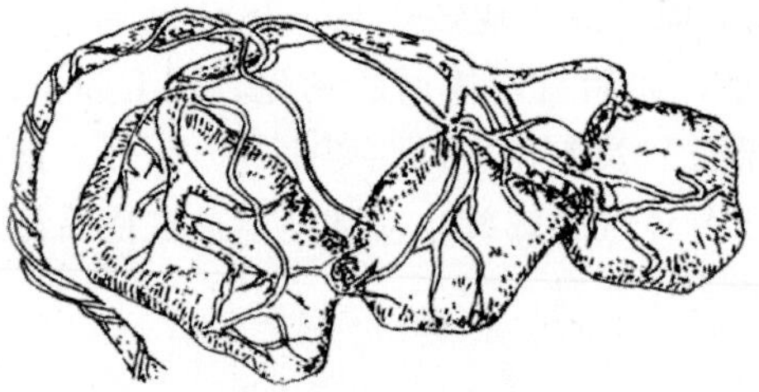

图 6－23　三叶胎盘

2. 筛状胎盘

筛状胎盘（fenestrated placenta）极为罕见，该胎盘中心或近中心处缺少绒毛小叶，但仍有绒毛膜板，其形成原因不明。

3. 副叶胎盘

副叶胎盘（placenta succenturiata）是在胎盘主体附近有一个或多个大小不等的副叶。副叶以狭窄部分与胎盘主体相连或完全与胎盘主体分离，而只以膜与之相连。一般脐带附着于胎盘主体，自胎儿面有一对血管供应副叶。副叶一般很小，如果相当大则像双叶胎盘，发生率为0.7％～6.6％。推测其形成原因可能是子宫内膜局部异常或发育不好或平滑绒毛膜部分绒毛未萎缩而形成副叶。分娩时偶有副叶滞留于宫内，引起子宫恢复不全或晚期产后出血。有时副叶部分前置或膜上血管破裂，可引起胎儿血液流出。副叶胎盘若无血管与主胎盘相连，则称为假胎盘。

4. 轮状胎盘

胎盘中央稍凹陷，周边围绕一层白色、不透明的厚膜，这种胎盘称轮状胎盘（placenta circumvallata）（图6－24）。若此白膜不隆起并紧靠胎盘边缘，则称有缘胎盘（placenta circummarginata）。这种异常情况的产生是由于绒毛膜板比基蜕膜小，胎膜不能正常移行到胎盘的边缘，而与胎盘边缘有一定的距离，使胎盘边缘四周的绒毛组织在绒毛膜板界限以外的基膜内。轮状胎盘和有缘胎盘可以是完全性的，也可是部分性的，也可以在一个胎盘上部分为有缘，部分为轮状，一般认为，轮状胎盘多见于经产妇。完全性轮状胎盘可出现妊娠期溢液现象（26.8％），即由于该类胎盘边缘易发生早期破膜，而引起少量羊水从阴道流出，时流时止。另外，还会发生流产、早产（19％～63％）、产前出血、围产期胎儿死亡、滞产胎儿以及产后胎膜滞留等。

5. 膜状胎盘

由于包蜕膜血运丰富，平滑绒毛膜的纤毛不退化，形成面积大而薄的胎盘，故称膜状胎盘（placenta membranacea）。猪、驴和象的正常胎盘就是膜状胎盘，但在人类极为少见。临床上膜状胎盘常引起反复性阴道出血、流产、早产、前置胎盘、滞产胎儿、围产期胎儿死亡、产后出血以及胎盘粘连等。

6. 环状胎盘（ring－shaped placenta）

在食肉类和奇蹄类动物属正常，在人类则为一种非常罕见的胎盘发育异常。环状胎盘为一空心圆柱体或一完整的环形。但常见的是“小环”的一部分胎盘组织萎缩，使胎盘呈马蹄形。形成原因主要是子宫内膜发育不良，孕卵着床过深或过浅，为原始胎盘的返祖现象。

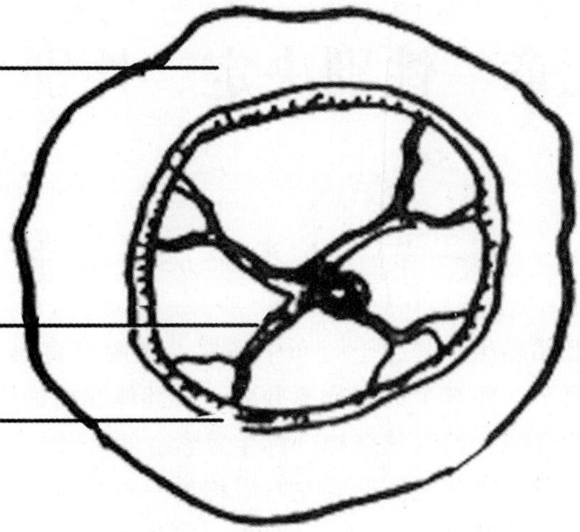

图 6－24　轮状胎盘模式图

参考资料

1、李美芝．妇科内分泌学．北京：人民军医出版社，2001
2、刘斌．人体胚胎学．北京：人民卫生出版社，1996

编者：李英

第七章　性别决定、性别分化与人类的变性

第一节　人类胚胎发育中生殖系统的发生

人类胚胎生殖腺起源于间介中胚层。胚胎发育第4周，颈部间介中胚层的组织呈分节状，称生肾节，而其余的部分不分节，随胚体侧褶的形成，向腹侧移动，并与体节分离，形成左、右两条纵行的索状结构，称生肾索。第4周末，生肾索体积不断增大，从胚体后壁突向体腔，在背主动脉两侧形成左右对称的一对纵行隆起，称尿生殖嵴，它是发生肾、生殖腺及生殖管道的原基（图7-1）。不久，尿生殖嵴中部出现一条纵沟，将其分为内、外两部分，外侧部为中肾嵴；内侧部为生殖腺嵴（图7-2）。

在胚胎早期（6周前），男性和女性的生殖系统是相似的，称为生殖器官未分化期。第7周，男女性生殖系统开始分化。胚胎的外生殖器则要到第9周才开始分化，12周才能辨认出性别特征。因此，生殖系统（包括生殖腺、生殖管道及外生殖器）在发生中可分为性未分化期和性分化期两个阶段。

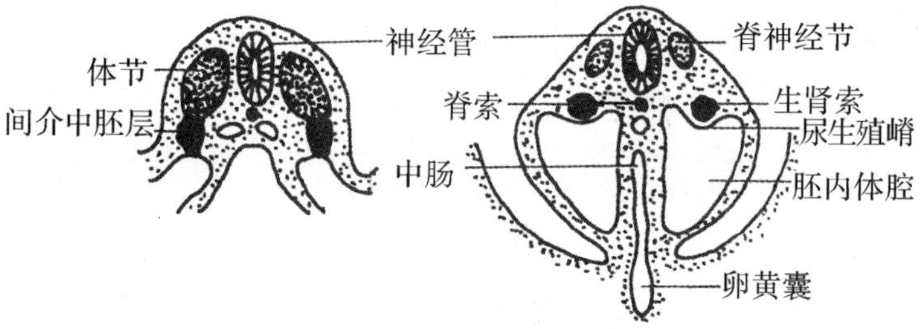

图7-1　生肾索与尿生殖嵴的形成（第4周人胚横切）

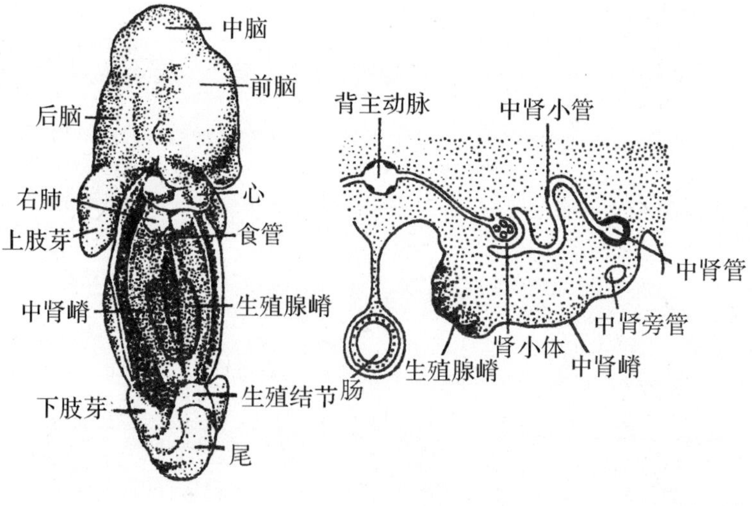

图7-2　中肾嵴和生殖腺嵴发生

一、睾丸和卵巢的发生

生殖腺来自生殖腺嵴的表面上皮、生殖腺嵴的间充质及原始生殖细胞三个不同的部分。

（一）性未分化期性腺的发生

人胚第5周时，生殖腺嵴的表面上皮向其下方的间充质生出许多不规则的细胞索，称初级性索。胚胎第4周时，位于卵黄囊后壁近尿囊处有许多源于内胚层的大圆形细胞，称原始生殖细胞。它们于第6周经背侧肠系膜以变形运动的方式陆续向生殖腺嵴迁移，约在1周内迁移完成，原始生殖细胞进入初级性索内（参见第三章图3-2）。

（二）睾丸的发生

在胚胎细胞的性染色体为XY时，Y染色体短臂上有睾丸决定因子，此因子使未分化性腺向睾丸发育。人胚第7周，在睾丸决定因子作用下，初级性索增殖，并与表面上皮分离，向生殖腺嵴深部生长，分化为细长弯曲的袢状生精小管，其末端相互连接形成睾丸网。第8周时，表面上皮下方的间充质形成一层白膜，分散在生精小管之间的间充质细胞分化为睾丸间质细胞，并分泌雄激素。胚胎时期的生精小管为实心细胞索，内含两类细胞，即由初级性索分化来的支持细胞和原始生殖细胞分化的精原细胞。生精小管的这种结构状态持续至青春期前（图7-3）。

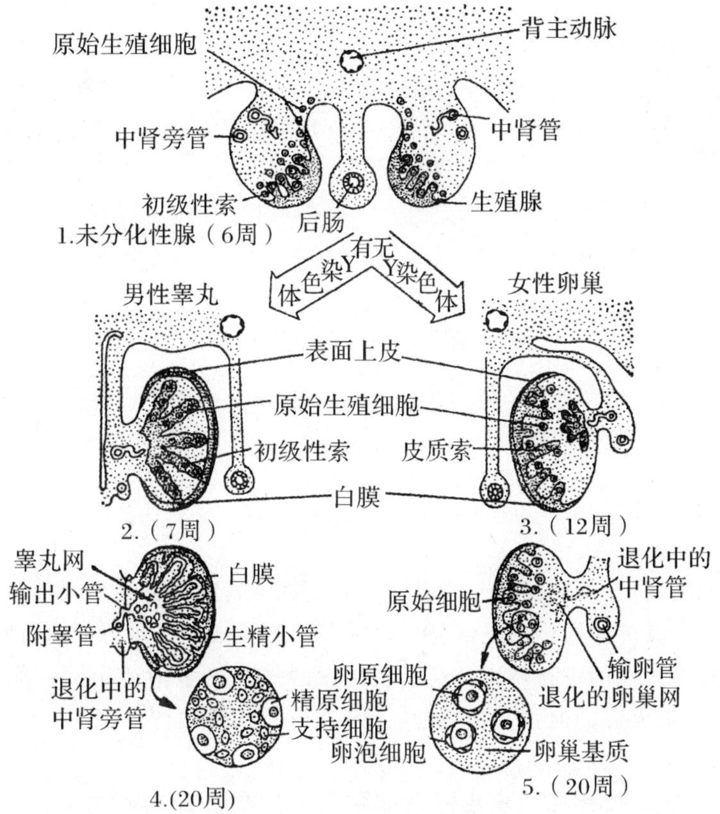

图7-3　睾丸与卵巢的分化

（三）卵巢的发生

若胚胎细胞的性染色体为XX时，则未分化性腺向卵巢方向自然分化。卵巢的形成比睾丸晚。人胚第10周后，初级性索向深部生长，在该处形成不完善的卵巢网。随后，初级性索与卵巢网都退化，被血管和基质替代，成为卵巢髓质。此后，生殖腺表面上皮又形成新的细胞索，称次级性索或皮质索，它们较短，分散于皮质内。约在人胚第16周时，皮质索断裂成许多孤立的细胞团，即为原始卵泡。原始卵泡的中央是一个由原始生殖细胞分化来的卵原细胞，周围是一层由皮质索细胞分化来的小而扁平的卵泡细胞。卵泡之间的间充质分化形成卵巢基质（图7-3）。胚胎时期的卵原细胞可分裂增生，并分化为初级卵母细胞。足月胎儿的卵巢内约有100~400万个原始卵泡，尽管在母体促性腺激素的刺激下，有部分卵泡可生长发育，但它们很快退化，出生后大多数的原始卵泡一直持续至青春期前。

（四）睾丸和卵巢的下降

生殖腺最初位于后腹壁的上方，在其尾侧有一条由中胚层形成的索状结构，称引带，它的末端与阴唇阴囊隆起相连，随着胚体长大，引带相对缩短，导致生殖腺的下降。第3个月时，生殖腺已位于盆腔，卵巢即停留在骨盆缘稍下方，睾丸则继续下降，第6个月时到达腹股沟管上口。第7个月开始，当睾丸下降通过腹股沟管时，腹膜形成鞘突包于睾丸的周围，并随同睾丸进入阴囊，鞘突形成鞘膜腔。第8个月时睾丸降入阴囊后，鞘膜腔与腹膜腔之间的通道逐渐封闭（图7-4）。

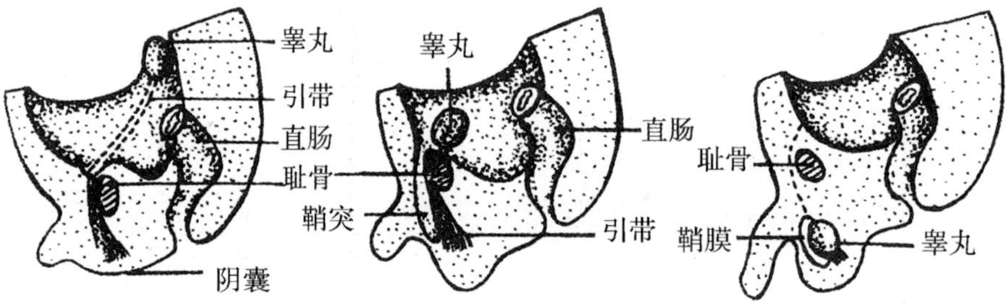

图7-4　睾丸下降

二、生殖管道的发生和演变

（一）性未分化期

人胚第6周时，男女两性胚胎都具有两套生殖管道，即中肾管（又称Wolffian duct）和中肾旁管（又称Müller管）。

人胚第4周初，位于颈部第7～14对体节外侧的生肾节处先后形成数条横行的上皮细胞索（称前肾小管），其外侧端均向尾部延伸，并互相连接成一条纵行的前肾管。继前肾之后，位于第14～28体节外侧的中肾嵴内，从头至尾相继发生许多横行小管，称中肾小管，中肾小管外侧端与向尾侧延伸的前肾管相吻合，于是前肾管改称为中肾管。中肾管尾侧端通入泄殖腔，泄殖腔为后肠末端的膨大部分，由泄殖腔膜与外界封隔。

中肾旁管由中肾嵴的体腔上皮内陷卷褶而成，上段位于中肾管的腹外侧，两者相互平行；中段弯向内侧，越过中肾管的腹面，到达中肾管的内侧；下段的左、右中肾旁管在中线合并。中肾旁管上端呈漏斗形开口于腹腔，下端是盲端，突入尿生殖窦的背侧壁，在窦腔内形成一隆起，称窦结节。中肾管开口于窦结节的两侧（图7-5）。

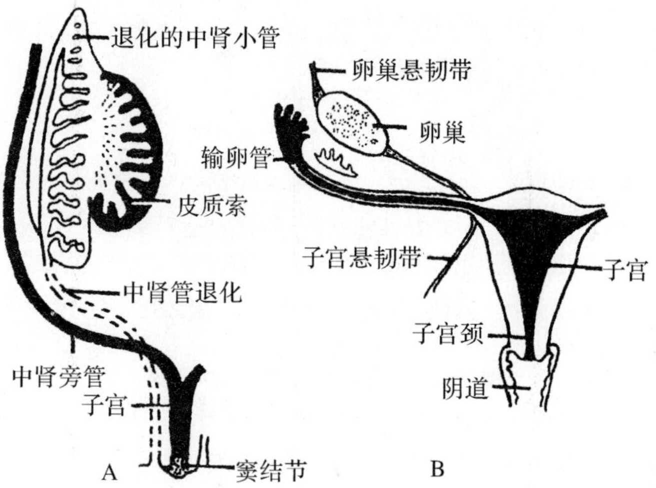

图 7-5　女性生殖管道的演变

A. 第 **3** 个月；B. 卵巢下降后

（二）女性生殖管道的分化

若生殖腺分化为卵巢，因缺乏睾丸间质细胞分泌雄激素的作用，中肾管逐渐退化；同时，因缺乏睾丸支持细胞分泌的抗中肾旁管激素的抑制作用，中肾旁管则充分发育。中肾旁管上段和中段分化形成输卵管；两侧的下段在中央愈合形成子宫及阴道穹窿部。阴道的其余部分则由尿生殖窦后壁的窦结节（内胚层）增生而成的阴道板形成。阴道板起初为实心结构，在胚胎第 5 个月时，演变成管道，内端与子宫相通，外端与尿生殖窦腔之间有处女膜相隔（图 7-5、图 7-6）。

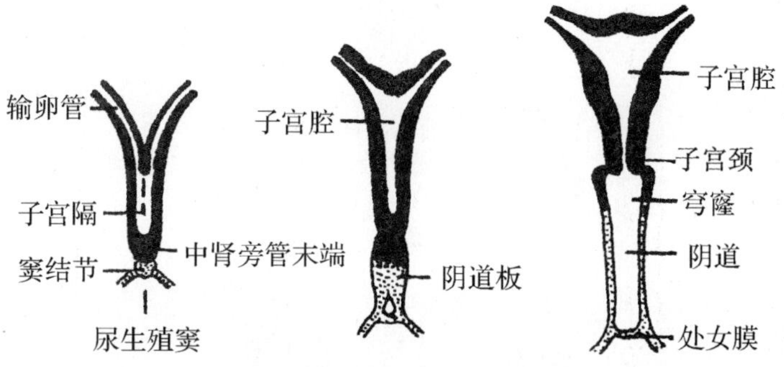

图 7-6　子宫和阴道的形成

（三）男性生殖管道的分化

若生殖腺分化为睾丸，间质细胞分泌的雄激素促进中肾管发育，同时支持细胞产生的抗中肾旁管激素抑制中肾旁管的发育，使其逐渐退化。雄激素促使与睾丸相邻的十几条中肾小管发育为附睾的输出小管，中肾管头端增长弯曲成附睾管，中段变直形成输精管，尾端成为射精管和精囊腺（图 7-7）。

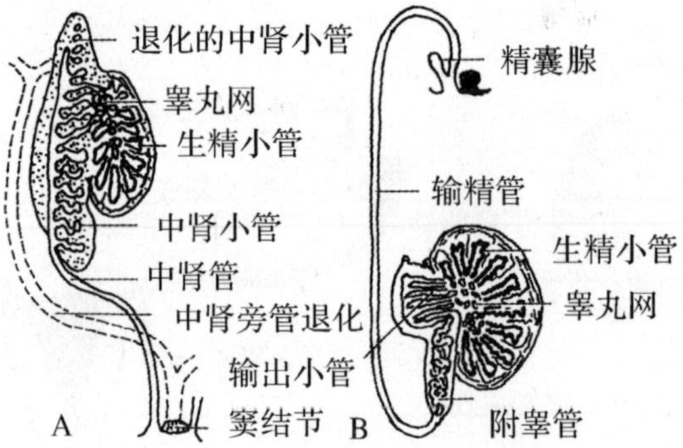

图 7－7　男性生殖管道的演变

A. 第 **3** 个月；B. 睾丸下降后

三、外生殖器的发生

（一）性未分化期

人胚第 9 周前，外生殖器不能分辨性别。第 5 周初，泄殖腔膜的颅侧形成一隆起，称生殖结节。生殖结节尾侧正中线上有一浅沟，称尿道沟。泄殖腔膜的两侧各有两条隆起，内侧的较小，为尿生殖褶，外侧的较大，为阴唇阴囊隆起。第 6～7 周时，泄殖腔被尿直肠隔分为尿生殖窦与直肠时，泄殖腔膜也随之被分为尿生殖窦膜和肛膜。第 9 周时，尿生殖窦膜破裂。

（二）男性外生殖器分化

在雄激素的作用下，促使外生殖器向男性发育。生殖结节伸长形成阴茎，两侧的尿生殖褶沿阴茎的腹侧面，从后向前合并成管，形成尿道海绵体部。左右阴唇阴囊隆起移向尾侧，并相互靠拢，在中线处愈合成阴囊（图 7－8）。

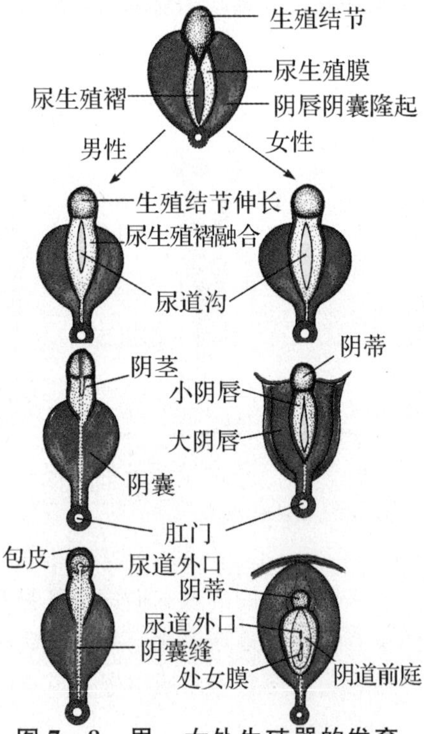

图 7－8　男、女外生殖器的发育

（三）女性外生殖器分化

因无雄激素的作用，外生殖器自然向女性分化。生殖结节略增大，形成阴蒂。两侧的尿生殖褶不合并，形成小阴唇。左右阴唇阴囊隆起在阴蒂前方愈合，形成阴阜，后方愈合形成阴唇后连合，未愈合的左右大部分为大阴唇。尿道沟扩展，并与尿生殖窦下段共同形成阴道前庭（图 7－8）。

第二节　人胚性别决定与分化的研究进展

人类性别发育是一极其复杂的过程，包括性别决定和性别分化两个步骤。性别决定控制双潜能的胚胎生殖腺嵴发育成睾丸或卵巢；接着性别分化即导致内外生殖器的形成。一旦从母亲卵巢里排出的卵子和从父亲睾丸里排出的精子结合形成受精卵，就可通过受精卵的染色体确定未来婴儿是男孩还是女孩。受精卵细胞核有 46 条染色体，其中 23 条来自卵子，23 条来自精子。卵子带来的 23 条染色体中只有一条性染色体——X，精子带来的 23 条染色体中也只有一条性染色体——X 或 Y，性染色体 Y 比 X 小得多。两条 X 染色体相遇，受精卵就发育为女孩。染色体 X 和 Y 相遇，受精卵就发育为男孩。人类性别包括染色体性别、性腺性别和表型性别，染色体性别调控未分化性腺发育成睾丸或卵巢，性腺性别在多基因参与和激素作用下调控表型性别的形成。

一、性别决定

首先性染色体组成决定未分化生殖腺的发育方向，其中 Y 染色体具有强烈的男性化作用，是性别决定中的关键。不论核型中 X 染色体数目为多少，有 Y 染色体时，性别分化则趋向男性，体内出现睾丸，外貌似男性；没有 Y 时，则性别分化趋向女性，体内出现卵巢，外貌似女性。Y 染色体上具有上位性的雄性决定因子，此因子在诱导未分化的性腺发育成睾丸方面是必不可少的。只有在不具备睾丸诱导功能情况下，未分化的性腺才会朝着卵巢方向发育。

性别决定机制很早就引起人们的注意，20 世纪初认为人胚胎性别由环境因素决定（例如母亲的营养等）。对孟德尔规律的再发现才使人们明确多数脊椎、无脊椎动物的性别由个体染色体的组成决定，即动物的性别由染色体上的基因决定。

（一）性别决定的早期研究

1923 年 Painter 在人的细胞中发现了 X 和 Y 染色体，按照果蝇的模式提出了哺乳动物性别由 X 染色体数目决定的假说。1959 年由于对一些异常染色体类型（47，XXY 和 45，XO）的研究，揭示了 Y 染色体在性别决定中的关键作用。

哺乳动物中 Y 染色体的存在直接决定未分化性腺向睾丸分化，睾丸产生性腺激素，引导生殖管道和外生殖器的分化，从而形成个体间的性别差异。所以在 Y 染色体上一定有与性别相关的基因，在人类被称为睾丸决定因子（TDF）。以后人们怀着浓厚的兴趣开始寻找睾丸决定因子。1975 年 Watchtel 等提出 H－Y 抗原即为 TDF：H－Y 抗原是一种存在于除红细胞之外的几乎所有细胞表面的结构蛋白质，但其受体仅在睾丸内被发现。有人将雄性动物皮肤移植给雌性动物时出现排异现象，但在雄性之间互相移植却无排异。这是因为雄性细胞表面有一组织相容抗原，并与 Y 染色体共存，故命名为 H－Y 抗原。据他们的理论，H－Y 抗原以类似激素的作用方式，通过与其睾丸特异受体结合，直接作用于胚胎生殖腺嵴，使其分化为睾丸，同时卵巢的分化受到抑制。然而人们发现缺乏 H－Y 抗原的小鼠，其睾丸仍可发育，否定了 H－Y 抗原是 TDF。

（二）ZFY 时期

1987 年，Veronaud 和 Page 等对性反转病人染色体的缺失进行分析，建立了 Y 染色体的缺失定位图，经大量研究，将 TDF 定位于 lA 区，该区长约 140kb。他们认为此区有一片段就是 TDF，并推断出这段序列编码的蛋白质含有一个以锌离子为中心的两个半胱氨酸和两个组氨酸组成的四面体结构，称之为锌指蛋白，锌指蛋白是一种 DNA 结合蛋白，可在转录过程中起调节作用。他们将编码锌指蛋白的片断命名为 ZFY，认为 ZFY 可能就是 TDF，但后来的实验否定了这一结果。人们发现三个核型为 46，XX 的男性和一个核型为 46，XX 的间性人（外生殖器分不出男性或女性）都没有 ZFY 序列，但仍有 1Al 区段，即都具有紧靠拟常染色体区 60kb 这一区域，故否定了 ZFY 是 TDF 基因。

（三）SRY 阶段

1. SRY 基因的发现

1990 年，Sinclair 等用三个新探针对前面研究的核型为 46，XX 的男性且不含 ZFY 但有 1Al 区段的病例做进一步分析发现，TDF 就位于靠近拟常染色体边界的一段约 35kb 区域内，有一基因片断 Yp53.3（2.1kb）的有关结构在男性性别决定中起关键作用。PY53.3 片断位于 Y 染色体短臂与拟常染色质相邻的 Yp11.3 的位置，故将这段基因命名为 Y 染色体性别决定区（SRY）。koopman 等将含 Sry（小鼠的 SRY）位点的一条 12kb 的 DNA 片段导入小鼠雌性胚胎中，得到了表型为雄性的转基因小鼠，更进一步证明了 Sry 的性决定功能。

2. SRY 基因的结构与功能

研究表明 SRY 基因无内含子，转录单位全长 1.1kb。其编码蛋白为一种 DNA 结合蛋白，其中部含有一个约编码 80 个氨基酸的区域，称为高功能组盒（HMG box）。高功能组盒是 SRY 基因的核心区域。这一序列高度保守，属于高速永动族类非组蛋白，高功能组盒可特异性识别并结合核心序列为 AACAAAG 的 DNA 序列，启动或抑制靶基因的转录，通过一系列信号转导作用导致胚胎早期睾丸的发育。SRY 基因的高功能组盒在哺乳动物间具有高度的同源性，小鼠 SRY 高功能组盒功能区和人类的同源性达 70%，但在此区以外无明显同源性。

SRY 蛋白是一种转录因子，在胞质内合成后被转运入胞核，从而结合 DNA 以启动或抑制基因转录，SRY 的高功能组盒有两个独立的核定位信号区，分别位于高功能组盒的两端，该区突变可使 SRY 不能发挥作用，也可导致 XY 女性性别逆转。

3. SRY 基因的表达

目前认为，SRY 在睾丸支持细胞的前体细胞中表达，作为一个分子开关，其作用在于影响支持细胞的分化，支持细胞分化后产生的某些生物活性物质影响睾丸其他细胞的分化与成熟。SRY 的表达水平在性别决定中有重要意义。在人类，带有相同的 Y 染色体片段的 XX 个体可以表现不同程度的男性化，可能是由 SRY 表达水平的不同引起的。

（四）多基因调控理论

除 SRY 基因外，还有其他常染色体和 X 染色体的基因参与睾丸生成的调控。若这些基因中有某种基因发生改变可导致性的反转。

1. SOX9 基因

（1）SOX9 基因的结构与功能

SOX 基因家族因含有与 SRY 基因同源的高功能组盒（HMG box）而得名。SOX9 是一个常染色体基因，定位于 17q24.3～25.1，是典型的转录因子，由 DNA 结合结构域和转录激活结构域组成。SOX9 基因的整个编码区都高度保守，尤其是高功能组盒及 C2 末端的转录激活结构域。与 SRY 相同，SOX9 的高功能组盒也具有两个独立的核定位信号区，与该区作用的因子可以改变 SOX9 蛋白在细胞内的定位。它与 SRY 共同参与性别决定过程。人类 SOX9 失活时，可表现骨畸形综合征，其中大部分患者（75%）伴 XY 女性性别逆转综合征；而 SOX9 基因异常引起的 XY 女性性别逆转患者均伴有骨畸形病变，表明该基因在性别决定中也具有重要作用。

（2）SOX9 基因的表达

SOX9 可在胚胎早期的原始生殖腺嵴细胞中表达。在两种性别的小鼠原始生殖腺嵴中，最初都有 SOX9 的表达，随后雌性小鼠生殖腺嵴中表达明显下调，而雄性小鼠表达明显上调，这与 SRY 表达的时期吻合，表明在性别决定过程中，SOX9 可能是 SRY 调节的下游基因，SOX9 与 SRY 共同作用促使睾丸支持细胞分化。SOX9 蛋白在胚胎早期主要出现在支持细胞胞质中，睾丸发育后期则转移入胞核。

2. DAX1 基因

DAX1 基因位于 X 染色体短臂 DSS 区，即 Xp21.3～21.2，属激素核受体超家族的成员，该基因编码 470 个氨基酸的核酸蛋白，与 DNA 结合，是一个强有力的转录抑制因子。大鼠体内实验表明 DAX1 基因和 SRY 基因具有拮抗作用，DAX1 过分表达使得胚胎向雌性方向分化，而 SRY 活性增高则发育为雄性胚胎。提示 DAX1 可能通过阻断 SRY 的转录活性来发挥拮抗作用从而影响卵巢发育。另外，DAX1 在肾上腺和下丘脑-垂体-性腺轴的发育中发挥重要作用，DAX1 缺失可导致 X 连锁的先天性肾上腺发育不良。

3. Wnt 家族

目前研究发现信号分子 Wnt 家族成员参与雌性大鼠性发育的调控。Wnt4 通过卷曲的受体发挥着细胞内信息传递的功能。Wnt4 在中肾和中肾旁管中表达，在卵巢中则持续表达，但在中肾管中不表达。在睾丸中通过 SRY 对下游基因进行调节。Wnt4 对两性原始中肾旁管的正常发育是非常重要的，在向卵巢发育的过程中抑制间质细胞的分化。当破坏雌性大鼠 Wnt4 则导致卵巢男性化，间质样细胞产生雄激素，中肾管分化，中肾旁管缺如。Wnt7 是该家族中的另一成员，它可以使中肾旁管进一步分化为雌性内生殖器官。尽管人类 Wnt4 和 Wnt7 与鼠的具有同源性且已分离，但它们在女性性发育中的确切作用还有待于进一步研究证实。

4. WT1 基因

Wilms 肿瘤抑制基因（WT1 基因）最初是从肾母细胞瘤患者的研究中得到的。定位在人类染色体 11p13。WT1 结构似转录因子，推测 WT1 基因是调节某些性腺发育必需的靶基因，从而在性别决定中起作用。WT1 基因特异性表达于肾脏及性腺发育过程中，敲除该基因的小鼠除了肾脏发育不全外，尚有肾上腺发育不良及性腺缺失。缺失该基因者除可患肾母细胞瘤外，还可表现智力障碍及泌尿生殖系统异常，包括隐睾、尿道下裂及马蹄肾。

5. SF1 基因

甾体生成因子-1（SF1）基因位于人类染色体 9q33，含有 7 个外显子，编码 461 个氨基酸，覆盖的基因组范围为 30kb。是有关性腺及肾上腺发育信号通路中的一个重要成分，小鼠缺失该基因时，早期生殖腺嵴发育正常，但后来性腺发育则完全停滞。小鼠抗中肾旁管激素基因启动子区带有 SF1 的一个结合位点，表明 SF1 在性别决定中的作用为影响睾丸的形成，睾丸形成后调节支持细胞抗中肾旁管激素的分泌及间质细胞类固醇的合成。

6. AMH 基因

抗苗勒管激素（AMH）基因位于人类染色体 19p13.3～13.2，为编码 560 个氨基酸的多肽。AMH 由睾丸支持细胞分泌，其作用是使将要分化成输卵管和子宫的中肾旁管退化，抑制女性内生殖器的形成。它在 SRY 基因启动后立即表达，曾经有人推测它可能直接受 SRY 的调节，但目前认为其间可能涉及中间媒介如 SOX9 和 SF1。AMH 只在生殖管道分化中起作用，而对睾丸的分化发育无影响，小鼠缺乏 AMH 时睾丸发育正常。

7. H－Y 抗原基因

虽然否定了 H－Y 抗原是 TDF 的学说，但 H－Y 抗原在使未分化性腺向睾丸分化的过程中起重要作用。目前研究发现，H－Y 抗原调节基因定位于 Xp22. 3；H－Y 抗原结构基因定位于常染色体 6p23～q12 上。编码 H－Y 抗原的基因与睾丸分化的互动密切相关。用新生雄鼠睾丸细胞进行体外培养，睾丸细胞因有 H－Y 抗原，形成柱形管状结构，类似生精小管。同样培养条件下，用 H－Y 抗血清封闭细胞膜上的 H－Y 抗原，这样，睾丸细胞失去了 H－Y 抗原作用，使其形成球状聚合体，大多数类似卵巢中的卵泡细胞。此外，分泌到培养基中的新生雄鼠睾丸组织产生的 H－Y 抗原，可使培养基中新生雌鼠的卵巢组织转化为睾丸组织。将人的 H－Y 抗原加入到体外培养的胎牛卵巢中，5 天内卵巢可转化为睾丸。目前尚不能确定 H－Y 抗原在决定男性性别分化中与 SRY 途径的关系。

综上所述，性别分化过程是一个多基因参与的复杂过程，涉及到的某些机制目前还不很清楚，有待进一步研究。

二、性别分化调控

胚胎的性别并不是一开始就能从外观上看出的，虽然 12 周时外生殖器已分化，但直到妊娠三个月末，胎儿身长达 9cm，已具人形，外生殖器才明显显示出男、女性的差别。在胚胎发育过程中，胚胎生殖管道和外生殖器的自然分化方向是发育为女性，即中肾旁管将自动发育演变成输卵管、子宫和阴道穹窿部，而窦结节将自动发育为阴道和女性外阴。也就是说一切胚胎发育成女性是自然现象，之所以能有两性差别，关键在于有否睾丸的存在，以及睾丸能否发挥其正常内分泌功能。

Y 染色体上的 SRY 及其他基因调控睾丸的形成，而睾丸分泌的三种激素及其作用的完整性又决定男性胚胎生殖管道和外生殖器的分化与发育。

（一）抗中肾旁管激素（AMH）

胚胎睾丸生精小管内的支持细胞可产生一种抗中肾旁管激素，又称苗勒管抑制物质(MIS)。这是一种分子量 20～30 万左右的大分子糖蛋白。属于转化生长因子 β 超家族中的成员，包括抑制素和激活素。睾丸开始分化后不久即开始分泌抗中肾旁管激素，并一直维持到围产期。其作用是使将要分化成输卵管和子宫的中肾旁管从头侧至尾侧逐渐退化，抑制女性内生殖器的形成。其机制可能是蛋白与间充质中的抗中肾旁管激素Ⅱ型受体结合，通过旁分泌方式诱导中肾旁管上皮细胞的凋亡。抗中肾旁管激素信号转导是通过抗中肾旁管激素配体与膜内抗中肾旁管激素丝/苏氨酸激酶Ⅱ型受体和Ⅰ型受体相互作用并引发其磷酸化作用完成的。抗中肾旁管激素诱发中肾旁管萎缩先于睾酮对中肾管的促分化作用。抗中肾旁管激素是分泌于局部，只在局部引起中肾旁管的萎缩。如果只有一侧睾丸分泌抗中肾旁管激素，而另一侧无此激素，则分泌激素侧的中肾旁管萎缩，无激素侧的中肾旁管不萎缩而分化为此侧的输卵管、半个子宫和半个阴道上部，这在一侧是睾丸，对侧是卵巢的真两性畸形的中肾旁管残留综合征患者体内可见到。抗中肾旁管激素基因位于人类染色体19p13.3～13.2，为编码560个氨基酸的多肽。

（二）睾酮和双氢睾酮

睾丸间质细胞分泌睾酮，局部高浓度的睾酮刺激中肾管发育成男性生殖管道，在青春发育期启动并维持精子发生，反馈调节垂体促性腺激素的合成分泌。双氢睾酮（DHT）是由睾酮在尿生殖窦及生殖结节（靶器官）之中的5α-还原酶的催化作用下转化而来，其生物学效应是睾酮的50倍。双氢睾酮刺激尿生殖窦及生殖结节分化形成男性外生殖器，刺激前列腺分化形成，促进青春期第二性征的发育。

男性体内睾酮和双氢睾酮两种雄激素的活性最高，但只有一种睾酮-5α-还原酶-双氢睾酮-雄激素受体，二者均是该受体的特异配基，这就是所谓的“两配基-受体”学说。双氢睾酮和此受体的亲和力是睾酮的4～20倍。故在男性生殖管道和外生殖器官分化中，5α-还原酶和雄激素受体也是很重要的因素。

三、性别鉴定

随着分子遗传学、发育生物学及相关学科的发展，人们对性别分化的认识提高到分子水平，性别鉴定方法也随之发展到分子水平。目前已发展了许多性别鉴定的方法。

（一）X染色质小体

正常女性是46，XX核型，其中有一条X染色体常形成染色质小体现象。X染色质小体是位于核膜内侧缘的1个浓染小体，约1μm左右，经染色后染色质小体不仅在中性粒细胞中可观察到，其他如颊粘膜细胞、毛根细胞、羊水脱落细胞中也能检查出来。X染色质小体在女性细胞中出现的阳性率可达20%～90%，而男性细胞中基本不存在。

（二）细胞遗传学方法

即核型分析法，该方法通过核型分析来进行性别鉴定。根据染色体在细胞分裂中期的谱带差异、Y染色体大小及形态判断性别，其准确率可达100%，但采集细胞对胚胎有伤害，且获得高质量的中期染色体分裂相也很困难。

（三）间接免疫荧光法

将胚胎先用H-Y抗体处理30分钟，再用异硫氰酸盐荧光素（FITC）标记的第二抗体处理。在荧光显微镜下检查，有荧光者为雄性胚胎。此方法主要优点是不损害胚胎，并有一定的准确率；其缺点是对荧光强度的估价有一定的主观性，使胚胎性别鉴定结果尚不稳定。

（四）分子生物学方法

1. Y特异性DNA探针法

从Y染色体分离筛选出雄性特异性片段作为探针，然后用放射性同位素等标记，与被检个体的DNA进行Southern杂交或斑点杂交，经放射自显影，阳性者为雄性个体，否则为雌性个体。这种方法准确率高，但过程比较烦琐。

2. PCR扩增法

Herr等（1990）首先成功建立了家畜性别鉴定的PCR法。该方法的实质是Y染色体上特异片段或Y染色体上的性别决定基因的检测技术。即通过合成SRY基因或其他Y染色体上特异片段的部分序列作为引物，在一定条件下进行 PCR 扩增反应，能扩增出目标片段的个体即为雄性，否则为雌性。该方法具有快速、灵敏、高效等优点，目前已被国内外研究人员广泛用于家畜的性别鉴定。

第三节　性别畸形

性染色体是判断性别的决定因素，性染色体的畸变也必然造成性别的畸形，人体染色体的畸变可归纳为两大类：染色体数目的改变和染色体结构的改变。这两大类的改变可以发生在受精之前，也可以发生在受精之后。

染色体数目的改变：受精前，生殖细胞发育过程中需经历减数分裂。分裂过程中，父源及母源的同源染色体发生遗传物质的交换与重组，最终形成含有单倍体的成熟配子。减数分裂中若发生错误可导致染色体数目的异常，比如最常见的是含有 24 或 22 条染色体的配子。若染色体不能正确地与纺锤丝附着，或在分裂后期未能移向一极，则可造成染色体缺失；反之，同源染色体发生不分离现象，或在第二次成熟分裂中姐妹染色单体不分开都可造成染色体数目增加。这些染色体数目异常的精子或卵子受精后，可产生仅含 45 条染色体或有 47 条染色体的胚胎细胞，称为非整倍体，缺失或多余的染色体可为性染色体，或为常染色体。受精后，细胞分裂几乎以几何级数的方式进行。受精后最初几次有丝分裂是否发生错误是十分关键的，因为一有错误可产生两个、三个甚至更多个不同的细胞系。一个机体的所有器官中若有两个或两个以上不同的细胞系时称为嵌合体。常染色体可有嵌合现象，但更为常见的是性染色体嵌合现象，例如 45，X/46，XX 或 45，X/46，XX/47，XXX 等。在胚层发育与器官组织分化过程中，若发生有丝分裂错误可引致组织嵌合现象。

染色体某一段在位置上的改变：某号染色体由于种种原因发生断裂后，一个片段连到另一号染色体上，它们之间交换一个片段，这种情况叫做“易位”。有时某条染色体断裂后，经过颠倒又接上，因而染色体的结构发生改变，其上面的基因位点也随之而倒置，这种变化叫做“倒位”。

染色体上某个片段缺失或重复：染色体在减数分裂时有一部分进行有规律的交换这是正常的。但是，如果这种交换不是相等的，结果就使一条染色体缺少一段，而另一条染色体却增添了这一段，前一种染色体结构上的变化叫做“缺失”，而后一变化叫做“重复”。

除性染色体外，人表现型性别还受多种因素影响：睾丸分泌的三种激素，抗中肾旁管激素、睾酮及双氢睾酮（包括激素的生物活性、浓度、出现的时间等）；睾丸产生上述激素细胞的反应性；三种激素靶细胞或组织的灵敏性与受体的反应性；产生三种激素的酶的功能等。这些因素中的任何一种出现异常，均可导致相应的性别畸形。

一、Klinefelter 综合征

本症又称先天性睾丸发育不全综合征。1942 年由 Klinefelter、Reifenstein 及 Albright 描述，其特点是睾丸小、无精子及尿中促性腺激素增高等。1959 年 Jacobs 等发现本病患者性染色体为 47，XXY，即比正常男性多了 1 条 X 染色体，因此本病称为 47，XXY 综合征。常见的核型是 47，XXY 或 46，XY/47，XXY 嵌合体，本病的发病率相当高，在性别异常中占主要地位。男性新生儿中的发病率为 1.3%。儿童患者与正常儿童相比，患儿身材较高、智力较差、睾丸较小，躯体可伴有先天性畸形（如指趾弯曲），青春期发育启动一般不

延迟，但发育过程较为缓慢。青春期患者可见身材过高（主要为下肢过长）、睾丸小、男性乳房发育、腋毛与阴毛减少，阴茎发育一般较正常人差，性欲减低，性功能减退，生育能力丧失。本病出现隐睾、糖尿病、甲状腺疾病、骨质疏松等比率较正常人群高。

47，XXY 患者的临床检查一般特点是生精小管损害及精子发生完全停止或严重减少；血浆促卵泡刺激素及黄体生成素常增高；血浆睾酮轻度降低或正常。

本症是由于配子发生时，在减数分裂过程中，性染色体不分离造成。约 40%是在精子减数分裂中不分离，即含有 XY 的精子与 1 个卵子结合，形成 XXY 受精卵；60%是卵子性染色体不分离，即含有 XX 的卵子与 1 个 Y 精子结合。本病与母亲年龄有关，患儿母亲平均年龄为 32 岁（正常男婴的平均母亲年龄为 28 岁）。

迄今发现本病染色体核型约有 30 余种。绝大多数患者的核型为 47，XXY，占全部病例的 80%。大约有 15%患者为有 2 个或更多细胞系的嵌合体，其中较为多见的是 46，XY/47，XXY（约占 7%）及 46，XY/48，XXXY 嵌合型，前者的临床表现较典型的 47，XXY 轻微。另有 1%患者核型为 46，XX/47，XXY，但表型与典型的 Klinefelter 综合征患者无异。

除嵌合体外，综合征还有许多变异类型，如 48，XXYY、48，XXXY、49，XXXXY、49，XXXYY 等。患者的 X 染色体愈多，智力发育障碍愈严重，男性化障碍程度亦更明显，并伴有躯体畸形。一些 XXXY 患者有尺骨桡骨骨性联合，XXXXY 患者还有颅面和四肢多发畸形。但无论 X 染色体的数目增加到多少，只要有 Y 染色体就决定其表现型为男性。

有其他病例报道：47，XXY 的病例表型一般为男性，但有极少数病例没有 Klinefelter 综合征的临床特征，而表现为女性。1998 年有报道，一女性患者，胸部发育良好，阴唇皱褶明显，阴蒂增大，女性阴毛分布，子宫属于未成熟型。激素检测示促肾上腺皮质激素、甲状腺激素、促甲状腺激素和睾酮水平处于女性正常范围内。染色体核型为 47，XXY，并排除了嵌合体的可能。PCR 扩增表明患者具有正常的 SRY。从上述的 47，XXY 女性病例可以看出，早期的性腺分化是一个复杂的过程，除 SRY 之外，一些参与早期性别分化的基因突变也可引起性别分化异常，从而具有不同的临床表现。

二、Turner 综合征

1938 年美国的内分泌专家 Turner 报道了 7 名身材矮小、性发育幼稚、有蹼颈及肘外翻的妇女。但直到 1959 年才发现这种病人的染色体核型为 45，X，这是最早发现的性染色体异常。因此，Turner 综合征又称为 45，X 或 45，XO 综合征，或先天性性腺发育不全，或先天性卵巢发育不全等。此后又发现这种综合征有多种染色体核型（嵌合型及 X 或 Y 染色体结构异常型）。最常见的染色体核型是 45，X，患者可因并发畸形于出生时被诊断，但更多是于青春期不来月经、性不发育及并发畸形而被诊断。临床表现为女性表型：外生殖器是女性，外阴及阴道为幼稚型，子宫及输卵管缺如或不成熟，乳房常不发育。双侧条索状性腺是结缔组织纤维索，常缺乏卵泡及卵子。患者身材矮小，成人后，身高罕有超过 150cm 者，主要是下半身短（图 7－9）。

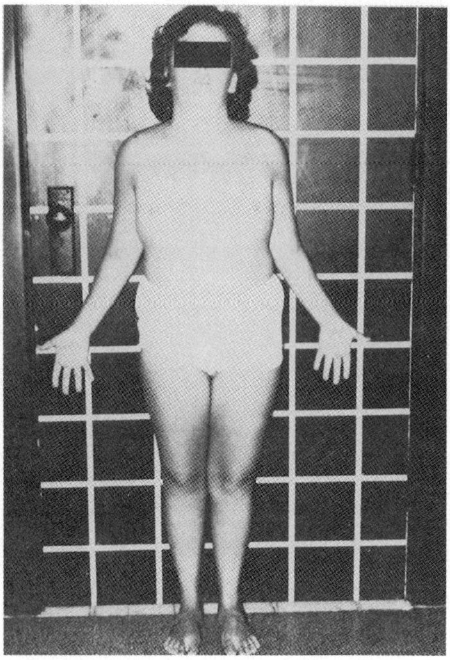

图 7－9　Turner 综合征：核型 45，X0，性不成熟，蹼颈，身材短，胸宽，乳头远

（引自第 7 版 Langman’s Medical Embryology）

合并畸形主要限于中胚层来源的骨骼及结缔组织：婴儿期的表现有出生体重低、颈蹼、胸部呈盾状。此外面部的特点有小颌，内眦赘皮，畸形耳、位置低而下垂，腭弓高尖，通贯手掌纹。半数病人第 4 掌骨短，肘外翻，指趾弯曲。10％～20％病人有先天性心脏畸形，以主动脉狭窄为最常见。合并情况尚有肾畸形、肾萎缩、色素痣、指甲发育不良。约 3％的 45，X 患者因有些细胞正常核型（46，XX）而有卵泡及一些月经。

Turner 综合征在新生女婴中的发病率为 0.2％～0.4％，但在自发流产胚胎中综合征的发生率可高达 7.5％。约 98％核型为 45，X 的胚胎在早期即已流产，只有约 2％发育异常程度较轻微者能活产下来。

本病是由于双亲配子形成过程中性染色体不分离造成的。约 75％的染色体丢失发生在父方，约有 10％的丢失发生在合子早期卵裂时，结果可以导致各种嵌合体，其中以 45，X/46，XX 和 45，X/46，XY 最常见。这是因为减数分裂时卵子或精子的性染色体不分离，使 1 个无性染色体的卵子与 1 个带有 X 染色体的精子结合，或由 1 个带有 X 染色体的卵子与 1 个无性染色体的精子结合。约 1/4 嵌合体无结构异常（46，XY/45，X），其余是有结构异常的 X 染色体合并或不合并有嵌合体。各种组合的嵌合体有 45，X/46，XX、45，X/46，XY、45，X/47，XYY、47，XXX/46，XX/45，X 等，其中以 45，X/46，XX 出现率为最高。染色体属于嵌合体者少见流产，较易成活，症状亦较轻。

其中 45，X/46，XX、45，X/47，XXX 及 45，X/46，XX/47，XXX 嵌合型患者性腺可表现为一侧条索状物，另一侧正常卵巢或发育不全的卵巢；或为双侧正常卵巢；或为双侧发育不全的卵巢，外生殖器为女性型。可有或无身材矮小及先天性躯体发育异常。其中以 45，X/46，XX 嵌合型最为常见，仅次于 45，X 型。

而45，X/46，XY、45，X/47，XYY及其类似嵌合型的患者生殖器发育表现多样性：双侧条索状性腺；双侧发育不全的睾丸；双侧发育正常睾丸（罕见）；一侧条索状性腺，对侧发育不全睾丸。其中以45，X/46，XY最为多见，有身材矮小和多种先天性躯体发育异常。

三、两性畸形

又称半阴阳，可分为假两性畸形和真两性畸形。假两性畸形是染色体性别、性腺性别和表型性别的不均一性，即染色体性别与性腺性别一致，而表型性别具有异性的成分或兼有两性的特征。假两性畸形又分女性假两性畸形和男性假两性畸形。体内只有一种性腺，如有卵巢，外生殖器呈两性畸形者称女性假两性畸形；如有睾丸而外生殖器呈两性畸形者称男性假两性畸形。真两性畸形是体内同时有睾丸和卵巢组织，染色体核型可以是46，XY、46，XX或嵌合型，生殖管道和外生殖器为两性畸形。

（一）女性假两性畸形

女性假两性畸形患者的染色体核型是46，XX，有正常发育的卵巢和中肾旁管分化来的子宫和输卵管，但由于受到雄激素的影响，外生殖器出现不同程度的男性化，表现为两性畸形。男性化的程度与胚胎接触雄激素时所处的发育阶段有关，若在女性外生殖器已分化后（12周以后），此时尿直肠隔已将阴道口和尿道口分开，患者只表现为阴蒂肥大；若在12周以前，外生殖器看似男性型，阴蒂可肥大到几乎与正常男性阴茎相似，左右大阴唇部分合并，有向阴囊发育的倾向。体毛男性分布，肌肉发达，有喉结及声音嘶哑，皮肤粗糙，面部为男性，上唇有须，两耳前有鬓角等。也由于男性激素过多，可影响乳房及子宫的发育，无月经来潮，阴毛的分布又为女性，阴道口小，仅容一指通过，常因阴唇后联合过长而将阴道口遮盖，因此会阴部就明显增宽等。

1. 男性化型先天性肾上腺皮质增生

男性化型先天性肾上腺皮质增生是女性假两性畸形最主要的原因，在所有外生殖器两性畸形的患者中，约50%是男性化型先天性肾上腺皮质增生。肾上腺皮质增生也是一种常染色体隐性遗传病。肾上腺皮质类固醇的生物合成中有许多酶参与，若某些酶缺乏或功能减退，影响糖皮质类固醇合成，反馈促使垂体过多分泌ACTH而使肾上腺皮质增生，虽使糖皮质类固醇获得部分代偿，但也产生了过多的雄激素，从而引起了外生殖器不同程度的男性化表现（图7-10）。由于肾上腺分化发生在中肾旁管发育之后和外生殖器及尿生殖窦分化之前，故仅引起外生殖器异常，内生殖器仍属女性，根据不同酶的缺陷可产生不同的类型。常出现缺陷的酶主要有3种：滑面内质网酶P450c21，可将孕酮和17-羟孕酮（17OHP）的21位碳原子羟化；线粒体酶P450c11兼有11β-羟化酶、18-羟化酶和18-甲基氧化酶活性；3β-羟甾脱氢酶。

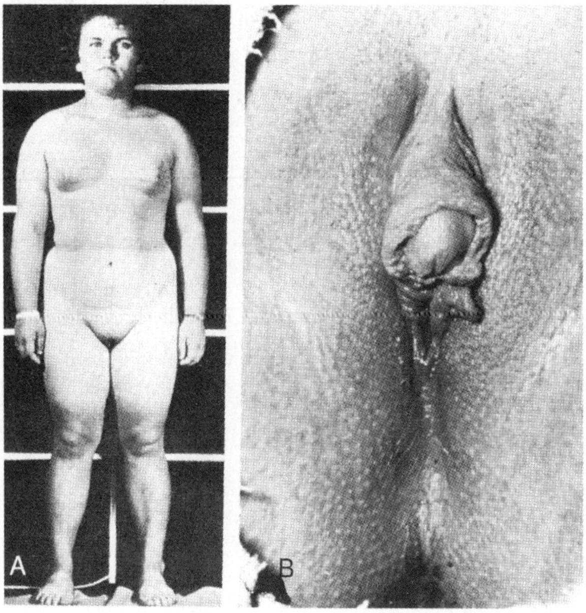

图 7－10　女性假两性畸形

肾上腺功能亢进，雄激素分泌过多，阴蒂肥大似阴茎

（引自第 7 版 Langman's Medical Embryology）

（1）P450c21 -羟化酶缺乏（21α -羟化酶缺乏）：是最先发现、研究最多和最常见的一种先天性肾上腺皮质增生，发病率1/20000～1/50000。其基因定位于染色体6p21，P450c21 -羟化酶缺乏者 60%～70%是酶基因点突变所致，基因缺失占 10%～30%，基因转换占 10%。

（2）P450c11 -羟化酶缺乏（11β -羟化酶缺乏）：P450c11 -羟化酶基因定位于第 8 号染色体的长臂上，有 2 个 P450c11 基因串联排列，但只有一个基因具有功能。本病发病率约为 P450c21 -羟化酶缺乏的 1/20，以中东犹太人为多。

（3）3β -羟甾脱氢酶（3β - HSD）缺乏：3β -羟甾脱氢酶基因定位于第 1 号染色体短臂 p11～p13 区。由于 3β -羟甾脱氢酶不足，同时醛固酮不足发生严重失盐，所增加的雄激素是去氢表雄酮，是睾酮的前驱物质，雄性化作用较弱，因而此类女性患儿的外生殖器畸形不太显著。女婴出生后数天内发生频繁呕吐，并有低钠血症和高钾血症，可以很快死亡，此型虽然少见，但对新生儿呕吐应特别引起注意。

2. 母亲摄入或产生雄激素过多

母亲在妊娠期间服用雄激素或接受人工合成的保胎药治疗，可引起女性胎儿外生殖器的男性化。男性化的程度与用药的剂量大小和时间长短有关。如服用合成孕激素类药物：乙炔睾酮、炔诺酮、18 甲基炔诺酮、睾酮，或在服避孕药过程中怀孕（原则上应停药 3 个月到半年）均可引起女性胎儿外生殖器呈现男性化改变。妊娠期母亲患黄体瘤、黄体素囊肿，或少见的卵巢或肾上腺分泌雄激素的细胞肿瘤，都可引起胎儿男性化。

（二）男性假两性畸形

男性假两性畸形指患者本身是男性，核型为 46，XY，性腺为睾丸，但生殖管道和外生殖器男性化不全。前面讲过，男性生殖管道和外生殖器的分化受多个因素的影响，这些因素中的任何一种出现异常，均可导致男性假两性畸形。本病发病率占所有新生男婴的 1/20000～1/64000，有明显的遗传倾向。

1. 抗中肾旁管激素异常

胚胎向男性分化时，抗中肾旁管激素抑制中肾旁管的发育，抑制女性内生殖器的形成。抗中肾旁管激素由睾丸支持细胞分泌，其基因位于人类染色体 19p13.3～13.2，为编码 560 个氨基酸的多肽。若此基因发生突变，导致抗中肾旁管激素的生物合成障碍；或支持细胞存在缺陷，不能合成和分泌；或中肾旁管细胞的受体异常，不能对抗中肾旁管激素产生反应、或抗中肾旁管激素出现过晚，错过性器官分化的时间（妊娠 8 周左右）等，都可导致中肾旁管存留，中肾旁管便自动发育成输卵管与子宫。若抗中肾旁管激素合成尚保留一定水平，则出现中肾旁管残迹。大多数患者表现为腹股沟疝，疝囊的内容物是子宫和输卵管，可伴有隐睾；少数患者子宫、输卵管和睾丸均在盆腔内。

2. 雄激素合成障碍

雄激素主要由睾丸间质细胞分泌，合成雄激素的原料是胆固醇。合成过程中先后有 5 种酶参与：P450scc -裂解酶、3β -羟甾脱氢酶、17α -羟化酶、17、20 裂解酶、17β -羟甾脱氢酶，前 3 种酶缺陷同时可累及肾上腺和睾丸，后 2 种酶缺陷只发生在睾丸。

P450scc -裂解酶缺陷：P450scc -裂解酶基因定位于第 15 号染色体长臂（15q23～24），属常染色体隐形遗传。此酶的缺陷导致胆固醇不能形成孕烯醇酮，大量脂肪堆积在肾上腺与睾丸。患者具有女性外阴，无子宫和输卵管，附睾和输精管缺如或发育不良，睾丸为隐睾或位于大阴唇内。患者可有严重的肾上腺功能不全。此病常引起死亡。

3β -羟甾脱氢酶缺陷：此酶缺陷使孕烯醇酮不能形成孕酮，导致睾酮合成障碍，患者外生殖器男性化不全，小阴茎，无子宫和输卵管，患者到发育期出现乳房肥大。这种酶的缺陷也可使醛固酮及皮质醇减少，肾上腺皮质增生，严重者可死于失盐危象。

17α -羟化酶缺陷：患者外阴部男女难分，无子宫和输卵管，发育期身体升高，乳房不发育。附睾和输精管基本正常或发育不良。由于性激素和皮质醇合成障碍，导致 ACTH 分泌增加，刺激肾上腺皮质分泌皮质酮与醛固酮，患者出现高血压与低血钾症状。

17、20 裂解酶缺陷：如果是完全性缺陷，其症状和 17α -羟化酶缺陷患者相同，但无高血压及低血钾。

17β -羟甾脱氢酶缺陷：此酶缺陷使去氢表雄酮不能转化为雄烯二醇及睾酮，造成去氢表雄酮堆积。去氢表雄酮雄性化作用较弱，大多数患者外生殖器为女性型，有附睾和输精管，无子宫和输卵管，睾丸常位于腹股沟管内。

3. 5α -还原酶缺乏

双氢睾酮刺激尿生殖窦及生殖结节分化形成男性外生殖器及前列腺，双氢睾酮（DHT）是由睾酮在尿生殖窦及生殖结节（靶器官）之中的 5α -还原酶的催化作用下转化而来。5α -还原酶有 2 种同功酶，在雄激素靶组织中起主要作用的是Ⅱ型还原酶。Ⅱ型 5α -还原酶由第 2 号染色体（2p23）基因编码。5α -还原酶缺乏症主要是由Ⅱ型 5α -还原酶基因突变所致，这些突变导致机体合成的蛋白质无功能或功能低下，从而引起不同程度的男性化缺陷。患者外生殖器出生时为两性畸形，睾丸位于腹股沟管或阴唇阴囊褶内，有会阴型或阴囊型尿道下裂，阴茎小，类似阴蒂肥大，前列腺缺如或发育不良，常当作女孩抚养。因为睾酮产生正常，青春期患者可发生进行性男性化，出现喉结，变声，肌肉增加等。但无阴毛、腋毛，胡须稀少，睾丸内一般没有精子产生或生精功能障碍。

4. 雄激素不敏感综合征

又称睾丸女性化综合征，20,000～60,000男性中有1例，为X-连锁隐性遗传。患者有睾丸并能产生正常量的雄激素，但因靶细胞缺乏雄激素受体，雄激素不能产生效应。故患者既无健全的男性生殖管道，亦无子宫和输卵管，外阴则呈女性，并具女性第二性征（图7-11）。雄激素受体是一种配体依赖性转录因子。其基因定位于染色体Xq11-12上，长度大于90kb，有8个外显子，外显子1占据整个氨基端，具有激素转录的功能。外显子2和3含2个锌指结构，构成DNA结合区，能与靶基因附近的特异性雄激素反应元件识别和结合，产生转录。羧基端的外显子4-8构成激素结合区，与双氢睾酮和睾酮产生特异性结合。睾丸女性化患者大多数病例是点突变，少数是缺失造成。

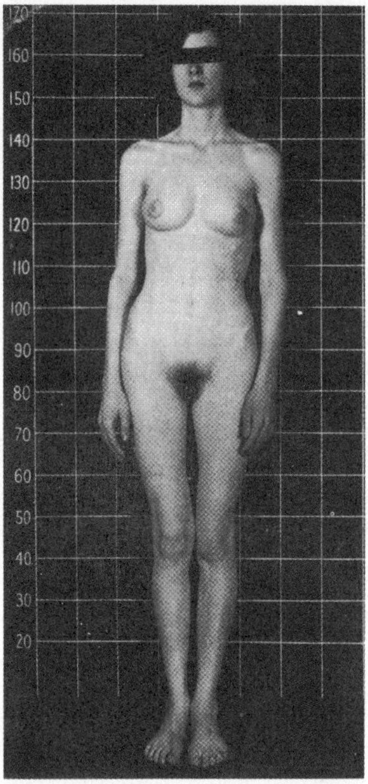

图7-11　睾丸女性化综合征

核型46，XY，有睾丸，分泌雄激素，无雄激素受体，

呈女性第二性征，无子宫和输卵管

（引自第5版The Developing Human）

根据外阴、体态不同又分为女性化不完全型及完全型两种。此类病人自幼均作女性打扮。

女性化不完全型：外阴有不同程度男性化，阴蒂肥大为阴茎，大小阴唇发育差，大阴唇皮肤有皱褶似阴囊，阴道深浅不一，呈盲端，无子宫和输卵管，睾丸在两侧阴囊内或腹股沟管处，身材同男性，肩平宽，臀围小，四肢粗大，有喉结但不突出，皮下脂肪少，但乳房较丰满。伴阴毛及腋毛生长。

女性化完全型：外阴部似女性，但阴道深浅不一，呈盲端，外形更像女性，身材较苗条、肩窄、臀宽、皮肤细腻，皮下脂肪较丰满，喉结不明显，乳房为少女型，无腋毛、阴毛，睾丸大多在腹股沟管处（图 7-11）。

5. 睾丸间质细胞对 LH 无反应

睾丸间质细胞发育不全或睾丸间质细胞上的 LH/HCG 受体缺陷都会导致睾丸间质细胞对 LH/HCG 的刺激无反应，不能合成睾酮。患者外生殖器可为完全女性型或基本男性型，伴有尿道下裂，无子宫和输卵管，附睾和输精管缺如或存在，睾丸组织中间质细胞数目减少或完全缺乏，生精障碍。本病为常染色体隐性遗传。

（三）真两性畸形

真两性畸形是体内同时存在有卵巢和睾丸组织。可有几种情况：卵巢及睾丸组织（在同一性腺内），占 1/5；一侧是卵巢及睾丸组织（在同一性腺内），另一侧是卵巢或睾丸，占 2/5；一侧是卵巢，另一侧是睾丸，占 2/5。

2/3 病例是 46，XX 核型，1/10 是 46，XY 核型，其余是嵌合体。常见的嵌合型有 46，XX/46，XY、45，X/46，XY。在 46，XX 时，睾丸组织产生的原因可能是 Y 染色体上的 SRY 基因易位于 X 染色体或常染色体上。

患者的外生殖器根据卵巢及睾丸组织的多少可有从男到女的各种表现。内生殖管道的分化也与邻近性腺有关，若邻近睾丸，则发育为附睾、输精管，若卵巢及睾丸组织在同一性腺内，则看组织的多少，睾丸组织越多，则发育为输精管的机会也越多。男性表型患者多数有尿道下裂，半数以上患者有不完全性阴唇阴囊融合。女性表型患者常有大阴蒂，多有泌尿生殖窦。青春期有不同程度的男性化或女性化表现，大部分患者有女性化乳房，半数有月经来潮。表型为男性者，月经表现为周期性血尿，排卵表现为睾丸疼。

（四）性反转综合征

46，XX 男性是一种染色体核型为女性而表型及性腺有男性化的性反转综合征，发病率低，约为 1/20 000。患者第二性征呈现女性特征。内生殖器一侧为卵巢，另一侧为睾丸或卵巢睾丸组织都有。输精管发育不良，但输卵管和子宫发育良好，阴毛女性分布，阴蒂增大似阴茎。此类患者通常具有正常的男性外生殖器，基因组中可检测到 SRY 基因。近年研究认为此病有约 2/3 由载有 SRY 基因的 Y 染色体区段易位到 X 或常染色体上引起。另外还有基因突变、未发现的嵌合体等假说。

46，XY 女性是具有 Y 染色体，但染色体性别与性腺性别不符的性反转个体。患者的第二性征似女性，内生殖器一侧睾丸，另一侧是卵巢睾丸组织。输精管、输卵管、子宫均发育不良。外阴阴蒂肥大或为阴茎，阴囊中空，尿道下裂。其发病率明显低于 46，XX 男性。此型发病机制亦不明确，可能是 SRY 基因缺乏或突变。当 SRY 基因发生突变时，使其编码蛋白的高功能组盒（HMG box）区域与特异性 DNA 结合能力下降或丧失。

第四节　人类的变性

性别畸形的病人除非在出生后就有外生殖器畸形，而在幼儿时就诊以外，很多病人都在青春发育期因性器官发育异常来就诊。比如有的看似男性，但第二性征不完善，阴茎如幼儿，睾丸极小；有的外形看似女性，但无月经，无阴道，阴蒂肥大酷似阴茎，甚或在两侧大阴唇有两个对称性肿块等，这些都需要进一步检查，才能明确诊断。

首先在询问病史时应注意到父系及母系的家族中有无类似的情况发生，父母的婚配是否系近亲结婚，母亲怀孕前是否用过避孕药，怀孕时是否用过雄激素或保胎药等。在进行体格检查时首先注意体形、外貌，第二性征发育完善程度，毛发的分布与皮下脂肪丰满的程度，身长与指距的关系，乳腺发育，以及外生殖器官。肛检有无子宫或前列腺等。接着进一步做实验室检查。

血清激素测定：睾酮、卵泡刺激素、黄体生成素、雌二醇、促性腺激素释放激素等。

性染色质检查：正常女性的细胞核中可以查到 X 染色质小体，如口腔粘膜细胞，阴道壁细胞、皮肤组织及头发都能查到，以口腔粘膜涂片为最常用。

染色体检查：外周血淋巴细胞进行染色体核型分析。

精液检查：有无少精症、无精症等精液病理。

性腺活组织检查：生精小管是否变性等。

B 超检查：盆腔有无卵巢或隐睾的存在以及两侧肾上腺有无肿大。

经过各项检查确诊后，可提出治疗方案：内科激素治疗和外科手术治疗。外科手术治疗有阴茎成形、阴道成形，尿道下裂修复术、阴蒂阴唇成形术，利用阴唇后联合阴道外口增宽术等。

对性别畸形的治疗原则不能单纯按照明确诊断以大夫为主去进行手术治疗，而应该和病人的家属尤其和病人本人进行磋商后决定。社会性别更改后，必需出具证明到有关单位更改性别、名字以及地区等手续。

除了性别畸形的人需要做外科整形手术外，下面要谈到还有一种人强烈要求外科变性整形手术。

有着“中国变性之父”之称的上海整形外科专家何清濂提出：除了男人和女人之外，还有其他性别的人。人类有 7 种性别：男人、女人、假男人（男性假两性畸形)、假女人（女性假两性畸形)、两性人（真两性畸形)、无性人（睾丸和卵巢完全缺如)、变性人。

对绝大多数人而言，解剖学上的性别与其心理上的性别（性别自认）是协调一致的。但是也有极少数人情况却相反。一个生物学上的男性或女性个体，尽管他（她）们清楚地知道自己的生物学性别，但却在心理上感觉到自己是异性，并渴望改变自己的生物学性别。1949 年 Gauldwell 首先把这种现象称之为“易性癖”，这样的个体称之为“易性癖者”。易性癖通常被认为是在个体性角色中表现出性别的自我认知障碍性疾患。易性癖者体内并无相应的器质性损害存在，而是一种心理障碍性疾病。男性易性癖患者认为自己是套在男人躯壳里的女人，而女性易性癖患者则感到自己是锁在女人身体内的“男人”。他们在社会生活中，常以异性角色表现自己，他们渴望完全按异性的角色去生活。资料表明：在美国，男性易性癖的发病率为 1/10 万，女性为 1/40 万；在澳大利亚和新西兰，男性的发病率为 1/2.4 万，女性为 1/15 万；在新加坡，男性的发病率为 35.2/10 万，女性为 12/10 万。目前，我国该病的发病率男性约在 1/5 万～1/10 万左右，女性约为 1/13 万。

1963 年，美国的约翰·霍普金斯大学医学院开设了全球第一家性别自认障碍门诊，1969 年 Green 和 Money 首次论证了外科手段治疗易性癖的必要性和科学性。此后，许多国家不同程度地开展了手术治疗易性癖的临床实践，有些国家还设立了专门的变性中心。

变性手术主要是针对女性易性癖者施以子宫和卵巢切除、阴道切除术、阴道闭合术、乳房切除、睾丸假体植入术、阴囊成形，减少髋部、大腿、臀部脂肪整形术及阴茎形成等手术；对男性易性癖者施以阴茎和睾丸切除、阴道成形、尿道移位及隆乳和喉结整形等手术。1931 年国际上首例报道了一位美国士兵在丹麦接受变性手术。1990 年我国公开报道：在上海由我国著名整形外科专家何清廉教授主刀完成了第一例变性手术。1992 年北京医科大学第三医院整形外科研究中心夏兆骥教授又完成了世界上首例男女内部性器官同时互换手术。

从法律和人权角度讲，健康是一项基本的人权，保障健康是社会乃至每一个社会成员必须承担的义务。易性癖者的健康权不应被忽视，相反应得到社会的宽容、理解和帮助。在不妨碍他人权益的情况下，易性癖者可以自主做出接受手术治疗的决定，有权改变自己的生活方式，提高生活质量。

但易性癖的确诊是手术正当合法的前提。易性癖的诊断主要是根据临床表现，各个国家或地区的诊断要求不尽相同，参照美国精神病协会 1980 年出版的第 3 版《精神疾患诊断和统计手册》的诊断标准，包括以下五项：

1. 对自己的解剖学性别有一种不舒服和不适当的感觉；
2. 希望去除自己的生殖器并按异性成员生活；
3. 这种心理异常至少已持续两年；
4. 没有生理上的两性畸形或基因异常；
5. 不是由其他疾病如精神分裂症所致。

中国医学科学院整形外科医院陈焕然博士提出，要制定严格的施行性别再确认手术的条件，包括：

1. 依据上面 5 项标准，易性癖的诊断正确无误；
2. 对于手术的要求至少持续 5 年以上，且无反复过程；
3. 患者必须以他们选择的性别公开地生活和工作至少 3 年；
4. 术前接受心理、精神治疗不少于 1 年；
5. 术前必须有 1 年以上的激素治疗；
6. 必须没有以其解剖学性别结婚；
7. 精神病专家证明其精神状态正常；
8. 必须同意术后访问；
9. 年龄大于 20 岁；
10. 无犯罪、滥用药物或酒精的历史；
11. 无过于显著的男性或女性化行为体征；
12. 患者和术者对手术有统一的意见；
13. 当地公安部门进行司法鉴定并备案同意术后更改身份证上的性别；
14. 至亲家属无反对意见；
15. 患者对术后可能出现的情况十分清楚，并有心理准备；
16. 无任何外科手术禁忌证。

易性癖的病因仍存在着争论：近几年研究发现，有变性欲望男性丘脑里面的 ST 细胞丛（性别识别中心）在发育过程中发生病变，使该细胞丛发育不完全，比正常人少一半，大脑就指挥人向女性思维，表现出明显的病态症状，从而导致易性癖；还有观点强调后天成长环境的影响，其中最常见的情况是婴幼儿时期家人对其进行了不恰当的性别诱导和暗示性教养的错误，如把男孩当做女孩抚养或将女孩当作男孩抚养等；有的是长期生活在异性环境或者单亲家庭中，缺乏对同性的认同环境所致。专家们普遍提倡从小对孩子进行正确的性别培养，父母不要把自己的意愿强加于孩子身上，不要因一时贪图有个“男孩”或“女孩”，而倒行逆施，按异性培养、着异性服装、培养异性行为举止，而导致孩子性别认同障碍，影响孩子心理的正常发育和身心健康。同时，社会也要给予孩子健康成长的环境，比如，适当增加幼儿园、小学中男性教师的比例，以便男孩子更多地获得男性角色的熏陶和培养。对易性癖现象，医学界公认的上策是预防为主，防患于未然，从小抓起，普及性知识教育。

参考资料

1. 汪良能，高学书主编．整形外科学．北京：人民卫生出版社，1989
2. 吴明章，曾超文，张君慧主编．男性生殖病埋学．上海：上海科学普及出版社，1997
3. 谢文英，江鱼，王一飞主编．男性学．上海：上海科学技术出版社，1991
4. 卢惠霖，卢光琇著．人类生殖与生殖工程．郑州：河南科学技术出版社，2001
5. 周瑞锦，刘中华，玄绪军主编．泌尿生殖系统遗传病与先天畸形．郑州：郑州大学出版社，2002
6. 史小林主编．人类生殖学．北京：科学出版社，2002
7. 任路平，郑晓敏，曹翠平，等．47_XXY女性表型文献复习及研究进展．国外医学内分泌分册，2004，24（5）：359
8. 任亮，郭应禄，金杰．性别决定相关基因研究进展．中华泌尿外科杂志，2004，25（1）：58
9. 刘杰，徐铎．人睾丸决定因子研究进展．国外医学计划生育分册，1995，14（4）：220
10. 付登礼，何梅．关于变性手术的伦理问题的研究综述．中国医学伦理学，2002，16（3）：20
11. 陆桂月，耿建平．性别分化研究进展．咸宁学院学报（医学版），2005，19（1）：70
12. 张秀华，吴登俊．性别决定机理与性别鉴定的研究进展．中国畜牧兽医，2004，31（7）：23
13. 杨真荣，田虹，陈燕．性别与易性病的社会问题讨论．医学与社会，2003，16（4）：16
14. 陈焕然，陆利平．变性手术立法刍议．科技与法律，2002，（1）：70
15. 郑梅玲，金瑞林．人类性别发育分子遗传学研究进展．中国优生与遗传杂志，2004，12（1）：126
16. Kinnibergh D，Anderson A，Baird T. Suppresion of spermatogenesis with desogestrel and testosterone pellets in not enhanced by addition of finasteride. J Andrology，2001，22（1）：88
17. Maclaughlin DT，Donahoe PK. Sen determination and differentiation. The new England journal of medicine，2004，305（4）：367
18. Yoshiakira Kanai，Ryuji Hiramatsu，Shogo Matoba，et al. From SRY to SOXq: Mammalian testis differentiation. The Japanese biochemical society，2005，138（1）：13
19. Harley VR，Clarkson MJ，Anthony argentaro. The molecular action and regulation of the testis - determining factors，SRY and SOXq. Endocrine reviews，2003，24（4）：466

编者：吴俊

第八章 青少年的性健康与性健康教育

每个人从出生开始，历经婴幼儿期、儿童期、青少年期、中老年期，均与性和性活动紧密联系着。人类的繁衍是通过生殖活动来实现的，生殖活动是人类生命的主要特征之一，生殖健康是人类健康的核心，性健康则是生殖健康的一大主题，因此，了解性健康和性保健，接受良好的性健康教育，对每个人，特别是对青少年来说十分必要。

第一节 性健康简述

人类文明的发展，已逐渐把性从纯生殖的功能中分离出来，追求情感的交流和快乐的满足，性作为一种生理、心理、社会现象，始终伴随着每一个人，深刻地影响着一个人的健康、幸福和人格完善。性健康是人们身心健康的重要组成部分，也是家庭和谐、婚姻稳定、人生美满幸福和促进社会安定的重要条件。

一、性健康的含义

什么是性健康（sexual health）？世界卫生组织（WHO）的刊物《生殖健康研究的进展》提出，性健康是一种与性相关联的身体、情感、精神和社会的安康，它不仅仅意味摆脱疾病、功能障碍或虚弱。性健康需要以一种积极和体面的方式去对待性和性关系，以及可能获得愉悦和安全的性经历，没有胁迫、歧视和暴力。实质上，性健康带有时代和社会的烙印，不同的时代和不同的社会使之具有不同的含义和标准。性健康即使在现代仍有不同的解释，一般认为它是指具有性欲的男女双方在躯体、感情、知识、信念、行为和社会交往诸方面上健康的总和，它表达为积极健全的人格，丰富和成熟的人际交往，坦诚与坚贞的爱情和夫妻关系。

二、性健康的内容

性健康的内容主要包括下述三方面：

（一）没有器质性病变、生殖系统疾病及妨碍性行为与生殖功能的其它身体缺陷，达到性生理健康。

（二）使影响性能力和损害性关系的性观念，如性的无知、恐惧、厌恶、焦虑、羞愧、罪恶感和虚伪的信仰等不良心理因素得以消除，达到性心理健康。

（三）用社会道德规范和个人道德观念实施性行为和控制生育，达到性道德健康。

三、性健康教育

世界卫生组织指出，性健康教育的目的是为了增进人类的性健康，通过对人们进行系统的关于性知识和性道德教育，使受教育者具有科学的性知识、正确的性观念以及高尚的性道德和健康的性行为。世界性学会主席 Eli coleman 在性学国际会议（1997）上提出了获得性健康的十个重要途径：

（一）提供广泛的性教育机会。

（二）给健康专业人员提供教育。

（三）开展对儿童和青春期性的研究。

（四）克服同性恋恐惧、两性人恐惧和变性恐惧。

（五）结束男性至上主义。

（六）结束性暴力。

（七）提倡手淫（性自慰）。

（八）提高性功能。

（九）为享有性卫生保健创造更多的机会。

（十）使性健康成为一种基本人权。

以上将性教育（ sexuality education ）作为获得性健康的首选途径，表明了性教育的重要。

人类的性教育已有古老的历史。中国春秋时代孔子讲授的《诗经》中，三百篇诗中就有20多篇是关于男女婚恋的内容。东汉时期官办贵族学校讲授“男女阴阳造化之事”。近代，1909年，鲁迅先生在浙江初级师范学堂正式向青年学生讲述生殖解剖生理知识。

我国在20世纪50年代建国之初即倡导性教育。1963年3月周恩来总理召见叶恭绍教授、吴阶平教授等专家，指示他们一定要把青春期的性卫生知识教给男女青少年，用科学知识保护自己健康成长。1981年吴阶平院士等编译出版了《性医学》一书；1988年主编《中国性科学百科全书》是中国性科学的奠基之作。1988年国家教委和计生委联合发出《关于在中学开展青春期教育的通知》，青春期教育在全国推行。1993年国家计生委宣教司在南京召开了青春期教育和性教育研讨会，1994年国家计生委、卫生部、中国科协等九个部委级单位联合举办了全国首届性健康教育展览而把全国性健康教育推向了一个新的高潮。

随着21世纪到来，2002年中国颁发了《人口与计划生育法》，对青少年性教育的开展做了法律支持。目前中国性健康教育以青春期教育为重点，正在全国深入开展。完善中国性教育这一巨大社会工程，才能有利于构建和谐社会，造福全民。

2005年10月12～14日在杭州召开了青少年性教育国际经验交流会，由美国福特基金会支持，来自世界20多个国家的170多名代表参加了此次盛会。2005年8月20日在牡丹江召开了中国性学会传媒专业委员会的学术会议，会议决心在我国大力推动性教育，反对西方的性乱观念，大力宣传符合道德传统的性道德。对今后工作的设想认为，中国是一个有着五千年文明的古国，中国的性科学要创造世界一流的水平，促进中国人性观念的转变，大力宣扬科学健康文明的性。宣传0～100岁都会有性的问题。性贯穿于人的一生，因此性教育也要贯穿于人的一生。中国性学会在年会上提出，大力推进中国的性科普教育，促进性学的科学研究，加强学术交流。2006年召开第二届中国性科学高级论坛，筹建“中国性学会性科学研究院”，大力推进中国性学工作职业化，造就一批职业化性学工作者。譬如性健康指导师、性治疗师，创办性科普杂志，作为青少年的性科普知识读物。办好网站，赢得更多群众；办好性科学的专业学科，参加国际会议，使中国性科学与国际接轨。

国际上，瑞典在20世纪70年代进行现代意义上的系统的、有组织的性教育，有了国家制度的性教育大纲。美国1960年时全国有3所医学院校开设性健康教育课。到1973年在全国114所医学院校中有111所开设了这门课。日本在1975年出版了100多种有关性教育书籍供儿童、青少年、家长、教师选择。

第二节 青少年的性健康与保健

世界卫生组织确定，青少年（young people）的年龄范围为10～24岁。其中，10～19岁之间属青春期（adolescence），19～24岁之间为青年期（youth）。青少年成长过程中的青春期是一个人人生旅途的重要时期。在此时期，个体从生殖器官尚未成熟、性机能还未启动，过渡到生殖器官已成熟、性机能已启动，并得到了发展，性意识已形成的阶段。因此，青少年必须认识和了解此期间自身的性生理、性心理发育特征，树立正确的性道德观念，完善自身的性健康，并为此而注重性保健。

一、青少年的性生理健康

（一）青少年的性生理

青少年前期，男女生殖器官尚处于幼稚状态，进入青春期后，在性激素作用下迅速发育。性发育包括生殖器官、生殖功能和第二性征的发育。青春期的男、女青少年性发育过程各有其规律与特点：

1. 生殖器官的发育

（1）男性生殖器官发育

男性睾丸最早开始发育，其增大的年龄为9.5～13.5岁，平均在11.5岁，青春期前睾丸容积不足2ml，青春期开始后体积明显增大，至18～20岁时，睾丸容积为15～25ml。伴随着睾丸的发育，阴囊也增大，皮肤变薄、变红。阴茎开始增大的年龄约迟于睾丸1年，出现突增的平均年龄为12.5岁。

在青春期前，阴茎的长度一般不超过5cm，在青春期阴茎的体积和长度在不断增大。在阴茎增大的过程中，青少年可能经历勃起的体验。阴茎的大小存在很大个体差异，长短不一，粗细不同。不能简单地以所测量到的阴茎大小的数值来判断其是否正常，而应看它的功能是否正常。专家认为，只要能正常性交，能完成生儿育女的任务就是正常。因此，青少年不要为自己阴茎的大小而过分担忧。

（2）女性生殖器官发育

女性的卵巢在8岁之前很小，表面光滑。进入春春期后，卵巢很快发育，体重由原来的6g又增加了3～4g。月经初潮时卵巢并未完全成熟，随后卵巢继续发育增大，皮质内出现发育程度不同的卵泡，到青春期中、晚期，卵巢由于排卵而卵泡破裂、修复，表面呈凹凸不平。

子宫的重量与长度在青春期有明显的增加，子宫体变长，宫颈缩短，宫体与宫颈长度比例由1∶2变为2∶1。子宫体的发育主要是肌层增生，内膜发育较少。一般在青春期中期时，受雌、孕激素影响，子宫内膜发生周期性变化而月经来潮。

进入春春期后，阴道变长变宽，由出生时的4cm左右增至初潮时的11cm左右。粘液腺发育有分泌物排出，阴道分泌物由儿童期的碱性转变为酸性，增强了对病原体的抵抗力。

外生殖器也有了明显变化，阴阜因脂肪堆积而隆起，大阴唇变厚，小阴唇增大，有色素沉着及阴毛出现。

2. 第二性征的发育

（1）男性第二性征发育

男性第二性征发育主要表现在阴毛、腋毛、胡须、喉结、变声、发型等方面的改变。男性第二性征发育最早是阴毛，一般在11～12岁左右出现；1～2年后出现腋毛；胡须几乎与腋毛同时萌出；随后额部发际后移；随着体内雄激素水平增高，喉结增大；一般在13岁以后，声带变厚变长，出现变声现象。至18岁左右喉结与变声几乎全部发育完成。此外，有1/3～1/2的男性也会有乳房发育，通常先开始一侧，乳头突起，乳晕下出现小的硬块，会有轻度隆起及轻微触痛，一般持续数月至一年自行消退，若一年后仍未消退者，应做进一步检查，有人报告男性乳房硬块最早出现在11岁，最迟可出现于16岁。

（2）女性第二性征的发育

女性第二性征主要是乳房、阴毛和腋毛。乳房发育为最早出现的第二性征，通常作为女性进入青春期开始的标志，大约在8～13岁左右开始发育，平均为11岁，但有较大的个体差异。乳房开始发育后，乳头下出现2～3cm大小的硬结，并感轻微胀痛和有触痛，随着乳房进一步增大，疼痛感消失。阴毛在乳房发育后半年至一年出现，腋毛又在阴毛出现半年至一年后出现。第二性征的发育无法定量测定，只能通过定性观察，即人为的将第二性征的发育过程分为若干期，规定每一期的发育状况，以便对照观察。

3. 首次遗精和月经初潮

（1）首次遗精

遗精是男性青春期性发育的重要标志，是正常的生理现象。从生理上说，遗精标志着男性性功能的成熟，有了生殖能力。由于进入青春期后睾丸迅速发育、增大，睾丸开始产生精子和性激素。精子离开睾丸后，在附睾内进一步发育成熟，与迅速发育的精囊腺所产生的精囊腺液、前列腺产生的前列腺液等混合形成精液，精液会不定期的溢出，从而出现遗精现象。从心理上说，男性进入青春期后，由于性意识开始萌发，对异性逐渐产生爱慕，开始萌发性体验的要求。因此，在人睡后如果有心理上的性刺激（性梦），就会产生遗精。除了性梦以外，如果内裤过紧、睡觉时被子压得太重、被窝太热等一些刺激因素也可引起反射性遗精。

首次遗精发生在12～18岁之间，1985～2000年中国学生体质与健康调研报告揭示，我国大城市、中小城市、富裕乡村、中下水平乡村男生首次遗精的平均年龄，分别从14.5、14.7、15.6和15.7岁提前到13.8、14.2、15.0和15.5岁。首次遗精发生的季节以夏季常见，依次为春、冬、秋季。一般每月遗精2～3次，属于正常现象。近年来研究表明，男性多在12～14岁有精子生成，尿中出现精子可发生在遗精之前，说明遗精的发生还需要身体和心理上的进一步发育成熟才会出现。

（2）月经初潮

月经初潮是女性青春期发育的重要标志。月经初潮时女性的卵巢并未完全成熟，其重量仅为成熟重量的30%～40%，且功能不全。在月经初潮后的1、2年内月经往往不规律，此种不规律的月经是由于雌激素的水平增高一段后又下降所致，而不是由排卵后卵巢黄体形成所分泌的孕酮水平变化所致。月经初潮与第一次排卵的间隔期称生理不孕期，此期月经为无排卵性月经。初潮后一年内排卵者约为18%，大多数女性在初潮后1～3年或更长的时期才开始有排卵性月经。月经初潮年龄与遗传、经济水平、营养状况、地理环境等因素有关。各国各地女性的初潮年龄都不尽相同，年龄范围大致在11～16岁之间，发达国家早，而发展中国家晚。1985～2000年中国学生体质与健康调研报告揭示，我国大城市、中小城市、富裕乡村、中下水平乡村女生的初潮平均年龄分别从13.1、13.5、14.1和14.1岁提前到

12.6、13.1、13.6 和 13.9 岁。随着我国全面步入小康，生活水平不断提高，青少年性发育的提前趋势还将延续。

（二）青少年的性生理健康与保健

性生理健康是指性生理功能正常，如男性精液中精子数量、形态、活动能力均正常，阴茎勃起和生殖功能正常，女性月经周期规律，排卵能力完好等。

1. 男性的性生理健康与保健

（1）精液

世界卫生组织所规定的正常精液标准：

1）精液量：正常量≥2ml。大于 7ml 时为过多，不但精子密度降低，而且易从阴道中流出，以至精子总数降低，常见于精囊腺炎；小于 2ml 为精液量过少，但通常以 1ml 以下为过少，此时精液与女性生殖道接触面积小，或因粘稠不利于精子进入女性宫颈口而导致不育，常见于严重的附属腺炎症、睾酮水平低下、射精管梗阻、逆行射精等。

2）颜色：正常是灰白色或略带黄色。乳白色或黄绿色提示生殖道或附属腺存在炎症；粉色、红色、显微镜下见红细胞者为血性精液，常见于附属腺、后尿道的炎症，偶可见于结核或肿瘤。

3）酸碱度：精液正常的 pH 值为 7.2～7.8。小于 7.2 见于射精管梗阻或受尿液污染；大于 7.8 见于精囊腺炎症或标本陈旧。

4）液化时间：正常精液射出后，在精囊腺凝固酶的作用下变为胶冻状，经 15～30 分钟在前列腺液化酶的作用下变为液体，此为精液液化。射出精液 30 分钟后，精液仍不液化属于异常。

5）粘稠度：将玻璃棒接触已经液化的精液，轻轻提棒，可形成精液丝，正常时其长度小于 2cm。

6）精子计数：一般以每毫升精液中的精子数表示，正常计数 $\geq 20\times10^6$/ml。低于此值为精子过少，见于各种原因导致的生精功能障碍等。精子过少可使精子进入子宫腔及输卵管的机会减少而致生育力低下或不育。如精子计数大于 120×10^6/ml 为精子过多，因其活动力受影响也可导致不育。

7）精子形态：正常形态的精子≥50％，否则可造成不育。

8）活动力：精子中呈直线迅速向前运动者≥50％。

9）存活率：通常指射精后 1 小时内检查，活精子≥50％。导致精子活动力及存活率降低的常见原因有附属腺炎症、精索静脉曲张、精液中存在抗精子抗体等。

10）白细胞：正常精液中白细胞 $<1\times10^6$/ml。白细胞增多表明生殖道或附属腺存在感染。

精子由睾丸产生，与卵子相遇结合而受精，这是繁殖后代的重要物质基础；睾丸还分泌男性激素（睾酮）以维持男性第二性征（副性征）。睾丸在胚胎早期位于腹腔内，准确地是位于腹股沟管内环处，以后逐渐下降，到第 7 个月时，睾丸快速通过腹股沟管而降至阴囊中，睾丸以上部位则闭锁。正常男性中，双侧睾丸的大小不是完全相同的。睾丸在下降至阴囊的过程中，可以出现各种异常情况，如鞘膜突不闭锁或闭锁不完全，则发生鞘膜积水、精索囊肿、疝等；如睾丸下降不完全而停止在腹腔中或腹股沟管中，称为“睾丸下降不全”，或称“隐睾”；如睾丸在下降时未至阴囊而偏移到会阴、阴茎根部、腹股沟部等处，称为“睾丸异位”。睾丸的位置不正常，则影响精子的生成和发育的质和量，不利于生育。

成年人睾丸内，每时每刻都在产生精子，有人估算过，成年人每克睾丸组织在每秒钟内可产生300～600个精子，每天双侧睾丸可产生上亿个精子。这也是控制精子生成的男性避孕方法比抑制女性排卵要困难得多的原因之一。在显微镜下，密密麻麻的精子像蝌蚪，头很小（长6微米），而尾巴却很长（60微米）。正是这根长长的尾巴使精子能奋力向前运动，去寻找卵子，并与之结合。

附睾主要功能是促进精子发育和成熟，以及储藏和运输精子。精子从睾丸生精小管产生，但缺乏活动能力，不具备生育能力，还需要继续发育以至成熟，此阶段主要在附睾内进行。附睾分泌一种直接哺育精子成熟的液体，称为附睾液，其液体钾高、甘油磷酸胆盐和糖苷酶浓度高、酸碱度低、渗透压高、氧少、二氧化碳高。一般来说，附睾储存约70%的精子（2%储存在输精管中）5～25天，平均12天，这要比在男性生殖器的其他部位的时间都长。附睾中的精子在性交时，通过附睾管、输精管、经射精管及尿道排出体外。精子在附睾管里若长期不排出，则部分被分解吸收，部分逐渐进入尿道随尿液排出，所以在成年男子的尿液检查时，偶尔可以发现精子。当附睾发生炎症或其他疾病时，可影响精子成熟的程度而不利于生育。

（2）阴茎勃起功能障碍（erectile dysfunction）

也称为阳痿或简称ED，是指一个男子不能达到充分的阴茎勃起而完成性交，在诊断和治疗上，一般定义为在性交时，至少有25%或更多的时间阴茎不能获得足够的勃起。这是一个累及千百万男子的医学难题。全球大约有1亿5200万男性患有某种程度的勃起障碍，估计21岁以上男子中，有十分之一患有阴茎勃起障碍，但仅有15%～20%的患者目前正在接受治疗，预计到2025年，有勃起障碍的男性将增至3.22亿。阴茎完全不能勃起者称为完全性阳痿，阴茎虽能勃起但不具有性交需要的足够硬度者称为不完全性阳痿。

按病因将ED分为心理性阳痿和器质性阳痿：

1）心理性阳痿：就像性的联想可以引起勃起一样，对性的抑制性思维也可抑制勃起产生，并形成对勃起失败的畏惧，性厌恶及罪恶感等均可导致心因性ED。由精神心理因素引起勃起障碍的患者，往往有夜间和晨间勃起，或者通过手淫能够使阴茎勃起，但面对他们的性伙伴时则丧失勃起能力。

2）器质性阳痿：由血管性、药物性、解剖结构性、神经性或内分泌性异常引起。

血管性原因：勃起障碍最常见的发病原因，或者是造成阴茎动脉供血不足（如高血压、动脉硬化、糖尿病、高血脂、吸烟等），或者是导致静脉回流过度（如白膜弹性下降或阴茎平滑肌不够松弛，特别是那些焦虑型的人），均可导致血管性勃起障碍。阴茎动脉供血不足可由多种情况引起，如动脉粥样硬化、吸烟、高血压、高脂血症、糖尿病、会阴部或盆腔外伤损伤血管，或者盆腔放疗等。前列腺癌接受放疗后，勃起障碍发病达22%～82%。下尿道外伤导致勃起障碍的发生率也相当高。盆腔骨折伴多系统损伤的患者中有50%以上患有勃起障碍。静脉回流过度主要是由于小梁平滑肌松弛不足，海绵体神经损伤，或者海绵体小梁结构改变或变性，导致静脉阻断障碍，白膜弹性下降也是重要诱因。

药物性原因：系许多治疗性用药产生的副作用。一般来说，凡能阻断中枢作用或干扰局部神经对阴茎平滑肌调节功能的药物，都会导致勃起障碍。降血压药物，特别是利尿剂，对性功能的影响已经在美国进行的一项治疗轻度高血压的大规模研究中得到证实。其他治疗精神病和抗抑郁等药物也可能引起性功能障碍。

解剖性原因比较少见，如先天性生殖器异常或畸形，或者严重创伤等。

神经性原因：主要包括神经系统障碍或病变造成的有关的勃起障碍。如糖尿病或酒精中毒引起的周围神经病变、脊髓创伤、多发性硬化、盆腔手术造成的损伤等。

内分泌原因：由内分泌引起的勃起障碍比较少见，包括睾酮水平低下伴性腺机能减退、垂体瘤或微腺瘤而导致泌乳素增高、甲状腺功能亢进或低下等。

吸烟与酗酒：最近一项研究证实了吸烟对性健康的影响，特别是那些阴茎勃起而不能持久者，吸烟后问题更加严重。该研究测定了300多位男性吸烟者的夜间勃起的阴茎坚硬度。大量吸烟者（>40支/天）阴茎膨胀时间最短，消退最快。据认为吸烟既有直接促使血管收缩作用，并且也是增加血管性疾病和高血压的危险因素，二者均可对产生勃起障碍起一定作用。酗酒是通过一系列机制影响了勃起功能，包括周围神经病变、睾丸功能异常，影响下丘脑-垂体轴，破坏肝功能并引起血清雌激素水平增高等，即使中等量饮酒也会影响勃起功能。

吸烟诱发勃起障碍主要通过以下两种方式：

①急性损害。实验发现，让健康男性观看色情电影，并测量阴茎周径变化，在连续吸入尼古丁含量高的香烟后，阴茎平均周径增加值显著下降。成年雄犬大量吸烟后，刺激阴茎海绵体神经，不能产生勃起，而且阴茎的血液流量也明显地低于吸烟前水平。研究认为，这种多量吸烟引起对勃起功能的急性损伤，主要是尼古丁直接刺激人体内的交感神经，产生很多肾上腺素和去甲肾上腺素，这两种物质会让阴茎海绵体内的平滑肌收缩，结果阴茎就无法充血，引起勃起功能障碍。

②慢性损伤。慢性损伤主要涉及三方面影响：对阴茎血液供应的影响：长期吸烟后，供应阴茎血液的动脉，尤其是直接有关的阴部内动脉和阴茎海绵体动脉会发生硬化和狭窄，于是显著减少对阴茎的血供应量，缺少血源，使阴茎无法充分勃起；对阴茎神经控制的影响：阴茎勃起需要神经末梢释放的神经介质发挥作用，神经介质让阴茎海绵体平滑肌松弛而阴茎充血。在众多神经介质中，一种被称为一氧化氮的神经介质对促进阴茎勃起作用最大，长期吸烟后，阴茎海绵体内一氧化氮含量会明显减少，因此会发生勃起障碍；对保证阴茎勃起需要的性激素含量的影响：香烟中的有毒物质破坏专门制造睾酮的睾丸内的间质细胞，一旦睾酮缺乏，阴茎勃起就没有了驱动力。

酒精引起勃起障碍的方式：

①对神经系统的影响。饮酒会短暂地兴奋一下大脑皮层“司令部”，但是很快会转入抑制状态。如果在这短暂的兴奋状态下匆忙性交，会过于激动、鲁莽与粗鲁，甚至失态，性能力容易发生偏差，也容易招惹配偶的责难，这往往会给因精神心理状态不良造成的ED埋下祸根。倘若在由兴奋转为抑制后性交，由于控制性能力的神经系统处于抑制状态，ED的出现更在情理之中。

②血管系统的影响：刚饮酒后，人会感到阵阵发热，面部泛起红晕，由于此时大量血液集中在脑部和皮肤血管内，如果此时过性生活，性器官顿时需要大量血液，会出现供不应求，使阴茎不能良好勃起，当发热与脸部红晕消退后，大量血液会在内脏器官内淤积，人反而感到发冷，如此时有房事，性器官依然得不到理想的供血，而会发生ED。

③对性激素代谢的影响：有资料表明，多量饮酒后，血液中雄激素睾酮的数量会随之减少，这一方面是由于酒精直接妨碍了睾丸生产睾酮，而另一方面由于在酒精刺激下，肝脏会加快对睾酮的处理，许多睾酮被分解转变成其他物质。再说，长期饮酒的人，难免会发生一定程度的酒精性肝硬化，对睾酮的处理能力会减弱，结果体内雌激素水平上升，总之，睾酮的减少或雌激素的增多，都会造成勃起功能障碍。

古今中外都有这样一种错觉，认为酒是一种催情剂，可以激发人的情欲，提高人的性能力，所以有“酒为色媒人”之说。但是事实并非如此，酒不但不具有催情助欲的作用，相反却是高级中枢神经抑制剂。

（3）阴茎异常勃起

是指在无性欲和性刺激下，突然发生持久性阴茎勃起，增粗变硬，并伴有阴茎根部疼痛而龟头无痛感，勃起时间可为数小时、数天或数周，有时可射精，但射精后仍勃起。若不及时治疗，可以造成海绵体纤维化，引起永久性阳痿，亦可造成阴茎组成部分坏死。祖国医学称“阴茎异常勃起”为“阳强”或“强中”。

引起阴茎异常勃起的原因可分为原发性和继发性两类，原发性阴茎异常勃起的原因，现仍不清楚，继发性阴茎异常的原因有四种：

1)神经性:脊神经或分布在生殖器周围的神经病变所引起,如脊髓外伤,神经梅素感染等。

2）机械性：盆腔晚期肿瘤，浸润压迫，外力（如金属环）持续压迫阴茎根部，阴茎局部外伤等。

3）血液病。

4）药物性：噻嗪类、睾酮、肼苯哒嗪即所谓的“春药”等。

2. 女性的性生理健康与保健

（1）月经

月经是周期性子宫出血的生理反应，正常的月经量应该是每次 60ml，如果每次 30ml 则是太少，180ml 又过多。如果经量很多甚至淋漓不净，且在月经前或月经来潮时出现明显下腹部痉挛性疼痛，需及时去医院进行检查、治疗。而月经周期则有很大的个体差异，有人少至 20 天，还有人多达 36 天，这期间都算正常。据有关调查统计，被调查者中真正每次都能在 28 天至 30 天来一次月经者大概只占 10%。只要每次月经的间隔周期都是一样的就正常。不规则的提前或延后都是不正常的，很可能是某种疾病的症状。

月经应该有正常的周期、经期、经量、经色和经质。月经的周期及经期均从经血来潮第一天算起，两次月经相隔时间为周期，一般为 28 天，偶尔提前或延后时间不超过 7 天者仍可视为正常，故正常的月经周期不应少于 21 天，也不能超过 35 天。经期是指经血来潮的持续时间，正常者应为 3～7 天，一般为 4～5 天。经量是指经期排出的血量，一般总量约为 50～80 ml 左右。由于个人的体质、年龄、气候、地区和生活条件的不同，经量有时略有增减，均属正常生理范畴。经色是指月经血的颜色，正常经血一般为红色稍黯，开始色较浅，以后逐渐加深，最后又转为淡红色而干净。经质是指月经血的性状，正常情况下经质不稀不稠，不易凝固，无明显血块，无特殊气味。

由于月经时，子宫内膜脱落，血管破裂未愈，形成一个创面，子宫口微开，阴道酸性分泌物被经血冲淡，阴道抵抗力下降，加之经血本身就是一个很好的病原体培养基，所以，这段时期要注意卫生以防感染。此外，保持精神愉快，做一些自己喜欢做的事情，自我调节情绪，就可减轻月经期的不适感。月经期应多吃易消化食品，多吃蛋白质和蔬菜、水果，少吃辛辣刺激性食物，以保证足够的营养和大便通畅。

月经病泛指与月经或月经周期有关的各种病症。包括经期、经量、经色、经质和月经气味等的异常，或经期及其经行前后周期性出现的各种较为明显的症候。如果临近月经来潮之前或行经初期，伴有轻微的小腹胀痛或腰部酸痛，或乳房轻微作胀，或情绪不太稳定等现象，但不影响工作与生活，月经来潮后或干净后便自然消失者，这是常有的生理现象，一般不需作任何治疗。有的青年女子，在月经初潮后的头一两年之内，月经不能按时来潮，或提前或延后，甚或停闭数月，这是由于肾气未能充盛所致，只要无明显全身症候，待身体逐渐发育成熟后，自能恢复正常。

青春期功能失调性子宫出血的预防：

1）普及青春期卫生知识，使青春期少女了解有关青春期正常生长发育过程，月经是怎么回事，哪些因素会引起月经异常，应该怎么办。少女多数在初次行经后很快即建立了正常月经周期，按月行经；而少数由于其内分泌功能尚未完全成熟，可能出现月经紊乱现象。精神过度紧张、劳累、营养不良等可诱发此种现象发生。因此，青春期少女一定要安排好学习和生活，注意劳逸结合，锻炼身体，增强体质，要保证足够的营养（蛋白质、维生素、铁）的摄入，避免生冷饮食。

2）出血时子宫腔内外相通，细菌因有很好的生长环境，将会迅速繁殖而致病。因此出血时要注意外阴清洁，勤换内裤及月经垫等月经用品。千万不能因有出血而不清洗外阴，相反，行经期一定要每日清洗以去除血污。可用一些外阴清洁剂，也可用温开水清洗，但应避免盆浴。已婚妇女在出血期要避免性生活。

3）若出血量大，可致贫血及机体抵抗力降低，应加强止血措施及酌情抗感染以防炎症及急性传染病的发生。

（2）排卵

女性的生殖细胞即卵子是人体最大的细胞（直径约为 150μm），它有两段不同的发育，一在出生前，另一为青春期开始以后。在胚胎时期，卵原细胞已进入卵巢内发育，此时卵原细胞会不断进行有丝分裂，数量增殖，并且转化为初级卵母细胞，像这样的细胞，在胎龄 7 个月时可能拥有几百万个，不过，这些细胞大多不会成熟，有些甚至提前萎缩掉，因此，出生时大约剩下十万到一百万个左右。出生后到青春期前，卵仍继续萎缩，青春期开始后如果卵未受精，则卵细胞便随子宫增生的内膜及血液排出。到更年期后卵便已消耗殆尽。一个健康的女性，一生中大约会排出 400～500 个成熟的卵，其余的卵母细胞大多萎缩掉了。所以女性的卵的数量是固定的无法再新生。卵子是由女性性腺——卵巢产生的，卵巢的主要功能除分泌女性必需的性激素外，就是产生卵子。女性在胚胎时期约 3～6 孕周时即已形成卵巢的雏形。出生前，卵巢中已有数百万个卵母细胞形成，经过儿童期、青春期，到成年也就只剩 10 万多个卵母细胞了。卵母细胞包裹在原始卵泡中，在性激素的影响下，每月只有一个原始卵泡成熟，成熟的卵子再从卵巢排出到腹腔。

一个卵子排出后约可存活 48 小时，在这 48 小时内等待着与精子相遇、结合。若卵子排出后由于多种原因不能与精子相遇形成受精卵，便在 48～72 小时后自然死亡。失去这次受精的机会，就要等到 1 个月后另一个卵子成熟并被排出，重复同样的过程。左右两个卵巢通常是轮流排卵，少数情况下能同时排出两个或两个以上的卵子。如果分别与精子相结合，就出现了双卵双胞胎和多卵多胞胎。在引起女性不孕的原因中，卵巢因素引起的不孕约占不孕症的 15％～25％，卵巢不排卵即是其中重要的原因之一。

二、青少年的性心理健康

据联合国教科文组织最新公布的警示表明，21 世纪人类健康的最大杀手是心理疾病，性心理疾病则是心理疾病的重要内容。性心理健康，包括对性的认识，对性发育、性疾病、性生活、性功能的认识，都是跟性有关的心理问题，如何正确看待这些问题，就是一个人性心理健康与否的标准。

（一）青少年的性心理

性心理是指男女性行为过程中的心理活动过程，即男女对有关性问题的心理反应现象和过程，包括性感知、性思维、性情感和性意识等方面。青少年期，尤其青春期是人生历程的十字路口，主要标志是性发育的开始和性成熟的完成，其时他们要经历生理和心理上的急剧变化，是青少年社会化的重要时期。在性心理领域，他们对性的意识，由不自觉到自觉；对性对象，由同性转为异性；对性的兴趣，由反感到爱慕到初恋——几乎是每人必经的历程。但由于在整个青春期中，青年人的情绪动摇不定，容易变化，如果不注意及时引导，会因过度好奇、热情、幻想、冲动、情欲等驱使而不能自制。若再受社会上不良现象的影响，常可使某些青少年滋长不健康的性心理，以致早恋早婚、荒废学业，有的甚至触犯刑法，走上犯罪的道路。因此，青少年应对青春期的性心理变化有一定了解，要培养出不仅体质健美而且有健康性心理的青年一代。

1. 性意识的萌发与发展

性意识是指青少年在性生理变化趋向成熟的过程中产生的对性别特征、两性交往、接近异性和产生性需要等一种特殊的心理变化。随着性发育的逐渐成熟，促使了青少年性意识的觉醒，同时受到社会环境中各种性信息的渲染和影响，如影视、报刊、杂志、文学作品中的性信息以及成人的两性交往活动等，都会促进他们性意识发展，他们对两性身体外表变化的差异，不仅十分敏感和关注，而且表现出好奇和不安，他们有着对性知识的渴求，想了解性奥秘的愿望。他们开始意识到两性的差别和两性的关系，产生了一种特殊的情感体验和主观意识，生理发育和自然本能影响着青少年的心理活动，促使性意识的萌生和发展，并经历了从对异性的疏远、好奇逐渐转化到一种朦胧的眷恋、向往和接近的发展过程。

针对青少年性意识的发展过程，有的学者将其分为三个或四个时期，如美国心理学家赫洛克（E. Hurlock）将青春期内性意识的发展分为以下四个阶段：初期的疏远异性期；恋年长异性期；中期接近异性的狂热期；后期正式的浪漫恋爱期。

我国一些心理学家则倾向分为三个时期：

（1）疏远异性期

在青春期的早期，指青春期开始的半年至1年（11～12岁）期间内，此时青少年性功能尚未完全成熟，性别意识刚刚萌芽。由于生理上的急剧变化，他们发现彼此间性别发育差异日益明显，彼此会产生一些害羞、不安及反感等敏感心理，少女会紧束胸部或穿宽大的衣服掩盖渐渐隆起的乳房，少男怕被人看到刚刚长出的阴毛。他们对两性间的接触持疏远和回避态度，如因学习或工作需要，双方接触时感到拘束和难为情。他们认为两性间亲近、恋爱是可耻的。因此，表现出不愿接近异性、彼此冷漠、男女界限分明、喜与同性伙伴亲密相处等情况，即使是儿童时期要好的异性朋友此时也减少接触或有意回避。有的少女、少男在家庭中不由自主地疏远异性长辈，男孩喜欢与父亲在一起，女孩愿意与母亲交流心里话。这是青少年生理的发育本能地产生的对异性的暂时性疏远。

（2）接近异性期

随着年龄的增长，生理、心理发育的进一步成熟，少男少女从青春期中期开始对性知识感兴趣，性的好奇感和神秘感与日俱增。此期少年男女的特征是精神兴奋程度高，往往对异性带有幻想色彩，很少考虑到会面临的困难和阻力，因而情感发展的速度较快，迅速达到炽热的阶段，即热恋。从初恋到热恋是少年男女双方感情逐步深化的过程。狂热期间双方相互吸引力加强，激动程度高，有相互了解的迫切要求，真诚和信任感增强，而且思维方法和活动方式也发生改变。萌发出想彼此接触的愿望，希望自己的言行、外表能引起异性的注意和好感。如男孩喜欢在女孩面前显示自己的能力和才华，以赢得女孩的好感和赞许；女孩开始注意修饰打扮，以引起男孩的注意和喜欢，他们开始喜欢一起学习、参加各种集体活动和结伴外出游玩等，但这时只是将异性作为一般朋友，接触交往中还不存在专一性和排他性。在此时期，有些人有时会呈现幼稚的表现，会做出使异性感到难堪、反感或引起同学们议论、嘲笑、起哄的事，从而引起心理压力，这是由于他们的心智尚不成熟，心理反应尚不稳定所致。进入青春后期的青少年在对异性好感的基础上，各自形成了一个或几个异性的“理想模型”，并在众多的男女生共同交往中，逐渐由对群体异性的好感转向对个别异性的依恋，甚至形成一对一的“专情”交往，在他们的内心世界一般蕴藏着对异性强烈的眷恋，但又不敢公开表露。此时，大多数人以精神心理交往的方式来显示自己的情感，而不倾向于直接以肉体接触来表达恋情。

（3）恋爱期

随着年龄的进一步增长，生理上的成熟及社会生活的全面影响，对异性的爱慕和追求更趋于专一化和排他性，青年男女之间开始萌生爱情。他们仅把特定的异性视为自己交往的对象，并不加掩饰地爱慕追求异性，持续地交往，相互爱慕和向往终生不渝的爱情。此期特点是划清恋爱和婚姻的界限，通常在激情消退后，会发现对方存在以往未曾注意到的缺点，能够比较冷静地看问题，认真地和负责地沟通，增加了解。和谐爱情的逐步形成，是基于双方遵守承诺和共享建立起来的美好前景。心理和谐的爱情有两方面含义，一是双方的生活志向、理想和目标大体一致，它是婚后共同生活的思想基础；另一是双方的性格、爱好、兴趣、生活习惯和文化修养的和谐，它是婚后共同生活的感情要素。

2. 性心理表现

（1）性兴趣的产生

青少年随着性器官的发育和第二性征的出现，对性产生了兴趣，开始对性方面的事给予关注。尽管这种兴趣使他们有羞耻感和有疑问难以启齿，但他们仍以各种方式和渠道去索取和探讨。性兴趣的产生主要是在女性乳房、卵巢、子宫开始发育和月经初潮来临以及男性睾丸、阴茎开始增长和首次遗精期间，青少年对自己的性发育感到惊奇、神秘和羞涩，从而促使他们产生了想要了解和探索性奥秘的欲望。性兴趣产生强度因人而异，如有的人性兴趣强烈，有的较弱，有的敏感，有的主动追求，有的被动产生，有的采取行动，有的只停留在想象中。青少年性兴趣的产生是性意识发展过程中的产物，与儿童时期的性兴趣有着本质的区别。正常人都有性兴趣，保持一定的性兴趣是健康的标志。

（2）性冲动的产生

性冲动是指人的性器官成熟后，在体内性激素推动下对异性产生兴趣、进行求偶和性行为活动的一种内在力量。性成熟的青少年，当从书报、杂志、影视作品中看到有关性的内容，或偶尔与异性身体接触，或与异性朋友约会，或处于性幻想时，会产生性冲动，感到异常兴奋和激动，此时，男性会有阴茎自发勃起，女性会有心跳加速和阴道分泌物增加。性冲动可以一触即发，也可延缓激发，也可通过人的自控能力而缓解。因此，需要给以青少年性健康教育，使他们学会如何控制自己的性冲动，避免过早发生性行为。

（3）性幻想

处于青春期的少男少女，对异性爱慕渴望很强烈，但又不能“随心所欲”，于是他们有时会把曾在文艺作品中看到的情爱片段，通过大脑的重新编排、组合，虚拟出自己与所爱慕的异性在一起的场面，如约会、游泳、拥抱、接吻，甚至性交等，在进入角色之后，还时常伴有情绪上的反应，有的可能会伴有生理上的性兴奋。幻境中的对象可以是任何人，也可是影、视、歌星，青少年性幻想的比例随着年龄的增加而增加，成年后，其发生比例随年龄增加而减少。

(4) 性梦的出现

性梦是指人在深睡眠或假寐时出现与性爱有关的梦。在青春期性梦的出现是性心理表现的正常现象，也是性冲动未满足时的一种生理现象。性梦的产生与性刺激、欲念、幻想和曾经有过的体验有密切的关系。男女两性的性梦有明显的不同之处。男性在性梦中会梦到女性的外阴、腿部、胸部等部位，梦中的女性多为不熟悉或仅见过面的，醒后很多人回忆不起每一个细节。梦越生动逼真，肉体的快感越大，醒后越感到轻松。女性的性梦比较含蓄，梦中可与相识、相恋的男性接吻、拥抱，由于女性有羞怯的特性，性梦中会有惊恐的表现，甚至会大喊大叫。性梦是性成熟的表现之一，男性以阴茎勃起、射精而结束性梦，女性则以阴道分泌物增多，或伴有短暂的骨盆底肌肉反射性快感收缩而结束。

(5) 手淫

手淫是通过用手或其它物品摩擦、玩弄自己的生殖器诱发性快感以满足性兴奋与冲动，达到精神上的满足。据国外报道，80%～90%的男性青年和50%～60%的女性青年曾有手淫。国内报道，约 70 %的男性青年和 40%的女性青年有这种习惯。手淫常发生于 10～15 岁的青少年中。男女青少年均可发生，以男性更为多见。手淫既不是病态，也不会对身体有害，更不涉及道德问题，它被认为是“标准的性行为的一种”。美国著名的性学专家玛司特斯用先进的实验仪器，对手淫和性交做了比较，发现两者基本一致，不必将其当作是有害身心健康的异常行为来看待。其实，手淫是没有正常性生活的一种代偿办法，对调节烦躁紧张的神经大有好处。在青少年不能通过性交释放自己体内积聚起来的性冲动能量的情况下，手淫也许是可以解决的最好办法。因此，世界性学会主席 Eli coleman 在性学国际会议上提出获得性健康的十个重要途径中，将“提倡手淫（性自慰)”列为第七个重要途径。手淫也用“性自慰”这一褒义词取代。

（二）青少年的性心理健康与保健

1. 青春期性心理健康的标准

青少年在性器官发育成熟的过程中，其性心理也发生了明显变化。青少年性心理健康与否直接影响到他们的学习、生活和身心健康。青春期性心理健康的标准有以下几个方面：

(1) 能够正确地认识自我

一个性心理健康的人，应该能够正确地认识自己的身体变化，正确评价与异性的差异，愉快接纳自己的性角色，能平静地对待自己和异性，并能自然地、坦率地、友好地与异性进行正常交往。

(2) 具有较强的性调适能力

面对性意识的发展和围绕自身周围的各种性信息的影响，应具备一定的自我调适和自控能力，使自己的性心理处于相对平衡状态，能够理智地对待性冲动，性行为能符合性道德规范和社会性行为准则。性调适能力是个人的性活动与外界形成的一种和谐关系的能力，这种能力集中体现了个人在躯体、感情、知识和社会方面等整体的表现。性调适能力的获得是一个非常复杂的过程。其实，一个人的性适应从童年就开始了，例如愿意接受自己是男孩或女孩这一事实。但性调适能力的获得应始于青春期，因为自此以后他（她）必须接受来自现实社会的规范性行为与性活动的要求，并由此发展出各种适当的能力。有了性欲知道如何排解，善于调控自己的性冲动，对自己的性行为与性活动能够考虑到与外界环境及社会文化背景相符，能够考虑到与对方建立一种和谐的关系等。

（3）保持开朗的心境

青少年常常要面临一些与异性交往、自身生理变化等方面出现的问题，因此，他们常有困惑、烦恼和急躁等表现。性心理健康者能主动接受教育，排除各种心理障碍，保持愉快、开朗的心境，正确处理所遇到的问题。

（4）具有正常的性欲望

正常的性欲望指性欲望的对象为成熟的异性，而非同性恋或其它替代物品。

（5）与同龄人的性心理发展水平相当

青少年多参加积极的、丰富的社会实践活动，以淡化和转移人的性冲动，使性能量转化到社会实践的活动中去。不要看富有性挑逗的文学、影视作品，而应看健康的书刊、影视作品。同学朋友相处时，避免开涉及性方面的玩笑，不要过多地接触性的内容，不说粗话、脏话。正确理解影视、文学作品中的性信息。正确认识爱情、人生和社会，培养高尚的审美情趣。在选择爱情题材的作品时，应注重其内容的充实性和格调的高尚。学会辨别来自社会上的各种性信息，不为庸俗和错误的思潮所迷惑，尽量不去接触庸俗低级、色情淫秽的影视、文学作品。

2. 性心理不健康的表现

性心理不健康通常有以下几种表现：

（1）性作为消除疑虑的手段

从男性的角度看，性行为是男子气的最简单的证明，因而一个人可能寻求许多性经验来向他自己证明他的本领。只要他还继续他的“征服”活动，他就可以保持自尊。如果有某种因素，如疾病或被迫禁欲，阻止他继续保持一定水平的性活动，他就容易产生抑郁、自卑、焦虑等情绪。从女性的角度看，则可能因极度怀疑她对男性的魅力和她的“女性气质”，而表现在性生活方面放荡不羁，以此证明她确实是风姿绰约、魅力十足的。在这些情况下，性被用作消除疑虑的手段，这是不健康的。

（2）性作为心理“麻醉剂”

一些人的生活或学习可能单调乏味，人际关系也可能不融洽，此时，他们就可能用频繁的性冲动或手淫来弥补其生活的空虚。把性行为当作麻醉剂也是不健康的，因为它没有从根本上解决问题。相反，性快感使人如此“镇静”，以至于使他丧失了为改变其环境而进行努力的动力。

（3）性作为可资交换的条件

把性行为当作一种手段，用以获得自己用其他方法无法或难以获得的东西。卖淫是把性当作可以交换的商品最明显的例子，妓女为了钱而出卖性。现实生活中，还有不少变相的或抱着类似心态的例子，虽然有时候这种交换的性质并不明显。这些人可能不断地为自己寻求各种开脱的理由，然而又总难免来自社会的或内心的谴责。最主要的是，“卖主”把自己当作一件商品，这对于“买卖”双方来说都是卑劣的、不人道的。

3. 青春期常见的性心理健康问题及调适

在青春期性发育过程中，青年男女产生的性心理健康问题比较多，青春期几种常见的性心理健康问题及如何调适举例说明。

（1）性认知的偏差与性冲动的困扰

据调查，不少青少年对“性”持有不正确的认识，有的视它为下流 、肮脏、见不得人，难以启齿、无所适从，以致对自己的性冲动感到羞愧、自责、苦恼和困惑并产生厌恶与恐惧心理等。产生上述不正确的看法的青年如不及时醒悟会造成心理障碍。所以对性的冲动要靠性道德来约束自己，采取可行的方法调适。如，当产生性冲动时用内心压抑的方法予以排解是一个很有效的方法，适度的压抑是社会化的需要也是一个人性心理健康的反映。然而严重的压抑感则有害身心健康。另外还可用一种积极的建设性的、能为社会接受的欲望或方式来取代性欲，如用绘画、音乐、体育活动、从事劳动，或男女友谊交往等，使性能量得以转移、性情感得以平衡。

（2）性焦虑

一般认为，青年男女性心理的矛盾、冲突和各种性适应不良等都可能引起性焦虑。这种性焦虑主要是指对自己形体的焦虑，对自己性角色的焦虑以及对自己性功能的焦虑。

一个人随着生理发育成熟，到青春期往往会出现对自己形体的不安。男青年都希望自己长得魁梧高大，女青年都希望自己长得苗条漂亮。如果有的男青年觉得自己矮小、瘦弱，就感到自卑；而有的女青年觉得自己过胖，长相平平，也会感到苦恼。有的男青年对生殖器的发育状况，女青年对乳房的大小都十分敏感，并为此心事重重。

也有的青年为自己的心理行为是否与性角色相吻合而忧虑。有的男青年感到自己缺乏男子汉气质 ；一些女青年觉得自己不够温柔细心。于是有些青年便产生了“过度补偿”的念头，比如有的男青年为了使自己更像个男子汉，故作深沉，或表现出大胆、粗鲁行为，甚至打架与冒险等。

以上几种性焦虑对青春期男女青年的性心理发展影响很大，而且常常影响到他们日常生活以及整个精神状态。调适的方法一般是通过性教育和性咨询，最重要的是要使他们建立起健康的审美观，接受自己的现实，不要怨天尤人，要扬长避短，对自身的性生理、性心理方面的疑惑，应及时寻找心理医生咨询与帮助，不可独自敏感多疑，自寻烦恼。

（3）遗精和痛经

调查发现有一部分男青年对遗精有不正确的认知和心理反应，他们在每当出现遗精现象时，就感到不安、苦恼、困惑、羞愧和恐惧。其实，遗精是男性青年性成熟的表现和未婚男青年的正常生理现象。因为男性进入青春期后，睾丸就开始造出精子，到 18～20 岁左右达到高峰，“精满则自溢”。因此，要教育引导青年正确认识遗精现象，顺其自然。一旦发现遗精，要及时清洗，保持卫生。多参加文体活动，使生活丰富多彩，不要看色情书刊、录像，减少性刺激。如发现遗精过于频繁，应及时去医院检查治疗。

女性的痛经在生理上可分为两类：一种是功能性痛经，另一种是器质性痛经。痛经的原因还有的是心理因素。一般来说，女性月经期间，常常出现情绪不稳，如爱发脾气、容易冲动、忧郁和心烦意乱等。这与内分泌活动有密切关系，当情绪干扰了内分泌系统的生理机制的平衡时，就会出现痛经反应。特别是初来月经的少女，由于无知和情绪上不能自控，可能会经常出现“经前紧张症”，再加上生殖系统尚未成熟而带来的胀痛和不适感，于是形成一种消极心理定势，认为来月经就是疼痛的，所以当月经来时，真好像疼痛明显地加剧了。

三、青少年的性道德健康

性道德是指人类调整两性关系，规定每个人性行为的道德规范。性道德主要集中地表现在家庭婚姻道德领域，其内容较广，从恋爱、结婚、生育到抚养后代，经漫长的岁月，需要有一个维护家庭、忠贞配偶、繁衍后代、白头偕老的信念和意志。一味追求性行为的新奇感等某些不利于恪守性道德的行为，是遵循性道德、家庭婚姻道德的最大危险。

性道德健康在性健康中占有很重要的地位，它对性健康有着显著重要的作用，可以说是性健康的思想基础。人们通过提高性道德观念，促使自己自觉地、严肃地运用相应的社会认可的道德标准来处理两性间的关系，规范个人的性行为。

（一）性道德的价值

青少年首先要认识性道德的价值，才能去重视性道德修养，并在现实生活中按正确的性道德标准去行动。性道德的价值可以从其社会功能和社会作用两方面体现出来：

1. 社会功能

性道德的社会功能是人在长期的社会生活中形成的，如认识功能、调节功能、教育功能等。

性道德的认识功能是指性道德能反映两性间的利益关系和情感关系，认识个人应负的性道德责任和义务，它把现实社会中的性关系、性思想、性行为区分为有利的还是有害的、应当的还是不应当的、善的还是恶的、荣的还是辱的、丑的还是美的等，并用其对立和矛盾斗争来说明性现象的社会现实。这种功能是人类认识两性关系的一种方式，帮助人们认识两性间的道德关系。

性道德的调节功能则是指导人们性意识、性行为及性活动，从而协调两性关系的能力，告诉人们应该怎么做，不该怎么做，纠正错误的思想行为。

性道德的教育功能是指通过宣传、评价、示范等教育方式，造成社会舆论，形成社会风尚，树立典型，激励人们的性道德情感，培养良好的性道德品质。

2. 社会作用

指性道德在社会生活中，在调节两性关系时，对个人、婚姻、家庭、社会所起的作用。性道德的社会作用如下：

（1）性道德对于每个人的道德发展和全面发展有着重要的影响。良好的性道德有利于树立个人的道德观念、人生观、价值观。

（2）性道德可以增进婚姻关系的稳定，促进和睦。

（3）性道德能加强社会安定团结，促进精神文明。

（二）性道德标准

性道德标准是指导和评价人们性关系、性行为对错的标准，与道德标准一样，人类的性道德标准在不同的社会历史时期也不同。原始社会、奴隶社会、封建社会、资本主义社会以及社会主义社会都有各自的性道德标准。人类性道德随着社会的发展而进步，日益趋向文明健康。

在性道德标准体系中包括性道德原则、性道德规范。

1. 性道德原则

性道德原则可分为基本原则和普遍原则。性道德的基本原则是特定社会和阶级的性道德对人们性意识、性行为上的最基本要求，是处理两性关系的根本指导准则。不同社会和阶级的性道德基本原则表现在两性关系中的男女是否平等上，社会主义社会的性道德基本原则是男女平等。

性道德的普遍原则指人类在长期历史过程中形成的调整两性关系的普遍指导原则。它包括以下原则：

（1）性禁忌原则

是指对某些婚姻的禁止规定，如近亲或某种疾病的禁止通婚规定。性禁忌是随人们对自身性活动的认识而逐渐发展起来的，其合理成分被纳入法律，如婚姻法和刑法之中。性禁忌和性法律的日的在于，保护妇女的性自由选择权利；保护社会全体成员均等地享有性权利；维护社会秩序和公共安全，对不法性行为加以惩罚；禁止会对后代乃至民族健康带来不良后果的婚姻。

我国社会的性道德所主张的禁忌与我国婚姻法所规定的禁止结婚条件是一致的，即包括禁止结婚（性交）的血亲关系和禁止结婚（性交）的疾病两个方面。我国则禁止三代以内的旁系血亲结婚。身体不健康的人禁止结婚，包括精神病，其他不宜结婚的恶疾顽症，如活动期的麻风病、艾滋病等。重婚及刑法所不允许的行为也是禁忌的。

（2）生育原则

是各国根据本国的社会经济状况制订的生育道德原则。我国的生育道德原则为按计划生育一个子女。人类性行为的基本功能之一是生育，完成人类自身的再生产，使种族得以绵延不断。所以，生育也是性行为的基本准则之一，这是社会所公认的，人们对那些少数自愿不生育的夫妻或多或少有些不理解。但是，唯生育原则，早生多生，无限制地生育也不可取。生育不但是生的问题，而且还有养育的问题。

（3）婚姻性爱原则

是建立在合法婚姻上的性爱为基础的两性关系的道德标准。婚姻是男女两性结合的一种法律形式，其结果形成了为当时社会制度所确认的夫妻关系。对于社会来说，只有夫妻之间的性交关系才合乎规范。按照社会标准，两性之间若未经结婚就不应该发生性关系。因此，在现代社会中，婚姻原则似乎理所当然地成为调节性关系的基本原则，而实际上，婚姻对性行为的约束力有弱化倾向，现代的青年人逐渐不再把婚姻看得那么重，所以婚前及婚外性关系逐渐增多，这其实是不符合婚姻原则的。

男女之间光有婚姻的形式还不够，还要有性爱的内容。性爱是性欲和爱情的结合。性爱不仅是一种本能的性欲望和两个人交往中纯生理的享受，而且也是按照和谐的规律把自然的性欲和升华的爱欲、把机体的生理规律和精神准则交织在了一起。只有性爱才能维持婚姻的持续及婚姻的美满。性行为快感的升华是性行为美感。性行为快感是生理体验，而性行为美感是一种高尚的心理体验。对性行为美感的追求会提高人们的性生活质量，创造健康向上的性生活。人们对性行为中的性爱原则愈来愈重视，最终有可能超越婚姻原则而成为判断性行为是否合乎道德的标准。也就是说，性爱应成为性行为的基础，没有性爱的婚姻是不道德的，应该解体。对于旧的性爱消失或新的感情产生而想离婚和重新结婚的人，社会不能笼统地指责为是不道德的行为。但是，就现阶段而言，社会对其成员间性交关系的道德评价，还不能单纯以性爱本身为依据，当然也不再是仅以婚姻本身为依据，而是二者的统一，即按照性爱建立的婚姻为依据的。

（4）私事原则

是指性关系的私人性和隐私性原则。其内容为：男女双方均有选择配偶、结婚、离婚的自由性和自主性；两性关系只可两人共有，不可与第三者分享；只能在两人独处的隐秘空间内进行，不能在公众场合展示；两性关系自律，在符合道德标准下支配性欲望。

（5）无伤原则

是指两性相互尊重、不损害对方的原则。相互尊重对方的信仰、思想、感情、人格、工作、学习、兴趣、精神和身体健康。

2．性道德规范

性道德规范是判断人们性意识、性行为是否善恶的规则。它比性道德原则更具体，更直接。它规范了三种性道德关系：

（1）婚前异性间的性道德规范

婚前恋爱中的性道德要求：必须保持爱情的纯洁，包括择偶标准的纯洁和恋爱关系的纯洁；尊重对方感情，恋爱自主自愿；恋爱态度认真、负责，感情专一；恋爱情趣高尚，交往健康；正确对待失恋，既不要痛苦欲绝，也不要产生报复心理或过激行为。

（2）婚后夫妻间的性道德规范

必须对自己的配偶怀有深刻的、超乎于对其他异性的爱。爱之心，对异性的恋爱之心是人人皆有的，其对象在人的一生中也绝不可能只有一次机会。但当选择自己的妻子或丈夫时，一旦确定下来，这种爱就应该是绝对的、第一位的。

必须对自己的配偶尽到性活动上的义务，并享受配偶供给的性愉悦的权利。婚后性生活以爱情为基础，双方深信交融和谐美满；双方都享受性爱的乐趣，不发生婚外恋，尊重对方，关心双方老人，共同抚养教育子女。性活动、性行为的最高表现，就是性交的完成。性交应是只有在夫妻关系中才可以进行的性活动，而夫妻关系也应有配偶提供或自己享受配偶提供的性愉悦的义务与权利。在一方失去或根本不具有这种能力的情况下，应尊重对方维持或终止婚姻关系的决定，这是性道德在婚姻家庭道德中的重要原则。

（3）婚外异性交往规范

要注意将夫妻关系放第一，与异性交往注意分寸，只能限于友情上，要坦率等。

3．青年应具备的性道德观念

对青年来说，已经到了性成熟的时期，正是一个人体力和精力最为旺盛，知识和技术水平不断增长，最能为社会做贡献、最能创造光辉成就的时候。但也是一个寻觅异性对象，进行恋爱、结婚、组建家庭、养育子女等一系列性活动的过程。一般来说，每个人都存在爱情与事业并行发展、并行创造与建设的问题。因此，就存在一个性与人生的其他部分的关系问题。

毋庸讳言，性生活是人生的重要组成部分，青年们为了保证学业和工作的顺利完成，健康圆满地踏上社会工作岗位，必须具备性道德观念。具备性道德观念的意义在于：

（1）具备了性道德观念，就可以正确控制性生理本能表现出的性的要求，使之不造成对他人的骚扰和对社会的不良影响。少数青年在学习期间，由于不具备起码的性道德观念，对于表现出的性爱及两性之间的爱情，不能很好地驾驭，贪图一时强烈而集中的冲动快感、短时间的兴奋和满足、感官上的快畅和生理上的享受，而做出“一失足成千古恨”的憾事。具备了性道德的观念，就可以用理性的力量控制和压抑感性的冲动，避免做出不理智的性行为。

（2）具备了性道德观念，可以在恋爱过程中以道德规范约束自己的行为，促成双方感情建立在道德原则基础上，从而获得稳固的、长远结合的保证。可以使恋爱及以后家庭的组成沿健康方向发展。

(3) 具备性道德观念，可使性行为趋于完善，达到美好升华的境界。性行为本身具有相当程度的生物性和本能冲动性，某些情况下，影响人的生理和心理活动。在这时，良好的道德观念具有重要作用，即用社会的、道德的理性的力量来驾驭生物的、本能的性冲动的力量。

第三节　青少年的性健康教育

性教育的本质和日的，是对受教育者进行有关性科学、性道德和性文明的教育，使之从一个按性本能行事的自然人逐步变成一个按性社会规范行事的社会人。所谓“性社会规范”就是用来规范和压制人的性原始欲望的规律和戒律。性的原始冲动是本能的，非理性的，他只按快乐原则行事，而性的社会规范则是通过教育以培养自觉的、理性的、抑制的能力，并引导人们按社会认同的规矩行事，从而实现社会的有序、稳定与和谐。

一、性健康知识教育

性教育是人生的必修课，人人都应享有性健康，前提是人人都应具有性科学知识。迄今为止，人类对外部世界的认识大至宏观的宇宙，小至微观的原子核都达到了很高的水平，但对自身的认识，尤其是对性的认识还是充满疑虑、困惑甚至恐惧。这正如一位美国医学专家所说：迄今人类对自己睾丸的认识还远不如对月球的认识那样清楚。因此，人人都应接受性教育，都应积极、主动、认真地学好性科学知识。实施性教育在 13 亿人中不能遗漏，做到全面地、不留死角的普及，想“无师自通”来掌握性科学知识根本行不通。

世界上存在三种科学：自然科学，社会科学和哲学。性科学是一种交叉学科，涵盖了这三门学科的有关内容。性科学是以人类的性行为为研究对象的综合性学科，是一个复杂的巨大的社会系统工程。性科学是积累古今中外人类对性行为研究实践经验的总结，内涵丰富，寓意深刻，理论实用。在人民中普及性知识，可弘扬性文化，维护性健康，获得性幸福，促使家庭和睦，促进民族昌盛，国家稳定，经济繁荣；如果性科学知识得不到普及，人民将处于性物质和性愚昧状态，必然走向两个极端，即性禁锢和性放纵。必然祸国殃民，使国家不得安定，人民丧失幸福。

二、性道德文明教育

近年来，青少年未婚妊娠、堕胎、性病等现象日益严重，且呈低龄化趋势，已成为严重的社会问题。据报道，全球每年约有 1400 万少女非意愿妊娠、440 万少女堕胎，占全部流产者的 50 %，每分钟有 10 个少女进行不安全的流产，对于 15 岁以下的少女，因生育和怀孕引发的并发症导致死亡的危险是 25 岁以上妇女的 25 倍。每天有 6000 名青少年感染艾滋病病毒，占艾滋病病毒感染者的一半。2004 年我国人工流产 179.3 万例，青少年就占 25%。

资料显示，北京近年来做人工流产和早孕药物流产的妇女中，年龄在 13 岁至 18 岁的少女已经占到六分之一。尤其是暑假过后，来医院做人工流产的女生明显增多。目前北京市艾滋病的流行已从缓慢增加呈现快速增长之势，并已经开始从高危人群向一般人群传播，年龄更低龄化了。2002 年全市报告发现的艾滋病病毒感染人数较 2001 年增加 50%。

目前艾滋病等性病在我国已经进入快速增长期。种种社会问题不仅严重危害了未成年人的身心健康，并且恶化社会风气，给家庭和社会带来一系列无法弥补的严重后果，不能不说这是无视性行为的道德内涵所产生的结果，可见，建立正确的性道德观念是青少年性健康教育的关键。

性道德教育就是对于人的性道德品质进行培养和锻炼，使之具有良好的性道德修养和自觉的性道德行为，能按性道德规范行事。

（一）性道德与人类命运密切相关

回顾人类世界文明史的各阶段，都曾有过严格的性道德，从而有利于人类生存发展。中国的儒家文化、欧洲的基督教文化、从西亚到北非的伊斯兰教文化等从古代延续下来的主要文化，都包含着严格的性道德。性道德的形成有着与人类命运密切相关的内在因素。时至今日，仅就生物学因素，即由优生和性传播疾病问题看，便可说明人类历史上何以对性行为进行如此严格的约束。首先，性道德对人类性行为的约束使优生成为可能。其次，性道德也保护了人类免于性病之害。人类最早的性约束是禁止乱伦，原始人在一代又一代的生活实践中认识到，近亲繁殖会产生孱弱的后代，于是族内的两性行为就作为乱伦被禁止。从族内婚到族外婚是一大进步，但仍是群婚，直到父系社会严格的一夫一妻制出现，优生才得到了可靠的保证，当近代遗传学理论阐明了优生学本质时，人类才回过头来认识到婚姻制度发展在人类生存发展史上的重大意义，从而证明了性道德对性的约束的必要性和重要性。自从欧美“性革命”发生以来，性病日益增多，病毒不断变异而愈加难治，艾滋病绝不是人类最后和最危险的性病。不仅人类的免疫系统在与不断变异的病毒抗争中时而处于劣势，就是现代医药也常常显得被动无奈。尽管 20 世纪 40 年代后期青霉素的问世使得梅毒和淋病的治疗有了特效药，但是性病并未因此得到控制，恰恰相反，特效药的出现反而使一些人更加有恃无恐，性病也随之加速蔓延。可见，特效药虽可能挽救病人生命，却不可能控制性病的流行，只有性道德的自律力量能使人们远离“性灾难”。

（二）中华传统性道德是治本良药

中国数千年的儒家文化具有现代价值。儒家文化一直是中国传统文化的主流和代表，其所蕴含的一系列道德准则无处不在，也贯穿于性教育的始终。随着现代文明的进步，人们发现儒家思想的很多理念不仅没有过时，反而还在不断地为人们提供智慧和启迪。近年来，越来越多的美国等西方国家学者到中国学习研究儒家文化：日本、新加坡、韩国等国家以及我国港、澳、台地区，多年来在开发儒家文化的现代价值，为推动国家、地区与民族文明进步，解决“性灾难”等社会问题方面，做出了有益的尝试。新加坡是世界上最早把儒家文化编写成课本，在学校作为德育科目来教学，把伦理道德视为治世之宝典，并取得了显著成效的国家之一。1990 年新加坡还出版了一部英译《三字经》，被联合国教科文组织选入了《儿童道德丛书》。在家庭教育、幼儿教育中新加坡政府决定“不惜以任何代价抵御西方歪风的侵袭”，并为此在 20 世纪 70 年代末发动了一场自上而下的全国“文化再生运动”，极力倡导东方的文化价值观，尤其是儒家的精神遗产。韩国德育最突出的是保持和传递儒学思想，政府意识到强调传统道德和传统文化教育的必要性。为防止西方价值观对传统道德观念的过度冲击和侵蚀，以维护传统美德习俗，学校把学习传统的习俗和儒家伦理美德作为重要的内容，对学校道德课程进行改革。

治标先治本。青春期性教育不是单纯地教给性知识，其实质是人文教育。这就必须结合我国文化，彰显中华民族文化之精髓，才是治理性问题的良方。英国史学家阿诺·汤因比博士曾预测：21 世纪是中国人的世纪，解决 21 世纪的社会问题，只有中国的孔孟学说和大乘佛法。作为儒家文化发祥地的中国，应担负起运用儒家文化开展性健康教育的历史使命。作为世界上发展了五千年而从未中断过的中华文明，之所以有如此强大的生命力，是不可能与性道德无关的。性道德传统是中华文化不可分割的组成部分。伟大的爱因斯坦说："一切人类的价值的基础是道德"，中国传统道德教育思想历来重视德治，"道德"两个字应该说是一个既古老又非常现实的新问题。说其古老，是因为在泱泱中华五千年的文化中，始终贯穿着一个道德；说它现实，是因为当前出现了很多严重的社会问题，我们的目光不得不又重新回视道德。道德是自然的法则，"道"在中国古代的含义是宇宙整体运作的原理原则；"德"是局部运行的原理原则。道德以善恶方式把握世界，抑恶扬善，不断推动人类社会的发展。性行为是社会行为，是肩负着道德、责任的行为。控制人类性行为的力量不仅仅是性知识，更重要的是性道德。

（三）性道德教育目标

人类必须对性行为放纵的结果进行反思，对破坏性道德合理成分的"性解放"重新认识。20 世纪 50～70 年代初，由于性自由、性解放思潮多年来的影响，西方社会强调对青少年进行性生理特别是生殖、避孕知识的教育，结果是青少年性问题愈加恶化。美国试图通过采取以避孕措施为基础的安全性行为教育来降低未婚妊娠和青少年性病发生率的行动已告失败。自 80 年代以来，艾滋病肆虐全世界，给社会带来不幸和恐慌。美国国会曾拨巨款用于禁欲教育，此举被称为美国性教育的历史性转折。日本在反思 20 世纪 70 年代性教育的同时，提出要注重性约束方面的教育，认为性教育首先应是性文明教育、伦理教育和道德教育，其次才是性的卫生教育。英国也在大张旗鼓地进行"无性之乐"运动。芬兰从 20 世纪 60 年代开始，一面加强性道德教育，一面从性保健出发进行性知识教育，取得了令人瞩目的成效。瑞典是世界上第一个推行青春期性教育的国家，1975 年之前，偏重于生理教育，此后专门修正法律，逐步增加了性道德、性评价等内容，结果是少女妊娠、性病发生和人流例数明显减少。

目前，许多国内外性学家都认识到性道德教育在性教育中具有重要性，必须倡导以品德教育为基础的性健康教育。他们认为以品德教育为基础的性健康教育既强调良好的品德，也强调婚前禁欲和婚姻忠诚这样的性道德问题，有人称之为"以人格为基点的性教育"。前美国教育部长威廉·本奈特指出，性教育绝对无法避免涉及是非善恶这样的人格教育内容，如果不在这方面指导年轻人就是逃避责任。老师、父母与其他有关的成年人有责任及义务把最好的内容传授给年轻人，而以人格为基础的性教育正是最好的性教育。显然现在美国倡导的这种性教育优先考虑的正是"道德价值观念"。

在中国，重视性道德教育一直是主流。许多专家认为，性教育不是教孩子们性交，而是一种人性的教育、性格的教育和人际关系的教育；性教育的目标，就是培育负责任的性态度和性行为；性教育主要的范畴就是提供事实性的资料和道德辅导；性的道德价值是性教育中不可缺少的部分；在我国实施性教育，必须吸取西方的某些经验教训，至少不应当脱离社会上绝大多数人认可的价值观和道德准则去谈性。没有价值标准的性教育便是没有价值的性教育，甚至成为有负面作用的性教育；性健康教育的内容主要包括性知识和性道德两大方面，决非单纯的性知识教育，性教育也可以理解为人品和爱的教育。

总之，性道德教育的地位在性健康教育中越来越被重视，将培养良好人格作为性教育的重要目标，正成为更多人的共识。当然这一目标的实现实际上是通过性道德教育活动来完成的。

概括地说，性道德教育的目的是：提高受教育者的性道德素质，树立正确的性价值观。

具体来讲，性道德教育的目标是：培养人们健康的性道德品质、负责任的性态度，提高社会成员的性道德水平，营造良好的性道德氛围，促进婚姻家庭的幸福和谐，巩固社会的安定团结，批判和清除腐朽的性道德观念，推动整个社会精神文明建设的发展。

（四）性道德教育内容

性道德教育的目标决定了性道德教育的内容和任务。各个国家和地区由于具体情况不同，存在一些差异。在美国，“以人格为基点的性教育”首要特点便是，倡导婚前性纯洁是未婚男女惟一有道德且有益身心的选择；第二个特点是指导青年人如何驾驭性欲，且告诉他们这样做的好处；第三个特点是保护学生的隐私感和天生的羞怯感；第四个特点是采取渐进的教育方法，讲究适时、适量、适度；第五个特点是教育学生，引导他们为将来能有成功的婚姻与家庭而做好准备；第六个特点是就婚前性行为对于情绪、道德、人际关系以及其他方面的问题都给予详尽正确的信息；第七个特点是主张并教导普遍的道德规范和法则，使他们避免因以自我为中心或无知而犯错误造成破坏；第八个特点是阐明性行为与爱的差异，而且说明两者之间的正确关系；第九个特点是同时阐明个人责任与社会责任，让年轻人清楚认识为别人着想而做出选择的重要意义；第十个特点是邀请父母积极参与。这些特点不仅展示了美国性道德教育的内容和任务，而且表明他们进行性道德教育的方法和策略。

在我国，教育部于1996年颁发的“关于在普通中学进一步开展人口和青春期教育的通知”中规定：“社会主义性道德原则；青春期性道德规范；青少年性道德的养成；正确处理友谊和爱情；防止早恋与性罪错；抵制低级和淫秽的大众传媒，养成高尚的道德情操。”此外，关于性道德教育的内容，专家们也有很多很好的建议。有人提出应当遵循以下的道德原则：① 完善‘自我’概念，使个人既不受他人的损害，也不去损害他人；应当自尊并尊重他人，建立良好的人际关系，对自己的行为负责。② 理解爱情是人类性爱的基本内容和崇高感情，‘性’绝不是爱情的试金石，也不是纯本能的力量。③ 性行为不应是以他人的牺牲来满足自己的私欲，要反对性的自私和滥用。④ 男女在性别上的差异决不能成为性别不平等的依据，只有消灭性别歧视，才能充分发挥两性的潜力，促进婚姻家庭幸福和社会的文明进步。⑤ 性并非仅仅反映在性交行为上，也不仅仅是为生育的需要，它包含情感、精神、价值观、文化等一系列丰富的内容。⑥ 了解两性之间正常的友谊、爱情和男女双方结婚后对家庭生活的责任，为将来做夫妻和当父母做好准备。⑦ 性与一夫一妻制婚姻的统一，应是我们的基本道德观；非婚性关系，性的商品化，卖淫和色情文化等，是我们坚决反对的。

性道德教育的内容主要有以下三个方面：

1. 知识方面

包括性生理、性心理、性道德和社会文化方面知识的内容，掌握充足而又科学的性知识有助于受教育者在行为选择时做出正确的判断。性道德原则、性道德规范、异性交往文明等是这些知识中不可缺少的内容。人们只有认识了当时社会的性道德规律，理解和掌握一定的性道德知识，才能产生对某种性道德的真诚信仰，从而自觉服从和接受一定社会、一定阶级所提倡的性道德原则和规范。

2. 价值与态度方面

在这个价值多元的时代，人们面临多元价值选择的困扰，培养健康的性道德价值观和负责任的性态度是当前性道德教育的突出任务和重要内容。性道德教育具有的评价机制主要就是向人们灌输一定的善恶观、荣辱观、价值观，使人们对各种性社会现象产生明确的性道德观。教育工作者在性教育中可以根据社会主义的性道德原则规范，与受教育者一起探讨，通过对两性关系中的人物、关系、思想、行为进行善恶价值评判，逐步使受教育者建立健康的性道德价值观和培养负责任的性态度。比如认识并接纳这样一些性的价值准则：关怀、信任、诚实、平等、尊严、正直、尊重、承诺、责任等。

3. 性道德行为能力方面

性道德的要求从他律到自律必须经历一个包含知、情、意、信、行等阶段的心理过程，其中性道德行为从选择到决定，从行为到坚持都会碰到许多困难和障碍，需要学习有关技巧，以提高受教育者的性道德行为能力。例如使他们懂得凡事要考虑后果，做决定应当在对多种后果都加以考虑以后；懂得如何明智地应对有关的性问题；懂得在人际交往中如何有效地沟通，既善解人意，又能表达自己，能够建立有意义的关系。这种技能的培养对于受教育者的行为选择能力的提高是很有意义的，但根本的意义却在于使受教育者能对自己的行为心甘情愿地负起道德责任来。

性道德教育是一个复杂的系统工程，在具体的实践中应当坚持“适时、适度、适量”以及面向全体人民尤其是青少年的原则。我们坚信通过长期的宣传和教育，最终能够实现对全体公民普及性道德知识教育，使人们在自己的道德生活实践中自觉培养性道德情感、锻炼性道德意志、确立性道德信念、规范性道德行为，并在整个社会净化性道德环境，使“性”成为人们幸福的源泉。

三、当代大学生的性健康教育

大学是中西方文化融合的交汇点，特别是近 20 年来，西方腐朽的性观念不断涌入，严重影响大学生的身心健康，甚至影响到社会的稳定和发展。大学生的性越轨、性犯罪案件频繁的出现，使得大学生的性教育问题凸现出来，成为大学教育的重要内容之一。我国已加入 WTO，入世后我国面临的最大挑战是对人才的挑战。在人才的各种素质中，健康素质是其他素质发挥作用的关键载体。当代的大学生是我们国家的“人才库”，是祖国的未来和希望，他们能否健康成长、成为国家的栋梁，决定着国家的前途和命运。在高校开展素质教育的同时，应该加强大学生性健康教育的力度，因为性健康是个人素质全面发展的一个重要方面，接受正确的性教育是性健康的前提。由于历史的原因和受传统因素的影响，我国的性教育一直处于比较落后状态，中国大学生很少受过系统、规范的性教育。进入新世纪后，大学生的性教育状况尽管发生了一些变化，但我国的性教育目前仍处于低水平的初级阶段。因此，加强大学生的性健康教育已成为高校素质教育的一项重要内容。

（一）当代大学生的性文化和性观念

中国正处于一个传统与现代交织更替的特殊社会时期，价值观的多元化和西方过时的“性自由”、“性解放”思潮的冲击给中国大学生性观念、性行为带来巨大影响，而此时中国社会传统的性道德、性教育等又表现相对滞后，这无疑影响着中国大学生性观念和性文化的健康发展。现从以下几个观念加以分析。

1. 贞操观念和同居观念

大学生已经表现出了相当的开放程度，半数以上的大学生认为贞操并不代表什么，更不代表爱情忠贞，肉体的贞节与灵魂的纯洁并不总是捆绑在一起的。这说明知识青年已从封建的贞操观念里解放出来。大学生对同居也抱有非常开放的态度，大部分都不持反对意见，且有相当多的人已经付诸实践，并称之为大学生的“同居时代”。事实证明，同居的弊远大于利。绝大多数大学生同居没有好的结局，在失去新鲜感后，不是不欢而散，就是反目成仇，甚至出现伤害事件，与同居的大学生美好的愿望背道而驰，这主要是因为大学生缺乏必要的物质基础，心理也不成熟，没有勇气和能力去承担相应的责任。

2. 婚前和婚外性行为的观念

在婚前性行为态度方面，男女生的差异较大。男大学生半数以上赞成，其余也大都不反对；而女生的比例则为25%左右。调查表明，其原因主要是男大学生认为自己一般不会承担后果，而女生则认为自己要承担很大的风险，并不是说明男大学生的觉悟就比女大学生低。婚外性行为方面，女生的比例就非常低，不到1%，但是男生的比例却高达12%。一些有非正常性经验的大学生，他们事后普遍反应不是惶恐不安，就是强烈的负罪感，很少有健康的性美感，而且还影响自己的学业，也影响自己和别人的身体健康。

3. 同性恋观念

同性恋问题自古就有，随着社会的发展，特别近几十年来，同性恋已被越来越多的人认可，同性恋也已从"地下"转到"地上"。大学生是易于接受新事物的群体，他们对同性恋的认同比例，总体约26%，具体表现为：女生的认同比例高于男生，艺术专业的学生高于非艺术专业的学生，城市生源的学生高于农村生源的学生。值得注意的是，大学生中的同性恋情的比例也呈现出明显的扩大趋势。同性恋情或此种心理并不是符合人类正常规律的主流爱情方式，它的存在与扩大有许多复杂的原因，是全世界的问题，目前还没有办法根治。高校应采用科学的方法，引导治疗这些同学，不应有任何歧视。

4. 性知识的来源

调查表明，大学生的性知识来源只有8%来自父母，30%来自学校正规途径（老师课堂讲解和观看教育片），其余则来自于各种其他渠道（书籍、杂志、音像制品，网络信息等）。即使是医学生，他们直接来自于学校的性知识也很有限，他们对有关性的一些词汇也是一知半解，既熟悉这些词语，又对其含义感到陌生。这说明高校在性教育方面还存在很大的盲区，也表明高校在性教育工作上还是大有作为的。

（二）当前高校大学生性健康教育的现状及存在的问题

1. 当前高校大学生性健康教育的现状，主要有以下几方面：

（1）现行教育体制下，性健康教育课程在高校教学计划中几乎是一片空白，将性健康教育作为一门专门的课程和教学计划在高校中还极为少见，只有少数院校开设了性健康教育选修课或相关讲座。

（2）少数高校开设的性健康教育课或讲座，由于形式呆板，内容陈旧和单一，缺乏系统性和科学性，不符合大学生的实际，并未受到大学生的欢迎。

（3）适合大学生的性健康教育教材严重缺乏。

（4）高校从事性健康教育的师资严重短缺。

2. 高校大学生性教育中存在的问题：

（1）高校不能满足大学生性知识的强烈需求

目前，社会上专门针对大学生性教育方面的书及其他信息并不多见，高校图书馆的资料也少得可怜，仅有的一些也都是20世纪60、70年代的"老古董"，而大学生绝大部分时间是在高校中度过的，因此在校期间的性教育至关重要。而高校普遍对此并不重视，也没有配备相应的老师教授此课程。因此大学生正常的知识需求只能转向非正规途径寻求。

（2）高校性教育的误区

一种是无师自通论：社会上包括高校中的许多教育界人士持有此种观点，认为性知识是人的本能，不需要特别的讲授。诚然，部分人群是可以通过自己的“悟性”，懂得了一些性的问题，而更多的人是通过各种信息渠道获得的，信息化社会的信息良莠不齐，一旦受到错误的信息诱导，将会产生极大的负面效应，还可能导致由性迷失、性无知引起的自身伤害等个体问题以及性犯罪、性病、艾滋病等社会问题。近来，大学生性犯罪率大幅度上升，性犯罪案件也频见报端，两个博士结婚后竟以为只要一起躺在床上就能生孩子的类似笑话也不止一次地出现！

另一种是教唆论：认为不知道更好，就不会越轨。这实际是轻看人的自学能力，只是把受教育者当成被动的知识接受者。大学生是求知欲很强的群体，随着自身身体发育成熟，思维也积极活跃，本能的性需求加上大量鱼龙混杂信息的涌入，使他们自觉不自觉地寻找性信息，因此难免受到不良信息的诱导。调查表明，绝大多数大学生如果受到过科学、全面的性教育后，并没有刻意地去尝试。那种认为了解、掌握性知识会导致大学生抵挡不住性冲动而去实践以获得性经验的观点是没有客观依据的，是一种主观害怕论。相反，越是保守，缩手缩脚，就越是增加神秘感，反而会促使他们去满足自己的好奇心。实践证明，对大学生的性教育的负面效应远小于正面效应。

第三种是弱需求论：现在中国大学教育的目的与手段并不协调，一方面要以培养大学生的综合素质为根本，另一方面，由于当前大学生就业压力日益增加，高校也尽最大的努力去为大学生设置有利于提高学生竞争力的学科，这的确在短期内一定程度上起到立竿见影的作用，同时也就不得不减少、弱化甚至取消一些“不重要”的科目，性教育有关课程首当其冲。这种做法的确有些急功近利，但高校也是左右为难，有苦难言。这种现象有着复杂的社会环境，还需要全社会联合起来才能从根本上解决。

（三）在大学中开展性健康教育的重要性

1．性生理成熟的提前与性社会成熟相对延迟之间的矛盾

随着人们生活水平的提高和社会环境的改善，青少年进入青春期的年龄明显提前了。但由于社会的快速发展，对学生的要求越来越高，学生必须不断地学习大量的知识和技术，导致他们性的社会成熟相对推迟。这样，性生理成熟与性社会成熟之间的时间差就越来越大，形成一段较长时间的“性危险期”。这时高涨的性欲和性意识很容易冲破社会对他们的束缚而导致性混乱。因此，加强性健康教育有利于大学生顺利度过“暴风雨期”。

2．性健康教育的滞后与性诱惑的增加之间的矛盾

调查发现有94.4%的学生认为没有受过有组织的性教育，他们所获得的性知识大多是自学得来，对性的认识比较零乱、片面，甚至不科学，因此对性产生了神秘感和渴求欲。近年来，西方性观念的不断涌入，各种性刺激、性诱惑随处可见，学生原本就不牢固的性观念开始动摇，导致性困惑，甚至有些学生不分善恶美丑全盘吸收，盲目效仿，导致性泛滥。调查发现，大学生婚前性行为有明显的上升趋势，从1997年的5.5%上升至2001年的9.0%。因此，加强正确的性健康教育可以增强学生对性诱惑的抵御能力。

3．性行为冲动性的增加与自限性降低之间的矛盾

大学生性生理发育基本成熟，性心理也迅速发展，性意识和性欲望维持在较高水平，很容易受内外环境的性刺激而产生性兴奋。而大学又为学生提供一个较为宽松自由的环境，学生的自我限制、自我约束能力和自我保护意识较弱，容易导致各种性行为的产生，甚至出现婚前性行为。调查发现，恋爱已成为大学生的一种时尚，没有恋爱反而会被人讥笑，被视为不正常。有近一半的大学生有过恋爱经历，在有过婚前性行为的学生中，因一时冲动的占

一半以上。有些同学认为，自己恋爱时会把握分寸的，绝不会有婚前性行为。可随着恋爱的不断深入，边缘性行为的发生，在情欲高涨时，会身不由己，不知不觉地接受对方的要求。加强性健康教育，可以使学生正确看待自己的性欲，正确对待自己的性冲动，把自己的性行为严格限制在婚姻和道德允许的范围之内，学会保护自己，学会对自己的行为负责。

（四）大学生性健康教育的内容

性健康教育不仅是人们浅层理解的性生理教育，它还包括性心理、性道德和性法制等方面的教育。不同年龄阶段的青少年，性健康教育的内容也有所不同，对处于青春后期的大学生其具体内容主要有：

1．性生理教育

性生理教育就是关于男女生殖系统的结构和生理机能的教育，是性科学知识的基本内容，是大学生性健康教育的起点。对大学生的性生理教育应强调知识的系统性和科学性。

2．性心理教育

性心理教育就是以科学的性学知识解释性的困惑，并分析性心理障碍产生的原因和表现，增加大学生的自信心，消除不必要的恐惧和焦虑，树立健全的人格，防止性心理疾病的发生。塑造健康的性心理是大学生性健康教育的主线。

3．性道德教育

性道德教育是大学生性健康教育的核心，是对大学生在两性方面进行的行为规范和准则的教育。对大学生应及时开展以倡导性纯洁为核心，以人格教育为基础的性道德教育，帮助大学生在性领域建立起健康人格，使他们认识到婚前保持性纯洁的价值和意义，以健康的性意识促进自我约束力的提高，以负责任的态度克制生理和情感冲动，明白与异性交往的行为准则。

4．性法制教育

性法制教育是对大学生进行相关法律的教育，如婚姻法等，使大学生了解在两性关系中，哪些行为是合法的，哪些行为是违法的。对增强大学生的法制意识，防止性罪错的发生，起积极的作用。

5．避孕与优生知识的教育

2005 年 3 月 29 日教育部发布了新的《普通高等学校学生管理规定》，新规定取消了一些涉及学生婚恋的强制性规定，对学生能否结婚不再作特殊规定，即大学生在校可以结婚。因此，对大学生进行避孕与优生知识的教育非常必要。

6．性病、艾滋病知识的教育

使大学生了解性病、艾滋病相关知识，使他们知道只有洁身自爱，才能杜绝这些疾病的传播。

（五）如何对大学生进行有效的性健康教育

1．坚持以“人格为基础的婚姻家庭教育”为正确导向

有人认为我国的性教育既要讲性知识，又要讲性道德，也要讲避孕套教育，这种折中的观点似乎迎合了大多数人的要求，但如果稍有了解性教育史的人都知道，这是典型的西方国家性教育模式。比如，美国等国家传统的“安全性行为教育”即是如此，其结果是教育学生避孕却明显地增加了学生的性行为和怀孕。

20 世纪 90 年代中期，美国每年有 100 万少女怀孕，300 万青少年患性病，为处理 18 岁以下少女生育引起的社会问题，政府每年要付出约百亿美元之巨，说明以安全性行为教育为

导向的性教育并不理想。

1996 年 8 月起，美国通过法案鼓励公民结婚和实施禁欲教育，并明确规定不支持避孕套教育。2002 年 3 月，布什在年预算案中重申此立场，并拨巨款给予支持。我们要吸取西方国家的教训，我国的性健康教育应该明确自己的正确教育导向，那就是“以人格为基础的婚姻家庭教育”，就是说，我们的性健康教育需要性知识的教育，但更需要性道德的教育。学校性教育必须明确地教育学生不要有婚前性行为，必须坚持“性与婚姻的统一”，而不是“性与爱的统一”，只有这样才是适合我国国情的、具有中国特色的性健康教育。

2. 坚持系统性和科学性

性健康教育与其他自然和社会科学的教育一样，应按照一定的教学大纲和教学计划，以科学的态度进行系统、规范教育，不能片面，更不能断章取义，否则起不到教育效果，甚至还会造成负面影响。大学生是高素质的群体，他们已经具备一定的性知识，有一定的亲身经验和感性认识，但这些知识或经验往往是自学得来的或是长辈朋友暗示的。许多大学生对手淫缺乏正确的认识，有一半的同学对手淫存在较大的心理压力，既感到兴奋舒服，又感到自卑自责、惭愧和罪恶感。针对这种情况，应该进行系统的性健康知识教育，使学生的性知识系统化、科学化。首先，必须进行性解剖、性生理、性卫生和性心理等知识的教育，这是性健康教育的基础，它有利于消除性愚昧、性无知，促进学生的性生理正常发育，性心理健康发展，有利于大学生的社会化，增强对社会的适应能力。此外，根据国情，还必须进行计划生育和性传播疾病等知识的教育，提高学生的自我保护意识，自觉控制预防性病，控制人口增长，提高人口素质。在以上两方面的基础上，应该着重加强性道德和性法制教育，突出性道德在性健康教育中的主导地位。乌干达提倡的性道德教育就是一个成功的例子。1991 年，在乌干达总统的支持下，在全国范围内提倡不要有婚前、婚外性行为。经过 8 年的努力，到 1998 年. 乌干达成为艾滋病病毒感染率下降的唯一非洲国家，15 岁至 19 岁少女艾滋病感染率从 38%下降至 7.3%，创造了世界奇迹。而非洲其他推广避孕套的国家艾滋病流行反而更为严重。以上事实证明，道德教育在性健康教育中有着极其重要的作用。受到西方性观念的影响，我国大学生的性道德观念受到削弱，对婚前性行为大多持宽容态度，据调查，大学生认为可以有婚前性行为的高达 76.5%，甚至有 30.1%的学生认为非婚同居是现代社会生活的一种方式，这种性道德观念将可能导致大学生婚前性行为的急剧上升，为此应加以积极引导，加强大学生恋爱观、择偶观和人生观等道德教育，为今后的婚姻家庭作好准备。

3. 教育学生获得科学性知识的正确途径

随着改革开放，各种传媒中有关性方面的内容越来越多，健康与不健康的东西鱼龙混杂。为了保证大学生获得健康的性知识，一是要遵守当时、当地约定俗成的通则（即适当的性观念），如果违背了，则被视为黄色文化；二是要看目的动机，若以严肃的态度、艺术的眼光来欣赏，就是健康的，否则是下流的；三是因时间、地点的改变而改变，如在课堂上讲解的内容等，若转移到社会，以盈利为目的进行非正规的传播，则是非法的。同时，在学生性知识还不够完善、辨别力不强的情况下，应指导学生从正规渠道以批判的眼光看待性知识，取其精华，去其糟粕，以确保所获得的知识是健康的。

4. 走学校、家庭、社会相结合道路

性教育与培养健全的人格不可分离。性知识较易掌握，而性道德教育却不能指望进行一次性教育就能终生“免疫”，它是一生中不断“继续教育”的终生教育。在这一宏大、综合的系统工程中，家庭、学校、社会无处不是课堂，家长、教师、每一个公民无一不充当着教师的角色。故人人都应自觉承担起教育青少年的职责，自律律他，扮演好各自应该承担的角色，加强自我道德修养，在改变社会道德风貌的过程中，加进一滴水，贡献一份力量，为青少年的健康成长营造良好的社会环境和文化氛围。

(1) 家长是子女的第一任教师

青少年是可塑性极强的时期，犹如一张白纸，“染于苍则苍，染于黄则黄”。青少年的社会化过程，首先是从家庭教育开始的，家长是子女的第一任教师。孟子说：“教者必以正”，儿女的榜样就是父母。有教育家指出；一个人所有美德与全部的恶习，最初都是在家庭里奠定基础的。孩提时代认识上的歧误，有可能毁掉其一生的性健康发展。家长要认识以下严峻现实：一方面媒体的不健康性信息对青少年的刺激不断加剧，一方面青少年针对心理需求与行为选择的适宜指导严重缺位。家长要改变观念，要先入为主，适当、适时、适度地给子女正确、健康的性教育，以增强免疫力。由于性问题的个别性与隐私性，家庭教育在未成年人思想道德建设中具有特殊重要作用。利用情感交流，易于沟通这一优势，把性教育融入日常生活、学习中，顺其自然地进行个体化性教育。要密切观察、提醒、纠正子女不健康的性观念和性行为，引导其把主要精力用于锻炼身体、积累知识和学会做人的方面来，从而提高责任感和自律能力，建立良好的性道德，促进身心健康发展。

(2) 学校起主导作用

学校是青少年继续社会化的主要场所。学校作为正规、专职的教育机构，在性教育中的主导作用责无旁贷。教师是具体的施教者，提高教师自身素质是搞好学校性健康教育的首要前提。学校要以德育人，不能只重智育忽视德育，要对学生身心的良好发展和性意识的健康发展负责。根据青少年不同年龄，适时地、坦诚地从正面教授学生科学、健康的性知识、性道德，端正人生态度，培养良好的性道德，塑造完整的人格。

(3) 社会是性教育的大课堂

社会的价值取向、道德观念对青少年的影响非常大。生活在社会中的青少年，不能接受系统的科学的性教育，而接受了一些社会媒体传播的不科学的性观念，这些是性愚昧产生的直接原因 。健全一个国家的国民人格修养，需要健康的人文教育。要利用大众传媒加强舆论引导，宣传健康的性道德，以道德自律精神规范人们的行为，同时大力消灭黄毒，净化未成年人的成长环境。

四、敲响警钟

我国青少年和未婚青年的婚前性行为、人工流产和性病呈明显的上升趋势，由于他们普遍缺乏性和生殖健康知识，越来越多的青少年和未婚青年开始面临与性相关的健康危险。

应尽快将未婚青年的性与生殖健康教育和服务纳入规划，并适时适度地将生育知识、避孕知识及性病知识等生殖健康知识和服务提供给他们。

一些年轻人对婚前性行为抱着轻率态度，而对避孕知识又一无所知，缺乏自我保护意识，结果造成未婚先孕，反反复复在婚前去做人工流产，甚至造成盆腔感染性疾病或性病，给身心带来很大损害。

青春期少女一旦怀孕，必须尽早做人工流产手术。如果怀孕超过 3 个月，人工流产手术很困难、有危险，需要等到怀孕 4 个月以后引产。怀孕的月份越大，对身体的影响也越大。相比之下，人工流产手术较之引产对身体的影响小。但这并不意味着青春期少女就可以毫无顾忌频繁地做人工流产手术。因为手术总是有感染、出血、子宫穿孔等并发症的可能性存在。此外，少数人工流产手术后可能发生月经失调、子宫腔粘连及子宫内膜异位症等不良后果，对今后的生育可能会有影响。更可怕的是，人工流产可导致终生不孕。尤其是曾多次施行人工流产术的人，更容易发生。由于反复地钳刮子宫内膜，使子宫壁变薄，引起月经过少，甚至闭经，导致终生不孕。

若施行不科学的流产手术，危险性很大。有的未婚怀孕女性甚至在设备简陋、消毒差的条件下手术，或者采用许多不符合科学、危险性大的原始手段，如使用绷带紧束腹部，做强烈的跳跃运动，或者用五花八门的实物钳刮子宫，或者口服一些所谓的“打胎”药物等各种各样的手段，企图强行将胎儿打下来。这些做法往往易于造成生殖器官炎症，子宫和其他内脏损伤，甚至会危及生命。

个例：一名16岁的高一女生，发现内裤上总是粘着很多分泌物，而且气味很重。于是妈妈带她到医院检查，发现宫颈有异常，最后病理切片确诊为宫颈癌。这个结果令全家人感到非常意外，没结婚的小女孩怎么也会得这种病呢？

由于过早发生性行为、性伴侣过多，女性子宫颈癌的发病人群出现年轻化趋势。医学研究证明，由于下生殖道及子宫颈上皮发育尚未成熟，早婚（20岁以前结婚）、过早发生性行为（18岁以前发生首次性行为）、性伴侣过多等会使得年轻女性的子宫颈长期受到男性包皮垢中的多种致病细菌、病毒（尤其是致尖锐湿疣的“人乳头瘤病毒”）的反复刺激，导致慢性子宫颈炎，最终转化为子宫颈癌。资料显示，20岁以前结婚（发生性行为）的妇女，子宫颈癌的发病率约为1.58%；21岁以后结婚（发生性行为）降到0.37%。

早发现、早诊断、早治疗可预防宫颈癌。宫颈癌是全球妇女恶性肿瘤中仅次于乳腺癌的第二位最常见的恶性肿瘤，在中国女性中发病率居第一位。全世界每年有20多万妇女死于宫颈癌，同时宫颈癌是目前唯一可以做到早期发现的妇科疾病。

青春期少女，身体各系统器官正处在生长发育阶段，尤其是内外生殖器还没有完全发育成熟，这时如有性生活，对身体有以下严重损害：

（一）过早的性生活可造成生殖器管道损伤及感染

由于青春期少女生殖管道发育尚不成熟，外阴及阴道都很娇嫩，阴道短，表面组织薄弱，性交时可造成处女膜的严重撕裂及阴道裂伤而发生大出血，同时还会不同程度地将一些病原微生物或污垢带入阴道，而此期女性自身防御机能较差，很容易造成尿道、外阴部及阴道的感染。如控制不及时还会使感染扩散。甚至会影响婚后正常的性生活。

（二）过早的性生活可因妊娠而带来不良后果

由于女性在月经来潮以后，卵巢开始排卵，性交时如不采取有效的避孕措施，极有可能发生怀孕，一旦怀孕，必须做人工流产，而人工流产不仅对女性身体不利，可引起一系列的并发症，如感染、出血、子宫穿孔以及婚后习惯性流产和不孕等，而且因为周围舆论压力和自责、内疚，给女性造成严重的心理创伤。

（三）过早的性生活可严重影响心理健康

因为少女的性行为常常是在十分紧张状态下偷偷摸摸进行的，缺乏必要的准备（主要指有关性知识的学习和思想方面的准备）。同时在性生活过程中和事后又因怕怀孕、怕暴露而产生恐惧感、负罪感及悔恨情绪，久之还会使人发生心理变态如：厌恶男子，厌恶性生活，性欲减退，性敏感性降低和性冷淡。

（四）过早的性生活可影响学习和工作

少女的青春期正处在学习、工作和积累知识为自己创造辉煌未来打基础的黄金时代，如果有性生活必然会影响学习和工作的精力，对本人、家庭和社会都不利，所以说青春期应忌性生活，青春期女性应十分珍惜自己的青春与身体，应把注意力和兴趣投入到学习、工作中去，这对于自身的健康成长、事业成就、生活幸福都有重要意义。性体验有时还会降低对自我评价和对对方的评价。自我评价的降低导致自尊降低，在关系中表现出更多的迎合，对对方的评价的降低，会导致怀疑和不信任。这两种情况会使双方的关系失衡，而维持一个失衡的关系，即辛苦又痛苦，这样的爱情那里还有甜蜜可言？爱的深不深，实在与性无关。

性快感是重要的，但它并不能包容人世间所有的快乐。性欲也是重要的，但它并不比生存的欲望、发展的欲望、安全的欲望、创造的欲望更加重要。性是重要的，但它并没有重要到可以涵盖整个人生。青年朋友们，多珍重！

参考资料

1. 王临虹. 生殖健康. 北京：中国协和医科大学出版社，2005
2. 彭晓辉. 性科学概论. 北京：科学出版社，2002
3. 马建青，王东莉，沈晓红. 大学生心理卫生. 杭州：浙江大学出版社，2003
4. 黄希庭，郑涌. 大学生心理健康与咨询. 北京：高等教育出版社，2000
5. 徐天民. 谈谈青少年的性教育问题. 中国性科学，2006，15（1）：3－4
6. 胡佩诚. 提倡性健康，争创世界一流的性科学. 中国性科学，2006，15（2）：44－46
7. 江剑平. 论大学生性健康教育. 中国性科学，2003，12（4）：20－22
8. 王群. 大学心理健康教育. 上海：复旦大学出版社，2005
9. 顾世光，高尔生，赵鹏飞. 生殖健康. 北京：人民卫生出版社，1998
10. 张勇，宋奎娜，宋业东. 浅谈21世纪大学生的性健康教育. 中国性科学，2005，14（7）：40－41
11. 郭韶玲. 当代大学生的性教育问题. 中国性科学，2005，14（10）：26－28
12. 贲雅利. 建立道德自律是青少年性健康教育之关键. 中国性科学，2005，14（11）：36－37

编者：李英　张中豪

第九章 人类辅助生殖技术应用现状和未来

第一节 人类辅助生殖技术简介

一、人类辅助生殖技术建立和发展

体外受精胚胎移植（in vitro fertilization and embryo transfer，IVF－ET）技术是人类辅助生殖技术（assisted reproductive technique，ART）的核心。

体外受精胚胎移植技术的发展历史可以追溯到19世纪末。早在1890年，Heape从刚刚受孕兔子的输卵管中冲洗出早期胚胎，并转移到其它兔子的输卵管中使其怀孕。1959年美籍华人生物学家张民觉在研究家兔体外受精时发现，雄兔的精子必须在雌兔体内发生某些变化后才能具备使卵受精的能力。同年，澳大利亚学者奥斯汀博士在实验中发现了相同现象，并将该现象称为精子获能（sperm capacitation）。国际生殖学界将他们的发现命名为“张-奥斯汀原理”。随后，在掌握家兔精子体外获能的方法后，张民觉和Pincus合作完成了家兔体外受精实验，为日后开展人类体外受精胚胎移植技术奠定了动物实验基础。

人卵体外受精的实验研究开始于1966年，但直到20世纪70年代以后才真正完成了人卵体外受精，受精卵和早期胚胎体外培养和胚胎移植的全过程，并在1975年首次获得临床妊娠，但不幸为输卵管妊娠。1978年7月25日，世界上首例经体外受精胚胎移植术后出生的婴儿Louise Brown在英国诞生，著名的妇产科医师Patrick Steptoe和胚胎学家Robert Edwards是人类体外受精胚胎移植技术的创始人。1983年，澳大利亚的Trounson A. 和Mohr L. 等移植冻融的体外受精的人胚胎后得到临床妊娠并分娩正常婴儿，解决了体外受精胚胎移植后多余胚胎的保存问题。另外，为解决少精弱精等男性因素引起的不育，先后使用了透明带打孔、精子透明带下注射等显微操作助受精技术，但受精率仍较低。1991年后开始使用的单精子卵母细胞胞质内注射技术大大提高了显微助受精技术的效率，即使在严重少、弱精时也能达到满意的受精率和妊娠率，使体外受精技术在解决男性不育方面有了关键性的突破。着床前胚胎遗传学诊断是利用体外受精技术和显微操作技术，对可疑有遗传异常的着床前胚胎分裂球活检进行细胞遗传学或分子遗传学诊断，避免有遗传异常的胚胎受孕。

我国大陆首例试管婴儿于1988年3月10日在北京大学第三医院出生，但是由于受经济技术水平的限制和我国社会人口压力过大的影响，直到1990年国内仅有湖南医科大学，广州市第二医院以及国家计生委科研所等几家单位有个别成功病例。随着改革开放和我国社会经济快速发展，辅助生殖技术在国际范围内的进一步成熟以及部分核心技术用品的商品化，进入20世纪90年代特别是90年代中期以后，国内一些较发达省份相继开展了这项技术，涌现出一些具有一定规模的人类辅助生殖治疗中心。

当前，人类体外受精胚胎移植技术日臻成熟并取得诸多方面的发展，主要有：(1) 恰当的药物促排卵方案、可靠的卵泡发育监测和预测排卵方法，如促性腺激素的应用及促性腺激素与促性腺激素释放激素类似物作用的巧妙结合等。(2) 适合于人卵和精子及早期胚胎体外培养的培养液，最早认为适合人胚胎体外培养的培养液是 Ham's F10，目前已有多种商品化培养液可用于人类 IVF－ET。(3) 取卵技术的发展。从早期的开腹或腹腔镜手术取卵到目前基本上都采用阴道 B 超引导下卵泡穿刺取卵。这不仅避免了手术创伤，而且大大提高了获卵率，从而提高了体外受精胚胎移植术的妊娠率。

二、体外受精胚胎移植的适应证

（一）双侧输卵管阻塞

双侧输卵管梗阻是 IVF－ET 最主要的适应证。事实上，IVF－ET 技术的创立就是针对治疗因输卵管不通而引起的不孕。输卵管不通包括因输卵管本身病变或手术引起的机械性阻塞，以及盆腔粘连等原因造成的功能性输卵管梗阻。因此，在治疗这些不孕患者时，当输卵管病变或盆腔粘连较轻时可选择手术治疗，亦可选择 IVF－ET；而对那些输卵管病变较重或严重盆腔粘连或手术治疗无效者，选择 IVF－ET 为有效的治疗方法。

（二）子宫内膜异位症（endometriosis）

近年来，子宫内膜异位症在不孕症病因中的作用越来越受到重视。但是，子宫内膜异位症引起不孕的原因尚未完全明确而且不能一概而论，可能是一种或多种因素共同作用的结果，如盆腔粘连，免疫因素，以及局部前列腺素样物质活性增强等。中度和重度内膜异位症缺乏有效的根治措施，当伴有不孕时可选择 IVF－ET 助孕，必要时先经过手术或药物治疗减轻或缓解病情后再行 IVF－ET 助孕。

（三）男性因素

正常精液中精子的密度每毫升≥2000 万，活动精子占 50%以上，正常形态精子高于 60%。轻度少精症弱精症患者可先用宫腔内受精（intrauterine insemination，IUI）或体外受精-胚胎移植术助孕，严重少精弱精症应选择单精子卵母细胞胞质内注射（intracytoplasmic sperm injection，ICSI）。

（四）免疫性不孕

血清或生殖道分泌物中存在抗精子抗体，性交后试验异常等，提示可能存在免疫性不孕因素。免疫因素引起的不孕在其它方法治疗无效时也可使用 IVF－ET，有些免疫性不孕，如卵透明带上有抗精子抗体，应选择单精子卵母细胞胞质内注射技术，提高体外受精成功率。

（五）不明原因不孕症

目前，不明原因或特发性不孕症的诊断基本上借助于排除法。经过系统的病因检查后未能找出造成不孕的可能因素，如输卵管因素、排卵因素、精液质量等男性因素、免疫学检查等未发现阳性指标时，诊断为不明原因不孕症。值得重点提出的是，不明原因不孕症患者在接受体外受精治疗时，全部卵不受精的风险大约有 15%。因此，推测这些患者的不孕原因与精卵结合障碍有关。

三、药物促排卵和卵泡发育的监测

（一）IVF－ET 常用药物及用法

1. 促性腺激素释放激素促进剂（gonadotropin releasing hormone agonist，GnRH－a）和抑制剂（GnRH－antagonist）

在过去的几年中已人工合成 2000 多种促性腺激素释放激素的类似物。人下丘脑分泌的促性腺激素释放激素分子为十肽，其分子结构在第6～7位，第9～10位氨基酸之间易断裂，半衰期不足10分钟。而在改变第6位和第10位氨基酸后经人工合成的类似物（GnRH－a）不仅与受体的亲和性增强，而且降低了对内肽酶（endopeptidase）的敏感性，半衰期延长，生物活性增强。使用GnRH－a后，最初作用是促使垂体前叶释放促性腺激素，血中促性腺激素水平迅速上升，但这种作用是一过性的；随后，由于GnRH－a长时间占用受体，造成垂体对GnRH－a的去敏感状态，垂体促性腺激素分泌减少，即起到降调节作用。GnRH－a的这两种作用在IVF－ET促排卵中得到相应的利用或者将两方面的作用巧妙结合。在IVF－ET周期中，最初应用GnRH－a是为了抑制LH峰提前出现，因此主要用于那些曾经因LH峰过早出现而终止治疗的患者。后来随着认识的发展，开始利用GnRH－a的下调节作用安排在IVF－ET中应用促排卵药物的起始时间，有效地控制取卵手术的时间，从而避免了在周末或夜间非工作时间进行手术。更有意义的是，在经过临床随机对照研究后证明使用GnRH－a后平均获卵数和平均移植胚胎数增加，使IVF－ET的临床妊娠率有所提高。使用GnRH－a的缺点是增加促性腺激素用量，增加治疗费用。另外，增加促性腺激素用量有增加卵巢过度刺激综合征的危险。

长方案：从黄体中期开始使用GnRH－a。此时由于内源性雌二醇和黄体酮水平较高，垂体处于生理抑制状态，此时给GnRH－a一般不会造成促性腺激素的短暂升高，但有时仍会使黄体期延长。因此，长方案是利用GnRH－a对垂体的短暂促进作用消失，垂体处于抑制状态后，完全用外源性促性腺激素刺激卵巢。一般认为，在月经来潮2～4天后即可开始使用促性腺激素（或血雌二醇测定证明卵巢处于抑制状态时），直到卵泡发育成熟使用人绒毛膜促性腺激素（HCG）日为止，HCG使用后34～36小时取卵。使用GnRH－a长方案时，需适当增加促性腺激素的用量，每日用量为3～4支（每支75单位），可多达每日6支。另外，为能完全有计划的安排取卵手术时间，可在用GnRH－a两周后的任何时间开始给促性腺激素。GnRH－a长方案是目前IVF－ET中应用最多的促排卵方案，约占70％。

短方案：从月经周期第1～3天起使用GnRH－a，利用GnRH－a使垂体释放内源性促性腺激素的作用促进卵泡发育，使用2～3天后开始使用促性腺激素，注射HCG日停止使用GnRH－a。短方案可减少促性腺激素用量和使用时间，降低治疗费用。但偶尔GnRH－a对前一周期黄体起到唤醒或挽救的作用，孕酮水平升高甚至形成黄体囊肿。这种情况需放弃本次周期治疗。

超短方案：GnRH－a开始时间与短方案相同，连续使用3天止，也有报道认为连续使用7天能更有效地抑制LH峰提前出现。

GnRH抑制剂的应用：不需要事先降调节，促排卵周期中卵泡发育到一定大小时应用GnRH抑制剂抑制内源性LH峰，避免提前排卵。如：Cetrotide（思则凯）等。

2. 促性腺激素

生理状态下，每个月经周期一般只有一个卵泡发育至排卵，卵泡发育成熟和排卵是在内源性促性腺激素作用下完成的。参与这一过程的促性腺激素主要有卵泡刺激素（FSH）和黄体生成素（LH）。在助生育过程中，药物促排卵的目的是增加成熟卵泡的数目，成熟卵泡中含有次级卵母细胞。常用促性腺激素制剂如：Prponal，Metrodin，Humegon和人尿促性腺激素。其中Metrodin为纯FSH制剂，每支75单位，另外三种均系混合制剂，每支分别含有75单位FSH和75单位LH，这类制剂又统称人绝经期促性腺激素（human Menopausal Gonadotropin，hMG）。Gonal－F（果纳芬）是利用基因工程生产的人FSH，具有纯度高，稳定性好等优点，逐渐取代尿源性促性腺激素。除了果纳芬以外，基因工程生产的LH，HCG等已在国外投入临床使用。促排卵时可使用hMG或单独用FSH，也可按一定比例将二者混合使用。卵泡生长主要依靠FSH的作用，同时也需要一定量的LH。缺乏内源性LH的患者应该使用hMG。促性腺激素的用法是：从月经周期第二或第三天起每天2～4支。用量多少和患者年龄尤其是卵巢中卵泡的储备状态有关，年轻患者可适当减少用量，年龄在40岁以上的患者用量可达4支以上。每天用量可以不变，也可根据卵巢的反应逐渐增加（递增法）或减少（递减法）用量。

生理状态下，每个月经周期卵巢中都有一批卵泡自发的进入早期发育状态，这种卵泡的自然募集过程大约是从前一个周期的最后一周开始，所能募集的卵泡数目与卵巢中剩余的原始卵泡中的卵母细胞数成正比，后者与妇女的年龄关系密切。受药物刺激后开始发育的卵泡数目与自然募集的卵泡数相关，这些卵泡对FSH较敏感。因此，在决定发育卵泡的数目方面，年龄比FSH的使用剂量更为重要。个体对FSH的反应在一定时期是比较恒定的，可根据刺激周期血清雌二醇（E_2）峰值分为高反应和低反应两种类型，高反应者获得卵母细胞的数目和妊娠的机会均高于低反应者。要预测卵巢的反应性，可在月经初期测定血清FSH水平，如果内源FSH水平在较高水平（大于20IU/ml），说明卵巢已处于绝经前状态，对促性腺激素反应差。

在药物促排卵过程中，如果患者卵巢对药物反应差，例如只有一个优势卵泡发育，或经过促性腺激素治疗五天后血E_2水平仍在100pg/ml以下，以及在注射HCG次日E_2水平下降20%～30%，表明预后较差，应终止这一周期的治疗。

3. 人绒毛膜促性腺激素（HCG）

当2个或2个以上卵泡直径达到16mm以上，注射HCG5000～10000IU，注射HCG后34～36小时取卵。使用GnRH-a加促性腺激素促排卵时，注射HCG后38小时内一般不会出现自然排卵，可将取卵时间安排在第36～37小时进行。

4. 枸橼酸克罗米芬（clomiphene citrate，CC）

由于妊娠率较低，目前已很少在IVF-ET中单纯使用克罗米芬促排卵。但仍有将克罗米芬与促性腺激素联合使用促排卵的。这种联合可以是序贯给药或者同时使用，序贯给药是在月经周期的第3天开始给克罗米芬50～150mg连续5天，然后给促性腺激素3～5天，每天2支；同时使用一般是从月经周期第4～5天起，每天50～150mg克罗米芬和促性腺激素1～2支。

（二）促排卵周期卵泡发育的监测

1. 实时超声观察卵泡发育 超声观察在监测卵泡发育过程中起到重要作用，可同时观察卵泡的大小和数目，特别是阴道超声的使用大大方便了医生和患者，具有简单、直观、可靠等特点。从月经周期第8天左右开始每天或隔日观察一次，测定并记录发育卵泡的数目、直径以及子宫内膜的发育情况。在使用促性腺激素促排卵时，当2个以上卵泡直径达到16mm以上，可作为卵泡发育成熟的一项重要指标，此时子宫内膜厚度至少应在8mm以上。超声监测作为一种声像学检查，对其结果应当进行鉴别分析，可利用动态观察的办法鉴别小囊肿和发育中的卵泡，但有时小囊肿也随月经周期或受药物刺激而长大，必要时结合雌二醇水平进行鉴别，也可在卵泡早期或前一周期的黄体后期做一次超声检查，排除小囊肿存在。

2. 血清雌二醇测定 血清雌二醇（E_2）水平取决于卵泡大小和发育卵泡的数目。随着卵泡发育，颗粒细胞产生的雌激素增加，当最大卵泡直径达18mm，且血清雌二醇水平达到平均每个卵泡直径 15mm 为 500pmol 时，要考虑注射 HCG 诱导排卵。但如果存在大量小卵泡时，应注意小卵泡对雌二醇水平的影响。

3. 内源性 LH 峰监测 自然排卵发生在 LH 峰后 24 小时左右，IVF－ET 促排卵周期通常应在卵泡发育成熟自然 LH 峰出现前注射 HCG 诱发卵母细胞最后成熟，并计划取卵时间。超声监测卵泡发育，当优势卵泡直径达 14mm 以上时，每间隔 3～4 小时测定一次血清或尿中 LH，当发现已有内源性 LH 峰出现时，仍要追加 HCG 增强，但取卵时间要以自然 LH 峰为准。用 GnRH－a 使垂体去敏感后，可避免内源性 LH 峰提前出现。

四、取卵术

（一）时间安排

在注射 HCG 后 34～36 小时之间进行取卵，如继续推迟有可能在取卵时已自然排卵或者在手术操作过程中容易造成一些卵泡自行破裂。

（二）镇静或麻醉

腹腔镜取卵需采用全身麻醉，经阴道超声取卵可采用局麻和镇静剂或使用短效静脉麻醉剂，后者必须同时开放静脉直到取卵结束且无麻醉严重并发症的发生。

（三）取卵方式

1. 超声引导下行经阴道取卵 在阴道超声探头引导下经阴道穿刺抽吸卵泡取卵，这项技术是 1983 年首先由 Gleicher 等开始使用的。目前阴道超声取卵已取代腹腔镜取卵成为最常用的取卵方式。取卵时，患者采取截石体位，用生理盐水冲洗阴道或先用含碘溶液冲洗，然后再用生理盐水冲洗。有些情况下还可在取卵术前后用抗生素预防感染。

阴道取卵所使用的一般为高频阴道探头（7MHz），带有穿刺引导支架。穿刺针内径 120～140μm，穿刺针尖部锋利，且在靠近针尖部经过特别加工处理，超声下清晰可见此处回声增强。穿刺针沿着针导进入，抽吸卵泡负压 100～120mmHg，当针尖位置在卵泡中心且随着卵泡液吸出卵泡塌陷说明穿刺准确，旋转针头有助于彻底吸空卵泡，必要时可用培养液冲洗卵泡 1～2 次。一个卵泡抽吸完毕后，穿刺针可继续向前穿刺邻近卵泡或在原卵泡中停留，等到确认此卵泡已取到卵后在继续进行。每次取出穿刺针后都要用培养液抽吸冲洗穿刺针和管道系统，常有卵和凝血存留其中。

超声引导下经阴道穿刺取卵具有简便、快捷，不用全身麻醉和并发症少等优点，但仍有可能发生出血，损伤器官（膀胱，肠管，髂血管等），以及术后感染等危险。因此在穿刺时必须肯定该结构是在卵巢轮廓之内，且从三维径线上看是球形结构。

2. 腹腔镜取卵 在阴道超声取卵术出现之前，腹腔镜下卵泡穿刺抽吸术曾经是最主要的取卵手段。腹腔镜取卵术成功与否与盆腔状态有关，至少 50%的卵巢表面可以由腹腔镜暴露直视才能保证顺利抽吸卵泡。因此，对于那些可疑盆腔粘连的患者，在 IVF－ET 之前要先进行一次腹腔镜检查，明确盆腔情况和估计腹腔镜取卵的可行性。目前腹腔镜取卵主要用在配子输卵管内移植（GIFT）、合子输卵管内移植（ZIFT）等助孕治疗中，另外，当卵巢被粘连固定在较高位置经阴道穿刺无法达到时仍可借助腹腔镜取卵。

3. 开腹手术取卵 目前很少使用，仅在有其它指征需要开腹手术时可同时取卵。

五、卵母细胞体外受精和早期胚胎的培养

（一）辨认卵冠丘复合体和判断卵母细胞成熟度

1. 辨认卵冠丘复合体（Oocyte Corona Cumulus Complexes OCCCs） 将取卵时抽吸出的卵泡液和冲洗液等倒入直径 60mm 的培养皿中，在实体显微镜下检查是否有 OCCCs，排卵时并不是单独将卵母细胞排出，而是排出 OCCCs，即：卵母细胞与其周围的透明带、放射冠、卵丘细胞及基质的复合物。典型的 OCCCs 常肉眼可见，为直径 3～5mm 的透明的粘液样小团块，但要在实体镜下看到卵母细胞存在才可确定。找到 OCCCs 后，立即用培养液将其清洗两遍，去掉附着的红细胞以及凝血块，同时对卵母细胞成熟度进行分级，转入培养皿中，置 5% CO_2 培养箱中 37℃培养 4～6 小时。如果使用四孔培养皿，每孔中加 1ml 培养液，培养液要预先在 CO_2 培养箱中平衡过夜，每孔中可放 1～4 个 OCCCs。

2. 卵母细胞成熟度分型与受精前预培养

在实体显微镜和倒置显微镜下，参考卵丘颗粒细胞成熟、粘液扩展程度、放射冠颗粒细胞分散情况、卵母细胞生发泡是否消失，第一极体是否形成等对卵母细胞成熟度进行分型。由于卵母细胞被周围卵丘和放射冠颗粒细胞遮挡，不易观察到第一极体，准确判断卵母细胞的成熟度，需要有一定的经验并借助分辨率较高的倒置显微镜。镜下观察到的成熟卵母细胞（mature or preovulatory oocyte）也称排卵前卵母细胞，特点包括：第一极体已排至卵黄周隙，卵母细胞处于 MⅡ期，放射冠细胞较分散，或呈典型的放射状排列，卵丘细胞分散，OCCC 粘液样团块充分扩展。成熟卵母细胞一般需预培养 4～6 小时后受精。在 IVF－ET 中药物促排卵和严格掌握 HCG 后取卵时间的目的就是为了得到一定数量的排卵前卵母细胞。这种类型卵母细胞受精率和移植后的妊娠率最高。另外，镜下还能观察到不成熟卵母细胞（immature oocyte）、中间成熟型卵母细胞（intermediated maturity）、过成熟卵母细胞（postmature oocyte）、退化卵母细胞（degenerated oocyte）。

对卵母细胞成熟度分型，以此为依据决定受精前卵母细胞的培养时间。因为体外受精取卵是在自然排卵之前，因此在取卵后需要培养一段时间使卵母细胞胞核和胞质都达到成熟状态。早期的研究表明，当受精时间从取卵后 0 小时推迟到 6 小时，正常受精和胚胎发育率从 30%提高到 80%，同时多精受精率降低。这说明延长体外培养时间可使皮层颗粒迁徙更完善，因而能更有效地阻止多精子受精。

（二）精液处理

在进入 IVF－ET 治疗周期前不仅要了解男方精液质量，而且要告诉病人 IVF－ET 需要手淫取精，应有所准备。对手淫取精困难或心理压力较大者，可事先冻存精子备用。在取卵手术前或手术后 1～2 小时安排取精，精液应存放在无菌无胚胎毒性的塑料或玻璃容器中。取出的精液在室温下液化 30 分钟左右，然后通过洗涤离心法去除精浆，选择活动好的精子并使精子完成体外获能过程。最常用的精子分离方法是离心上游法和密度梯度离心法（常用 percoll 梯度离心法）分离。

1. 离心上游法：

（1）取 15ml 离心管一支，加 1ml 液化后的精液，2mL 培养液，混匀，200g，离心 10 分钟，弃上清保留沉淀（即精子和细胞等成分）。

（2）再加入 2ml 培养液，将沉淀重新悬浮，200g，离心 10 分钟，弃上清。

（3）在沉淀上缓缓加入 1ml 培养液，置培养箱中，37℃，30～60 分钟，有活动能力的精子自动游动到培养液中，吸取转移上层液体至另一离心管中，其中应含有活力较强的精子。

（4）将上游后的精子计数并镜检评价精子活力。

2. Percoll 梯度分离法：当精子数目较少或活力较差是可选用 Percoll 梯度分离法。具体步骤是：

（1）配制等渗 Percoll：取 10x EBSS 10ml 加 Percoll 90ml 制成等渗液。

（2）配制 40%，80% Percoll：用 100%等渗 Percoll 配制。4ml 等渗 Percoll 加 6ml EBSS 即为 40% Percoll，8ml 等渗 Percoll 加 2ml EBSS 配成 80%Percoll。

（3）建立梯度：取离心管一只，先在底部加 80% Percoll 2～2.5ml，然后是 40% Percoll 2～2.5ml，最上为 2ml 精液。

（4）600g 离心 20 分钟后，细胞及细胞碎片成分集中沉淀在梯度界面部位。

（三）精卵混合培养受精

体外受精所需要的精子不仅与精子数量、质量有关，也与培养方式有关。如果精子密度和活力均属正常，当使用四孔培养皿时，一般在含有卵母细胞的培养液中活精子浓度达到每毫升中含有 10 万至 15 万个即可满足受精需要。当精子活力较差时，可通过适当提高受精精子浓度，如：可高达每毫升 50 万个精子，以提高受精机会。

六、单精子卵母细胞胞质内注射助受精技术的应用

（一）概述　对卵母细胞受精率的研究证明，因输卵管因素不孕时受精率可达 60%～70%以上，当存在一定程度的男性不孕因素时，卵母细胞体外受精率只有 20%～30%，并且大约有三分之一的周期完全得不到受精卵。同时大量因严重男性因素（重度少精弱精症）不育的夫妇不能用常规体外受精技术予以治疗。

从 20 世纪 80 年代末到 90 年代初人们开始试用显微注射助受精技术（intracytoplasmic sperm injection，ICSI）帮助精子跨越受精屏障（如透明带和卵膜），首先采用的是部分透明带切除术（partial zona dissection，PZD）和透明带下受精术（subzonal insemination，SUZI），企图通过人工手段帮助精子克服透明带屏障达到受精目的。其中 PZD 使卵周围的精子不受透明带阻挡直接与卵膜接触融合，达到受精目的；SUZI 则是人工将一定数量的活精子储备在透明带下起到助受精作用。这两种方法虽然都可以使受精率有所提高，但同时又因有较高的多精受精率影响其实际效果，PZD 和 SUZI 的受精率和临床妊娠率较低。

1992 年，Palermo 等报道将单个精子注射到卵母细胞胞质内助受精获得临床妊娠，随后又进行了较大样本的 SUZI 和 ICSI 的对比研究表明，ICSI 的正常受精率显著高于 SUZI。近年来临床应用的结果都证明，ICSI 不仅可提高受精率获得较多的胚胎，而且移植后有较高的胚胎着床率。大量研究证明，ICSI 的结果不受精子密度、活率以及正常形态精子百分率的影响，而且用附睾穿刺和睾丸活检得到的精子 ICSI 后可得到同样的结果。

（二）适应证

1. 轻度少精症弱精症或精液化验指标正常，但以往常规体外受精时不能使成熟卵母细胞受精者。

2. 严重少弱精症，不适合于常规体外受精者。

3. 梗阻性无精症，输精管复通术失败者。

4. 单纯支持细胞综合征（sertoli cell only syndrome）或精子成熟停滞等非梗阻性无精症者。

5 精液化验无精子，但睾丸活检可见到少量成熟精子者。

（三）技术过程

1. 药物促排卵方案与常规 IVF－ET 相同，以 GnRH－a 加 hMG 促排卵方案最常用，当 3 个以上卵泡直径达到 18mm 以上，血清 E_2 水平达到 1000ng/L 以上时，用 HCG 诱导卵母细胞最后成熟，HCG 后 36 小时超声引导下经阴道穿刺抽吸卵泡取卵。

2. 卵母细胞准备

取卵后 OCCCs 预培养 2～4 小时，卵母细胞显微受精前需要去除卵丘和放射冠颗粒细胞，应用最多的是酶消化和机械分离结合的办法。选择有第一极体的成熟卵母细胞（MII），直接进行 ICSI。中间成熟（MI）和不成熟（GV）卵母细胞继续培养，待排出第一极体后行 ICSI。

3. 精子的准备

开始 ICSI 治疗周期之前要对精液质量充分评估，精子数量能否满足 ICSI，附睾抽吸和睾丸活检得到的精子可冻存备用。

精液处理方法：在取卵前或取卵同时安排患者丈夫取精，完全液化后用离心洗涤法去除精浆，将精液与等量培养液混匀后 1800g 离心 5 分钟，弃上清，加培养液悬浮沉淀后再次离心，保留沉淀并根据原精子密度，加入 0.2～0.5ml 培养液，置 37℃、5%CO_2 培养箱中待用。

附睾抽吸得到的精子也可用同样的方法处理。

睾丸活检得到的组织放入盛有培养液（含 HEPES）的平皿中，用机械方法将组织撕碎，倒置显微镜观察确认精子存在后，将组织块取出，离心沉淀备用。通常要经数小时体外培养后睾丸精子才具备一定的活动能力。

4. ICSI（intracytoplasmic sperm injection）

（1）倒置显微镜和显微操作系统

Nikon，Olympus，Leica 等均有适合于 ICSI 的倒置显微镜和配套的显微操作系统。

（2）准备显微注射针和持卵针。

（3）准备注射平皿

为使显微操作时注射针和持卵针有一定的活动范围，需选用较浅的培养皿，可利用 6mm 直径培养皿的盖或其他平皿。平皿中心为 10%的 PVP 5μl，周围围绕数个 5μl 的培养液微滴（含 HEPES），立即覆盖石蜡油，准备好的平皿置 5%CO_2 培养箱内 37℃平衡。

（4）单精子卵母细胞内注射

显微操作仪的两侧分别安装持卵针和显微注射针，镜下选择形态正常的活动精子，在 PVP 溶液中精子活动缓慢，用显微注射针的针尖部按压精子尾部使精子制动后，从尾至头的方向将精子吸入注射针内，持卵针以极体 6 点或 12 点的位置负压吸引固定卵，注射针从 3 点或 9 点的位置刺入卵中，负压回吸见胞质迅速进入注射针时说明卵膜已破，将精子和吸出的胞质一同注射至卵母细胞内。

七、受精卵体外发育和移植前胚胎质量评估

（一）原核期（day1）

精子和卵母细胞混合培养 12～18 小时后（受精后第一天，Day1），受精卵应处于原核期。常规 IVF－ET 是在此阶段将受精卵转移到生长培养液中。

镜下观察到受精卵中有两个原核（1 个雄性原核和 1 个雌性原核）并有第二极体排出表示正常受精；观察到 3 个或 3 个以上原核说明受精异常。原核期是鉴别多精受精的关键时

期，这种受精卵如继续发育可能形成多倍体。一般认为多精受精与卵母细胞老化或透明带损伤有关，多精受精率大约为10%。

（二）卵裂球期（day2～3）

正常受精卵转移到生长培养液中，继续培养24小时（day2），胚胎可发育到2～8卵裂球期，以4卵裂球期为主；48小时（day3）后健康胚胎应发育至8个卵裂球阶段，早期胚胎分裂速度在一定程度上代表胚胎生命力。IVF-ET大部分都是选择在受精后第二天（Day2）进行胚胎移植，也可选择第三天（Day3）移植。

胚胎体外发育速度受自身状态和培养条件的影响。Grillo等认为，胚胎最初分裂速度与所采用的促排卵方案和培养液的质量有关，当采用了GnRH-a加HMG促排卵方案，并选用B2培养液后，Day2移植时4～6卵裂球胚占移植胚胎的96%，显著高于以往单纯使用HMG促排卵周期。Granaroli等报告，缩短精卵混合接触时间可使胚胎分裂速度加快，而且分裂速度快的胚胎着床率高于分裂速度慢的胚胎。北京大学第三医院IVF-ET多年经验也表明，早期胚胎分裂速度快慢影响临床妊娠率。

除了分裂速度外，卵裂球期胚胎形态特征也代表胚胎质量。体外受精得到的胚胎在形态上常表现出很大差异，镜下观察内容包括：分裂球形态大小是否规则一致、卵周隙中是否存在胞质碎片，以及碎片在整个胚胎体积中所占比例等。其中卵裂球大小一致且不含碎片的胚胎质量最佳，移植后临床妊娠率最高；随着碎片含量增加胚胎质量下降，移植后临床妊娠率下降。有研究表明，透明带的厚度与胚胎着床率呈反比，因此建议对移植前胚胎进行显微辅助孵出处理。

（三）胚泡期（Day5）

受精后第4天胚胎发育至桑椹胚阶段，大约在第5天开始进入胚泡期，第5天较晚时候进入扩张胚泡阶段。发育正常的胚泡有一个充分扩张的胚泡腔，典型的内细胞团和单层滋养细胞构成胚泡壁，透明带菲薄。当胚泡中出现两个或两个以上小胚泡腔，胚泡未能充分扩张，或内细胞胞团不清晰时表示胚泡质量较差。

然而，要使一定数量的胚胎发育至胚泡期，需对体外培养液的成分有所调整，使之适合胚泡发育。近年来，一些IVF-ET中心在具备胚泡培养技术后选择使用胚泡期移植，目的是为了能更为准确的选择胚胎，减少移植胚胎数目，通常只需移植2个胚泡，在不降低妊娠率的同时降低多胎率，并且避免三胞胎妊娠。

八、胚胎移植

（一）胚胎移植时间和移植胚胎数目的选择

胚胎移植是指将体外受精后形成的受精卵或早期胚胎通过子宫颈或输卵管伞端转移到子宫腔或输卵管中的过程。

胚胎移植时间可选择在受精后的第1～5天，也就是说可在原核期至胚泡期的任何时期移植胚胎。目前大部分IVF-ET中心选择在受精后2～3天移植，一些技术较成熟的中心开展了胚泡期移植。延长体外培养时间的主要目的是为了更有把握的选择胚胎，并使移植时的胚胎与子宫内膜发育同步或较接近。

移植胚胎数目与对胚胎质量选择的把握性有关。换句话说，移植阶段越早，对胚胎选择的把握越小，移植胚胎的数目就可能相对较多。胚胎着床率可作为调整移植胚胎数目依据之一。患者年龄与妊娠率关系密切，35岁以上患者可适当增加移植胚胎数。为了在不降低妊娠率的同时降低多胎率，35 岁以下初次行 IVF－ET 者，移植 2 个胚胎；35 岁以上，或曾经 IVF－ET 未妊娠时可移植 3 个胚胎；胚泡移植以 1～2 个为好。

（二）胚胎移植的方法

1. 胚胎宫腔内移植　指将受精卵或胚胎转移至子宫腔内，经子宫颈宫腔内移植是最常用的胚胎移植方法。

移植前患者排空大小便，移植时一般采取膀胱截石位，也有些中心对前位子宫患者采用膝胸卧位移植，暴露宫颈后用蘸有 PBS 或培养液的棉球清洁宫颈，并用长棉签拭去宫颈管内的粘液，必要时先用一根试验移植管探清宫腔方向。

实验室准备：从所有胚胎中挑选出要移植的胚胎并集中在一起，将胚胎移植管与 1ml 注射器紧密连接（要选择密闭性好的注射器，如 BD 产品），如移植管上无刻度标记，应予标出，以提示进入宫腔深度。将移植管用培养液清洗三遍，观察液体进出是否畅通。将胚胎吸入移植管中，一般顺序是先吸一段长约 8～10mm 培养液，再吸一个约 3mm 长的气泡，然后将胚胎吸入，再一段气泡，一段培养液，移植总体积在 20～50μl 以内。

移植胚胎动作要轻柔准确，经宫颈口将移植管插入宫腔达宫底部，将胚胎推入宫腔后保持注射器加压的情况下将移植管取出。理想的位置是将胚胎放在距宫底约 10 mm 处，胚胎质量好的情况下，将胚胎移植到正确的位置有助于提高妊娠率。为确保移植部位正确，甚至有人使用可超声显影的移植管在 B 超显示下进行移植。

移植管取出后在实体显微镜下仔细检查是否已将胚胎全部推出，并清洗管腔内外检查有无胚胎附着。如发现有胚胎残留，立即重复以上过程再次将其送入宫腔。

2. 胚胎输卵管内移植　受精卵或早期胚胎能在生理环境下发育，可将原核期 Day1 或 4 细胞期 Day2 胚胎送回到输卵管壶腹部，待其随胚胎发育逐渐从输卵管中迁移至子宫腔中。输卵管中移植的先决条件是患者至少要有一条输卵管是完好无损的。

胚胎输卵管内移植的途径有两个，应用最多的是在腹腔镜下经输卵管伞端开口插管将胚胎送至输卵管壶腹部；另一途径是在超声或宫腔镜引导下，经阴道、宫颈、宫腔从输卵管子宫开口处插管进入输卵管，将胚胎送至输卵管壶腹部。

3. B 超引导下胚胎移植

选用特殊的移植管，这种移植管的内芯头端装有 B 超回应头，在超声引导下，可准确选择胚胎释放点，一般是在距子宫底部约 2cm 处；另外通过此种移植管可预先观察到宫颈与宫腔之间的角度，从而调整移植管的弯度，提高胚胎种植成功率。对子宫腔较小或较大，以及宫腔形态不规则的患者，B 超监视下移植更有利于将胚胎移植到宫腔合适的位置。

九、IVF－ET 的结局

（一）IVF－ET 的成功率

用成功率代表 IVF－ET 的结局存在一定模糊性。IVF－ET 的根本目的是使患者能够妊娠并生出自己的孩子，在 IVF－ET 后会有一些暂时性的或阶段性的成功，因此，要明确以下基本概念：

生化妊娠：胚胎移植后 10～14 天，曾有一过性的 HCG 升高，表明可能有胚胎着床，但随着 HCG 下降，月经按时或推迟数日来潮，B 超看不到妊娠囊。

临床妊娠：除了 HCG 升高外，至少要在 B 超下看到妊娠囊，也有学者强调要看到胎心搏动才能算临床妊娠。

继续妊娠：妊娠达 20 周以上者称之为继续妊娠，早期流产不记在内。

活婴出生（live birth 或 take home baby）：妊娠结束得到活孩子。

对妊娠率的计算可能是以取卵次数，移植次数或者则以每个卵巢刺激周期为分母。在文献中一般都标明其妊娠率计算方法。

据美国生殖学会的统计，1991 年在该学会注册的 215 个 IVF－ET 中心共完成 20914 个取卵周期，总临床妊娠率为 19.1%，总分娩率为 15.25%。

IVF－ET 术后妊娠的流产率高于自然妊娠，约占 20%左右，而且流产率有随年龄增加而升高的趋势。IVF－ET 术后异位妊娠发生率在 5%左右，如输卵管妊娠，宫颈妊娠甚至腹腔妊娠等。多胎率较高也是困扰 IVF－ET 的突出问题，约 30%妊娠为多胎妊娠，其中双胞胎 25%，三胞胎 4.8%，三胎以上多胞胎 0.2%。

（二）影响 IVF－ET 结局的因素

年龄或者卵巢储备情况是影响 IVF－ET 结局的主要因素。35 岁以上妇女，卵巢储备减少，特别是 40 岁左右的妇女，对促性腺激素反应显著降低，而且产生异常卵母细胞的几率上升，不仅不易怀孕，怀孕后流产的比例显著高于较年轻的妇女。不孕病因对 IVF－ET 结局没有明显影响。

增加移植胚胎数目在一定程度上可提高妊娠率，但同时提高多胎率，而且，当移植胚胎数在 4 个以上时，妊娠率没有显著提高。改善培养条件，提高体外受精胚胎的质量，挑选优质胚胎，减少移植数目仍就是努力的方向。

第二节　着床前胚胎的遗传学诊断

一、着床前胚胎遗传学诊断技术的建立和发展

遗传学疾病已经成为威胁人类健康的主要疾病之一，目前还没有找到有效的治疗方法，用产前诊断技术预防遗传病患儿的出生，是减少遗传疾病患者的有效手段之一。20 世纪 60 年代以来，羊膜腔穿刺术、绒毛膜取样技术已经常规应用于高危围产儿监测，有效地减少了遗传病患儿的出生。同时，产前诊断技术本身也得到了不断的发展，主要表现在两个方面：无创性产前诊断，植入前胚胎遗传学诊断（preimplantation genetic diagnosis，PGD）。PGD 是指对配子或对移入到子宫腔之前的胚胎进行遗传学分析，去除有遗传缺陷的配子或胚胎。它可以有效地避免传统的产前诊断技术对异常胚胎进行治疗性流产的要求，因而受到广泛关注。1989 年 Handyside 等成功地利用聚合酶链式反应（polymerase chain reaction，PCR）技术完成世界第一例 PGD 诊断，开创了产前诊断的新纪元。1994 年，Munne 等利用荧光原位杂交（fluorescent in situ hybridization，FISH）技术，在植入前诊断染色体非整倍体及胚胎性别获得成功。此后，多重 PCR、荧光 PCR、多色 FISH 等技术，特别是 1999 年以来开展的间期核转换（interphase nuclear conversion）技术、全基因扩增（whole genomic amplification，WGA）、比较基因组杂交（comparative genomic hybridization，CGH）技术相继应用于 PGD，进一步促进了该技术的研究和应用。目前，该技术已广泛应用于性连锁性疾病、单基因病、染色体异常和高龄妇女非整倍体的检测。目前已有 18 个国家，50 多个中心开展了 PGD 诊断的工作。我国也有多家生殖中心开展了 PGD 诊断的研究工作。

有异常遗传倾向的夫妇在其自然怀孕后或是发生反复流产（习惯性流产，以及在产前遗

传学诊断异常行人工流产，中期引产等)，或是承受生出有遗传缺陷的孩子的风险。而借助体外受精胚胎移植技术，在药物促排卵后进行体外受精，同时获得多个受精卵，为进行遗传学筛查提供可能性，使这些夫妇有机会选择遗传正常的胚胎，为其建立正常妊娠、获取遗传正常的后代提供机会。

二、着床前胚胎遗传学诊断的方法

运用 PGD 进行遗传学诊断的材料可以来源于试管婴儿过程中的各个阶段，根据所取得标本材料，常用方法有以下几种。

(一）配子基因的诊断

运用流式细胞仪可选出染色体数目正常的精子，防止父源染色体不分离所致的异常。基于 X、Y 精子 2.8%的 DNA 不同，可将其分离，纯度分别可达 80%～90%、65%～70%。

由于卵母细胞减数分裂过程中同源染色体之间配对，交换遗传物质，所以正常变异的基因都可能出现在极体中。卵母细胞成熟时，完成第一次减数分裂，排出第一极体；受精后排出第二极体。根据第一、二极体的遗传学分析，可推测卵子内遗传物质状况，达到 PGD 目的。取极体进行 PGD 有其优越性：①胚胎发育中第一极体无任何功能；②移出极体，不会引起胚胎物质减少，无害于胚胎发育；③诊断时间早，避免错过移植时间的危险。其局限性为：①不能分析父方来源的遗传物质；②极体中高频交换不利于分析远着丝粒位点；③极体的 DNA 量有限，而且是间接反映卵细胞的情况，所以较直接取分裂球期胚胎细胞分析的可靠性相对较差；④不能进行性别鉴定。

(二）胚胎期的遗传学诊断

1. 从早期胚卵中获得单个卵裂球进行遗传学诊断

在受精卵分裂到 6～10 个细胞期时，用显微操作仪吸取 1～2 个卵裂球进行遗传病的诊断。这一过程不影响胚胎的继续发育。有文献报道，活检过的卵裂球比对照组有更多的胚胎发育至桑椹胚。利用这些细胞可以做非整倍染色体分析以及更多的遗传学检测。采用 6～10 细胞的胚胎作为活检对象比选择极体活检和囊胚活检有较大的优越性，因为在体外培养的大多数胚胎均可达到 6～10 细胞期。而且在此阶段的每个卵裂球都被认为是全能的，一个或两个卵裂球的移去不会影响胚胎的进一步发育。综合胚胎活检后体外发育各项指标，认为在 Day3 具有 7 个或 7 个以上卵裂球，且卵裂球大小基本均匀，胚胎碎片不超过 20%，活检后具有较好的继续发育能力，在 PGD 周期中，有价值对这些胚胎进行活检和活检后移植；卵裂球大小基本均匀，碎片在 20%～30%的胚卵，活检后也有一定的发育潜力；6 卵裂球胚和卵裂球大小严重不均的胚胎，活检后发育能力极低。

胚胎活检技术主要包括化学法、机械法、激光法。化学法是目前最常用的胚活检方法，操作简便，其缺点在于喷酸过程中容易损伤卵裂球细胞膜而造成卵裂球溶解，从而影响胚的进一步发育及种植。激光法具有精确、简便及非接触性等优点，已应用于卵裂球期的胚胎活检。但是目前仍有许多学者担心激光打孔可能有潜在的热效应，影响卵子或胚的发育。机械法不存在使用化学物质对胚胎的潜在毒性，没有激光所带来的潜在热效应。缺点是机械法对显微技术要求高，需要培养箱外暴露时间长，对胚发育不利。

2. 从囊胚期胚获得滋养层细胞

用显微操作法从囊胚期胚胎滋养层吸取细胞作遗传学诊断，这一过程不影响胚胎的孵化。目前存在的问题是体外培养的胚胎仅有 20%～50%能够发育到囊胚期。在囊胚期取样，所能获取的细胞数目比其它取样时期相对多，有利于遗传学分析和发现嵌合体胚胎。

三、分子遗传学诊断技术在PGD中的应用

PGD常用的诊断方法有单细胞PCR技术与荧光原位杂交技术等。

（一）PCR技术

PCR即聚合酶链式反应（poly-merase chain reaction），在PGD诊断上此技术主要应用于单基因缺陷遗传病的诊断，如β-地中海贫血、血友病等，目前采用PCR进行PGD诊断有极体和单个卵裂球分析两种方法。PCR技术能扩增样本中少量甚至痕迹量的DNA。因此吸取1～2个卵裂球细胞做遗传学检查首先选择PCR技术。PCR在PGD中应用的主要难点是：PCR对单个细胞扩增失败率高；由于获得细胞数目极少只能作一次分析，不能重复实验结果。因此，目前使用多种改良的PCR方法，用于控制扩增失败。采用引物延伸预扩增技术（PEP），以随机引物对单个细胞基因组进行全基因扩增，使对单个细胞进行多位点分析成为可能。随着分子生物学的进展和更多遗传病致病基因的确定，单基因病相关的特异性PGD方法渴望不断增加。在对单基因病进行PGD时由于受标本量少（仅1～2个细胞）的限制，且不容许二次取材，又不允许误诊，目前全世界的各研究中心多采用巢式PCR（nested PCR）、全基因组扩增（whole genomeamplification，WGA）、多重PCR、荧光PCR、逆转录PCR（RT-PCR）、最新的发展包括采用荧光定量PCR（实时PCR）、一步法PCR等。

运用PCR进行PGD的适用范围：

1. X连锁隐性遗传病的性别鉴定　运用PCR可进行性别诊断，但曾发生过错诊，其原因可能是因细胞丢失而未扩增到Y染色体上的DNA序列。因此多数从事PGD的医疗中心已改用FISH或FISH和PCR联用技术。

2. 单基因相关遗传病致病基因的检测　1992年建立囊性纤维化病特殊PGD方法并获临床成功后，相继建立了多种单基因病的特殊诊断方法。理论上，只要导致单基因病的致病基因被克隆测序，结构清楚，即可建立其特异性PGD。已建立PGD的单基因病有：囊性纤维化病（cysticfibrosis，CF）、家族黑蒙性白痴（Tay Sachssyndrome，TS）、高尿酸血症舞蹈病智能障碍综合征（lesch Nyhansyndrome，LN）、血友病甲（Hemophilia A）、进行性肌营养不良（DMD）、RhD血型不合（RhD blood typing）、α抗胰酶1缺陷（antitrypsinldeficiency）、视网膜色素变性（retrinitispigmentosa）、亨廷顿舞蹈病（Huntington's disease）、肌营养不良（myotonicdystrophy，DM）、Ⅰ型脊髓小脑共济失调（spinocerebellarataxia type Ⅰ，SCAⅠ）、β-地中海贫血（β-thalassaemia）、α-地中海贫血、家族性腺瘤多发息肉病、脊髓肌萎缩、高雪病、Sandhoff病、镰状细胞贫血、肾上腺脑白质营养不良、肌张力障碍、Factor VLeiden、家族性低磷酸盐血症、范可尼贫血、弗里德赖希运动失调、中链酰基辅酶A脱氢酶缺陷、甲基丙二酸血症、鸟氨酸氨甲酰基转移酶缺陷、丙酮酸盐脱氢酶缺陷、多囊肾病、进行性神经性腓骨肌萎缩、马方综合征、Ⅰ型多发型神经纤维瘤、成骨不全、多发性基底细胞痣综合征、家族性视网膜胶质瘤素质、自毁容貌综合征、脆性X综合征等数十种单基因遗传病。

单基因遗传病的PGD已取得了显著的成绩。随着人类基因组计划的顺利推进，人类对自身基因组结构和功能的进一步了解，DNA芯片的快速发展，为我们提供了利用DNA芯片从单个细胞内同时检测上千种基因突变的巨大潜能，它与WGA技术的结合，为PGD将

来成为常规的孕前诊断筛查技术奠定了基础。如何完善DNA芯片技术促成PGD的常规化极有可能成为人们将来研究的焦点。

（二）荧光原位杂交（fluorescent in situ hybridization，FISH）技术

染色体荧光原位杂交（FISH）是用荧光染料对DNA探针进行标记。探针类型一般包括：着丝粒探针、位点特异性探针及着色探针（painting probe）即全染色体涂抹探针（WCPP）。着丝粒型及位点特异性探针有助于对间期染色体进行数量分析。着色探针适于对中期染色体进行结构分析。多条染色体FISH检测时每个DNA探针都要用不同的荧光染料进行标记。FISH检测的缺点是仅仅能够提供有限的染色体信息（由特异性探针的类型及数量而定）。有报道认为FISH可以同时检测多达5条以上的不同染色体。光学显微镜核型分析（FISH检测的一种）也可以对大量的间期染色体进行定量分析，而且检测的染色体条带可达10条以上。光学显微镜核型分析最大的优点是，几乎所有的胚胎以及90%的卵裂球都可以获得检测结果。

运用荧光原位杂交进行PGD的适用范围：

1. 染色体数目异常：可以选取着丝粒探针、端粒探针或染色体特异探针来检测染色体数目异常，染色体数目异常在植入前胚胎发育中十分常见，且往往是IVF成功率低的原因。

2. 染色体结构异常：染色体相互易位携带者生育正常后代的可能性最多只有1/18，罗伯逊易位携带者生育正常后代的可能性最多只有1/6；绝大部分染色体异常胚胎因自然流产淘汰，但也可能生育染色体病患儿。因此，对易位携带者提供PGD，意义重大。全染色体涂染探针（whole-chromosome painting probes，WCPP）可以用于易位携带者的PGD。

3. X连锁隐性遗传病：对这些患者利用Y染色体特异探针或联合X染色体特异探针进行FISH分析，选择胚胎性别，可避免X连锁遗传病患儿出生。但此方法否定正常男孩出生而允许女性携带者生存，并未阻断致病基因垂直传递，有可能提高人群中有害基因的频率，增加群体遗传负荷。

运用荧光原位杂交进行遗传学诊断的步骤包括：染色体标本的制作，原位荧光杂交和信号判断等步骤，正确判断信号是保证FISH和PGD成功的重要因素。资料表明，因移植前胚胎嵌合体是最常见的异常，取一个细胞代表性有限，而活检时6～8细胞期胚具有发育全能性，所以PGD最好取2个以上细胞来增加准确性。

在FISH诊断过程中，嵌合型的存在是一个非常重要的影响因素，其发生率直接影响FISH成功与否。Munne在比较了4个中心的胚胎FISH结果后报道，胚胎染色体嵌合型的发生率波动在11%～52%。

（三）其它诊断技术在PGD中的应用

1. 比较基因组杂交（comparative genetic hybridization，CGH）。CGH以前多用于肿瘤患者染色体畸变的诊断，采用肿瘤患者的基因组DNA和正常人的基因组DNA作为探针，与正常人的中期染色体分裂相进行杂交，比较两种探针所标的荧光信号的强度比率来判断肿瘤患者的DNA是否存在缺失、增加或复制。Wellls等首先将其应用于PGD，利用PCR扩增单个卵裂球标本的基因组DNA及单个正常对照细胞的基因组DNA，将荧光标记的核苷酸直接掺入到扩增的序列中，能够清楚地观察到染色体的细小变化，但其缺点是杂交时间较长。

2. 光谱核型分析（spectral karyotyping，SKY）。SKY结合干涉成像，可以用不同的颜色显示来区分所有的染色体，准确检测染色体上的细微变异，特别是发生在染色体末端的变

化。SKY 利用光谱分析技术进行数字图像处理，在染色体核型排序的应用上可同时分辨人类的 22 对染色体及 XY 性染色体，以各种颜色呈现出来只做一次杂交反应便可得到全部染色体的自动核型。用 SKY 对卵裂球分析可使固定条件更加严格，从而免除自发荧光的干扰。然而图像捕获时间较长容易发生光漂白，所得图像数目是非常有限的。

目前，PGD 技术已在世界广泛应用，随着 PGD 技术以及辅助生殖技术，尤其是 IVF－ET 技术的发展，必将使 PGD 成为重要的临床检测手段。人类基因组计划研究的进展、DNA 诊断分析技术以及其他技术的不断发展促进了 PGD 技术迅猛发展。例如，随着对人类 DNA 克隆数据库了解的越来越多，使我们能够针对个别家庭的独特的染色体易位或已知的基因突变而设计探针，进行有效的 PGD；采用现存的荧光色素探针进行设计的 46 条染色体软件的应用以及将来可以扩增单一细胞的全部 DNA，对含有数百或数千标记物进行杂交检测染色体或亚染色体的不平衡性，并可以检测任何一条染色体缺失、易位、重复以及数目异常等。今后需要进一步提高 PGD 诊断的准确性和可靠性，以便深入研究与男女不育、不孕症相关的染色体异常、可以传给子代的遗传突变以及胚胎遗传异常发生频率较高的染色体；还需要进一步提高 PGD 的技术，扩大 PGD 的诊断范围对多基因疾病，例如恶性肿瘤、糖尿病、冠心病等的 PGD 也将成为可能。

第三节　生殖衰老对生育力和辅助生育治疗结局的影响

随年龄的增长，无论男性还是女性都存在生殖衰老，但女性的生殖衰老问题尤为突出。妇女绝经期来临之前，女性生殖力已显著降低。随着年龄的增长，尤其是超过 35 岁，卵母细胞的质量与数量逐渐下降。而获得质量满意的卵母细胞及胚胎是 IVF－ET 获得成功的基本保证。因此，生殖衰老正日益成为大家关注的焦点之一。女性生殖衰老的影响主要表现在：卵巢储备功能低下，对促性腺激素的反应能力、卵母细胞的受精率、胚胎的着床率及临床妊娠率等出现降低；遗传异常胎儿发生率及流产率等升高。

辅助生育技术迄今在多方面取得了明显的突破，如 ICSI、IVM、PGD 等，但与女性年龄相关的一系列问题已成为这一人群的主要难题。同时随着社会经济、教育等的发展，女性生育年龄呈现高龄化趋势，随之产生的不孕、反复流产、遗传异常等问题也相应增加，生殖衰老的研究越来越得到重视。

一、生殖衰老

（一）概述

生殖衰老是一种自然而必然的现象，但却给年龄在 40 岁以上要求生育的妇女带来很大的困扰。大量的证据表明在 IVF－ET 中，随着女性年龄的增高，尤其是超过 35 岁，可获得的卵母细胞数量减少、体外受精率、临床妊娠率都出现明显下降。但目前对生殖衰老的认识有限。有人认为，生殖衰老就是卵巢衰老。其核心是卵泡数量逐渐减少及卵母细胞质量逐渐降低。而绝经期的来临是卵巢衰老的重要标志。也有人认为，生殖力降低主要是由卵母细胞衰老引起。卵母细胞衰老的发生时间不同，影响也不同，一是排卵前衰老。例如由于药物或卵巢衰老等原因造成血 LH 水平异常、卵母细胞成熟异常等，使得卵母细胞的生长与排卵不同步，导致排出衰老的 GV 期或 MⅡ期卵母细胞，则会影响后面的第一、二次减数分裂；二是排卵后衰老。由于各种原因造成卵母细胞与受精间隔时间超过其正常范围，导致卵母细胞衰老，仅影响第二次减数分裂。传统观点认为女性生殖力降低始于近40岁，而生育力的最终丧失始于50岁左右。临床上发现，在生殖力降低的早期（约40岁左右），主要是由于早期胚胎丢失所造成，而后者主要是减数分裂中染色体不分离的结果。因此，女性年龄依赖的生殖能力降低主要与卵巢衰老相关，而与年龄依赖的受精卵形成异常，造成自然流产，间接引起生殖力的降低则主要是卵母细胞衰老所造成的。

（二）“氧化损伤”与生殖衰老

目前认为，氧化损伤是造成卵母细胞衰老的主要原因。初级卵母细胞虽长期处于静止状态，但一直保持着活跃的新陈代谢，并合成几种RNA和蛋白质。在如此长时期内，活性氧自由基（ROS）的损伤是造成与年龄依赖的卵母细胞质量下降的机制之一。ROS几乎能损伤细胞中的任何成分，包括蛋白质、核酸、膜结构等。线粒体内有一套完整的基因组（mtDNA），与核相比，线粒体缺乏DNA修复系统，mtDNA更容易受到ROS的损伤。因此，氧化损伤不仅造成功能正常的线粒体数目减少，减少了细胞内能量的生成；同时使得携带异常线粒体的配子受精，造成新生儿线粒体病等。体内存在保护细胞免受氧化损伤的机制，如维生素A、C、E及一些酶（超氧化歧化酶、过氧化氢酶、谷胱甘肽过氧化氢酶、谷胱甘肽还原酶等），卵又有其特殊的抗ROS机制，即通过雌激素发挥作用。因此，氧化损伤是两者平衡的结果。随着年龄的增长，生殖衰老引起雌激素水平降低，削弱了卵抗ROS作用。受损的mtDNA不易得到修复，逐渐堆积，并合成异常蛋白质，影响线粒体的功能，最终造成卵母细胞质量下降。

二、生殖衰老与辅助生育治疗结局的关系

（一）对卵巢储备及反应能力的影响

卵巢储备主要指卵巢内储存的原始卵泡数量及其质量，是保证女性获得成功妊娠的基础；卵巢反应是指卵巢对内源性或外源性激素改变的应答能力，是保证IVF周期顺利进行以及预测周期结果的重要指标之一。临床上不能获得质量满意的卵母细胞是助孕失败的主要原因。随年龄增长，卵泡凋亡、闭锁的速度逐渐增加，卵母细胞的数量逐渐减少。而卵母细胞的质量早在胎儿期就有一定程度的分化，每次排卵都是优势卵泡选择的过程，因此未被选为优势的卵泡将在体内存留更长时间，也就是说生理年龄越大的卵，可能质量越低。卵泡质量下降的特征有：颗粒细胞数量明显减少、有丝分裂减少、类固醇激素和糖蛋白等合成功能明显降低、细胞凋亡增快等；卵母细胞的透明带可增厚；卵母细胞在减数分裂中纺锤体和微管发生异常等。与年龄依赖的卵巢反应明显降低的主要表现有：窦卵泡数量减少、卵泡直径常小于13mm、获卵数常少于5个、激素水平变化不理想（FSH＞6.5～15mIU/ml，E_2＜100～660pg/ml）、促性腺激素用量较大等。甚至有部分妇女B超提示有卵泡、激素水平正常，却未能获取卵母细胞。这经常是部分患者周期取消的原因。

（二）对卵母细胞体外成熟或受精的影响

卵母细胞衰老对体外成熟或受精的影响包括，第一、二极体发育异常或排出障碍；染色体分离异常，造成非整倍体或多倍体；雌雄原核发育不同步、或雌性原核发育停止等，最终导致卵母细胞或受精卵凋亡、退化。有研究证实在体外培养的过程中，随着年龄的增加，卵母细胞及周围颗粒细胞凋亡小体增多。目前对凋亡与衰老之间的关系认识还不够，但可以肯定的是凋亡参与了整个衰老过程。卵母细胞衰老对体外受精的直接影响是受精率低、多精受精等。

（三）对胚胎发育及其着床的影响

胚胎的早期发育是从早期母性调控向合子调控转变的过程，其调节能力可能受女性年龄的影响或卵母细胞的实际生理年龄影响。生殖衰老对胚胎影响的表现有染色体异常，包括非整倍体、多倍体或染色体镶嵌等；畸形，如神经系统畸形等；及一些不明原因的胚胎发育停止、流产等。生殖衰老还影响子宫的容受性，子宫内膜发育与受精卵卵裂不同步；同时随着年龄增长，子宫内膜逐渐增厚，这些都会影响受精卵的着床。另外，衰老的卵母细胞对精子选择有一定的特异性，动物研究证实排卵后衰老的卵母细胞更易于选择雄性精子。

生殖衰老可能对出生后的长期影响有先天性疾病、线粒体病、糖尿病、非家族性Alzheimer病、老年痴呆、寿命短等。

三、生殖衰老的检测方法及进展

在治疗周期开始前后，对生殖衰老的检测主要针对卵巢储备及反应能力的检测，包括以下几个方面：一是基础激素水平及其促排卵周期中激素水平的变化测定。如月经第三天FSH水平，但其本身在波动周期中缺乏明显的检测点，且在不同的月经周期中波动很大，在各中心的参考值变化较大，且FSH出现明显波动时，卵巢储备已降低；月经第三天E_2水平，对于38～42岁患者，其值＜80pg/ml，FSH正常，预示助孕成功的可能性大。另外，FSH/LH值是良好的评价卵巢功能指标。二是超声波检查，检测基础卵泡及其生长、促排卵中卵巢的反应及其卵巢基质血流等。卵巢衰老的重要标志是卵巢体积减小，2～10mm的窦卵泡数量明显减少，且卵巢形态的改变常先于FSH等激素水平的变化。三是克罗米酚刺激试验（CCST）、GnRHa刺激试验（GAST）等。四是卵母细胞体外成熟或胚胎的形态等。除此之外，在生殖衰老检测方面尚有以下一些新进展。

抑制素（INH）：目前大量的证据表明，INH水平较其它激素更能反应卵巢反应、卵母细胞质量，尤其是卵泡液中INH B的水平，INH B是颗粒细胞分泌，在卵泡中期达到高峰，随后下降，因此卵泡液中的浓度可以直接反应早期卵母细胞的质量。随着年龄的增长，由于卵泡数量减少及颗粒细胞的功能下降，血浆INH B水平明显下降。但有人认为其对预测妊娠结局的作用不大。

抗苗勒管激素（Anti－Müllerian hormone，AMH）：AMH是由窦前卵泡和小卵泡的颗粒细胞产生。由于卵泡数量随年龄衰减，其在血清中水平可以作为衡量卵巢储备、衰老的一个新标准。AMH的作用是参与启动原始卵泡的生长；接着降低卵泡对FSH的敏感性。

胰岛素样生长因子/胰岛素样生长因子结合蛋白（Insulin－like growth factors 1/Insulin－like growth factor binding protein－1，IGF－1/IGFBP－1）：有人认为血清或卵泡液中的IGF－1/IGFBP－1能反应卵母细胞的质量；在怀孕的妇女其比值明显升高，因此能预测妊娠结局。

卵巢组织活检：现已证实，随着年龄的增长，卵泡密度出现明显的下降，35岁以上妇女卵泡数量仅有年轻女性的1/3。目前对此检测方法尚有较大争议。

四、展望

生殖衰老不仅对个人，而且对社会造成了一定的影响，如遗传异常个体的增加等。因此，进一步研究生殖衰老有着深远的意义。目前主要可从以下几个方面着手：一是找出一些比较经济而有效的检测指标，要求能敏感地反应卵母细胞的实际年龄及其质量，预测IVF

周期的结果。二是进一步研究发现一些不会影响卵母细胞或胚胎的检查方法，如超微结构的检查、非整倍体的检测等，可以直接选择一些质量好的卵母细胞或胚胎用于周期，减少不必要的浪费，同时可以减少病人因反复失败造成的心理压力等。三是研究遗传异常的发生机制，解决染色体不分离等问题，能在很大程度上降低自然流产率或异常产儿，提高成功妊娠率。四是研究生殖衰老的发生机制，找出一些有效的干预手段，如颗粒细胞或体细胞的线粒体移植，提高卵母细胞或胚胎的质量；减少 ROS 产生的因素，如卵母细胞或胚胎体外培养条件及时间；基因及其编码蛋白治疗，如发现卵母细胞衰老的相关基因及其编码蛋白，从而对卵母细胞的体外成熟等进行人工干预，改善卵母细胞的质量，最终提高生殖力。

第四节　女性生殖能力的体外保存

随着现代社会生活节奏的变化，人们的婚育观念也随之发生了改变，许多妇女的结婚年龄和生育年龄明显推迟。同时，随着癌症治疗技术的不断发展，越来越多的肿瘤患者能长期存活，一些需要大剂量全身化疗和/或放疗的女性患者（包括儿童）在治疗后可能会丧失卵巢的功能。另外，还有许多因素，如遗传、感染、自身免疫性疾病以及一些医源性因素等都可能造成卵巢功能早衰。这些年轻妇女不仅要忍受绝经的痛苦，并且有可能丧失自己生育的机会。因此，女性生殖能力的体外保存研究不仅能提高这些患者的生活质量，而且是其获得自己后代的福音，已成为研究的热点。目前女性生殖能力的体外保存主要包括以下几个方面。

一、胚胎冻存

在实验动物的胚胎冻存获得成功 10 年之后，人的冻存胚胎移植后获得妊娠，冷冻胚胎的保存很快成为一个常规的方法在临床应用，因为这一过程无需重复使用昂贵的药物和长时间的促性腺激素的刺激而能够再次进行宫腔内移植。此外，由于 IVF 后多胎妊娠的发生率增加，因此许多生殖中心已开始限制胚胎移植的数量，IVF 后剩余的胚胎可以经过胚胎冻存得以保存，在以后的周期中再解冻和移植。Sonmezer 等报道，解冻后胚胎的存活率为 35％～90％，植入成功率为 8％～30％，累积的妊娠率＞60％。

对于肿瘤患者来说，这一方法有其不足之处，即需要促排卵治疗和 IVF，该过程对于那些患有激素敏感性肿瘤（例如乳腺癌）的患者来说是有害的。对于乳腺癌患者，在手术治疗和化疗之间一般有 6 周的间隔期，这一段时间足够用来进行促排卵治疗和 IVF。但是，由于在传统的 IVF 周期中促排卵治疗会导致雌二醇浓度比自然周期中雌二醇的最高浓度要高 10 倍左右，所以对于乳腺癌的患者不推荐应用该方法。Oktay 等通过实验证实，他莫西芬能够安全地应用于乳癌患者进行促排卵治疗和 IVF。子宫内膜癌是另一个在生育年龄妇女中对雌激素敏感的恶性肿瘤。由于他莫西芬能够刺激子宫内膜，所以不能将它用于子宫内膜癌患者的促排卵治疗，对于这些患者，芳香酶抑制剂可被用于促排卵、IVF 和胚胎冻存。

关于胚胎冷冻保存的生物安全性已被证实，但是对于胚胎的保存期限仍有争议。1996 年 7 月，英国的法律规定储存的最长期限为 5 年时，有 3000 多个胚胎被废弃。不管最后期限定为何时，当夫妇双方离婚或是一方死亡时，胚胎的储存就不可避免会引起关于胚胎的所属权和处置权方面的问题。

目前，胚胎冻存是大多数生殖中心应用的一种具备完善技术的治疗方法。

二、卵母细胞冻存

对于单身的妇女患者来说，冷冻成熟或未成熟的卵母细胞，是生殖能力保存的有效手段之一。1986 年 Chen 报道了第一例经冻存的成熟卵母细胞出生的婴儿。1997 年 Porcu 等报道了第一例冻存卵母细胞经 ICSI 后出生的婴儿。Notrica 等通过研究发现，卵母细胞冻存时间的长短对于妊娠的结果没有明显的影响。以上这些成果为那些希望通过卵母细胞冻存来保存生育能力的患者带来了希望。

尽管目前已成功冻存了小鼠各个发育阶段的卵母细胞，但是人类卵母细胞冻存的成功率仍然较低。MⅡ卵母细胞体积相对比较大（是体内最大的细胞），并且具有复杂的细胞内骨架结构和大量的细胞质，它对于温度的变化非常敏感，而且修复细胞损伤的能力有限，因此，在冷冻和解冻过程中常发生细胞纺锤体、细胞骨架和透明带的损伤。与胚胎和精子冻存相比，解冻后的成熟卵母细胞 IVF 后仅获得较低的存活率、受精率和妊娠率。有学者认为 ICSI 能够解决透明带硬化的问题，提高冻融卵母细胞的受精率，促进胚胎有更高的卵裂率。此外，大量的研究还证实，通过改良的冻存技术能提高卵母细胞的存活率，例如在冷冻保护剂中增加蔗糖的浓度，改变冷冻保护剂平衡的温度，改变植冰的温度，应用低钠溶液，或是直接将冷冻保护剂（例如海藻糖）注入卵母细胞内等方法提高了 MⅡ卵母细胞冷冻后的存活率。

另一个卵母细胞冻存的方法是冻存未成熟卵母细胞，即在生发泡（GV）期开始减数分裂之前冻存卵母细胞。有研究者认为未成熟卵母细胞由于细胞体积小且没有减数分裂中期的纺锤体，因此更能耐受冻伤，而且在这一阶段染色体仍位于细胞核膜内，因而不易造成染色体丢失。但是，冻融后卵母细胞需要在体外培养至成熟，尽管有人报道冻存的未成熟卵母细胞的核成熟率较高，但是其发育的能力普遍很低。尤其人类的 GV 期卵母细胞在冻存后的存活率不是很高，解冻后存活率小于 40%，仅有大约 20%存活的卵母细胞在体外发育到 MⅡ，囊胚形成率更低。

卵母细胞及其纺锤体对于温度的改变非常敏感，当将其保存在 0℃以下时，卵母细胞易出现细胞骨架解体、染色体和 DNA 异常、纺锤体解体、透明带变硬，以及质膜通透性改变等，所有这些都降低了卵母细胞的发育能力。目前，经冻存的卵母细胞获得的妊娠和分娩数量仍然是有限的，对于卵母细胞冻存的安全性的报道还不多。近年，Cobo 等应用荧光原位杂交技术研究发现，冻存卵母细胞发育成的胚胎内染色体异常的发生率无明显增加。Porcu 等对经冻存的卵母细胞出生的儿童进行了随访，结果发现在染色体核型，平均分娩孕龄，平均出生体重和器官形成等方面没有发现任何异常。

玻璃化冷冻是应用高浓度冷冻保护剂将细胞凝固为玻璃样状态而没有冰晶形成的冻存方法，这一冷冻过程需要高速率降温（接近 1500℃/min）和高浓度的冷冻保护剂（EG、PROH、DMSO、葡萄糖和乙酰胺等）。由于高浓度的冷冻保护剂会诱导卵母细胞骨架损伤，导致异常的减数分裂和胚胎发育迟滞，因此冻融后的卵母细胞存活率较低。近期由于冷冻技术的不断提高，经玻璃化冷冻的卵母细胞在解冻后的成活率已经提高，并且受精率也开始与那些新鲜的卵母细胞的受精率不相上下。Kuleshova 等报道经玻璃化冷冻人成熟卵母细胞后成功获得了妊娠并有婴儿出生。

三、卵巢组织冻存

无论胚胎冻存或是卵母细胞冻存，对有些患者来说都是不可取的，尤其是一些年幼患者。因此，卵巢组织的冷冻是她们的希望。冻存和移植卵巢组织有以下几个优点：①无需促排卵过程，避免癌症治疗的延期；②生育潜力大。年轻妇女的正常卵巢内，每单位（$1mm^3$）皮质样本内包含有数百个卵泡，这就增加了未来妊娠成功的可能性；③在妇女月经周期的任意阶段都能进行取材；④这一过程对于儿童和年轻未婚的妇女都可以应用；⑤由于移植物的存活不仅使生殖能力得以保存，而且保证了女性甾体激素的分泌，改善生活质量。

自20世纪90年代以后，对啮齿类动物卵巢组织冷冻和移植的研究不断取得进展。在一项研究中，新鲜和冻存的胎鼠的卵巢组织被植入具有相同基因型的成年小鼠体内，有超过86%的小鼠恢复了生殖功能。有研究者将小猴的卵巢组织取出冷冻后再移植入免疫缺陷的小鼠体内，结果证实卵泡的总量和正常卵泡的比例在新鲜和冷冻的组织中是相似的，而且在移植冻融的卵巢组织后恢复了雌激素的分泌功能。经过几年的努力，人类卵巢组织冷冻也取得了进展。1996年Hovatta等进行一项开创性的研究，结果表明，人卵巢组织同样能够耐受低温冷冻和融解过程。Donnez等报道，一个Hodgkin's淋巴瘤患者在卵巢摘除约6年后将冻存的卵巢原位自体移植，在卵巢功能恢复后有一个婴儿出生。以上说明妇女的生殖功能和卵巢的内分泌功能可以通过长期的卵巢组织冻存得以保存。

与生长卵泡比较，原始卵泡具有以下特点：代谢率低、卵泡细胞数量少、无透明带、卵母细胞处于稳定的细胞周期阶段、周围无皮质颗粒以及冷敏感性细胞质脂含量少，因而就更能耐受冷冻所造成的损伤。此外，原始卵泡体积小，允许冷冻保护液迅速穿透其内部的卵母细胞。由于人的卵巢太大且有多量的纤维从而造成冻存整个卵巢很困难，所以目前通常是将卵巢的皮质切成1～2mm厚的皮质片，使冷冻保护剂能够充分渗入组织内。因为一小片卵巢组织就包含大量的未成熟的卵母细胞，因此，卵巢移植后能够恢复周期性的激素分泌和生育功能。

如果将一个带有血管蒂的完整卵巢冻存，在移植整个器官时将血管吻合，就能够避免移植后组织缺血。虽然在小鼠和羊的实验中，研究者们通过微血管吻合术将新鲜的或冻融的完整卵巢移植后保存了卵巢的结构并恢复了生殖功能。但是冻存一个完整的带有血管蒂的人卵巢还很困难，因为人的卵巢比前面提到的实验动物的卵巢要大得多。此外，与细胞相比，器官的表面积与其容量之比相对较低，因此器官内的组织细胞不像单细胞那样能够进行有效的热交换。另外，细胞外冰晶的形成对单细胞影响不大，但对于整个器官来说却可分解破坏整个器官的形态与结构。因此，与冻存整个卵巢相比，冻存卵巢皮质片是目前保存患者生育能力更实际和有效的方法。随着冻存技术和器官移植技术的不断发展，对整体卵巢冻存和移植的研究必然会有所突破。因此，带血管的整体卵巢冷冻保存和血管吻合的整体器官移植将成为未来保存生殖功能的有效手段。

对于癌症患者来说，自体移植冻存的卵巢后可能面临癌细胞转移的危险。目前，除了组织学检查外，已有多种检测方法可在移植前用于检测卵巢组织内的微小残余病灶和细胞，例如PCR、荧光原位杂交技术（FISH）、流式细胞仪以及细胞遗传学方法等，因而可将癌症患者卵巢组织移植的风险最小化。

四、卵母细胞体外培养和成熟

对于一个 30 岁的妇女来说，直径为 4mm 的卵巢皮质组织片上可获得 120 个小卵泡。理论上，其中的每一个卵母细胞都能够产生一个成熟的配子，因此，如何利用冷冻的卵巢皮质组织内储备的小卵泡也是今后的研究重点之一。对于恶性肿瘤患者，可将卵巢组织植入免疫缺陷的动物体内，获得成熟的卵母细胞后可进行 IVF 和胚胎移植。但是，这些卵母细胞的体外受精可能会引起伦理上的争议，因而需要发展卵母细胞的体外成熟（IVM）技术。现在许多权威强调在生殖助孕过程中尽量减少使用促性腺激素刺激的剂量和天数，因而 IVM 技术日益受到大家的重视，在临床中的应用逐步推广，有些生殖中心对患者进行 IVM 后的妊娠率（应用未成熟的窦卵泡）已超过 30%。目前，估计全世界有大约 300 个健康的婴儿出生。但有研究发现，牛羊的卵母细胞经 IVM 后形成的胚胎出现较高比例的表型异常；此外，小鼠原始卵泡在体外培养成熟后出生的一个小鼠出现了肝脏和神经系统的缺陷，并且患有肥胖症。对人类这方面的研究有限，因此，需要对临床出生的婴儿进一步跟踪随访。在人类助孕过程中，有大量的因素会影响 IVM 后的受精率、卵裂率、胚囊形成率和妊娠率，其中包括体内或体外的激素环境以及培养基的组成成分，在这些方面的深入研究将会促进人们对卵母细胞成熟过程进行深入了解，改善 IVM 后的胚胎移植和妊娠率。

五、卵母细胞和受精卵核物质的保存

原始卵母细胞在发育为成熟的 MII 卵母细胞的过程中，出现生发泡破裂并释放出第一极体，在受精后形成第二极体（2PB）和雌性原核（FPNs）。PB 和 FPN 都是受精卵的亚细胞结构，它们是被膜包围的核物质，没有减数分裂时的微管和细胞质中的细胞器。此外，它们的体积相似，并且其结构比卵母细胞简单，对于冷冻的损伤有较低的敏感性。因此，可以将这些受精卵的组成部分冻存，作为一个保存女性生殖功能的方法。He 等已成功地应用开放式麦管玻璃化冷冻方法来冻存亚细胞结构，例如 GV 期卵母细胞的细胞质，MII 卵母细胞的细胞质，受精卵的细胞质，第一极体和雄性生殖核等，可以将这些冻存的亚细胞结构集中起来建立一个“亚细胞结构存储库”。

He 等报道了冻存雌性核物质后，再将其移植入一个细胞质内，有正常的小鼠出生，继之又生育了健康的第二代小鼠，进一步证实经过该过程出生的小鼠是正常的。他们的方法是：(1) 通过显微操作从小鼠的受精卵上分离出 2PBs 和 FPNs；(2) 用捐献的透明带包装核物质，冻存 2PBs 和 FPNs；(3) 将解冻后的 2PBs 和 FPNs 的核转移入一个捐献的细胞质内形成重建的受精卵；(4) 将重建的受精卵与鼠的胚胎成纤维细胞（MEFs）共同培养；(5) 将培养的胚胎转移至一个受体内。

因此，在年轻时或在患者进行放疗化疗之前，将 2PBs 和 FPNs 保存，在指定的时间内，将解冻的 2PBs 和 FPNs 移植入捐献的细胞质后可能获得一个正常的受精卵。因此，卵母细胞核物质的冻存为女性生殖能力的保存提供了一个可供选择的方法。

六、展望

保存女性生育能力的方法不断增多，但是目前除了胚胎冻存外，其他方法还处于实验阶段。其中，卵巢组织冻存前景广阔。例如，一些恶性肿瘤（如儿童恶性肿瘤、乳腺癌、子宫颈癌、良性卵巢肿瘤）和其他疾病本身及其治疗等（系统性红斑狼疮、预防性卵巢切除术、造血干细胞移植)，都会造成性腺损伤。对于这些患者，卵巢组织的再利用，不仅可能解决其生育问题，而且可以缓解她们可能面临的卵巢早衰危险。同时，由于这一过程无需卵巢刺激，为青春期前的患者提供了保存性腺功能的机会。因此，卵巢冷冻在体外保存女性生育力中的作用越来越受到大家的重视。尽管近年来关于人类卵巢冷冻技术取得了一些进展，但这项技术应用于临床还需要进一步深入研究，今后需要解决的问题主要包括卵巢冻融方法的改进、移植时机的选择、移植位置的选择以及移植受者的选择（自体或异体）等。随着技术发展，这些问题将不断得到解决，而其它冻融技术也不断得到改善，这将会为每位需要保存生殖功能的女性患者提供个性化的治疗方案。

第五节　辅助生殖技术中的伦理及法律调控

一、辅助生育技术对医学伦理学的挑战

自 20 世纪 80 年代首例“试管婴儿”问世以来，人类辅助生育技术迅猛发展，各种衍生技术逐步完善，并在临床不断推广应用，如 ICSI、PGD 等技术，这不仅给不孕症夫妇带来了希望，还从一定程度上避免了某些遗传病患儿的出生，在优生学中有着重要意义。但是由于这些技术使人类生殖的某些过程脱离了生殖主体——人，有时甚至是抛弃了生殖主体（如供精，赠卵等)，因此，与人们的思想理念以及社会伦理等产生了矛盾，对传统的道德观念、政治、法律、宗教等产生了冲击。

（一）对传统家庭关系的挑战

对婚姻关系的冲击。美国学者亨利·蒲尔提出：“婚姻是一男一女为了共同的利益而自愿终身结合……，以及生男育女的契约。”而供精辅助生育技术切断了生儿育女与婚姻之间的纽带。同时，由于外源基因的侵入，造成一家多族化，亲子代之间的血缘关系也被割断，从而使人对婚姻家庭的价值产生了怀疑。也有人认为在婚姻家庭中，起决定作用的是彼此间的爱情和对子女的照料。因此，对于许多无子女的夫妇，供精或供卵助孕技术不仅不会削弱家庭的纽带，反而会促进家庭和睦和社会稳定。

对父母子女关系的冲击。通过供精（供卵）辅助生育技术出生的孩子有两个父亲（两个母亲)，一个是生物学上的遗传父亲（母亲)，另一个是社会学上的养育父亲（母亲)。谁是孩子真正的父母？对此有两种观点：一是基于血缘关系的亲子观念，即认为血缘与遗传物质决定亲子关系，血缘关系是任何其他物质无法比拟与替代的；二是基于社会的或赡养的亲子关系观念。即认为血缘与遗传物质关系从属于赡养关系。多数国家（包括我国）的立法都肯定“社会父母”的合法地位。但是，由于“社会父母”和孩子之间缺乏任何生物学上的联系，这是影响家庭稳定性和孩子身心健康的潜在危险因素。例如，供精/供卵出生的子女受到来自于无血缘关系的社会养育父母对他的虐待和遗弃，其可能性显然高于自然生育子女。

（二）对供体的影响

人类辅助生殖技术的开展可能给供体（提供配子的人）造成伤害。首先是妇女捐献卵子的风险。为了获取一定数量的卵母细胞，大多数供卵患者需要促排卵治疗，而正是由于激素的使用，不仅使得这些妇女患一些激素敏感性肿瘤（如卵巢肿瘤等）的风险增加，而且还会由于取卵手术造成出血或感染等，甚至影响患者的卵巢功能。其次是供体的匿名权被侵犯的风险。目前，在中国，供精、赠卵要求供体和子女实行双盲原则。但是，由于供精/赠卵后

代出生后可能出现的种种问题，例如生育父母意外死亡后这些后代的抚育问题；这些后代自身的好奇等，这些都可能彻底改变供精/赠卵人的正常生活。

（三）对生物进化以及社会的挑战

人类基因经过数亿年的进化，蕴含着复杂缜密的遗传信息，这得益于世界上纷繁复杂的人种基因。而生殖技术推崇“优生”原则，只有少数灵敏“优秀人群”的精子、卵子作为母体被大量拷贝得以遗传。长期以往，势必造成人种单一，严重限制人类自身进化。

另外，人类辅助生育技术的发展，使得其适应证的范围明显扩大，例如无精症的患者，借助于睾丸活检取精技术以及ICSI技术，能够生育出属于自己遗传学意义上的后代。这些都是对人类自然选择的挑战。那么这些后代的长期健康问题一直是社会学家以及生殖学家关注的重点。另外，在辅助生育技术中的双盲原则带来的一个直接后果就是，一个供体的几个后代之间有婚配的可能。这是对人类社会管理的新挑战。

（四）辅助生育技术的滥用

由于某些人类辅助生殖技术本身并不复杂，如人工授精等，因此，在经济利益的驱使下，有的不具备条件的医疗机构和个人便私行这些技术，但是在应用过程对供体作必要的化验检查和选择，有的甚至应患者要求实施非医学需要的性别选择等。这种状况如果不能被有效地控制，不仅会影响人类辅助生殖技术的发展，而且会造成社会的混乱。这些都将对社会造成负面影响。国内人类辅助生殖技术的开展也曾出现“失控”局面。2005年初，卫生部对23个省、自治区、直辖市的70多家开展人类辅助生殖技术的医疗机构进行技术评审，发现一些未经批准的单位长期违规开展人类辅助生殖技术和人类精子库技术。而已被批准的单位，有的未严格执行技术规范、技术标准和伦理原则的规定，有的超出批准范围开展业务。

二、辅助生育技术中的伦理及法律调控

人类辅助生育是人类自然生殖的重要补充，由此引发的法律和道德方面的问题成为社会学家及生育学家的关注的重点，为此，国际妇产科联合会（International Federation of Gynecology and Obstetrics，IFGO）于1985年成立了一个专门委员会，研究人类生殖伦理问题。其宗旨主要有三个：(1) 研究人类生殖医学研究和实践中产生的一般伦理问题。(2) 引导发展中国家的医疗和公众部门所关注的伦理问题。(3) 为妇产科和有关学科提供伦理问题指南。目前在我国，对辅助生育技术的管理主要包括以下两个方面：

（一）辅助生育技术中的伦理调控

医学伦理调控是指运用相关医学伦理学原理、伦理原则调节、规范和引导ART应用于医学实践过程，促使从事ART的医学工作者实施符合医学伦理原则要求的行为，实现预定的良好的医医、医患伦理关系的建立、维持和发展目标的活动。自2001年以来，国家卫生部明确规定，建立医学伦理委员会，开展伦理审查、咨询教育等活动，促进该技术符合伦理道德规范的应用是一切从事ART临床治疗和科学试验的医院、医疗中心、研究院（所）、门诊部的基本义务和必备条件。2003年卫生部科教司发布的《人类辅助生殖技术和精子库伦理原则》规定：“委员会应当由医学伦理学、心理学、社会学、法学、生殖医学、护理学专家和群众代表等组成。”其伦理监督或作用形式主要有以下几种：①对涉及人类的ART研究项目进行伦理审查。②对ART临床治疗过程进行伦理督查。③伦理论证和咨询。④开展ART伦理宣传与教育。但是，由于我国ART机构伦理委员会尚处于建设初期，存在较多问题，例如委员会的规模和结构，有的缺少群众代表，有的无外单位成员等；另外还缺乏

必要的 ART 伦理委员会操作规程或指南。由于上述问题，伦理委员活动的开展及其有效性受到了明显影响。

在 2001 年颁布并实施的《人类辅助生殖技术管理办法》及《人类辅助生殖技术规范》，对辅助生殖技术的运用、实施机构、具体操作都作了严格的规定，并强调提出了在医学实践中所应坚持的基本伦理原则和应注意的问题：①知情同意原则；②互盲、保密原则；③有利无害原则。

（二）辅助生育技术中的法律调控

面对人类辅助生育技术所带来的挑战，尤其是与此有关的种种违法犯罪行为，仅靠理性思维和伦理调控是远远不够的，制定相关的法律规范才是保证辅助生殖技术有章、有序、有节进行的有力武器。2001 年 3 月 6 日我国卫生部颁布了《人类辅助生殖技术管理办法》和《人类精子库管理办法》。其中明确规定在任何助孕机构禁止代孕技术。

目前，人类辅助生殖技术法律调控原则主要包括：①伦理监督原则。②技术准入原则。例如，设置人类精子库应当经卫生部批准，凡未经批准，擅自开展人类辅助生殖技术和设立精子库的，卫生行政部门将按照有关规定进行处罚，构成犯罪的，将依法追究刑事责任。③非常必需原则。需要实施人类辅助生殖技术的主体只能是不能通过自然生殖方式生育的具有合法婚姻关系的已婚夫妇，而且必须经夫妻双方协商一致。④参与主体自愿原则。⑤非商业化的原则。人类辅助生殖技术的运用是为了更好地实现人的生育权，是为了保护和尊重人权，而不是为了牟取巨额利润。所以，各国法律都规定了相应的非商业化原则。⑥保密原则。从身份安定和保护后代的原则出发，大多数国家的法律都坚持在辅助生殖技术中采用保密原则。

随着我国法制的完善，对辅助生育技术的管理将不断增强，2006 年 6 月，北京市卫生局联合北京大学第三医院生殖医学中心、北京大学人民医院、北京协和医院、北京市妇产医院、国家计生委科研所等五家医疗机构，编写了《北京市人类辅助生殖技术管理和人类精子库技术规范》。这些都是我国辅助生育技术中法律及伦理调控不断完善的表现。

参考资料

1. Society for Assisted Reproductive Technology. American Fertility Society. Assisted Reproductive Technology in the United States and Canada：1991 results from the society for Assisted Reproductive Technology generated from the American Fertility Society Registry. Fertil Steril，1993，59：956
2. Palermo G，Joris H，Devroey P，et al. Pregnancies after intracytoplasmic injection of single spermatozoon into an oocyte. Lancet，1992，340：17
3. Handyside AH，Kontogianni EH，Hardy K，et al. Pregnancies from biopsied human preimplantation embryos sexed by Y - specific DNA amplification. Nature，1990 Apr 19；344（6268）：768 - 70
4. Wells D，Sherlock JK，Handyside AH，et al. Detailed chromosomal and molecular genetic analysis of single cell by whole genome amplification and comparative genome hybridization. Nucleic Acid Res，1999，27：1214 - 1218
5. Durban M，Benet J，Sarquella J，et al. Chromosome studies in first polar bodies from

hamster and human oocytes. Hum Reprod, 1998 Mar; 13 (3): 583 - 7
6. Munne S, Marquez C, Magli C, et al. Scoring criteria for preimplantation genetic diagnosis of numerical abnormalities for chromosomes X, Y, 13, 16, 18 and 21. Mol Hum Reprod, 1998 Sep; 4 (9): 863 - 70
7. Munne S, Weier HU. Simultaneous enumeration of chromosomes 13, 18, 21, X, and Y in interphase cells for preimplantation genetic diagnosis of aneuploidy. Cytogenet Cell Genet , 996; 75 (4): 263 - 70
8. Kuo HC, Ogilvic CM, Handyside AII. Chromosomal mosaicism in cleavage - stage human embryos and the accuracy of single - cell genetic analysis. J Assist Reprod Genet, 1998 May; 15 (5): 276 - 80
9. Findlay I, Quirke P, Hall J, et al. Fluorescent PCR: a new technique for PGD of sex and single - gene defects. J Assist Reprod Genet, 1996 Feb; 13 (2): 96 - 103
10. Gianaroli L. Preimplantation genetic diagnosis: polar body and embryo biopsy. Hum Reprod, 2000 Dec; 15 Suppl 4: 69 - 75
11. Selva J. Assisted hatching. Hum Reprod, 2000 Dec; 15 Suppl 4: 65 - 7
12. 徐艳文，庄广伦，舒益民，等. 植入前胚胎染色体嵌合型的初步分析. 中华妇产科杂志，2000，35. 456～458
13. Pierce KE, Rice JE, Sanchez JA, et al. Real - time PCR using molecular beacons for accurate detection of the Y chromosome in single human blastomeres. Mol Hum Reprod, 2000 Dec; 6 (12): 1155 - 64
14. Armstrong DT. Effects of maternal age on oocyte developmental competence. Theriogenology, 2001, 55: 1303 - 1322
15. Tarin JJ. Potential effects of age - associated oxidative stress on mammalian oocytes, embryos. Mol Hum Reprod, 1996, 2: 717 - 24
16. Tufan E. , Elter K. , Durmusoglu F. Assessment of reproductive ageing patterns by hormonal and ultrasonographic ovarian reserve tests. Hum Reprod, 2004, 19 (11): 2484 - 2489
17. Harper JC, Pergament E, Delhanty JDA. Genetics of gametes and embryos. Reproductive Biology, 2004, 115S: S80 - S84
18. Lambalk CB, de Koning CH, Assessment of ovarian reserve: Ovarian biopsy is not a valid method for the prediction of ovarian reserve. Hum Reprod, 2004, 9 (5): 1055 ～1059
19. Sonmezer M, Oktay K. Fertility preservation in female patients. Hum Reprod Update, 2004, 10 (3): 251 - 266
20. Oktay K, Buyuk E, Davis O, et al. Fertility preservation in breast cancer patients: IVF and embryo cryopreservation after ovarian stimulation with tamoxifen. Hum Reprod , 2003, 18 (1): 90 - 95
21. Notrica J, Kanzepolsky L, Divita A, et al. Oocyte banking: Does the period of storage affect ART outcomes? International Congress Series , 2004, 1271: 163 - 166
22. Cobo A, Rubio C, Gerli S, et al. Use of fluorescence in situ hybridization to assess

the chromosomal status of embryos obtained from cryopreserved oocytes. Fertil Steril , 2001, 75: 354 - 360

23. Porcu E, Fabbri R, Seracchioli R, et al. Obstetric, perinatal outcome and follow up of children conceived from cryopreserved oocytes. Fertil Steril, 2000, 74 (Suppl1): S48

24. Hovatta O, Silye R, Krausz T, et al. Cryopreservation of human ovarian tissue using dimethylsulphoxide and propanediol - sucrose as cryoprotectants. Hum Reprod, 1996, 11: 1268 - 1272

25. Donnez J, Dolmans MM, Demylle D, et al. Livebirth after orthotopic transplantation of cryopreserved ovarian tissue. Lancet , 2004, 364: 1405 - 1410

26. Young LE, Sinclair KD , Wilmut I. Large offspring syndrome in cattle and sheep. Reviews of Reproduction, 1998, 3: 155 - 163

27. He ZY, Liu HC, Rosenwaks Z. Cryopreservation of nuclear material as a potential method of fertility preservation. Fertil Steril, 2003, 79 (2): 347 - 354

编者：刘平　张秋芳

第十章　人类的优生与优育

第一节　优生学概述

一、优生学的定义

优生学是研究如何改良人的遗传素质，以帮助产生优秀后代的学科；是以遗传学原理为基础，以人类生物学属性为对象，研究改善人类遗传素质，防止出生缺陷，提高人类健康水平的一门学科，其主要任务是：①增进有关人类不同特征的遗传本质的认识，判定这些特征的优劣并决定取舍。②提出改进后代遗传素质的措施。完成上述任务的主要手段是：遗传咨询、产前诊断和选择性流产。其措施包括各种影响婚姻和生育的社会因素，如宗教法律、经济政策、道德观念、婚姻制度等。

二、优生学的发展史

优生学是19世纪60年代由英国学者高尔顿（S. F. Galton，1822～1911）创建的。但是，优生学的发展经过了一个曲折的历程。在法西斯主义横行时期，种族主义者胡说什么人有“优等”和“劣等”之分，以优生学为幌子，疯狂地推行种族歧视和种族灭绝政策，把优生学引入歧途。

优生学作为一门科学，并没有因为遭受了上述的厄运而消亡，在遗传学家和优生学家的努力下，随着细胞遗传学、分子生物学、医学遗传学的发展，优生学又进入了科学发展的新阶段。20世纪60年代，以美国学者斯特恩（C. Stern，1902～1982）为代表的优生学家提出了优生学可分为预防性优生学和进取性优生学的观点。

（一）预防性优生学

预防性优生学是指研究降低人群中产生不利表现型的基因频率，以减少后代遗传病发生的方法。也就是研究如何避免出生不正常后代，减少人群中各种缺陷人的数量，减轻社会负担，这实际是遗传病的预防问题，所以，有人将预防性优生学称为消极优生学或负优生学。

预防性优生的主要内容有：婚前咨询及婚前检查、孕前咨询、孕期指导、产前诊断等。

随着基因工程的诞生和发展，人们又赋予了消极优生学新的活力——从单纯遗传病的预防走向遗传病的治疗实验阶段。例如，一种叫半乳糖血症的隐性遗传病，由于患儿的细胞里缺少一种将半乳糖代谢为葡萄糖的转移酶，而使半乳糖在血液中大量积聚，造成患者出现肝脾肿大、白内障、智力低下等症状。1971年科学家在体外培养半乳糖血症患儿的成纤维细胞，用带有上述转移酶基因的噬菌体，去感染培养的细胞，结果将此基因导入了一部分细胞，使细胞合成了以前不能合成的酶，这就是说细胞获得了利用半乳糖的能力，科学家在体外完成了基因治疗。可见，基因工程的发展，为人类遗传病的治疗展现出了美好的前景。

（二）进取性优生学

进取性优生学是指研究维持和增加人群中产生有利表现型的基因频率，以促使体力和智力上优秀的个体有更多的生育机会的方法；是运用现代生物学知识，有目的地改造人的素质，使人类更聪明、更健康。加强优生学的研究，对提高人类的遗传质量，增进人类的幸福，有着重要的意义。所以，有人把进取性优生学称为积极优生学、正优生学或演进性优生学。

演进性优生的内容有：精液冻存、人工授精、体外授精、带孕母亲、受精卵转移、配子输卵管移植等。

1978年联合国有关组织曾提出，在患病人群中约有20%的人是受了不良遗传因素的影响。随着科学的发展，各种传染病在不断减少，而遗传病的比例却有上升的趋势。我国人口出生素质极不平衡，因此，结合中国实际情况，开展优生学研究，将为改善中国人民的遗传素质起重要作用。

近些年来，随着人工授精、体外受精、胚胎移植等技术的普遍采用和试管婴儿的问世，许多学者提出了“积极优生”的想法：通过人工授精、体外受精等途径，使遗传上“优秀”的基因得以增加，从而使社会人口优质化。为此，他们主张将经过选择的优秀人物的精子或卵细胞取出，冷冻起来，储存备用。除此之外，还有人大胆地提出了用单性繁殖的途径，来保证“优秀”个体繁衍的设想。按照这种设想，需要将有成就者的细胞核（含有全部遗传信息）移植到一个去核的卵细胞中，或者通过两个未受精的卵细胞的“细胞融合”等方法，繁殖出没有经过精卵细胞融合的“单性人”。

人工授精、体外受精和单性繁殖（即克隆技术）已有成功的实例，但是单性繁殖在社会上、伦理观念上也存在很大分歧，而且还缺乏科学根据。例如，什么是“优秀”基因？“杰出人物”的基因是否能复制出杰出人物；环境因素与遗传因素在决定人类的智力上各占多大比例；重复使用少数“优秀”基因是否会损害人类的进化选择等，许多问题都有待于进一步的研究。

三、优生学的分支学科

（一）基础优生学

从生物学和基础医学方面研究，哪些因素可导致出生缺陷，其作用原理及如何防止其作用而达到优生的目的。

（二）社会优生学

从社会科学和社会运动方面研究优生课题。

（三）临床优生学

对与优生有关的医疗措施的研究。

（四）环境优生学

由于工农业环境污染的严重公害和生态科学、环境科学的发展，环境优生学的内容也得到充实，主要研究内容有：消除公害，防止各种有害物质对母体、胎儿和整个人类健康的损害等。

第二节　为什么要提倡优生?

一、实行优生，使中华民族繁衍昌盛

实行优生，提高人群中优良遗传素质的比重，是使中华民族繁衍昌盛的最重要手段之一。无数事实表明，不实行优生，人群中的呆小残疾和患有遗传病的人就会一代一代地遗传，以致危及整个中华民族的命运。

有人曾调查过一个边远山区的村子，这个村子的名字几乎被人忘记，人们都叫它“傻子村”。这里交通闭塞，地方性甲状腺肿（欲称大脖子病）严重流行，又有近亲结婚的陋俗，使这个不足 200 户的村子中，竟有轻重不同的傻子 150 多名。小学生留级的极多，有的孩子连续念小学一年级到 17 岁仍升不上二年级。这是多么惨痛的教训！因此，普及优生学知识，按照优生学提示的规律办事，目前来讲刻不容缓。

二、实行优生，改善遗传素质

实行优生，改善遗传素质，可以提高智力投资的经济效益。对一个患“白痴”的人，智力投资再多只是对牛弹琴；反之，对那些遗传素质优良，智商很高的人，智力投资则会事半功倍。目前我国正在普及中小学教育，如果我们按优生规律办事，使受教育的对象智力完好，那么，智力投资的经济效益就会非常理想，从而促进我国科学文化的发展，加速四个现代化的进程。

三、实行优生，减少和消除劣质个体的出生

实行优生，减少和消除劣质个体的出生，可以减轻家庭及社会的经济负担。据有关部门调查，我国各类残疾人约占总人口总数的 5%，仅 1987 年，全国就有 29 万以上明显可见的较严重的缺陷儿问世。目前，全国先天性愚型患者可能超过 120 万；有智力和生理上先天性缺陷的儿童至少在 1000 万以上。而美国调查显示，出生和抚养一个先天愚型的孩子，要花 20 万美元。我国生活水平较低，即使按美国的 1/20 计算，全国也得花去 120 亿元以上。何况，这还不包括精神分裂症、先天性失明等患者。这对于我们这个需要大量资金进行经济建设的国家，又是一种多么沉重的负担！

四、实行优生，减轻和消除家长的后顾之忧

实行优生，可以减轻和消除家长的后顾之忧。如果一个家庭生出一个长大后连自己生活都不能自理的病孩，父母就会忧心忡忡，这沉重的包袱一背就是数十年，甚至到死都不得安心。这对家长和病孩都是一种痛苦和不幸。如果实行优生，所生孩子个个健美聪慧，家长就可以将主要精力投入到工作中去。

五、实行优生，有利于贯彻执行计划生育国策

实行优生，有利于贯彻执行“一对夫妇只生一个孩子”的政策。如果第一胎是低能儿，许多人还要再生第二胎；如果第二胎还是低能儿，对国家和家庭该是一种多大的不幸！所以，在“一对夫妇只生一个孩子”的今天，优生尤其有着特殊的意义。

第三节　影响优生的因素

一、物理因素影响下的营养与优生

（一）电离辐射

来自天然宇宙射线；土壤和水中微量放射性物质；职业照射；诊断、治疗的设施、药物等。机体受电离辐射照射后，会发生一系列极为复杂的生化反应，影响蛋白质、脂肪、碳水化合物代谢和维生素等营养素的代谢和吸收，对胚胎和胎儿也有不良影响，生育期的女性应注意营养素摄入量，以减少或避免自身和对胎儿的损伤。

最近有研究报告指出，孕妇每周使用20小时以上计算机，其流产率增加80%，同时也增加畸形儿出生率。我国对25个省、市、自治区的医用X线职业受辐射人员作调查，发现生育率、不孕率无明显差别，但自然流产率、多胎率、新生儿死亡率明显高于对照组。20种先天畸形和遗传病的发生率，职业辐射组与对照组分别为9.1‰与4.2‰，统计学处理有显著差异。

有观点认为，以孕龄6周以前的辐射敏感性最高，而小剂量照射造成胎儿及功能发育致畸形的，以妊娠8至15周胎儿遭受电离辐射产生儿童智力低下的危险性最大。一些专家认为妊娠头三个月的危险比妊娠中、晚期的危险大得多。也有的科学家提出，孕妇在怀孕期的前三个月要避免接触电磁辐射。因为当胚胎在母体内时，对有害因素的毒性作用比成人敏感，受到电磁辐射后，将产生不良的影响。如果是在胚胎形成期，受到电磁辐射，有可能导致流产；如果是在器官形成期，正在发育的器官可能产生畸形。即使在胎儿的发育期，若受到辐射，也可能损伤中枢神经系统，导致婴儿智力低下。

远离电热毯。冬季，有的人会使用电热毯与电褥子。这类物品是电器产品中长时间与身体发生密切接触的典型产品。离电褥数厘米处磁场强度达20～50毫高斯，而且其电场强度也达到2kV/m之强，而50kV高压电线下电场强度为3kV/m。强电场使部分人睡后产生不适，医学调查表明电褥直接接触皮肤，而且使休息状态细胞长时间处于电磁波中，从而引起人体健康障碍。

微波炉及家电辐射是孕妇的健康杀手，微波炉位列危害榜首（图10-1）。据了解，环境监测中心共检测了6种常见电器，其中位列辐射榜首、危害最大的是微波炉。根据国家对家电辐射的相关标准，只要小于12伏米就符合国家标准。由此看来，微波炉辐射已经超标了近一倍，而音响、电视、空调等家电的辐射是很微小的，孕妇只要不近距离、长期靠近就可以避免危害。

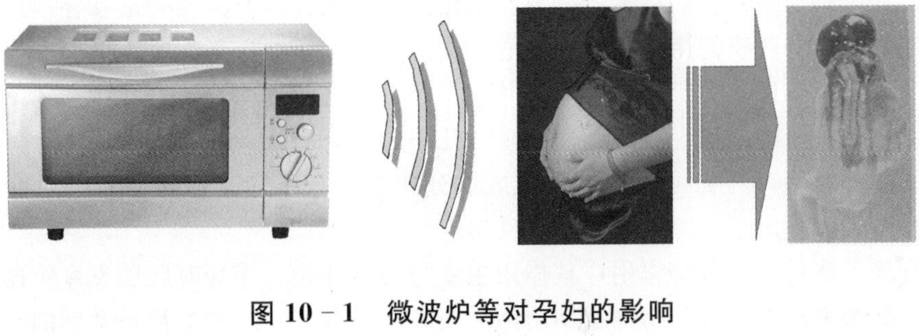

图10-1　微波炉等对孕妇的影响

虽然，对环境中的电磁污染，特别是计算机和电视机的视屏显示终端对胎儿健康影响的原因还存在着争议，但事实说明这一问题应该引起我们的足够重视。胎儿是人类的“种子”，他们最脆弱、最缺乏抵抗能力，我们有责任保护他们免受这些不良因素的伤害。如何防护胎儿受到电磁辐射的侵害，就是摆在我们面前最急迫的问题。孕妇应该尽量远离电磁辐射源，尽可能选用适合自己的各种防护用品。

（二）噪声

噪声应该是人们不喜欢或者不需要的声音。尽管我们不喜欢或者不需要这样的声音，但在实际生活中，每一个人都会不可避免地接触到噪声，只不过接触到噪声的性质不同、接触的时间长短不一样罢了。噪声的强度用分贝表示，数字越大，表明噪声的强度越大。有些人（如纺织工人）所处的工作环境中存在着噪声，而且很多情况下噪声的强度还很大，有的可以超过 100 分贝。

长期接触到强烈的噪声会损伤人的听力，这是大家都知道的。然而，您是否知道接触噪声对孕妇和胎儿有什么影响呢？国内外的医学科研人员在这方面做了许多研究，证明强烈的噪声对孕妇和胎儿都会产生许多不良的后果。

接触强烈噪声不仅会对孕妇的健康产生危害，而且也会对胎儿产生许多不良的影响。在 20 世纪 70 年代，国外曾有人对居住在国际机场附近的居民进行了调查。发现当地居民所生婴儿的体重比其它地区新生儿的体重低，说明强烈噪声很可能影响了胎儿的发育。

我国的学者对怀孕期间接触强烈噪声（95 分贝以上）的女工所生子女进行测试，并把结果同其它条件相似的小儿作比较，发现前者的智商水平比后者低。造成这种情况的原因可能是噪声经常引起子宫收缩，影响胎儿的血液供应，进而影响了胎儿神经系统的发育。

此外，母亲接触强烈噪声还可对胎儿的听觉发育产生不良后果。国外的一些研究表明，孕妇在怀孕期间接触强烈噪声（100 分贝以上）使婴儿听力下降的可能性增大。这可能是由于噪声对胎儿正在发育的听觉系统有直接的抑制作用。

二、化学因素影响下的营养与优生

化学因素的影响多指在开采、冶炼、化工、金属、机械、棉纺、油漆、橡胶、塑料业等，以及农药、医药的生产和使用、加工过程中受毒物毒气的侵害等，这些因素可能造成生育期妇女经血过多，孕期女性早产、流产、死胎、死产、畸胎或先天性缺陷，有的还可抑制造血功能、升高血压、抑制呼吸系统引起窒息等。

（一）了解一些准妈妈安全用药的知识

怀孕期间，准妈妈面临药物使用的问题，通常有以下三种情况：第一，即使已经鼻涕直流、不断咳嗽，准妈妈也忍着不愿吃药；第二，准妈妈因为不知道自己怀孕了，已经吃了药；第三，准妈妈为慢性疾病患者，需要长期服药。由上可知，只要是准备怀孕或是已经怀孕的女性，都可能有药物使用的疑虑，担心药物对胎儿健康造成影响。因此，事先了解一些药物使用的安全性知识，对保障自己与胎儿安全是很有必要的。

首先应该了解药物如何会在乳汁中出现？几乎所有母体服用的药物都能在乳汁中出现。乳汁形成的过程表明，药物可与乳汁的构成成分相结合，再穿过腺泡细胞进入腺泡腔、腺管，最后经由乳头排出。

其次应该了解药物的致畸作用，其作用主要与药物性质、用药时胚胎发育阶段、胎儿遗传素质对药物的敏感性以及药物剂量和用药时间的长短有关。胚胎受损最敏感的时间是器官正处于高度分化、发育、形成阶段，约在妊娠 15～56 天。畸形的类别与胎儿接触药物时器官的发育阶段有明显关系，如神经系统在妊娠 15～25 天，心脏在 20～40 天，四肢在 24～46 天最敏感。因为许多器官是在同时期发育的，有害药物常可导致多个器官的畸形。妊娠 3 个月时，胎儿除生殖器官及中枢神经系统需进一步发育外，多数器官均已形成，在此以后胎儿与成人对药物的反应基本上相同。有些不良的药物反应是在胎儿出生后甚至到成人时才出现的。例如，女胎儿受乙烯雌酚的影响，在出生若干年后可能发生阴道腺病及阴道透明细胞癌。

一方面，不同的药物可产生相同的致畸作用；另一方面，一种药物也可产生多种畸形；但有些药物或物质特别容易使某些器官或组织受损，如反应停主要引起四肢畸形，放射线则引起小头畸形。

孕妇应用同样的药物，而胎儿的结局可完全不同，这与胎儿遗传素质有关。例如，在早孕期服用反应停的孕妇并非都将分娩畸形胎儿。

一般认为，药物致畸的剂量是介于胎儿受到暂时损害和导致死亡的剂量之间，而在多数情况下，致畸的剂量范围是狭窄的。孕期长期服用某种药物可使相关的酶增加，继而使药物在体内的量降低；另一方面，重复应用某种药物，由于代谢活力减退或药物的蓄积，可导致致畸作用的加强。

孕期常用药物有镇静剂、镇痛剂、抗呕剂、抗酸剂、抗生素、利尿剂，以及保胎药如孕激素等。有些药物的致畸作用已比较肯定，有些则尚有疑问，应引起警惕。兹按药物分类介绍其毒性作用如下。

1. 抗癫痫及抗惊厥类药物

（1）二苯乙内酰脲：在胎儿体内分布广泛，有明显的致畸作用。此药可引起胎儿唇裂、腭裂及心脏畸形。海因（乙内酰脲）及苯妥英钠可导致“胎儿海因综合征”。此征表现为多系统畸形，包括颅骨及面部畸形（如小头畸形、鼻梁宽而塌陷、眼睑下垂等）、指趾骨发育不良、智能缺陷及宫内生长迟缓等。

（2）三甲双酮：可引起“胎儿三甲双酮综合征”，主要表现是眉毛呈 V 形、有内眦赘皮、两耳低位后倾、耳轮向前卷、上腭畸形，以后智力低下、牙齿不齐等。

2. 镇静催眠药

（1）巴比妥类：研究发现，服用巴比妥类药物的孕妇，其先天性畸形婴儿的发生率比对照组高得多。畸形可表现为无脑儿、先天性心脏病、严重四肢畸形、唇裂、腭裂、两性畸形、先天性髋关节脱位、颈部软组织畸形、尿道下裂、多指（或趾）、副耳等。也有孕期服用巴比妥类药物后娩出的婴儿有晶状体改变的报道。

（2）非巴比妥类药物：安定，早孕期服用安定，胎儿发生唇裂及/或腭裂的相对危险性比对照组高 4～6 倍。安宁（眠尔通）、利眠宁等，有人报道在妊娠初 6 周内服用安宁或利眠宁可能有致畸作用。此外，早孕期应用这些药物后，死胎率有所增加，在整个孕期服用可使胎儿、新生儿发育迟缓。可以认为在早孕期应用此类药物对胎儿发育可能有不良影响；反应停，60 年代初在欧洲由于广泛应用此药治疗妊娠呕吐，曾导致数以千计的畸形婴儿，其后孕妇已禁用。此药可致胎儿短肢、耳鼻、泌尿、胃肠道及心脏畸形。

3. 抗精神病药

（1）硫杂蒽类：氟哌啶醇除用于治疗精神分裂症外，还被认为是治疗妊娠呕吐的有效药物。此药有致畸作用，主要为严重的肢体畸形，孕妇应禁用。

(2) 抗躁狂药：碳酸锂是治疗躁狂抑郁性精神病的药物。在66例服用此药的孕妇中，18例有胎儿畸形，其中13个婴儿为心脏及大血管畸形。

(3) 吩噻嗪类：包括丙嗪、异丙嗪、氯丙嗪等。常用于治疗妊娠呕吐或临产后作为中枢抑制药。临产前应用，对新生儿可能有抑制作用。由于此类药物对含有黑色素的组织有特殊亲和力，孕妇长期应用可能引起胎儿视网膜病变。

4. 抗甲状腺药

(1) 硫脲类药物：包括硫脲嘧啶、甲基硫脲嘧啶和丙基硫脲嘧啶，常用于治疗甲状腺机能亢进。此类药物很容易通过胎盘引起胎儿甲状腺机能减退及代偿性甲状腺肿大（先天性甲状腺肿）、智力发育及骨生长迟缓，甚至呆小病。

(2) 无机碘化物：此药也容易通过胎盘，并可引起胎儿甲状腺肿和呆小病。在妊娠10周以后，胎儿甲状腺可蓄积碘，母亲服用的放射性碘可以使胎儿甲状腺组织受到破坏，因此，在孕期内应避免应用。

5. 抗凝血药

在孕期，抗凝血药可能用以治疗血栓性疾病及心脏瓣膜置换术后的患者。丙酮苄羟香豆素——华法令有明显致畸作用。有资料证明早孕时应用华法令约有15%～25%可引起“华法令胎病综合征”，主要表现为面部器官发育异常、鼻骨发育不全、指或趾骨发育不全、点状骨骺、生长和智力发育迟缓、视神经萎缩等。常发生早产，并由于新生儿鼻道狭小，常伴有呼吸抑制。中期妊娠应用此药，除可引起胎儿发育迟缓、视神经萎缩、小头畸形和大脑不发育外，还可影响胎儿的抗凝作用，而晚期妊娠应用华法令主要引起胎儿和围产儿出血。中、晚期妊娠应用此药导致围产儿、新生儿出血的危险约为5%～10%。故一般认为孕期应用此药是不安全的。

6. 解热镇痛药

(1) 乙酰水杨酸（阿司匹林）：有报道，每日服用水杨酸盐者，婴儿体重较对照组显著减轻。有的研究指出，孕期每日服用阿司匹林，围产期新生儿死亡率增高，有些是由于产妇失血而导致的死产，有些婴儿的死亡可能是因为阿司匹林可通过其抗前列腺素性质而引起的宫内动脉导管闭锁。

水杨酸盐能阻断为合成前列腺素凝栓质和前列腺环素所必需的环氧酶，而抑制血小板的聚集。晚期妊娠，特别是近分娩前服用阿司匹林能导致新生儿紫癜和/或出血。

新生儿血中高水平的水杨酸盐可能伴有撤退性症状，表现为全身性的张力过高及反射应激性增强，并伴有尖声哭叫，稍触之即激动不安等情况。这些症状往往在婴儿血中水杨酸盐消失后数周内持续存在。

(2) 消炎痛：属吲哚类解热止痛药，易通过胎盘，有抑制前列腺素合成的作用，长期应用可促使胎儿肺动脉系统管壁平滑肌的肥厚，导致新生儿持续性肺动脉高压。

(3) 非那汀：属苯胺类衍生物。在孕期应用可引起新生儿高铁血红蛋白血症或溶血病。

7. 治疗糖尿病药

磺酰脲类药物，如甲苯磺丁、氯磺丙脲等。孕期服用此类药物有产生死胎和胎儿畸形的危险，畸形表现为并指（或趾）、耳和外耳道畸形、内脏畸形如膈疝、右位心、完全性心房间隔缺如、心室间隔缺损以及脑积水等。且可同时有血小板减少。

8. 降压药

(1) 利血平：产前应用利血平，特别是在分娩前两天，约有10%的新生儿出现鼻分泌增多、鼻塞及嗜睡，持续1～5天。严重时可发生紫绀、肋间凹缩，甚至新生儿死亡。足月妊娠时，应用利血平还可由于其儿茶酚胺耗竭作用，导致原发性冷损伤和新生儿晚期死亡，故不宜在孕期使用利血平及含利血平类药物。

（2）心得安：孕期应用心得安可引起胎儿宫内生长迟缓、新生儿呼吸抑制及围产期死亡率的增加。

9. 利尿药

利尿药噻嗪类，孕期应用此类药物可能引起母体电解质紊乱、高血糖症及高尿酸血症，这些并发症对胎儿有不良影响，甚至导致死亡。此药还可能导致新生儿血小板减少症、血糖过低及血胆红素过高。

10. 抗结核药

抗结核药乙硫异烟胺和异烟肼：在早期妊娠服用此类药可引起中枢神经系统缺陷。

11. 抗疟药

抗疟药奎宁的细胞毒性可致胎儿死亡，或引起先天性耳聋，也可引起视力缺陷。此外，还有导致脑积水、心脏畸形、马蹄形肾及血小板减少的报道。故孕妇患疟疾时，如有其他药物可供选择，应避免用奎宁。

12. 性激素类药物

（1）雌激素类：20世纪50年代在一些国家曾广泛应用己烯雌酚类（DES）药物治疗先兆流产。据调查，母亲在早期妊娠时应用DES，除可影响女胎生殖系统的发育外，女孩长大后患阴道腺病及阴道透明细胞癌的发生率明显增高。国外收集的400余例阴道、宫颈透明细胞癌中，65%的患者有宫内接触DES史，并多伴有阴道腺病。孕期应用DES的时间与阴道腺病的发病有明显关系，在第8～17孕周用药者发病率最高，这与胚胎期阴道的发育阶段相吻合。除阴道腺病外，生殖道其他良性病变也极为常见，可有轮状宫颈、宫颈外翻，阴道横嵴和阴道发育不全，T形子宫、宫腔束窄带、子宫发育不全等情况。有DES史的妇女生育机能显然受到影响，不育率、流产和早产率均高于对照组。由于宫颈发育异常及宫颈机能不全，常发生中期妊娠流产。男性胎儿受DES影响时可发生附睾囊肿、睾丸或阴茎发育不全，其发病率比对照组明显增高。成人后，精子总数低、活动力减弱、异常形态的精子数增多。其他畸形如睾丸未降、尿道下裂、尿道狭窄、马蹄肾、先天性巨输尿管的发病率均高于对照组。

（2）孕激素制剂：常用以治疗先兆流产或作为妊娠试验的药物。孕期应用合成的孕激素，特别是19-去甲基睾丸酮类如炔诺酮等，可使女性胎儿男性化如阴蒂肥大、阴唇融合，形如阴囊。口服避孕药失败，如继续服药，可娩出先天性畸形胎儿。男胎和女胎均可发生脊柱、肛门、心血管、气管、食道和四肢的畸形。在早孕期，特别是在第2～3个月心脏快速发育的阶段，应用雌孕激素制剂，包括口服避孕药，发生心脏及大血管移位的可能性更大。

（3）克罗米芬：此药已广泛用于诱发排卵，治疗不孕症。但是克罗米芬诱发排卵后，胎儿染色体三体的发生率比群体高一倍，自然流产的胎儿非整倍体的发生率也明显增高，还可能导致胎儿先天性畸形，特别是神经管缺陷，如无脑儿等。

（4）醋酸氯羟甲烯孕酮：此药是目前最有效的抗雄激素药，用于雄激素过多或组织对雄激素过敏引起的男性化现象。如在妊娠6～12周即胎儿性分化期使用，则男婴可发生与睾丸女性化相同的症状，如内、外生殖器均不发育，有睾丸，但亦有阴道。

13. 胃肠药物

（1）副交感神经阻滞剂：颠茄有可能与胎儿畸形，特别是眼、耳缺陷有关。阿托品与先天性畸形无关，但可自由地通过胎盘，产前阿托品过量可对新生儿产生不良影响，如心跳快、尿潴留及发热。

（2）抗酸剂与甲氰咪胍：在孕期服用多量碳酸氢钠，由于胎儿肾脏不能有效排泄，可发生代谢性碱中毒和水肿，或循环系统负担过重导致充血性心力衰竭；氢氧化镁可危及胎儿的神经和神经肌肉系统，还可能因镁中毒损害心血管；甲氰咪胍可阻断组织胺对胎儿心脏加快频率及加强收缩力的作用，以至降低胎儿对负荷的反应能力。

14. 抗生素

（1）链霉素：对第八对脑神经有毒性作用。孕期注射链霉素，对胎儿和成人一样也可能有中耳毒性和肾脏毒性。引起新生儿先天性耳聋和前庭损害的发生率为3%～11%。新霉素、卡那霉素、庆大霉素等氨基甙类抗生素也可引起胎儿第八对脑神经的损害。

（2）四环素：属于孕期禁用的抗生素，是典型的致畸原。四环素能干扰蛋白质的合成；还可成为钙盐的鳌合物，妨碍钙盐进入软骨和骨骼。四环素能与新形成的骨和牙中的磷酸钙结合，影响骨和牙的生长。妊娠4个月以后，应用四环素可引起小儿乳牙色素沉着，色由黄转为棕黄色，牙釉质发育不全，易造成龋齿。

（3）氯霉素：对胎儿和新生儿可产生毒性反应。新生儿，尤其是早产儿的肾脏不成熟，肾小球滤过游离药物的能力较差，又缺乏使药物与葡萄糖醛酸结合的酶，使药物也不能以结合形式从肾小管排出。体内的氯霉素达到高浓度时，即出现“灰色综合征”，其特点是全身呈灰色，伴有心血管衰竭。

15. 抗癌药物

在早期妊娠，胎儿特别容易受到抗癌药物的影响，引起宫内死亡而流产或先天性畸形。

（1）烷化剂：白消安是胎儿最常受到影响的抗癌药物，可导致胎儿宫内生长迟缓及其胎儿畸形。苯丁酸氮芥可能引起单侧肾及输尿管缺如和视网膜损害。

（2）抗代谢类：叶酸拮抗剂如氨基蝶呤、氨甲蝶呤，早期妊娠时应用此类药物，多数胎儿宫内死亡而流产，约20%～30%的存活胎儿有多种严重畸形，包括耳及面部畸形，唇裂、腭裂、脑积水、大脑发育不全等。6-巯基嘌呤常引发早产。

16. 麻醉药

麻醉性镇痛剂如鸦片及其合成药可引起新生儿呼吸抑制，其影响视用量、给药方法、用药至分娩的时间长短而异。用药过量时，婴儿可呈戒断性抑制状态，其特殊症状是痉挛、兴奋和尖锐的哭声。早期妊娠时应用吗啡类药物，特别是可待因，婴儿唇裂、腭裂的发生率比对照组明显增高。

17. 磺胺药

磺胺药较易进入胎儿体内，用药后3小时即可与母血含量平衡。磺胺与胎儿血清内胆红素争夺血清蛋白，使胆红素大量游离，胎儿出生后数日发生高胆红素血症。游离胆红素能通过血脑屏障进入脑核神经细胞，引起脑核黄疸，成为脑性小儿麻痹症的病因。故应避免在妊娠后期或分娩前连续使用磺胺药，特别是长效磺胺。

18. 中枢神经系统刺激剂

黄嘌呤及其衍生物如咖啡因、茶碱等有利尿作用，引起脱水及失盐，还可降低脑的氧张力、延长凝血时间和增加基础能量代谢。此类药物对胎儿的损害作用可能有心动过速、心悸合并期前收缩、增加氧消耗、肝损害和血凝固障碍。

19. 呋喃旦啶

呋喃旦啶近分娩前服用可能引起新生儿溶血。

20. 维生素

孕妇服用大剂量维生素 A，可能引起胎儿肾和中枢神经系统畸形。孕期维生素 A 每日限量为 6.3μmol（6000IU）。服用过量的维生素 D 可引起母体高钙血症，从而导致胎儿高钙血症，促进骨化。孕期维生素 D 每日限量为 400IU。维生素 K 过量可引起新生儿高胆红素血症和核黄疸。

21. 葡萄糖液

分娩前快速静脉注射 5%葡萄糖液可引起孕妇和胎儿的高血糖。据研究，每小时静脉滴注 10～25g 葡萄糖会升高胎儿的胰岛素水平，而后者使新生儿由于血糖降低或阻止糖原异生而导致低血糖，且延迟升血糖素的释放。还发现快速注入大量葡萄糖会引起胎儿酸中毒、新生儿高胰岛素血症、低血压和高胆红质血症。

22. 烟酒

烟的烟雾和酒等在某种程度上均属于化学因素的范畴。

（1）烟：过量吸烟会使胎儿宫内生长迟缓。流行病学研究发现吸烟的孕妇娩出的新生儿与对照组相比，体重低 10%～15%，婴儿头围及身长均较小。吸烟的孕妇，早产率、死胎率及新生儿死亡率均较不吸烟者高。这些并发症的发生与吸烟的多少有明显关系，且即使妊娠期停止吸烟，其对胎儿的不良影响仍存在。

吸烟对孕妇本身也有不良影响，吸烟者，胎盘早期剥离、前置胎盘及胎盘大面积坏死的发生率均增高，并与吸烟量的多少有关。除高血压外，吸烟是引起胎盘大面积坏死的主要原因。这些并发症都给胎儿带来严重危害。此外，吸烟还可增加婴儿猝死综合征的危险。

（2）酒：妇女饮酒过多可引起生育力减退。如有妊娠，危害轻者可引起胎儿宫内生长迟缓，重者表现为“酗酒胎儿综合征”，主要表现为胎儿在宫内及出生后生长发育迟缓、小头畸形、睑间隙狭小、有内眦赘皮、上颌骨发育不全、下颌小、腭裂、关节畸形、掌纹异常、心血管畸形及外生殖器畸形。

针对药物对胎儿的可能不良影响，美国食品药物管理局（Food and Drug Administration，简称 FDA）将药物分成了五大类：A 级：在足够且控制良好的人体试验中，并没有发现增加胎儿异常的危险。这类药品对胎儿最安全。B 级：动物试验中并不影响动物胚胎，但没有足够的人体试验证据；或是动物试验中，对动物胎儿有不良影响，但人体试验并无法证实对胎儿有害。这类药品对胎儿还算安全。C 级：动物试验会影响动物胎儿，但没有进行人体试验；或是没有进行动物及人体试验。这类药品必须经过医师评估优缺点后，才能使用。D 级：经由人体试验或观察，发现会增加胎儿异常的危险性。除非有其必要时（孕妇病情严重）才能使用。X 级：在动物或人体试验中，明确发现造成胎儿异常的证据。准备怀孕或怀孕妇女禁止使用（图 10－2）。

一般来说，A、B 级是属于对胎儿比较安全的药物，如果您正准备怀孕或是已经怀孕，医师就会优先选择此类药物。如果您是在确定怀孕前，已经服用某些药物而担心影响胎儿的话，必须确定药名后（或保留药物），到医院寻求药物咨询。而且一定要在产前检查时告知医师，请他做进一步的详细检查。

特殊疾病准妈妈的药物使用应予以特别注意。罹患慢性疾病或特殊疾病（如癫痫、甲状腺疾病、哮喘、慢性高血压等）的女性，因为需要长期服用药物，所以在准备怀孕或已经怀孕时，就必须更注意药物使用安全性的问题。最好的方式是有计划的怀孕，在准备怀孕的阶段，就必须请医师评估药物的安全性，选择对胎儿没有伤害的药物或是减少药物剂量。切记遵照医师的指示服药，千万不可擅自停药或是减少药量，以免危害自己的身体健康，进而影响胎儿发育。也不要自行服药，以避免因药物而导致胎儿异常的危险（如部分治疗癫痫及甲状腺功能亢进的药物属于D级）。

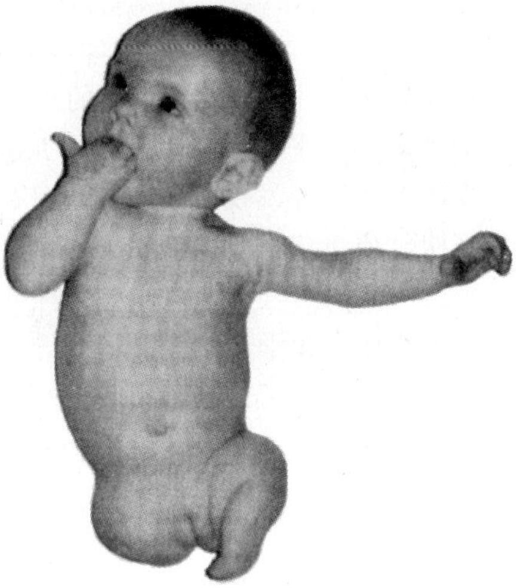

图 10－2　药物对胎儿的影响

妊娠期母体各系统发生一系列生理变化，而胎儿、新生儿则处于发育过程的不同阶段，各器官功能尚不完善，生理情况与成人显著不同，如用药不当，对孕妇及胎儿、新生儿均可能产生不良影响。因此，孕期用药直接关系到下一代智力发育和身体健康。要作到合理用药，必须对各类药物在孕妇、胎儿和新生儿体内转运情况和可能造成的危害有比较全面的理解。其实，怀孕期间的用药安全，除了考虑药物安全性分级之外，也要注意服用药物的时间点。在怀孕的过程中，怀孕第3周至第3个月的阶段，是胎儿器官分化发展的关键期，如果准妈妈在此时服用药物，对胎儿造成危害的风险较大。不管是何种药物，由于孕妇的人体试验并不太容易执行，有时只能从实际用药经验判断来评估为安全。因此，即使是A、B、C级的药物，在胎儿发展关键期时，如果准妈妈病情不严重，避免服用任何药物仍是比较安全的做法。而D、X级的药物虽然危险，但如果过了关键期，又加上有使用的必要时，也可以经过医师评估后使用。

所以，在孕期决定应用某种或某几种药物时，必须有一定的指征，并权衡利弊，作到合理用药，以防偏滥。如孕妇已应用了某些可能致畸的药物，则应根据用药的具体情况，包括用药时妊娠月份、用药量等作出对妊娠的处理。对在早孕期用过明显致畸药物的孕妇，应考虑终止妊娠。

总而言之，准妈妈最好能够具备一些基本的药物安全使用方面的知识，并遵循妇产科医师、专科医师以及药师的药物使用建议，才是确保自己与胎儿健康的正确途径，毕竟有健康的妈妈才有健康的宝宝，您说是吗？

（二）远离食品中的激素与抗生素

我们的日常生活中有很多接触抗生素的机会，如所用的肥皂可能是抗菌的，冰箱、空调也有抗菌的。这类生活用品越来越多，就意味着给造成抗生素的耐药性的机会也越多。这样做最可怕的结果是在某一个地区，某一时间里可能所有的抗生素都不管用。因为激素、抗生素对提高农牧业产量有一定的作用，近年来激素、抗生素在农牧业中的应用也十分普遍，但滥用的后果对儿童来说是灾难性的，这方面的事例举不胜举。

在市场化的今天，饲料中使用抗生素既是防病措施又能增产，抗生素作为饲料的添加剂，有病治病，无病防病，能使猪、牛、羊生长健壮，带来明显的经济效益。但是，如果家畜体内抗生素含量过多，人们喝牛、羊奶，吃牛、羊肉，抗生素会通过食物进入人体。如牛奶中含有青霉素，宝宝喝这种牛奶就会对青霉素产生耐药性。虽然没使用过青霉素，生病了使用青霉素时治疗效果就会打折扣，甚至会无效。使用激素可以缩短蔬菜的生长期，提前上市取得经济效益。激素与抗生素就这样通过食品转移至人体中，无孔不入，防不胜防。作为母亲急需了解食品安全对孩子的重要性。因为看不见、摸不着的激素、抗生素已经成了宝宝食品中最危险的因素，它不只影响宝宝的身高体重，还影响宝宝的神经系统、免疫系统、生殖系统，甚至于影响到孩子将来所生后代的智力、生育等。

避免激素与抗生素对宝宝侵害的措施：

首先，在怀孕的时候，甚至在准备怀孕以前，保证母体没有受到毒物的影响和污染。

其次，减少使用抗生素的机会。

生活中过多的抗菌用品造成抗生素的耐药性不断增强，曾有报道说一个女孩手一点点烂掉，而难以找到有效的抗生素就是一个例证。所以，家庭中要减少抗生素对病原菌耐药性的机会，例如，给宝宝洗手，洗干净就可以了，不要什么都“抗菌”。家庭食品安全来源于厨房，要保持厨房卫生，经常用开水烫洗公用餐具、儿童餐具，用具（案板、刀等），少用消毒剂、化学清洗剂。

最后，过量比“不足”更糟。

“有益无害”，是妈妈的一种良好想法，在生活中，因服用促生长发育保健品而致性早熟的病例时有报道。还有含人参、鹿茸、花粉、蜂王浆等补品久服则因性激素或出现活性物质，造成危害且后患无穷。妈妈一定要了解给宝宝服用的活菌制剂都是什么“菌”，里面有没有耐药性很高的“菌”。

如宝宝确实发育不良需要服用保健品须经医院检查，在医生指导下有计划地进行，千万不要“滥补”。实际上，如一日三餐营养素足够，宝宝身体健壮就没必要补。

（三）这些食物孕妇不宜多吃

1. 冷饮

怀孕后胃肠功能减弱，过食冷饮会使胃肠血管突然收缩，胃液分泌减少，消化功能减弱而出现腹泻、腹痛等症状。现代医学研究表明，胎儿对冷的刺激十分敏感，当孕妇吃过多的冷饮后，胎儿会躁动不安。

2. 菠菜

人们一直认为菠菜含丰富的铁质，具有补血功能，所以被当作孕期预防贫血的佳蔬。其实，菠菜中含铁不多，而是含有大量草酸。草酸可影响锌、钙的吸收。孕妇体内钙、锌的含量减少，影响胎儿的生长发育。

3. 巧克力和山楂

过多食用巧克力会使孕妇产生饱腹感，因而影响食欲，其结果是身体发胖，而必需的营养却缺乏。孕妇较喜欢吃酸东西，山楂便成了首选果品。但是山楂对子宫有兴奋作用，孕妇过食可使子宫收缩，导致流产的可能，故要少吃。

4. 久存的土豆

土豆中含有生物碱，存的越久的土豆生物碱含量越高。过多食用这种土豆，可影响胎儿正常发育，导致胎儿畸形。当然，人的个体差异很大，并非每个人食用后都会出现异常，但孕妇还是不吃为好，特别是不要吃长期储存的土豆。

5. 热性佐料

孕妇吃热性佐料（小茴香、八角、花椒、胡椒、桂皮、五香粉等）容易消耗肠道水分，使胃肠分泌减少，造成肠道干燥、便秘。发生便秘后，孕妇必然用力屏气解便，使腹压增加，压迫子宫内的胎儿，易造成胎动不安、早产等不良后果。

6. 味精

味精的主要成分是谷氨酸钠，血液中的锌与其结合后便从尿中排出，味精摄入过多会消耗大量的锌，导致孕妇体内缺锌。而锌是胎儿生长发育之必需品，故孕妇要少吃。

（四）孕妇“不能够爱美”

爱美的女性都喜欢化妆，因为妆扮以后，显得更加年轻漂亮，容光焕发。爱美之心，人皆有之，化妆本来并非禁止之事。可是，当您怀孕之后，就要警惕某些化妆品中包含的有害化学成分。孕妇应该禁用哪些化妆品呢？

1. 染发剂

据国外医学专家调查，染发剂不仅会引起皮肤癌，而且还会引起乳腺癌，导致胎儿畸形。所以孕妇不宜使用染发剂。

2. 冷烫精

据法国医学专家多年研究，妇女怀孕后，不但头发非常脆弱，而且极易脱落。若是再用化学冷烫精烫发，更会加剧头发脱落。此外，化学冷烫精还会影响孕妇体内胎儿的正常生长发育，少数妇女还会对其产生过敏反应。因此，孕妇也不宜使用化学冷烫精。

3. 口红

口红是由各种油脂、蜡质、颜料和香料等成分组成。其中油脂通常采用羊毛脂，羊毛脂除了会吸附空气中各种对人体有害的重金属微量元素，还可能吸附大肠杆菌进入胎儿体内，而且还有一定的渗透性。孕妇涂抹口红以后，空气中的一些有害物质就容易被吸附在嘴唇上，并随着唾液侵入体内，使孕妇腹中的胎儿受害。鉴于此，孕妇最好不涂口红，尤其是不要长期抹口红。

4. 指甲油

孕妇也不应涂指甲油，以免伤害胎儿。目前市场上销售的指甲油大多是以硝化纤维为基料，配以丙酮、乙酯、丁酯、苯二甲酸等化学溶剂和增塑及各色染料制成，这些化学物质对人体有一定的毒害作用。孕妇在用手吃东西时，指甲油中的有毒化学物质很容易随食物进入体内，并能通过胎盘和血液进入胎儿体内，日积月累，就会影响胎儿健康。此外，有的孕妇指甲脆而易折断，往往也是由于涂指甲油造成的。

此外，有些化妆品的质量令人担忧。广东省卫生防疫站曾经抽查了100种市场销售的化妆品，经化验发现：部分化妆品含有铅、汞、砷等对人体有害的元素，不少黑发乳和染发水一类的化妆品含有高量的铅，有一部分还含有高量的铜，而且部分化妆品含有相当惊人数量的细菌。尤其是大部分化妆品未经有关部门进行安全性的试验。因此，请孕妇当心化妆品对本身健康和子孙后代的危害。

上述几种化妆品在怀孕期间，最好避免使用。

三、生物因素影响下的营养与优生

生物因素主要指病毒（包括风疹，流感，乙肝，单纯疱疹，巨细胞病毒和水痘等）、细菌、寄生虫。目前研究认为对妊娠影响最大的是五类：弓形虫、风疹病毒、人巨细胞病毒、单纯疱疹病毒和其它。预防这些病原体感染，在孕前就应注意。预防弓形虫感染，孕前不接触猫、狗及其它家畜，不食未煮熟的肉类，如涮羊肉，接触生肉后洗净手，切生肉、熟肉的砧板和刀要分开。如接受风疹疫苗注射的，3个月内不能妊娠。出现疱疹病毒感染的，需彻底治愈后才能计划受孕。

另外遗传性疾病也属于生物因素范畴，目前已发现的遗传性疾病（简称遗传病）超过3000余种，它可涉及到人体各个器官、系统，是造成围产儿死亡的重要因素，也是造成早期流产、畸胎、胎儿先天性异常的主要原因。认识遗传病，把握遗传规律，避免严重遗传病患儿出生，这对保持优良后代，实现优生，提高人口素质极为重要。

遗传病是指亲代的生殖细胞或受精卵里的遗传物质，在结构或功能上发生了改变，传给子代发育成患病的个体的疾病。遗传疾病一般分为三类：单基因遗传病、多基因遗传病和染色体病。

四、环境因素影响下的营养与优生

近年来，环境对妊娠的影响已逐渐引起重视。良好环境可孕育健康的下一代，不良环境对子代健康存在潜在的危害。据有关资料统计，约有10%左右的出生缺陷由环境因素所致。这里的环境是广义理解，包括社会心理、生活习惯、营养与食品、化学、物理和生物因素等。

五、性格的形成从受孕开始

性格是儿童心理发展的一个重要组成部分，它在人生的发展中起到举足轻重的作用。人的性格早在胎儿期已经基本形成，这一点已被专家们所证实。因此在怀孕期注重胎儿性格方面的培养就显得非常的必要。胎儿性格的形成离不开生活环境的影响，母亲的子宫是胎儿的第一个环境，小生命在这个环境里的感受将直接影响到胎儿性格的形成和发展。

20世纪70年代初期一直被妇产科医生用来防止孕妇流产的一些药物，如雌激素和黄体酮，最近发现它们对胎儿的性格有着不良的影响。美国纽约州立大学的一项研究报告表明：孕期使用雌激素或黄体酮会使胎儿出现明显的女性特征，男性表现为性格软弱，很少有攻击能力；而女性则更加女性化，而且还发现这种变化与孕妇的服药量有密切关系。同时注射了黄体酮和雌激素的孕妇所生的孩子与只注射黄体酮的孕妇所生的孩子相比，前者比后者更具有明显的女性特征。

我们从报告中看到激素对胎儿性格形成的影响，那么是不是只要不使用这些激素，对胎儿的性格形成就没有影响呢？许多研究表明孕妇的精神状态、情感、行为、意识等也同样可以引起激素分泌的异常改变，而影响到胎儿的性格形成。

如果母亲是一位热爱胎儿，不论在任何不良环境中都能够表现出坚强的个性，那么对胎儿则产生不同的效果。曾有一位在妊娠期间遭受沉重打击的妇女，她于怀孕数周后被丈夫所抛弃，家庭负担、经济问题都摆在了面前，她常常为此发愁。当她怀孕到6个月时，在一次检查中发现一侧卵巢患有癌前性囊肿，需要立即手术切除。医生建议她做人工引产，但她毅然拒绝，为了孩子她做好了冒任何风险的准备，最终这位妇女生下了一个完全健康的胖儿子。

从这个实例说明只要母亲有坚强的性格就会感染胎儿使其同母亲一道战胜困难，并从中得到性格方面的锻炼。心理学研究证明，胎儿能敏锐地感知母亲的思维、心理活动及母亲对自己的态度，所以说胎儿也并不像人们想象的那样娇弱。通过以上的事例希望能给将要做母亲的女性一个深刻的启示。

另外据大量临床调查，在妊娠7～10周内孕妇情绪过度不安，可能导致胎儿口唇畸变，出现腭裂或唇裂，因为胎儿的腭部发育恰好在这一时期。在妊娠后期，孕妇精神状态的突然改变，诸如惊吓、恐惧、忧愁，严重的心理刺激或其他原因引起的精神过度紧张，可使大脑中枢与内脏之间的平衡调节关系紊乱，引起循环失调，胎盘早期剥离，造成胎儿死亡。

国外某研究机构曾邀请100名孕妇进行观察试验，发现当母亲情绪不安时，胎儿的肢体运动增加，胎动次数比平时多3倍，最高时可达到正常的10倍。如果胎儿长期不安，体力消耗太过，出生时往往比一般婴儿轻300～500g。

母亲对妊娠的消极态度也能给胎儿造成不良影响。如对非法行为的罪恶感，对身体形态变化的担心等，都会引起孕妇的焦虑和长期情绪紧张，除造成上述后果外，有些流产、早产也可能与此有关。这些现象充分说明人的情绪与健康之间有着千丝万缕的联系。因此，妇女在怀孕期间如果焦躁、忧虑、心情烦乱，就容易引起体内的相应变化，特别是自主神经系统的变化，如呼吸加快、加深，心跳加速、加强，血压升高，血糖增加，血液含氧量也随之增加，与此同时，中枢神经控制下的内分泌系统也发生变化，尤其是肾上腺分泌出各种不同的激素，加之血液的成分也会发生变化，这就增加了有害于神经系统和心血管的化学物质，这些变化通过胎盘传递给胎儿，致使胎儿做出相应的反应，而产生种种不适的感觉，因而胎动的频率和强度倍增，这种过度活动可以贯穿整个胎儿期。由于胎儿长期不安，体力消耗过多，就会影响他的身心正常发育，造成难产率增高，孩子出生后身体瘦小，喜欢哭闹，不爱睡觉；长大以后，往往情绪不够稳定，自我控制能力差，还可能出现多动和其他疾病。

由此可见，孕妇的情绪对胎儿的智慧形成有直接影响，孕妇的子宫好比是胎儿的天堂，未出世的小生命不仅享受着最优惠的物质生活，而且还享受着丰富多彩的精神食粮。为了孩子的健康，即将做母亲的孕妇，应尽量避免情绪危机及精神紧张，努力保持心情愉快，这也是优生的重要一环。

了解以上种种不良因素对胎儿的影响，便可主动地去避免接触这些不利因素，并采取相应的保护措施，如对那些工作环境有一定污染（空气，噪音，农药等）情况下的孕妇，要切实做好防护工作，认真贯彻执行女工劳动防护有关条例，避免造成疾患。

第四节　优生三项策略

要达到优生的目的，必须造就对胎儿发育有利的条件和各种优质的环境。具体做法可按如下三项措施进行：

一、造就优质的受精卵

所谓“受精卵”，是指已受精的卵子。婴儿是从一颗小小的受精卵开始发育并慢慢成长的。胎儿的优劣，精、卵是根本。因此，应从择偶阶段便考虑后代优生的问题，要尽量避开影响受精卵质量的两类男女婚配。就是近亲血缘的男女和带有同型致病基因的异性。前者是指《婚姻法》明文规定的禁婚范围之一，而后者则指双方都带有同一异常遗传基因的男女。这两类人婚配后，都可能使受精卵出现成对的致病基因而发育成为一个遗传病儿。目前在尚无办法去除有病基因的情况下，只好作出“禁婚”的规定。然而，如果双方在血缘上是“远远的”，体质上是“壮壮的”，智力上是“优优的”，加上去除了环境有害因素对精、卵的影响（包括烟、酒等），那么，“造就”优质受精卵的条件便具备了。

二、提供优质的孕育环境

受精卵经过 5 天的缓慢运行而到达子宫，并埋入子宫内膜里，从“着床”之日起便开始发育成长。在这十月怀胎的漫长日子，胎儿生存的营养供给及环境条件必须靠母体提供。因此，母亲应多摄入胎儿需要的营养素，设法创造有利于胎儿发育的自身条件，尤其在两个特定时期内注意增加蛋白质的摄入量，以期促进智力的发展。这两个特定时期是：妊娠 12～18 周和妊娠最后 3 个月至婴儿出生半年内。此外，还应保证有足够维生素类及矿物质和微量元素的供给。前者主要指维生素 A、B、C、D 及叶酸等，尤其是促进神经管正常发育所需要的叶酸。由于我国是世界上神经管畸形高发的国家，发生率占全世界 1/4，因此，卫生部已明确要求所有新婚妇女从计划怀孕时起至孕后 3 个月，应每天服用 0.4mg 叶酸增补剂（叶酸量不宜过大）。

至于矿物质和微量元素，主要是指钙质、碘和锌。钙的作用在于营造支撑躯体的骨架，使胎儿的器官系统能在骨支架的保护下正常地发育成长，并保证其躯体形态的健康发育，因此，在孕中期和孕后期，孕妇每天所摄取的钙含量应是 1000～1500mg（非孕妇每天 800mg 便已足够）。碘和锌都是能影响胎儿智力的微量元素，孕妇的碘需要量是每天 175μg，但因其在烹调过程中丢失甚多，故提供的碘量要比需要量大得多，我国的规定标准是：每升尿液中应达到含碘量 100～800μg，达到这个标准，才有足够的碘量供体内利用。至于锌元素的补充量，孕妇每天应补充 20mg 以上（孕妇血锌的正常值目前国内外还未能取得一致意见）。

孕妇本身因素中，除了营养因素外，还有本人的情绪因素。孕期保持稳定的情绪十分重要，目的在于不要给胎儿造成有害的环境条件，以能让其更顺利地健康成长。

除了母体本身因素以外，还要保护子宫的环境安宁，也即必须做到阻止外界有害因素毒害子宫内环境，这里包含的有物理因素、化学因素和生物因索。阻止外界有害因素侵犯母体，目的在于净化子宫内环境，其中包括母体与胎儿之间的血液循环。

三、做好优质的分娩监护

分娩监护是为了避免由产伤引起的出生缺陷。在分娩过程中出现的各种异常情况，对胎儿及母亲均可产生轻重不等的影响。受影响的胎儿，严重的可导致死亡，此则引起由产伤所致的各种出生缺陷。例如，由于接生动作及助产器械使用不当或其他因素造成的婴儿骨折、脑及其他器官挤压伤等。这些都可影响婴儿的正常发育，甚至造成终生残废。

特别应该引起注意的是，由各种原因（如滞产等）因素造成的引起胎儿急性缺氧，在许多情况下可致大脑发育不全，出现痴呆、愚笨、鲁钝等各种智力低下的表现。胎儿的脑组织对缺氧最敏感，在胎儿缺氧初期，由于全身血管代偿性收缩，可暂时地保证脑组织；但过度受压时产生静脉淤血现象，使血管扩张，血管壁脆性及渗透性增加而发生脑组织渗血或血管破裂出血。胎儿或新生儿可因颅内出血而死亡，纵使能成活，也将造成程度不等的智能发育障碍。

如果能切实地按上述三项措施一一做好，便可能达到优生的目的。再加上出生后的优育和优教，“三优”协同进行，则后代的质量必能一代比一代强。

第五节　奏好“孕之旅”生命交响曲

如今高发的胎儿畸形率让优生优育专家担忧，他们提出忠告：要想生一个健康宝宝，首先要重视婚前检查，把好优生优育第一关，不要让婚检走过场，甚至找熟人让婚检过关，这样做可能会危及下一代的健康。引发胎儿畸形的原因除了不可避免的遗传基因突变以外，还和环境污染、病毒、生殖道感染性疾病、饮食习惯及怀孕的季节等相关。胎儿畸形不仅给家庭和社会造成很大的负担，也会给孕妇带来精神和肉体上的痛苦，为此，要防止畸形儿的发生，就要从源头抓起。

第一，要认真对待婚前医学检查，通过检查发现的一些疾病，如乙肝、性病等，这些疾病都是会影响后代的健康，引发胎儿畸形，只有治愈后才能怀孕。

第二，做好怀孕前的准备工作，不要盲目怀孕，做到有准备、有计划的怀孕。计划怀孕前进行一些必要的检查，如风疹病毒检测，风疹病毒感染会导致胎儿先天性的心脏病及先天性的耳聋，可以通过打风疹疫苗来预防风疹病毒感染。怀孕前三个月可服用叶酸，以预防胎儿神经管畸形。

第三，避免在春冬季怀孕，春冬季病毒较多，在春冬季怀孕的胎儿畸形发生率明显高于夏秋季。

第四，发现怀孕后应尽快建立围产保健卡，定期检查，14～20 周时可做唐氏筛查，24 周前做 B 超检测等，这些检查都可以帮助医生发现怀孕早、中期的胎儿是否畸形。

第五，防止生殖道感染性疾病。生殖道感染性疾病主要是由于不洁性行为引起的，因此要倡导健康的性行为；孕妇发现自己分泌物有异常的也要及时就医；已确诊感染的要及时治疗，不能因为怀孕而拒绝用药甚至讳疾忌医。

第六节　产前检查与优生

产前检查是孕期保健的重要项目，它是对孕妇进行定期的、常规的健康检查，以了解孕妇的健康状况，看有无合并症，能否承担妊娠。同时也诊查胎儿的情况，如胎位、胎心及发育是否正常（如为脑积水、无脑儿可及时终止妊娠，如发育迟缓可积极治疗）。

产前检查的常规时间：妊娠 6 周后对全身及生殖器官进行检查；妊娠后前 6 个月，1 个月复查一次；妊娠 7～8 个月时，2 周检查一次；妊娠 8 个月后，每周检查一次。

产前检查的内容包括：全身检查（包括宫高、胎位、胎心、先露部是头或臀的检查）；骨盆的测量，发现异常可及早订出剖腹产计划；辅助检查（包括肝肾功能、血常规、尿蛋白及尿糖化验、B 超、心电图检查以及妊娠 34 周后做胎心监护等）。检查过程中如发现异常可转入高危门诊，由专门医生监护，这样可保护母儿平安，大大减少围产死亡率。

此外，产前检查还包括对预产期的计算和孕期保健宣教。计算预产期可使孕妇掌握好胎儿的正常分娩时间，做好孕期各阶段的保健。其计算法通常是以末次月经来潮第一天算起，月份加 9 或减 3，日数加 7（阴历加 15）。例如：末次月经第一天是 1994 年 6 月 3 日，预产期的月份数则等于 6（末次月经的月份数）－3＝3 月份，日数则等于 3（末次月经的第一天日数）＋7＝10，即 1995 年 3 月 10 日为预产期。但要注意，预产期计算的准确与否，还要看月经周期是否正常。正常的月经周期为 28 天左右。要是月经周期不规律，如 40 多天才来一次者，预产期则应往后延。预产期的计算公式，通常适用于月经周期比较规律者。

第七节　关注妊娠反应

许多女性在妊娠期间发生或多或少、程度不同的妊娠反应，并出现诸多病理性或生理性的常见症状。其中大部分属于正常现象，适当休息、调节饮食或少量用药、分娩过后便可症状减轻乃至消失，但有些异常的反应，如不及时诊治，可能会危及母婴健康。

一、妊娠呕吐

有些孕妇在怀孕早期，往往会出现恶心、呕吐、食欲不振或减退等症状，属于正常生理反应，通常在怀孕 3 个月之后便可自行消失；但对有些出现严重孕吐者来说，应当引起警惕。临床发现，孕妇出现严重孕吐常常是怀孕异常，造成绒毛膜促性腺激素（hCG）升得过高甚至是怀葡萄胎的不祥之兆（当然，若怀双胎或多胎亦会出现严重孕吐）。因此，当出现严重、剧烈孕吐时，必须及早到医院做相关检查治疗。

二、妊娠头痛

孕妇出现头痛及头昏眼花的症状，多见于妇女怀孕初期，属常见的早孕反应。但当怀孕 6 个月之后，头痛、头晕不仅没有减退反而日益加重，并伴有呕吐、视物模糊、眼冒金星、水肿、高血压及蛋白尿等，此乃妊娠高血压综合征的严重并发症表现，如不及时治疗，常可发展为抽搐、昏迷，以至危机母、胎安全。这时，可在医生指导下适当服用些降压药，使血压保持在正常水平。

三、妊娠腹痛

这种腹痛常见于孕妇妊娠的初期和中期两个阶段。通常，孕妇感到在盆骨区有一种牵引与下坠感，妇女怀孕后由于盆腔充血扩张或者子宫后倾所致。若腹痛比较剧烈并伴有阴道出血，常常是宫外孕或流产、早剥、难产、早产甚至恶性葡萄胎的征兆；如果是怀孕中期子宫前倾的一对圆韧带受到牵引而引起牵引性腹痛，则属于正常现象，无须用药物治疗。只要适当休息过后，症状就能逐步减轻和消退。对于前者特别是突发性腹痛的孕妇，应当到医院作检查和治疗。

四、妊娠痉挛（抽筋）

这种妊娠反应多发生在孕妇的下肢小腿部位，多由于孕妇体内缺钙较为严重引起，如不及时加强向体内补充钙质，势必导致胎儿也明显缺钙，而影响胎儿及其降生之后的正常发育和健康成长，故也应及早就医，以便在医生指导与建议下进行科学补钙。

五、妊娠阴血

导致阴血的主要原因有二：一是宫外孕，二是葡萄胎。如果在孕妇怀孕的晚期出现阴道出血时，就应该看是否是前置胎盘而及时检查处理，否则可危及母子的生命安全。

六、妊娠浮肿

不少孕妇在妊娠期间会在面部和四肢出现浮肿，有的还会迅速加重浮肿的程度，这种妊娠反应主要是妊娠高血压综合征所致。最初表现为体重异常增加（稳性水肿），每周超过0.5kg。此时胎盘血管亦会发生痉挛而造成胎儿的血液和营养供应不足；严重时可使胎儿供血量减少2/3左右，使胎儿发育变得明显迟缓，直至分娩时往往也是一个低体重的婴儿。

七、妊娠体形异常

所谓“妊娠体形异常”，是指妇女在怀孕后，其腰围、体重发生较大且非正常变化而超过或低于正常范围。若此，孕妇就该怀疑并考虑胎儿是否因某些原因出现羊水过多或过少等异常，并及时去医院检查处理。

八、妊娠腰痛

准妈妈们的妊娠腰部疼痛，多发生于妊娠5～7个月，表现为左腰部或下腹部出现持续性疼痛，有的还会向大腿延伸，并伴有尿频、尿急等现象，这是因卵巢静脉综合征的妊娠期并发症所致。孕妇出现这种症状时，必须及早前去医院诊治，切不可自作主张地从药店购买并服用那些消炎、止痛药物，以免对胎儿造成危害。

九、妊娠阴道流水

“十月怀胎，一朝分娩”，胎膜破裂，羊水流出，胎儿呱呱坠地，这是孕妇正常分娩的过程。但是，如果胎膜过早破裂，会使胎儿失去完整胎膜的庇护而增加受感染机会，而且脐带也容易脱垂或缠绕，这就比较危险甚至导致胎儿死亡。即使情况较好只是早产，胎儿也会因羊水早破而存活率降低。所以孕妇一旦出现阴道流水，就应立即送医院检查和处置。

十、妊娠腿痛

孕妇腿痛常发生在妊娠的第5个月，多见于小腿和大腿的后面，往往出现与坐骨神经痛一般的疼痛，甚至双腿还可能发生痉挛抽筋，有时孕妇常在睡梦中痛醒；主要是由于妊娠神经肌兴奋性增强或者母体缺钙和维生素B所致。此症可在医生指导下服用一些钙片或维生素B让症状减轻。

十一、妊娠胃痛

孕妇出现妊娠胃痛通常是在怀孕的早期，比如胃部气胀饱满并反胃酸和烧灼感等；这是由于怀孕而引起胃肠蠕动减缓，使胃内酸性容物从胃部反流并刺激粘膜所致。一般不需要治疗，如果疼痛难忍，可在医生的指导下服用可缓解疼痛的药品。

十二、妊娠胸痛

这类疼痛多见于妇女妊娠的中期，通常在肋骨间出现肝和脊柱两侧疼痛，其致痛原因主要是钙缺乏或膈肌抬高导致胸廓过度膨胀而引起。适当补充钙质可减轻症状。

十三、妊娠肩臂痛

此症通常发生于怀孕的中期，令孕妇感到胳膊沉重，不能抬高，有的可出现抽筋般地疼痛或有像蚂蚁在爬的感觉；若胳膊置于头下或无枕而眠时，疼痛尤为明显。这是由于怀孕引起脊椎骨变化而压迫神经的结果，一般不必服药治疗，待分娩后疼痛便会自然消失。

第八节　孕期保健

孕期保健宣传教育主要是使孕妇了解孕期正常的生理过程，如了解孕早期和孕末期尿频与膀胱受压有关；心悸气短多是因自主神经功能紊乱所致，不一定是心脏器质性改变；小腿抽筋是因缺钙；下肢水肿应该采取左侧卧位等。在日常生活方面，需了解随着孕月增加衣着要宽大松软；尽量避免去公共场所以防疾病传染；不吃对胎儿有害的药物，如四环素、去痛片、磺胺类等，但有病时应当按医嘱适当服药；饮食应经常吃些新鲜蔬菜、水果及高蛋白、高维生素的食品以增加营养。其他如整个妊娠期要节制房事，妊娠后的前3个月及8个月后最好避免房事；孕期要做自我监护；注意掌握好到医院的分娩时机；如有畸胎史、遗传病史可去医院做产前诊断；如有妊娠合并症如妊高征、产前出血、低体重儿应及时治疗等。上述这些都可以在产前检查中得到妇产科医生的指导，以便加强孕期保健，将来生出一个健康的宝宝。

一、孕期保健越早越好

正常情况下，怀孕开始于末次月经后两周左右，此时只是一个受精卵，然后逐渐分裂、分化，发育成一个有头、躯干、四肢、五官及绝大部分脏器俱全、初具人形的胎儿。在此期间如遇见异常就可能使胎儿发育迟缓或停滞而致畸形，因此称孕早期为致畸敏感期，对其预防常需要在怀孕之前开始。

孕期妈妈如发生感染，尤其是病毒感染（如流感），会使胎盘功能减退，影响胎儿发育，病原体有可能侵犯胚胎，引起胎儿畸形和死亡。若妈妈用药，由于胎儿分解药物的功能不强，药物易累积在胎儿体内，会影响胎儿健康发育，所以妈妈在致畸敏感期要增强免疫力，预防感染和用药产生的严重后果。

为了给孩子一个健康的体魄，孕期妈妈应注意补充矿物质、维生素尤其是叶酸，可以有效预防流产、畸胎及大脑发育异常。

同时，妈妈更要注意补充保障胎儿大脑发育及保持良好视力的营养物质。DHA是构成大脑和视觉组织的重要成分，缺乏DHA就不能保证细胞间物质交换良好地进行，影响大脑和视网膜的组织结构，妈妈补充适量的DHA对保障胎儿大脑及视网膜的发育是必需的。

二、孕早期保健的主要内容

（一）尽早确定妊娠

月经规律的已婚妇女，如月经过期 7～10 天，则有妊娠的可能，应去医院做早孕检查。

（二）全面查体

询问孕妇既往病史及家族史，全面体格检查（血压、心、肺、肝、肾情况）及做必要的化验（血、尿常规、肝功能等），以确定有无妊娠合并症，如高血压、心脏病、糖尿病、肝肾病、血液病或感染性疾病等，如有并影响孕妇与胎儿健康时，及时治疗，必要时终止妊娠。

（三）遗传咨询及产前诊断

（四）自我保健指导

孕早期妇女要心情舒畅，注意保证充足的休息与营养，进低盐饮食，适当运动，避免不良因素（如烟、酒、放射线等）。生病时，应在医生指导下用药。

（五）孕早期监护

对高危孕妇（如习惯性流产或长期不孕妇女）可通过测定基础体温、血或尿 hCG 及 B 超检查进行连续监测。另外，孕早期流产发生率最高，应加强监护及保健指导。对于有明显流产倾向的孕妇，因多属于孕卵不健康，从优生角度不宜勉强保胎。

（六）心理保健

有些孕妇对妊娠无充分准备，对早孕反应不能忍受，对无意中接触了一些不良因素或吃错药等，产生恐惧心理，担心腹中胎儿畸形。有过流产史的孕妇心理压力就更大，所以医护人员要进行心理保健指导。

三、孕晚期的自我保健

在分娩来临前的最后 3 个月称为孕晚期。由于孕晚期妇女的生理负担加重，容易发生孕期的各种并发症，这不仅影响孕妇健康，还可以危及胎儿，发生早产、死胎或新生儿死亡。因此，孕妇在孕晚期学会自我保健是非常重要的。

1. 保持良好的心态

在孕晚期将近临产前，有的孕妇会产生恐惧和紧张的心情，这种心情对孕妇和胎儿是不利的。如果孕妇情绪不佳、惊恐、忧伤，会使孕妇大脑皮层与内脏失去平衡，内分泌失调，加快动脉收缩影响子宫血流，引起胎儿缺血、缺氧，从而影响胎儿健康和孕产妇的产力，导致分娩进程异常而发生难产。所以，孕妇要认识十月怀胎，一朝分娩是一个正常生理现象，要消除对分娩的恐惧和紧张心理。准父亲也要关心孕妇的思想情绪，使妻子保持乐观的心态，在轻松、愉快的生活环境中度过，从而以最佳的心态迎接分娩。

2. 合理增加营养

孕期营养不足将会影响胎儿生长和智力发育，也会影响母体的健康。随着孕期增加，孕妇和胎儿对各种营养物质的需求也随之增加。这时摄取多种营养成分是非常重要的，应加强饮食调节，注意食品的选择和搭配。饮食首先要保证有足够的热量，并供应多种杂粮。面米搭配吃要比单吃大米、白面营养价值高。其次要保证蛋白质和维生素的摄入，要多吃肉类、豆类、乳类、水产品及蔬菜、水果等。不应挑食、偏食，也不要迷信补品。孕期妇女便秘多见，故应多吃蔬菜和水果。尽量少吃辣椒、浓茶、浓咖啡、酒等刺激性食物。每日推荐的食品：主粮 400～500g，鸡蛋 2～3 只，豆制品 100～200g，各类瘦肉或鱼 100～200g，牛奶或豆浆 250ml，植物油 50g，蔬菜 500g，水果 1～2 个。每周进食一次猪肝，2～3 次虾皮或海带。

3. 孕期家庭自我监护

尽管孕妇定期到医院进行产前检查，但只能了解检查当时母儿的情况，还不能达到逐日连续观察。如果孕妇自己数胎动，其丈夫听胎心，运用这种简易的人工监护方法进行自我监护，可以每日观察到胎儿在子宫内的安危情况。数胎动的方法是，孕妇从孕 29 周开始，每天早、中、晚数 3 次胎动。孕妇取卧位或坐位，在安静状态下自己数胎动 1 小时，然后将 3 次胎动数相加后乘以 4，即为 12 小时胎动数，正常值为 20 次或以上。如果小于 20 次，说明胎儿在宫内有异常，小于 10 次提示胎儿缺氧。如感到剧烈胎动后胎动即消失，提示胎儿急性缺氧。一旦发现上述异常情况，应立即去医院挂急诊。孕妇的丈夫每晚听 1 次胎心，数 1 分钟胎心次数。一般 140 次/分钟，超过 160 次/分钟或少于 120 次/分钟，或跳动不规则，属于异常，应去医院就诊，及时处理。

另外，为了保证母婴的安全，孕晚期妇女还要懂得临产先兆知识。正常妊娠时，胎儿在宫内发育成熟需 280 天（月经龄），一般在预产期前后 2 周会自然临产。若超过预产期 2 周还不见临产，为过期妊娠。通常在超过预产期 10 天不临产，应入院引产，否则有可能胎儿因缺氧而死亡。以下征象为临产先兆：①见红。临产前由于子宫口张开时胎膜与子宫壁分离，局部毛细血管破裂出血，加上宫颈分泌的粘液增多，阴道内有血性粘液排出，俗称“见红”。一般在见红后 24～48 小时会临产。如果出血量超过平常月经量，则不是见红，而是产前出血，是严重的疾病如胎盘早剥、前置胎盘等症状。②破水。通常情况下，羊膜往往在临产后破裂。如果宫口未开，在临产前胎膜先破，称为胎膜早破。此时，阴道口流出大量的水，呈白色或黄色，并混有胎脂，这就是羊水。一般在胎膜破后 24 小时内会自然临产。一旦发现胎膜破裂，应立即平卧，因在胎位不正或胎头尚未入盆时，孕妇站立会发生脐带脱垂，从而危及胎儿生命。③子宫收缩。分娩前 1～2 周，孕妇会感到下腹一阵一阵不规则的疼痛，并伴腰酸及下坠感，这是由于子宫收缩引起的。待 1～2 天或几小时后，出现有规则的子宫收缩，每隔 10～15 分钟收缩 1 次，以后相隔 7～8 分钟 1 次，5～6 分钟 1 次，疼痛持续时间延长，腹痛程度加剧，提示孕妇已临产，应到医院去待产。

四、分娩期保健

重点是提高产科质量，避免母婴产伤，保证分娩期的母婴安全。

临产前医务人员会根据产程进展情况，决定分娩方式。

严格执行各产程常规、全产程观察、绘产程图，及时发现异常、及时处理。通过胎心、胎动、羊水颜色或胎儿监护仪来了解胎儿有无缺氧，及早预防胎儿及新生儿窒息。

提高接生技术，做到防滞产、感染、出血、窒息及产伤，以做到安全分娩。对高危产妇更应专人管理分娩监护。与儿科共同对新生儿抢救、复苏、保暖，高危新生儿重点监护。

能否顺利分娩，孕妇心理状态起着关键作用，临产前，临产中要情绪稳定，尽量放松，照常饮食，抓紧休息。丈夫尽量多安慰妻子，配合医护人员，正确使用产力，一般都能顺利度过产期。

五、产褥期保健

产妇产后恢复一般需要 6 周时间，这段时期称产褥期。创建爱婴医院，实行母婴同室，医院为产妇提供了良好的休养环境和优质服务。出院后基层妇保医师到产家进行产后访视，产后 42 天产妇与婴儿回医院进行健康检查。在产褥期内，随访母婴健康状况，包括产妇子宫复旧、会阴或腹部伤口愈合情况，婴儿生长发育和母乳喂养情况等。发现异常及时处理，并对产褥期卫生、避孕问题、新生儿护理和喂养，特别是母乳喂养技巧方面给予具体指导。

第九节　何时生育最相宜

“早子早福”的传统观念在广大农村地区仍然很有市场，农村青年“超前结婚”的现象严重，许多小夫妻自己的生活还不会自理，却已拖儿带女，这不但是一个严重的社会问题，同样也不利于优生优育。

女性的最佳生育年龄为24～30岁。20岁以前的妇女因自身发育尚未完全成熟，一旦怀孕还要承担胎儿的营养供应，常可导致母体营养缺乏症，并影响胎儿发育，分娩的婴儿常因先天不足而体质虚弱，抵抗疾病的能力较差。此外，产妇年龄小容易发生妊娠中毒症或早产，也可因骨盆发育不完全而导致难产。

在规劝女性不要过早生育的同时，并不是说生孩子越迟越好。产妇年龄过大会出现难产、胎儿畸形率、死亡率增高的情况。这是因为产妇年龄过大，卵细胞发生老化，使细胞内的遗传物质染色体在细胞分裂过程中发生不分离现象。最常见的是21号染色体不分离，结果出现先天性愚型儿。患儿的染色体分析检查可见有3条21号染色体，正常人只有2条21号染色体。因此，高龄孕妇在怀孕早期和中期需要做好产前诊断，一旦查明怀有先天性愚型儿时，应立即终止妊娠。此外，高龄孕妇的骨盆和韧带松弛性降低，盆底和会阴肌肉的弹性降低，难产儿率增加，严重者可威胁母婴生命安全。

我国提倡晚婚晚育的年龄范围是指女性大于23岁结婚为晚婚，大于25岁生育为晚育；遗传学、产科学中所讲的高龄初产妇是指年龄35岁以上的初产妇，与通常所说的晚育是完全不同的两码事。我们在倡导晚婚晚育的同时，要注意生育不超过35岁为好，25～30岁之间较为理想。

优生除了与妇女的年龄有关外，还与男性的年龄不无关系。通常，男性进入青春期的时间较女性稍晚，一般在13～14岁左右，此时睾丸发育趋于活跃。15岁左右，睾丸的重量比出生时增加5～6倍，性刺激后可出现初次射精。此时已具有生育能力，但男性在不满22岁时，尽管已有生育能力，其生殖系统的发育仍不完全成熟，所产生的精子数量较少、质量较低，此时生育会使新生儿的先天性畸形率增加，所生孩子的智力发育也会受到影响。我国《婚姻法》规定男性22岁才能结婚。一般认为，男性的最佳生育年龄也在25～30岁之间，男性年龄过大也影响优生。统计数字表明，新生儿死亡率随着父母的年龄增大而增加，父亲年过40岁后得子，其子女的畸形率超过正常生育年龄的对照组的1倍。此外，父亲的年龄过大其精子较易发生基因突变，使婴儿先天性疾病的发生率明显增加。通常，男子到45岁以后，其睾丸将出现明显的衰退现象。

为了下一代的健康、聪明，提高中华民族的人口素质，避免畸形儿、愚儿给社会和家庭带来困扰，应当禁止早婚早育，并注意避免生育过晚。

第十节　孕期母体和胎儿的变化

妊娠使母体发生很多变化，大多数都在分娩后消失。

一、孕早期胎儿和母体的变化

孕早期胎儿的生长发育：从怀孕开始到孕12周末称为孕早期，是新生命从胚胎分化发育成为胎儿的重要时期。孕4周时，着床后的胚胎慢慢长大，形成三个胚层，它们将分别分化发育成胎儿的各个部分，大脑的发育也已经开始。孕8周时胚胎长约2.0cm，已初具人形，头的大小占整个胎体的一半。可以看出眼、耳、口、鼻；四肢已具雏形。B超可见到心脏搏动。胚胎的各个不同的器官忙碌地发育着，器官特征开始明显。孕9周开始可以称为“胎儿”了。到孕10周末，胎儿的身长会达到4.0cm，体重大约10g。胎儿的眼皮开始粘合在一起，直到孕中晚期才能睁开。他（她）的手腕已经成形，脚踝开始发育完成。孕早期到第12周就要结束了，现在他（她）大约有9cm，体重约20g。手指和脚趾已经完全分开，并出现关节雏形。所有的内脏器官已经形成，并开始工作。外生殖器已发育，多可辨别男女。3个月来胎儿发生了巨大的变化，因此也是对环境中的各种因素最敏感的时期，一些生物、化学、物理因素，都会对胚胎的分化发育产生影响。

孕早期母体变化明显的主要是以下几方面：子宫：随孕月的增长，子宫逐渐增大变软，子宫体开始变为圆球形，在孕8周时，比正常增大一倍，孕12周子宫底可在耻骨联合上缘触到，比非孕时大2倍。在孕6～8周时，子宫颈变软并变色，由原来的粉红色变为紫红色，这是由于妊娠后血管充血引起的，阴道粘膜也有此种变软变紫的变化。乳房：孕期乳房变化比较典型，尤其是初孕妇，乳房增大，充血明显，乳晕着色变为棕色。乳晕外围的皮脂腺肥大形成散在结节状小隆起，也即蒙氏结节。乳房的变化从孕早期开始，到孕中，晚期就更加明显。泌尿系统：逐渐增大的子宫压迫位于子宫前方的膀胱，使膀胱的容量减小，引起孕妇尿频。到孕3个月以后，随着增大的子宫上升到腹腔，尿频现象会减轻。基础体温：所谓基础体温是指睡眠6小时以上，醒来不动不吃东西，不说话，安静状态下测出的体温。怀孕后由于黄体酮对人类体温中枢的升温作用，使基础体温持续在高水平，大约36.8℃左右，此高水平要持续到孕12周才会下降。此外，母体全身各系统都开始有所变化，但此时外表的变化尚不明显。

二、孕中期胎儿和母体的变化

孕中期胎儿的生长发育：孕13周到27周末为孕中期。

孕13周的胎儿的眼睛在头的额部更为突出，两眼之间的距离拉近了，肝脏开始制造胆汁，肾脏开始向膀胱分泌尿液。孕14周时胎儿手指上已经出现独一无二的指纹印。

孕16周胎儿身长已经达到16cm，体重也达到100g。薄薄的皮肤上覆盖了一层细细的绒毛，全身看上去就像披着一层薄绒毯，这层绒毛通常出生时就会消失。他（她）开始长出眉毛，头发也在头顶迅速生长。开始出现呼吸运动。他（她）在子宫里开始做许多动作，可以握紧拳头、眯着眼睛斜视、皱眉头、做鬼脸，也开始会吸吮自己的大拇指。研究者认为，这些动作会促进胎儿大脑的成长。

孕20周时，胎儿身长25cm，体重约300g。开始能吞咽羊水，而且肾脏已能够制造尿液。味觉、嗅觉、听觉、视觉和触觉都从现在开始发育形成，神经元数量的增长开始减慢，但是神经元之间的相互联通开始增多。可以感到胎儿在不停地运动，有时非常剧烈，甚至影响孕妇睡眠。在以后的10周里胎儿的运动将非常频繁，直到孕后期把子宫撑满为止。

孕22周胎儿的眉毛和眼睑已经清晰可辨，10个小手指上也已长出了娇嫩的指甲。胎儿现在已经具有了一定的听力，他可以听到说话的声音和外界的一些音响。此阶段可以选择一些有趣的儿童名著，绘声绘色地朗读给他听，最好是反复地讲同样的一个或几个故事，也可以给他听一些优美抒情的音乐。

孕24周胎儿身长30cm，体重约700g。比例已较为匀称，开始充满整个子宫。舌头上的味蕾正在形成。注意这时胎儿大脑细胞迅速增殖分化，体积增大，这标志着胎儿的大脑发育将进入一个高峰期。这时妈妈可以多吃一些芝麻、核桃之类的健脑食品，为胎儿大脑发育提供充足的营养。

孕28周胎儿身长大约已达35cm，体重已有1000g左右了。皮肤粉红，可有胎脂。很多胎儿此时已经长出了头发，眼睛也可以睁开。如果是女孩已经可以看到突起的小阴唇。这时胎儿的听觉神经系统也已发育完全，同时对外界声音刺激的反应也更为明显。此阶段可以继续为他讲故事或者给他听音乐，这会让孕妇和胎儿都感到平静和愉快。胎儿的气管和肺部还未发育成熟，但是胎儿的呼吸动作仍在继续，当然是在水中呼吸，这对他将来真正能在空气中呼吸是一个很好的锻炼。

孕中期母体变化明显的主要是以下几方面：

腹部明显变大了，进入孕中期后，原来的衣服开始变得不合体，不久就需要穿孕妇装了。孕早期的疲劳、妊娠反应以及尿频都已经减轻。孕妇体内雌激素水平和生殖器官的充血情况直接影响阴道分泌物的多少。怀孕时体内雌激素水平较高，盆腔及阴道充血，阴道分泌物增多是自然的现象，正常的分泌物应是白色、稀薄、无异味的，含有乳酸杆菌、阴道脱落上皮细胞和白细胞等。这时应注意保持外阴部的清洁，内裤应选用纯棉织品，并坚持每天清洗，避免使用刺激性强的皂液。乳头色素沉着加重，面部可出现蝴蝶斑，腹壁皮肤弹力纤维可因膨胀而出现断裂，形成妊娠纹。从外表到自我感觉上都处于最佳状态，精力充沛，头发光泽，面颊红润。

三、孕晚期胎儿和母体的变化

孕晚期胎儿的生长发育：胎儿已经32周了，他的身长约40cm，体重约1700g。全身的皮下脂肪更加丰富，皱纹减少。头与身体的比例接近足月儿。有些孕妇可能会觉得现在胎儿动得次数比原来少了些，动作幅度也减小了，这是因为胎儿身体长大了许多，妈妈子宫内的空间已经快被占满了，他的手脚动不开了。

36周时胎儿身长约为45cm，体重约2500g。皮下脂肪较多，胎儿变得圆滚滚的，皮下脂肪将在他出生后起到调节体温的作用。毳毛明显减少，面部皱纹消失。指甲长长了，可能会超过指尖。两个肾脏已发育完全，他的肝脏也已能够处理一些代谢废物。有些孕妇会发觉这时的胎儿已逐步建立起自己每日的活动周期了。到37周末胎儿就可以称为足月儿了，身体各部分器官已基本发育完成，胎儿的头部多已固定在骨盆中，所以相比之前，可能就显得不太爱活动了，因为他更多地将会是向下运动，压迫孕妇的子宫颈，想把头伸到这个世界上来。有些孕妇非常关心胎儿的体重，确实，胎儿之间体重的差别还是比较大的，有的瘦一些，有的胖一些，但一般只要2500～4000g就算正常范围。

孕40周时，胎儿身长50cm左右，体重约3000g。发育成熟。皮肤粉红色，皮下脂肪多，外观体型丰满。男性胎儿睾丸已下降，女性胎儿大小阴唇发育良好。出生后哭声响亮，吸吮能力强，能很好存活。

好了，到预产期了！可是有些宝宝竟然还没动静，有些宝宝却已抱在妈妈怀里了。别急，虽然大多数的胎儿都将在40周左右诞生，但真正能准确地在预产期这天出生的婴儿并不多，提前三周或推迟两周出生都是正常的。

孕晚期母体的变化：腹部迅速增大，孕妇重心前移，身体开始臃肿，下腹部和大腿感觉沉重，易疲劳。乳房丰满，挤压时有少量乳汁溢出。膨大的子宫压迫心脏、胃、肠、膀胱等器官，孕妇已出现心慌、气急，胃部胀气，尿频等现象。接近分娩时，宫底会有些下降，腹部压力减弱，呼吸困难有所改善，食欲也好些了。子宫收缩将渐渐频繁起来，阴道分泌物更多。

第十一节　优生咨询

优生咨询是近几年开展的一项优生服务工作，是预防遗传病患儿或其它先天性缺陷儿出生的重要措施之一。由医务人员、医学遗传学者或优生工作人员开设优生咨询门诊或服务站等形式，对咨询者提出的有关优生的各种问题，给予科学的解答，宣传优生知识，进行婚姻和生育指导。优生咨询的内容很广泛，政策性也很强，因此，担任此项任务的人员除具有专业知识外，还要有一定的政策水平和高度的责任感。

一、优生咨询的内容

（一）婚姻和生育指导

1. 患哪些病不宜结婚和生育？

我国1980年颁布的婚姻法规定“患麻风病未经治愈或患其它在医学上认为不应当结婚的疾病者，禁止结婚”。至于具体患哪些疾病不宜结婚和生育，由于我国现行法律没有明确规定，所以任何回答都不具有法定性。但我们可以引用日本《优生保护法》中的有关咨询作为参考，患下列疾病者不宜结婚：精神分裂症，躁狂抑郁性精神病，癫痫，遗传性智力低下（愚钝、痴呆、白痴），严重的遗传性畸形，显著的躯体疾患如遗传性舞蹈症、遗传性小脑性运动失调症、遗传性进行性肌萎缩症、肌紧张症、软骨发育不全症、白化症、鱼鳞病、结节性硬化症、遗传性掌足跖角化症、遗传性视神经萎缩症、视网膜色素变性、全色盲、眼球震颤、血友病、视网膜母细胞瘤，神经纤维瘤、先天性成骨不全症、呆小病、小头畸形、家族性下肢痉挛麻痹、垂体侏儒、先天性白内障等。这些疾病患者如果结婚，不仅危害配偶，而且还将其致病基因传给下一代，增加家庭痛苦和不幸，也使人群中劣质人口增加。除上述疾病外，凡重要器官有严重疾病者，如心脏病、慢性肾炎、肺结核、病毒性肝炎、贫血、糖尿病等患者均不宜生育。这是由于“十月怀胎”加重了孕妇心肝肺肾的负担，“一朝分娩”又会使孕妇消耗过大的精力和体力。这对于重要器官有严重疾病的妇女来说，是难以承受的，要担很大风险，对孩子也不利。

2. 有血亲的男女青年相爱，能否结婚？

这有多种情况，婚姻法规定直系血亲和三代以内的旁系血亲禁止结婚。除此之外的不受法律限制。但要指明危害性，根据其血亲的远近给予适当的引导。比如报上曾刊载一对四代以内有共同祖先的同姓男女相爱（即堂兄弟的子女相爱），询问能否结婚。

3. 其它咨询

比如：①男女青年本人或亲属中患有某种遗传病，是否可以结婚和生育？下一代患病风险有多大？②夫妇一方或双方有遗传病家族史，可否生育？子代发病风险有多大？③所生的小孩有先天性异常，这种异常是不是遗传的？如果是遗传的，为什么上几代人没有人发病，就突然出现患儿呢？是来自父亲还是来自母亲？下一个孩子发生同样异常的可能性怎样？④高龄夫妇从未生育，今想生育又怕担风险。是否可以生育？应注意什么等？

（二）解释病因，预测发病风险

1. 夫妇身体都健康，但生了一个白化病的孩子，这是为什么？再生育的话，孩子会怎样？因为这对夫妇都是白化病基因的携带者，再生孩子仍有 1/4 可能还是患者。

2. 夫妇身体都健康，为什么会生出血友病儿子？再生育的话，孩子患病可能性多大？由于母亲是血友病基因携带者，如果再生男孩仍有 1/2 可能患病；生女孩则不发病。

3. 母亲患结肠息肉症，死于结肠癌，生下 5 个孩子，大女儿也确诊为结肠息肉症，其余 4 人尚未发病，问他们能否发病？结婚后下一代发病风险多大？由于这是一种显性遗传病，所以患者的同胞都有 1/2 可能是患者。如果这 4 人是患者，与健康人结婚时，下一代仍有 1/2 可能患病；如果不是患者，与健康人结婚时，下一代就不会有患者。

（三）提供对策

1. 以往曾出生过遗传病患儿，今又怀孕，能否测出胎儿是否正常？有什么预防和治疗办法？

2. 对遗传病患者应该怎么治疗？

3. 曾发生过习惯性流产或死产，能否再怀孕？应注意什么？有什么办法预防？

4. 丈夫患不育症，有什么办法能解决生育问题？

5. 孕期曾接触过致畸物质（如化学制剂、放射线、较长时间服药、吸烟饮酒等），胎儿会不会异常？应采用什么方法进行产前诊断？

咨询者所提问题是多种多样的，这里不能详细列举。应根据不同问题不同对象给予相应的对策，有的要做染色体检查，有的可用超声波检查，有的遗传病患者可用饮食控制疗法防止发病（如半乳糖血症患儿不吃乳类食品、蚕豆病患者不吃蚕豆就不发病）；有的遗传病患者可用手术治疗等。

二、优生咨询注意事项

由于咨询者的实际情况、要求和心理状态是各种各样的，工作人员应对每个询问者持亲切、负责、严肃认真、保守秘密的态度，取得询问者的信任和配合，得到可靠的资料，以便进行研究和分析。对询问者提出的问题，不要轻易作出判断，一定要在细致的思想工作、周密的调查及各种必要的化验基础上，经过认真分析，再作出正确判断，给予科学的回答。

进行优生咨询时，除了解答询问者所提问题外，更重要的任务是向他们宣传优生常识，提供有关该病的遗传学方面的资料以及应采取的优生措施。因此，医生必须具有较丰富的知识，特别是医学遗传学、细胞生物学、卫生防疫学、优生学和医学等多学科的知识，才能解释充分，以使询问者真正理解所谈的内容。只有这样才能使他们能够正确地、合理地决定其婚姻和生育问题。

第十二节　优孕总动员

优孕是一个全新的生育新理念：在精子和卵子结合那一刻前的 3 个月，甚至 6 个月，就开始了孕育准备，因此生命的孕育不仅只是 10 个月。力求在达到优身、优时、优境的最佳状态下，让最健康最富活力的精子和卵子在天时地利人和时，把父母双方的精良基因如容貌、智慧、个性、健康在受精卵中高度重新组合并表达。

一、动员一：优身受孕

你该做的生理准备：怀孕前3个月要双双身体健康无病，任何一方如果患有结核病、肝炎、肾炎，特别是女性患有心脏病、糖尿病、甲亢、性病、肿瘤都不宜受孕。病愈后也要3个月后再受孕。孕前3个月双双停止酗酒和放下手中白色“小魔棒”（吸烟）。孕前3个月都要慎用药物，包括不要使用含雌激素的护肤品。从事对胎儿有害职业的夫妻，尤其是女性一定要在孕前3个月暂时离开。采用长效避孕工具和避孕药物的女性，要在停药6个月后再孕。不要在疲劳时性交受孕。过胖和过瘦的女性应把体重调整到正常状态。为减少“早孕反应”对身体的营养损失，要在准备怀孕前的3个月积极进食富含营养素的食物，如含叶酸、锌、钙的食物。在准备怀孕前的3个月，多吃瘦肉、蛋类、鱼虾、动物肝脏、豆类及豆制品、海产品、新鲜蔬菜、时令水果。男性多吃鳝鱼、泥鳅、鸽子、牡蛎、韭菜。少吃火腿、香肠、咸肉、腌鱼、咸菜，不要吃熏烤食品如羊肉串等。少吃罐头及少喝饮料。洗涤蔬菜注意以浸洗方法去掉残留农药。

你该选择的受孕心理：在心情愉悦，没有忧郁和烦恼的状态下进行负有受孕使命的性交。丈夫要重视并让妻子达到性高潮，它对于得到一个健康聪明的孩子至关重要。

二、动员二：优时受孕

1. 要点一

刚排出的卵子立即受孕，可避开外界环境，孕育体质佳、智商高的孩子几率大。所以，你要学会测定自己何时排卵。

采用测定基础体温的方法测定排卵日：基础体温是人经过6～8个小时睡眠后醒来未进行任何活动所测得的体温。排卵前基础体温逐渐下降，相对较低，保持在36.4～36.6℃；在排卵日基础体温下降到最低点；排卵后基础体温升高，一般上升0.3～0.5℃，一直维持到下次月经来潮前开始下降。请绘制一张月经周期中基础体温变化表，基础体温的连接呈双向曲线，它的分界点为排卵日，通常是月经周期中体温最低点。

根据阴道粘液变化判断排卵日：女性月经周期分为干燥期——湿润期——干燥期。在月经中间的湿润期，白带较多而且异常稀薄，一般持续3～5天。观察分泌物像鸡蛋清样、清澈、透明、高弹性，拉丝度长的这一天就是排卵日。

运用避孕镜检测排卵日：每天清晨，用舌尖将1滴唾液滴到镜片上，风干或灯下烤干后看到“羊齿状结构”即为排卵日。在安全期则会出现不规则气泡和斑点状图像，如果这两种图像同时出现，说明你处在过渡期。此种方法新颖、且操作简单便于掌握，测试准确迅速。

提示：你可以选择以上2～3种方法，综合分析观察，便可能获得准确的排卵日。

2. 要点二

在最佳的生育年龄段受孕

研究表明，中国妇女最佳生育年龄为24～29岁，父亲在30～40岁，此时生下的孩子易成才。益处：最佳生育年龄女性生理与心理均趋成熟，精力充沛，利于孕育和抚育胎儿及婴儿，可避免胎儿发育不良，妊娠合并症及流产、死胎或畸胎。因为智力的遗传大多来自父亲，30岁以上的父亲不仅智力成熟，且生活经验较丰富，能够懂得和接受胎教知识，特别是会关切爱护妻子，从而使胎儿生长发育良好。

3. 要点三

在最佳受孕季节——夏末秋初时怀孕。

夏末秋初气温适宜，避开了病毒流行，疾病爆发的时间。有丰富的食品可使孕妇得到最充足的营养并储备于体内，以预防妊娠早期孕吐反应所造成的营养损耗，利用胎儿早期大脑发育。到妊娠中、晚期正值春季，宜人的环境非常有利于胎教。避免在冬春季节受孕，因为此时灰尘多，风沙大气候不稳定，孕妇极易被流行病毒感染情绪波动，抵抗力下降，从而导致肚胎畸变。

三、动员三：优境受孕

受孕时你要避开自然界环境这些变化：太阳磁暴、地震、日月蚀、月圆之夜都会使人的情绪发生很大改动，并且精卵细胞质量下降。雷电交加之时产生强烈的 X 射线，会引起生殖细胞染色体畸变。太阳黑子周会发生太阳耀斑，对生殖细胞和胚胎有伤害，导致出生后智力不良。

总之，切实做好优孕的准备工作，尽量避开影响胎儿生长发育的不良因素以及进行合理的孕期保健，便可能达到优生的目的。再加上出生后的优育和优教，一定能够得到一个健康宝宝。

编者：王光明

第十一章　转基因技术与转基因动物

第一节　转基因和转基因动物的概念与研究历程

一、转基因、转基因动物概念

（一）什么是转基因（transgene）？

将特定的外源基因通过基因载体导入受体细胞内，并使之表达的过程，称转基因，或转基因技术。这是以基因工程为核心，结合胚胎工程对生物的遗传物质进行基因操作，改变生物体性状的技术。

（二）什么是转基因动物（transgenic animal）？

携带有外源基因的动物品系称转基因动物。即通过转基因技术使导入的特定（有益）的外源基因（即目的基因）与受体动物的染色体基因组稳定整合，并使之能稳定地遗传给下一代动物，并行使正常功能，这种后代动物属人类参与创建的携带有新基因的动物，因此被称为转基因动物。转基因动物构建已成为世界该研究领域的热点，备受关注，且前景诱人。

（三）转基因动物的三要素是什么？

外源性目的基因、转基因载体系统和受体动物，对转基因动物来说三者不可缺一，这是转基因动物的三要素。

（四）研究转基因技术的目的

转基因技术是研究哺乳动物胚胎发育调控基因的主要手段。目前研究比较多的基因有同源框（HOX）基因、配对盒（paired box）基因和POU族（pit－1，oct－1，onc86，POU）基因等。有40多个含有Hox的小鼠基因已被分离出来。将这些基因导入受精卵后，构成转基因小鼠，以研究它们在发育过程中的作用。如在导入Hoxl.1基因的转基因小鼠中，Hoxl.1基因的异位表达，导致产生严重的头面部畸形及颈椎变形。而Hoxl.4在肠间充质中的过度表达，导致巨结肠症。

二、转基因动物的研究历程

从20世纪60年代开始生命科学研究人员就试图找到一种恰当的方法，将特定的基因导入发育中的哺乳动物体内，以便研究基因的功能及调控规律。到20世纪70年代中期，几种将外源基因导入早期哺乳动物胚胎的方法逐步建立起来，包括显微注射法、逆转录病毒法、胚胎干细胞法及精子载体法等，这些技术的建立为转基因动物的成功奠定了基础。至20世纪80年代初期，转基因小鼠技术逐渐成熟，转基因小鼠成功诞生，20世纪80年代中期以后其它转基因动物相继出世，该项研究取得引人注目的成绩。最早建立成功的转基因动物是转基因小鼠（transgenic mouse）。由于转基因小鼠的建立比其它大的转基因哺乳动物建立要省时、省力，因此转基因小鼠作为生命科学研究的一个新体系已经得到越来越广泛的应用。

下面是转基因动物研究的简要历程：

1. 1961 年，Tarkowski 等将小鼠卵裂期不同品系的胚胎细胞聚集在一起，形成了嵌合体小鼠，这是最早的转基因动物实验的尝试。

2. 1974 年，Jaenisch 等首先用显微注射法将 SV40 病毒的 DNA 导入到小鼠的胚泡(blastocyst)，使之整合到小鼠的基因组中。有 40%子代鼠的器官中整合有外源基因，即在子代小鼠的肝、肾组织中均检测到了 SV40 的 DNA。整合的拷贝数为 0.5～13 个/单倍体细胞。这一结果证明将外源基因导入胚胎细胞中并实现整合是可能的。

以后相继有人用同样的方法实现了外源基因向小鼠受精卵中的转移并能遗传给后代。在基因转移的方法上相继出现了逆转录病毒载体法、电脉冲法等。这一阶段转基因技术的共同特点是导入的外源基因是随机整合的。这种随机整合的外源基因可能是单拷贝的，也可能是多拷贝的。

3. 1980 年 Gordon 等又将 SV40 与构建的 HSV－TK 基因整合后的质粒，以显微注射方法，注入小鼠受精卵原核中，首次成功地培育出转基因小鼠。78 只子代鼠中有两只为转基因动物，未报道转基因鼠的传代和基因表达情况。

4. 1981 年，Constantini 等用显微注射技术把兔 β 珠蛋白基因转入小鼠受精卵，得到的 24 只子代鼠中，有 9 只为转基因动物，有些转基因动物将外源基因传给子代，但基因表达情况未见报道。同年，Evens、Martin 同时分别建立了小鼠的胚胎干细胞系（ES)。

5. 1982 年，美国学者 Palmiter 将小鼠金属硫蛋白（MT－l）基因启动子片段与大鼠生长激素基因相连接的融合基因植入小鼠受精卵，这样大鼠生长激素基因导入小鼠受精卵后，所生 7 只子代小鼠中有 6 只生长加快，体重身长明显增加，为一般小鼠的 2 倍，在肝脏中能分泌生长激素，这就是所谓人造“超级小鼠”（supermouse）（图 11－1）。

“超级小鼠”的建立成功轰动了整个生命科学界，科学家们对此表现出浓厚的兴趣，许多实验室竞相开展这方面的研究工作，因此转基因小鼠技术迅速发展，不断完善。

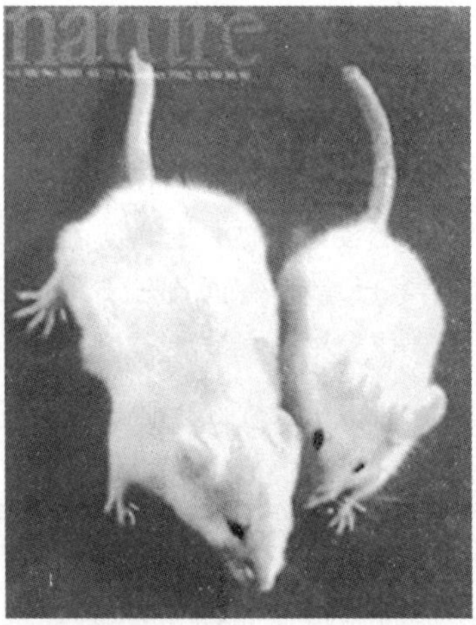

图 11－1　美国超级小鼠：体重是一般小鼠的两倍

6. 自超级小鼠诞生之后，研究人员将克隆后的各种基因植入小鼠胚胎，并利用出生后的转基因小鼠，进行高等动物基因表达控制机制的研究，这些研究迅速发展起来。1985 年，Wagner 等用拼接有 NeO 基因的逆转录病毒感染 ES 细胞，获得嵌合体小鼠。Hanlmer 等（1985 ）是最早将外源基因转移到家畜上的人。同年 Hammer 等制备转基因兔、猪及转基因绵羊成功。他将小鼠 MT－1 与人生长激素基因的融合基因植入兔、绵羊、猪中，结果发现整合率（出生头数/植入头数）在兔为 12.8%，猪为 10.4%，在绵羊仅为 1.3%。1985 年朱作言等在世界上率先建立了转基因鱼的模型，将基因工程与胚胎工程有机地组合起来，构建新个体的技术迅速发展。

Baumman 等（1985）与 Mercier 等（1985）认为，牛生长激素基因转移到奶牛中，生出的牛犊长大后可提高产奶量与营养成分。

7. 1986 年加拿大 Calgary 大学生产出第一例转基因牛。Robertson 等也于同年用 MPSV－nos－Neo 逆转录病毒感染 ES 细胞，得到可遗传的子代转基因动物。

8. 1987 年，Utah 大学 Capecchi 领导的研究小组，根据同源重组的原理，实现了导入的外源基因的定点整合，这一技术亦称为“基因打靶”（gene targeting）。基因打靶技术的应用，一方面可以使导入的外源基因定点整合于人们希望整合的部位，从而避免了外源基因随机整合对内源基因的影响。另一方面，人们还可以利用基因打靶技术定点灭活一个内源基因，亦称为“基因敲除”（gene knockout）。同年 Thomas 等利用胚胎干细胞法结合同源重组技术，制备出 HPrt 基因定点突变的转基因小鼠。

9. 1988 年，Biery 等将转基因牛制备成功。同年，澳大利亚的科学家将牛生长激素基因，注入猪的胚卵内，得到的“超级猪”体大如牛，而且肉质细嫩。

Vize 等（1988）、Ebert 等（1988 ）曾将大鼠生长激素基因与猪生长激素基因一起转移到猪中，使得转基因猪生长快 13%，饲料利用率提高 17%。

10. 1989 年，Behringer 等把人的 β 球蛋白基因和人的 α_1 球蛋白基因分别注入小鼠受精卵，获得转基因小鼠。他们把人 α 和 β 球蛋白基因构建成融合基因导入小鼠受精卵后，产生了功能性的人血红蛋白。而且产生了两种新的血红蛋白形式——鼠/人杂合分子。转基因小鼠产生的人血红蛋白的氧结合能力与人自身产生的血红蛋白一致，而杂合分子的氧结合能力，介于小鼠和人的血红蛋白之间。

11. 1990 年，Pursel 等用小鼠乳清酸性蛋白（ Whey acidic protein，WAP ）基因进行试验，获得 189 头仔猪，其中 5 头整合了 WAP 基因，1 头长大后产仔猪 9 头，4 头为转基因猪，基因在乳中表达了 WAP。Hochi、Mullius 和 Ganten 等也同时报道转基因大鼠制备成功。

相继已有转基因猪、兔、羊、牛、猴等问世。为发育原理研究、动物遗传改良、生物反应器构建、疾病防治和工程制药等带来巨大影响。转基因动物构建已经成为全球性最热门的前沿性攻关课题，前景诱人，备受关注。

12. 1991 年，Denman 等将组织型纤溶酶原激活物（tPA）基因作为目的基因导入山羊卵，在转基因山羊奶汁中 tPA 含量达 3mg/ml，而且具有正常生理活性。

13. 1992 年 Pursel 又将一种可提高猪生产性能的 CSKL 基因 cDNA 转入猪受精卵中，有 5 头表现不同程度的肌肉肥大，骨骼肌中 CSKI mRNA 含量很高；同年 Swanson 等将人 α_1 球蛋白和 β 球蛋白基因，导入山羊受精卵，在获得的转基因山羊中，检测到人的血红蛋白，其含量占红细胞血红蛋白的 9 %；而且氧的结合能力与人自身产生的血红蛋白相似。

14. 1993 年，爱丁堡药用蛋白质有限公司报道，将抗胰蛋白酶基因注入羊受精卵原核，产生 112 只羊羔，其中 5 只具有这种外源目的基因，人体如缺少抗胰蛋白酶可患肺气肿，患者可通过从这种转基因羊奶中提取该酶而治疗该病。

同年荷兰科学家将乳铁蛋白基因注入牛受精卵原核中，第一代海尔曼公牛即有此基因表达，以其配种后产下的子代奶牛的牛奶中也含有这种乳铁蛋白，该蛋白可用于治疗人类的免疫衰退性疾病。

15. 1994 年 Naito 将带β-肌动蛋白启动子的β-乳糖苷酶（lacZ）基因，Jamie 等将带有报告基因的质粒 DNA 注入鸡的胚盘中，均获得了转基因鸡。

16. 近年来美国、加拿大等国已成功通过转基因奶山羊高产量生产抗α-肿瘤坏死因子的抗体，用于风湿性和类风湿性关节炎的根治；在血管生成抑制因子——血管内皮遏制素和人血清白蛋白（human serum albumin hSA）乳腺生物反应器的创建上，取得了高表达量并可产业化的喜人成就。

17. 2001 年初，美国科学家宣布，他们培育出世界上第一只转基因猴“安迪”（图 11-2）。安迪体内含有一种从海蜇体内分离出的绿色荧光蛋白基因。此前科学家都是以老鼠作为实验动物来研究与人类有关的疾病，“安迪”的出世弥补了试验鼠的许多不足之处。科学家预测，这一成果将加快人类对癌症甚至老年痴呆症等病症的研究工作。

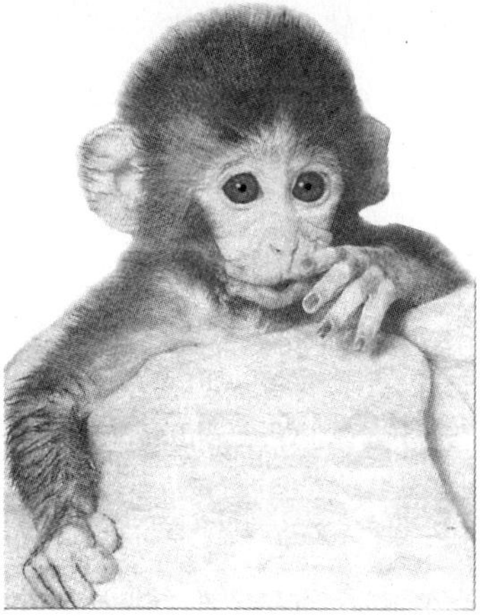

图 11-2　导入海蜇绿色荧光蛋白基因的世界首例转基因猴安迪

18. 2002 年加拿大的 Nexia Biotechnologies 公司转蜘蛛蛋白（又称生物钢，Biosteel）基因小鼠和奶山羊构建成功并在美国注册，更使人看到未来 5～10 年转基因动物创建的广阔前景和诱人的商业价值。

三、我国转基因研究状况

我国 1984 年开始转基因动物研究，近年来在转基因动物（家畜）研究方面，也取得明显成绩。1984 年获得含有人β-珠蛋白基因的转基因小鼠，1985 年和 1986 年获得含有人生长激素基因（MT-hGH）转基因泥鳅和小鼠。1987 年获得含有大肠杆菌 galk 和 gpt 基因的转基因小鼠。1991 年陈永福等用羊 MT/猪生长激素融合基因，注入 612 枚猪原核胚，移入受体母猪产仔 136 头，测得血中生长激素含量达 21.6%，超出正常范围 1～5 倍。

我国 863 高科技计划实施以后，又相继获得含有 HbgAg 乙型肝炎表面抗原基因的转基因兔、含有外源生长激素基因的转基因鱼、含促红细胞生成素（EPO）和 HbgAg 两种基因乳腺特异性表达的转基因山羊，含人凝血因子 IX 的转基因山羊、含人血清白蛋白基因的转基因奶羊，利用乳腺生产人生长激素的转基因羊（图 11-3）、含有 MT-hGH（人生长激素）基因的转基因猪，含有乳腺表达“生物钢”蛋白基因的转基因老鼠。

自1998年我国上海医学遗传研究所曾溢滔教授、黄淑帧教授等率领课题组，创立了整合胚胎移植的转基因羊新技术路线，成功地培育出转基因羊之后，1999年2月19日又成功地培育出我国首例转基因公牛“滔滔”（图11－4），滔滔诞生于上海市奉贤县奉新动物试验场，出生时体重38公斤。经DNA（脱氧核糖核酸）分析，它携带有人血清白蛋白基因。滔滔成熟配种后，它的“女儿”产下的仔牛，可望分泌含有人血清白蛋白的牛奶，这标志着我国转基因动物研究又上了一个新台阶。

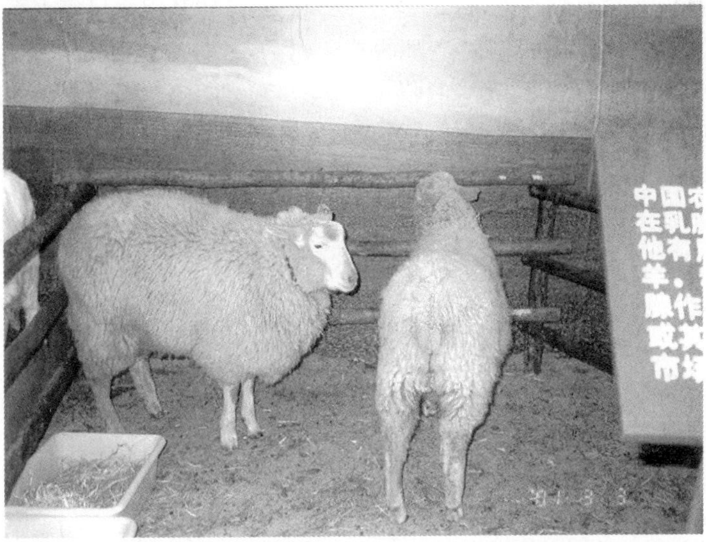

图11－3　我国863高科技成果：转基因羊

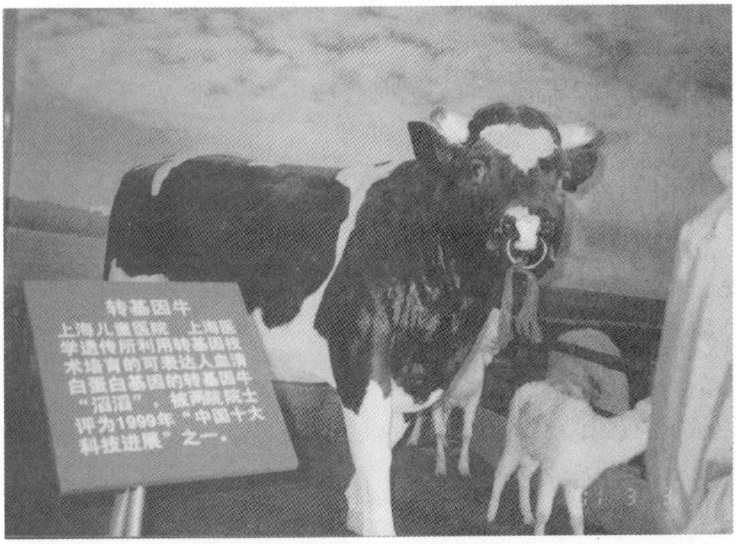
转基因牛
上海儿童医院 上海医
学遗传所利用转基因技
术培育的可表达人血清
白蛋白基因的转基因牛
“滔滔”，被两院院士
评为1999年“中国十大
科技进展”之一。

图11－4　我国首例表达人血清白蛋白基因的转基因公牛“滔滔”

2003年3月中国农业大学取得我国首例转基因体细胞克隆牛成功。同年10月第二头载有人岩藻糖转移酶基因的转基因克隆牛诞生。这标志着我国已经掌握了体细胞转基因克隆牛的体系。该领域研究已跻身世界前列。

军事医学科学院2004年利用精子载体法，制备乳腺生物反应器的转基因兔模型获得成功，获得F1代转基因兔184只，通过鉴定发现其中转基因阳性后代89只，阳性率48.4%。

应用转基因动物/乳腺生物反应器生产药用蛋白质是药物生产的一种全新模式，具有投资成本低、药物开发周期短和经济效益高等优点，将成为21世纪最具有巨额经济利润的新型医药产业，因而也成为各国政府及大型企业公司投资的热点。转基因动物/乳腺生物反应器是我国“863”高技术重大专项课题，承担这一重大攻关项目的研究者们，构建了30多种乳腺特异表达载体，并在细胞水平、山羊乳腺瞬间表达和转基因小鼠等水平上分析了表达载体构建的合理性和有效性，在转基因小鼠的乳汁中，人血清白蛋白的表达量达到3.5g/L，人凝血因子IX的表达量已达到50mg/L以上，人TPO的表达量达到100mg/L以上，BLG的表达量达到25g/L，均属国际领先水平。特别是创立了以“整合胚移植”为基础的转基因家畜研制的新技术路线，应用这一技术，使转基因的总有效率提高了一倍以上，从而成功地研制和培育出我国首例乳汁中含人凝血因子IX的转基因山羊和携带人血清白蛋白基因的转基因试管牛以上为建立“动物药厂”迈出了重大的一步。

转基因技术的关键技术是实现外源基因的导入及整合，总结国内外转基因技术研究大体分为四个阶段：

第一阶段：实现外源基因的导入（1974）。

这一阶段转基因技术的共同特点是导入的外源基因是随机整合的。这种随机整合的外源基因可能是单拷贝的，也可能是多拷贝的。外源基因整合的结果可能会有以下几种情况出现：

1. 能够有效地表达而不影响动物的发育以及正常的生理功能。

2. 不能有效表达，整合入动物细胞基因组中的外源基因无功能。

3. 外源基因的整合导致动物细胞正常基因的失活或激活癌基因，这样动物则不能正常发育、繁殖。

第二阶段：导入的外源基因与内源基因同源重组（1987）。

Capecchi领导的研究小组，创建了“基因打靶”与“基因敲除”技术，为在整体水平研究某一基因的功能以及进行基因治疗开辟了新的途径。

第三阶段：实现导入的外源基因组织特异性表达。

尽管基因打靶技术的应用实现了外源基因的定点整合。但整合入的外源基因要随着生殖细胞的发育进入各种组织细胞。这样外源基因的表达就没有组织特异性，因而无法研究某一基因在特定组织中的功能。

随着一系列组织特异性启动子的发现和应用，导入的外源基因逐步实现了在特定组织细胞内的表达，表达的调控手段各异，如应用重金属元素、热休克蛋白和甾体激素等。这样就使得对转入的外源基因功能的研究更精确了。

第四阶段：达到导入的外源基因在动物发育阶段上的可控表达。

外源基因如果不影响动物的胚胎发育，则携带有外源基因的动物可以生长，发育成熟。但有时导入的外源基因会影响动物的胚胎发育，导致动物在胚胎阶段死亡。为了克服这一弊端，必须要找到一种可以人为控制外源基因在特定发育阶段进行表达的方法。1993年，Gu等应用Cre/*loxP*重组酶系统实现了外源基因的时间特异性表达。现在已经能够从时间和空间的角度控制外源基因的表达并观察其功能。

第二节 转基因动物的制备

在哺乳动物中，小鼠的遗传性状是研究得最彻底的，其早期胚胎在体外培养的技术，以及将其早期胚胎移植到假孕母体输卵管或子宫内，直至新生仔鼠诞生等技术已经确立成熟；小鼠的卵母细胞较大、透明，在适当的光学系统下容易观察到核及其内部结构，并且其对显微注射或其它操作具有一定的耐受力。因此转基因小鼠也成为研究最早的动物。下面以转基因小鼠为例阐述转基因动物制备的基本程序。

一、如何制备转基因小鼠？

（一）选择小鼠品系

转基因小鼠可以选择远交系也可以用近交系。常用的近交系有 C57BL/6J、Balb/c 小鼠；常用远交系为昆明小鼠（KM）、ICR 小鼠等。

（二）准备不育雄鼠和假孕母鼠

1. 结扎雄鼠（准备不育雄鼠）

选性成熟且健壮的雄鼠，称重，腹腔注射麻醉剂，麻醉后，腹面朝上置于手术台上，70％酒精消毒腹部。在下腹部中线处做一 0.7cm 长的切口，用小镊子拉出一侧睾丸和输精管，将另一把镊子在酒精灯上烧红，夹住输精管，将其烧断，相同方法处理另一侧输精管。将睾丸和输精管放回腹腔，缝合伤口。术后鼠放在灯下照射，使其恢复知觉，半个月后即可使用。

2. 假孕母鼠

用生过一胎，母性较好的雌鼠与结扎雄鼠 2∶1 合笼（时间比孕鼠晚一天）。第二天上午，挑选有阴栓者作为假孕鼠。

（三）准备供胚鼠（或称孕鼠）

1. 自然交配的供胚鼠

选性成熟且处于发情期的雌鼠，在第一天下午 4：00 左右，雌雄鼠以 2∶1 合笼交配，次日早晨检查出有阴栓者即为供胚鼠。

2. 超排卵的供胚鼠

显微注射需要的受精卵可以通过小鼠自然交配得到，但往往数量不能得到保证。因此通常对供胚雌鼠进行激素诱导超排卵，以获得足够数量的胚卵。4～6 周雌鼠在明暗循环的动物房内饲养 3～5 天，即可作诱导超排卵。一般以孕马血清（PMSG）模拟卵泡刺激素（FSH），人绒毛膜促性腺激素（hCG）模拟黄体生成素（LH）。激素超排时，选择动情间期雌鼠，第一天下午 2：00～5：00 腹腔注射 PMSG 5IU/只，48 小时后再注射 hCG 5IU/只，然后与正常雄鼠合笼（1∶1），排卵发生于注射 hCG 后 10～13 小时，第四日早晨检查有阴栓者即为供胚鼠。

（四）受精卵的采集与培养

第四日（见阴栓者为第一天）上午 11：00 左右，断髓法处死孕供胚鼠，70％酒精消毒腹部。在腹部中央横剪一小口（0.5cm 宽），将两边皮肤沿伤口部拉开，暴露腹部器官。用剪刀和镊子除去子宫与输卵管周围的脂肪组织，迅速取出输卵管（图 11－5）置于 200μl M2 培养液中，在解剖镜下，用眼科镊子撕开膨大的壶腹部即看到含有受精卵的卵丘细胞团释放出来（图 11－6）。透明质酸酶驱散卵丘细胞后，用微吸管吸出受精卵放入新鲜培养液（M16 培养液），置于二氧化碳培养箱（5%CO_2，37℃）中培养待用，数小时后原核形成并清晰可见，即获取到了原核期胚卵，并将用于外源基因注射（参见下面外源基因导入方法）。

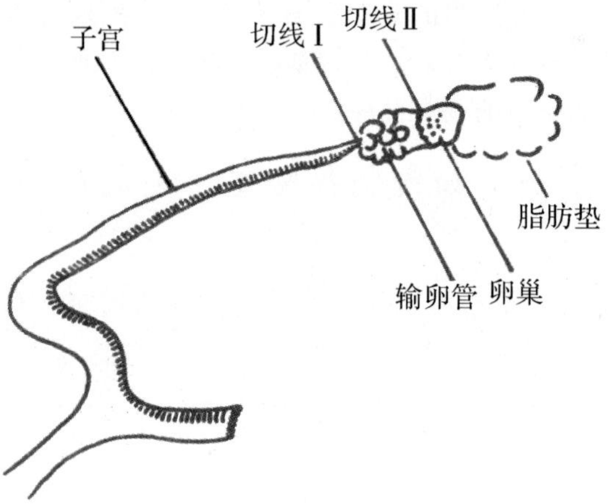

图 11－5　输卵管取出示意图

（引自田小利．转基因动物原理、技术与应用）

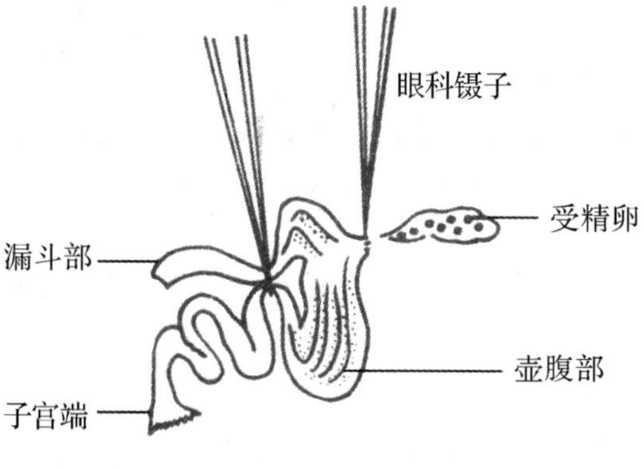

图 11－6　输卵管壶腹部破裂后取出受精卵

（引自田小利．转基因动物原理、技术与应用）

（五）将导入外源基因的受精卵移植入假孕母鼠的输卵管或子宫内使之发育

受精卵移植（implantation of fertilized eggs）入母体的方式一般有两种：

1．输卵管内移植（oviduct transfer）

输卵管内移植适用于原核期或 2 卵裂球期的胚胎。其基本过程是将原核期或 2 卵裂球期的胚胎吸入胚胎移植管内，剖开假孕母鼠的背部，从输卵管伞端移植入壶腹部，受精卵在输卵管中边分裂边借助于输卵管平滑肌的蠕动自然移至子宫，而后着床、发育成胚体。此为较常用的移植方法。

2．子宫内移植

适用于桑椹胚期的胚胎移植。将注入外源基因的受精卵放入适当的培养液中（M16），在 5%CO_2 培养箱（37℃）中孵育，或移入中间宿主输卵管内培养，使其发育到桑椹胚期，然后将其直接移植入假孕母鼠的子宫内继续发育成胚体。

3. 胚胎移植技巧

受精卵移植成功与否，是转基因动物能否产生的关键技术之一。由于这部分显微操作过程难度较大，除需要操作者细致、耐心之外，还要掌握下列的实验技巧。

（1）移植管的长度和内径要适当（图 11－7）：移植管的长度不宜过长，以 2～3cm 为宜，否则在吹、吸受精卵时会阻力较大，不易控制；移植管内径应与受精卵相接近。管的内径略粗于受精卵的直径，吹吸时阻力相对较小，易于操作。鼠的受精卵约 70～80μm，选用 90～100μm 的内径为宜。

（2）移植受精卵数目以 20 枚为宜。

（3）进行受精卵移植手术时尽量避免出血，如有出血要及时止血。

（4）轻轻提夹输卵管伞端，不可用力过大、过猛（图 11－8）。

（5）移植管插入输卵管壶腹部时要轻柔，移植管的口端要平滑。

（6）移植操作时间不宜过长。

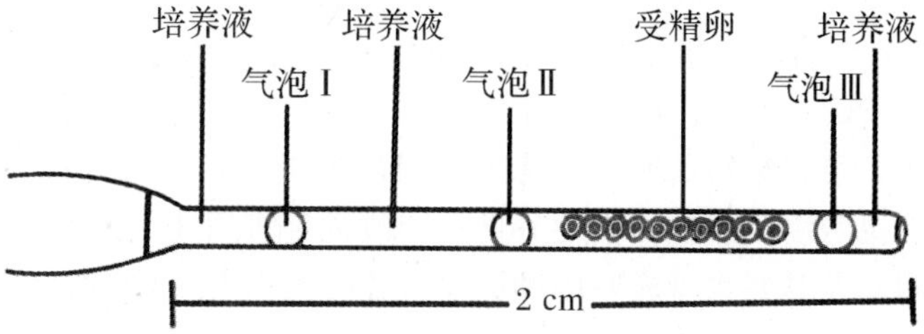

图 11－7　胚胎移植管示意图

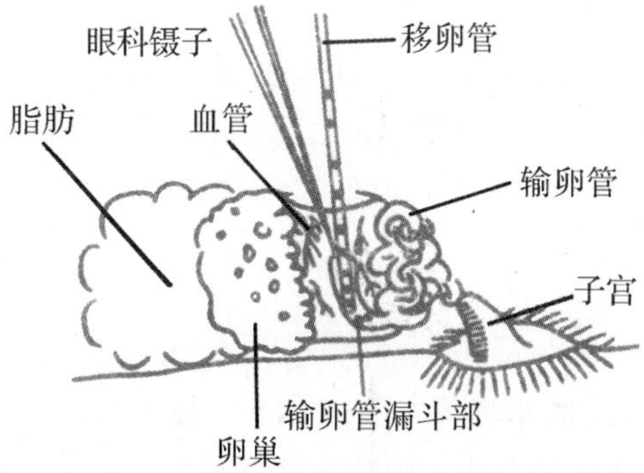

图 11－8　受精卵输卵管内移植

（引自田小利．转基因动物原理、技术与应用）

（六）如何对转基因动物中的外源基因整合及表达进行检测？

对转基因胚胎和新生仔进行外源 DNA 检测，并判定外源基因表达和表达水平是制作转基因胚胎和转基因动物的必要程序，是鉴定转基因成败的关键环节。在获取转基因操作胚胎、胎儿或幼仔组织（如幼鼠尾、胎鼠臀部肌肉或其他组织等）并抽提它们的 DNA、mR-

NA 和获取蛋白质后，通过 PCR 技术、Southern blot 印迹杂交、Northern blot 印迹和蛋白质分析检测等方法，及 Western 印记、免疫荧光技术、免疫沉淀反应等分析手段，对转基因鼠外源基因的整合、转录和翻译情况及程度进行全面检测，以此确定转基因鼠胎和转基因动物（鼠）的构建水平，并推测其理论意义和经济价值。以下就几种主要检测方法进行简介。

1. 外源基因整合的检测

（1）Southern blot 印迹杂交

Southern 印迹杂交技术是通过探针和已结合于硝酸纤维素膜（或尼龙膜）上的经酶切、电泳分离的变性 DNA 链杂交，检测样品中是否存在目的 DNA 序列的方法。该法不仅灵敏而且准确，因此广泛用于转基因阳性鼠的筛选和鉴定。其主要步骤是：① DNA 的酶切及电泳；② DNA 碱变性；③ 印迹（把单链 DNA 片段从凝胶中按原来的位置转移到硝酸纤维素膜上）；④与探针分子杂交和放射自显影从而确定特定的 DNA 序列。

（2）PCR 技术

PCR 为英文 polymerase chain reaction 的缩写，即称为聚合酶链式反应，是一种 DNA 的体外扩增技术。其基本原理同体内 DNA 的复制一样，均需经过 DNA 模板（template ）解链、引物（primer）结合及模板指导下的链延伸三个过程。在体内这三个过程由各种不同的酶协助完成，而在 PCR 反应中则靠温度的调整和聚合酶的共同作用来实现。通过反复变性、复性和延伸过程，可在很短的时间内将引物间的模板扩增至百万倍。因此 PCR 检测所需样品很少，且具有灵敏度高、操作简便等优点，故近年多用此法进行转基因动物中外源基因整合、表达的检测。尤其在大型转基因动物研究中，可先用 PCR 技术对着床前胚胎予以筛选，再将已证实携带有外源基因的胚胎植入母体，可极大地提高转基因效率。

2. 外源基因整合位点的检测——染色体原位杂交

染色体原位杂交（in situ hybridization）是确定转基因在染色体（chromosome）上确切位置的重要手段。其原理是利用碱基互补的原则，以放射性同位素或非放射性同位素标记的 DNA 片段作为探针，与染色体标本上的基因组 DNA 在“原位”进行杂交，经放射自显影或非放射性检测体系在显微镜下直接观察出目的基因 DNA 片段在染色体上的位置。最早进行同位素标记的 DNA 探针进行于染色体原位杂交，近年来，随着荧光显微镜技术的长远发展，尤其是计算机图像处理系统的应用，增强了对荧光信号的分辨率，促进了非同位素在染色体原位杂交中的应用。

3. Northern 印迹杂交

Northern 印迹杂交（Northern blot analysis，Northern blot hybridization）是通过探针和已结合于硝酸纤维素膜（或尼龙膜等）上的 RNA 分子杂交，检测样品中是否存在目的 RNA 序列的方法，属转录水平的检测。该技术操作简便，在转基因和内源基因的同源性较小时，可用于转基因表达的检测。主要步骤包括：① RNA 样品的变性胶（denatured gel）电泳；②印迹：即将 RNA 转至硝酸纤维素膜（nitrocelullose membrane）或尼龙膜（nylon membrane）等固体支持物上；③和探针分子杂交、放射性自显影（或显色等），观察结果。

4. 逆转录——聚合酶链式反应（RT - PCR）

RT - PCR 技术是检测和定量分析半衰期短和低丰度 mRNA 的快速而精确的方法，属转录水平的检测。其基本原理是：以总 RNA 或 mRNA 为模板，逆转录合成 cDNA 的第一条链，然后以这条链为模板，在有一对特异引物存在下进行 PCR，检测转基因是否表达，若在内标准存在下进行竞争性 PCR，还可以对转基因 mRNA 的拷贝数进行精确定量。

5. 蛋白质水平的检测——Western 印迹分析

Western 印迹分析属蛋白质水平的检测。常用的 Western 印迹分析（Western blottiong）方法的主要原理是：蛋白质经聚丙烯酰胺凝胶电泳（SDS-PAGE）后可按其分子量的大小得到分离；把已电泳过的凝胶平铺在固相基质（滤膜）上，在电场作用下凝胶中蛋白质转移至硝酸纤维素滤膜（如 Millipore HAWP），可用抗体作探针与膜上的抗原蛋白发生特异性结合。滤膜上与蛋白质结合的抗体可直接进行染色（如用丽春红 S 染色）或显影，或用第一抗体的二级免疫试剂检测第一抗体，从而对特定蛋白质进行鉴定和定量。常用的二级免疫试剂检测法有^{125}I标记的 A 蛋白或二抗、与辣根过氧化物酶或碱性磷酸酶偶联的 A 蛋白或二抗的方法。常用的是抗生物素蛋白-生物素-过氧化物酶复合物（Avidin-biotin-Peroxida complex，ABC）标记第二抗体以检测靶蛋白的显色技术。该技术的步骤是在第一抗体和靶蛋白结合后，先用生物素标记第二抗体，使其和第一抗体结合，然后加入含有抗生物素蛋白和生物素标记的过氧化物酶的 ABC 试剂，抗生物素蛋白通过与生物素结合，将第一抗体与过氧化物酶相连接，后者在双氧水存在下，催化底物 3，3-二氨基联苯胺反应，生成棕色沉淀，从而可检测样品中所含的未知蛋白。

（七）通过繁育建立转基因动物（小鼠）品系。

1. 回交 20 代建立纯系转基因小鼠。

2. 通过互交得到转基因纯合子小鼠。

二、外源基因是怎样被导入到受体动物体内的？

构建转基因动物的关键步骤是目的基因的导入。研究转基因动物以来，人们在方法学上进行了诸多尝试，目前主要归纳为三大类：物理方法：包括受精卵显微注射、超声波法、电脉冲介导法及快速冷冻法等；化学方法：包括 DEAE-葡萄糖法、染色体介导法、DNA-磷酸钙共沉淀法、聚季胺盐法等；生物学方法：包括融合法（脂质体融合、细胞融合、微细胞介导融合、原生质体介导融合、红细胞融合等）、精子载体导入法（受精时，用精子将外源性 DNA 带入卵子内）、胚胎干细胞法（利用胚胎多能干细胞作为载体，将外源性基因导入个体，获得转基因动物）和病毒感染法（用逆转录病毒携供体 DNA，进入受体细胞内），以及体细胞核移植法等。目前，世界上真正成熟并可以稳定生产转基因动物的方法只有两种，即显微注射 DNA 的方法和精子介导的基因转移法。最常用外源基因的导入方法简介如下。

（一）受精卵显微注射技术

1. 定义

显微注射技术是目前最常用的转基因方法之一，虽然方法较复杂，但其应用较广，成功率较高。其基本原理是利用精细的显微注射针（图 11-9）将目的基因（DNA）直接注入动物受精卵的原核中（图 11-10），再经体外培养使胚胎发育，使外源基因整入受体动物基因组，并移植胚胎到受体动物子宫，产仔后对目的基因的表达进行检测，此技术为受精卵显微注射技术。

2. 受精卵显微注射基本程序

将含有目的基因的克隆 DNA，以相应的限制性内切酶消化，通过氯化铯离心法得到定量样品后，用显微注射缓冲液稀释至注射浓度 1～2ng/μl，每个受精卵注入 1～2pl DNA（即相当每皮升中含有 5kb 的 DNA 片段，200～400 拷贝）。在一般家畜胚胎细胞中外源基因整合率较低，仅达6.5%～15%，而小鼠的外源基因整合率可达30%。DNA整合率受多种因素影响：如融合基因的结构、形状、浓度、片段大小、制备与储存方法、受精卵的来源、培养液的选择、显微注射时胚胎的发育阶段与质量、注射用缓冲液成分、注射部位及操作者的技术水平等。通常以原核期受精卵的雄原核作为注入外源融合基因的对象，这是因为此时的雄原核正处在一个特殊的发育阶段，即它的染色体（包括性染色体）正在去集聚，并由母源性组蛋白替代染色体中的鱼精蛋白，这种染色体改建的微环境有利于外源基因与雄原核基因组靠近和接触。哺乳动物早期受精卵中雄性原核内的这种演变，为导入基因的整合提供了机会和可能。

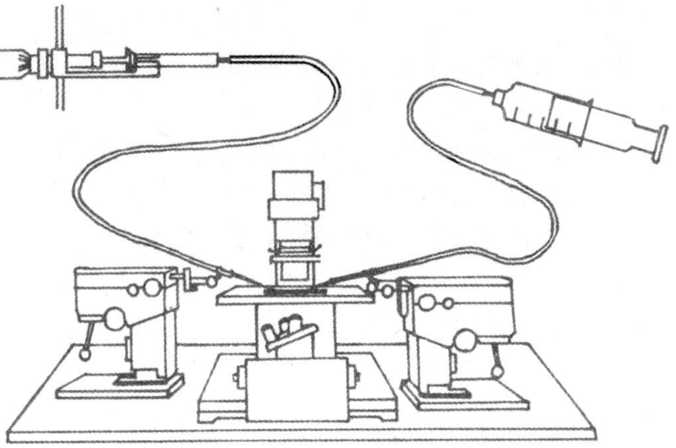

图 11－9　显微注射仪模式图（引自田小利转基因动物原理、技术与应用）

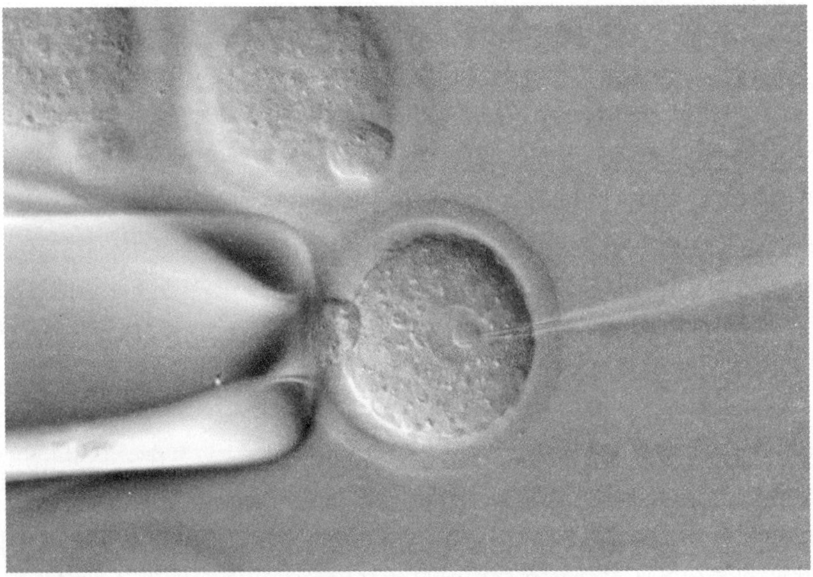

图 11－10　受精卵原核内基因显微注射

图11－11是转基因家兔的5个主要程序：首先是雌雄兔交配，第2步是从母兔输卵管冲出受精卵，第3步是利用显微操作将外源性DNA注入原核（雌或雄原核均可），第4步将注射的健康的受精卵移植到假孕母兔输卵管内，第5步对仔兔外源基因整合情况进行检测。

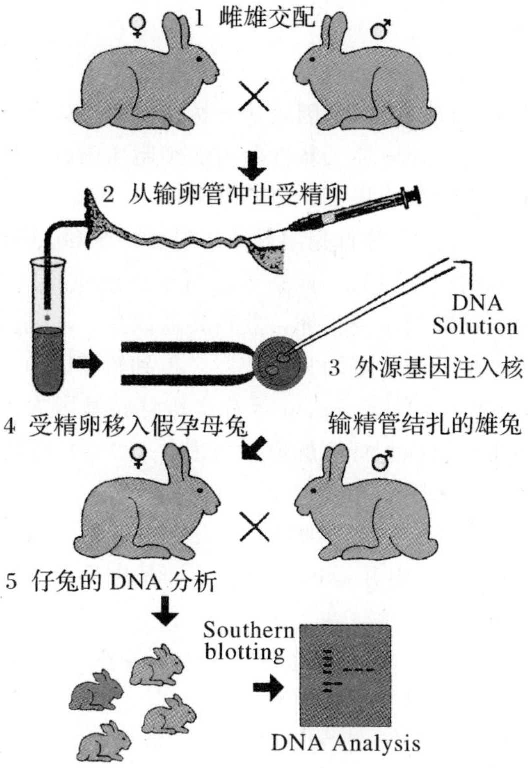

图 11－11　转基因家兔的制备程序示意图

3. 关键技术

显微注射时，选择合格的受精卵至关重要：原核期的胚卵必须饱满，透明带清晰；原核清晰可见。注射时一定要选择核仁、核膜均清晰可见的胚卵。

另外，注射时受精卵的位置很重要，基本原则是，尽可能将持卵针持住受精卵有极体的一侧，雄性原核应尽可能位于持卵针中线并靠近受精卵的表面，这样既可以增加注射针进入原核的把握，又可以减小对胚卵的损伤。

注射针的质量是转基因成败的关键之一。理想的注射针应该是畅通，尖细（尖部开口小于 1μm），另外尖部长度适宜（ 50～80μm）。判断针是否堵塞的方法是先将针刺入原核中，用 Pl（或注射器）长时间加压注射（如 5s），如原核膨大、甚至破裂，说明针尖开口良好，否则，可能被堵塞或拉针时被封闭。此时应将针尖部堵塞部分折断使其通畅，如折断后针尖太粗，必须重新换针。

注射后的受精卵原核膨大、核膜清晰，如果未出现这些情况说明 DNA 未注入核内。如果核变形、核仁流出则可能是因为注入过多的 DNA 样品而导致核破裂。如果退出注射针后，核质或胞质随针流出或被拉出，说明受精卵破裂，这些受精卵在移植时应弃掉。注射后将注有目的基因的合子移入培养皿培养液中进行培养，使其发育以便移植。

在鸟类，由于进化，形成了与哺乳类截然不同的受精方式、发育方式和繁殖程序，所以直接采用显微注射方法是行不通的。1983 年 Perry 成功地将鸡受精卵从单细胞体外培养至孵化，这一技术为显微注射外源基因，生产转基因鸡打下了基础。

4. 显微注射技术的优点

操作简单，成功率高。基因导入速度快；对 DNA 的大小无限制（最大 250 kb）；基因导入雄性原核内，有利于对本代动物转基因表达分析；可快速建立转基因品系。

除将基因注入雄性原核外，还可注入雌性原核、细胞质内、Ⅱ卵裂球期的细胞核或胚泡腔或内细胞团内，但基因整合的效率极低，故不常采用。

上面所述，自 1974 年 Jaenisch 等首先用显微注射法将 SV40 病毒的 DNA 导入到小鼠的胚泡，使之整合到小鼠的基因组中以来，该技术已得到广泛应用。1985 年 Hammer 等将人生长激素基因分别注入兔、猪和绵羊受精卵，获得转基因兔、转基因猪和转基因绵羊；同年朱作言等对金鱼受精卵进行生长激素基因显微注射，得到转基因鱼；1988 年 Beiry 等报道显微注射法转基因牛成功；1990 年 Ichi - hochi 等首次培育转基因大鼠成功；1991 年 Denman 等报道利用显微注射法将带有组织型纤溶酶原激活因子（tPA）的转基因山羊培育成功等。

（二）电脉冲（或电穿孔，electroporation ）介导法

电脉冲介导法是将供体 DNA 与受体细胞充分混匀，在高压电场作用下使细胞膜上产生瞬间穿孔，DNA 分子由此进入细胞并运送到细胞核，其中部分 DNA 整合于宿主细胞染色体。膜穿孔的闭合与时间和温度有关，在 0℃时可延长穿孔存在时间，可使更多的 DNA 分子进入细胞内。电脉冲技术具有更广泛的适应性，适于各种细胞的基因导入，而且效果好。与其他方法主要的差异是电脉冲技术需要更多的细胞。

利用电脉冲技术需要考虑以下六个方面的因素：电场强度、电脉冲持续时间、脉冲形状、电脉冲缓冲液的传导性能、DNA 浓度和受体细胞浓度等。

（三）精子载体导入法 Iavitran

精子载体导入法：即受精时，用精子将外源 DNA 带入卵子内。

首先外源性 DNA 必须整合到精子的头部，那么，是如何整合呢？通常是通过 DNA 与精子直接孵育、脂质体转染或电穿孔导入等方法。

1. DNA 与精子直接孵育法

先制备含有 DNA 的 TBS 溶液（DNA 浓度是 20μg/ml），再取 0.5ml 精液与上述 DNA 溶液中混合，共同孵育 20～40min，DNA 即可进入精子的头部，吸附了 DNA 的精子仍保持很好的活性。有报道每个精子约结合 3.8×10^2 个 DNA 分子，运动过程中的精子捕捉 DNA 的效率会更高。分子原位杂交显示精子头部是携带外源性 DNA 的部位，大约 30%的精子会携带 DNA。

2. 脂质体融合法

DNA 可与脂质体相互作用形成脂质体- DNA 复合物，复合物很容易与细胞质膜融合，使 DNA 进入细胞内，其中一部分可以整合到染色体上。方法是将 50μl 脂质体与 50μl 外源性 DNA（20μg/ml）室温孵育 15～20min，再与 0.5ml 获能精子混和，室温孵育 15～20min。获得脂质体转染精子的运动受到轻微影响，但其受精能力不受任何影响。经原位杂交检测转染后的精子，其杂交信号（DNA）主要位于头部。经过脂质体融合处理后，约 51.6%的精子携带有外源性 DNA。

3. 电穿孔将 DNA 导入精子

通过高压电场使精子的细胞膜通透性产生暂时的可逆性变化，从而使外源性 DNA 分子

进入并与精子核染色体 DNA 整合的技术为电穿孔法。电穿孔前先对精子进行离心 3min，1000r/min，加入电穿孔缓冲液中制成悬液，再将精子置入高压电场处理器中。电穿孔处理后，大部分精子顶体内保留有外源性 DNA 分子。

经过以上三种方法得到了整合有外源性 DNA 分子的精子，即可通过进行人工授精、壶腹部手术及体外受精等使精子将外源 DNA 带入卵子内，经过胚胎发育即可得到转基因动物。

上述整合 DNA 三种方法各有优缺点：DNA 与精子直接孵育法中精子携带 DNA 的量较低，但由这样的精子获得的受精卵整合外源性 DNA 分子的水平较高，几乎占受精卵数量的 50%；电穿孔法虽然精子内导入的 DNA 水平高，但由该精子受精的卵发育成的胚胎整合的 DNA 水平最低，可能是电穿孔后的精子顶体遭到破坏所致；脂质体融合法得到精子的受精卵活力正常，外源性 DNA 分子的整合率最高。

精子吸附 DNA 时，精子活性及 DNA 质量均影响吸附效率。首先，需要精子具有较高的运动性，精子的浓度一般为 $2\times10^6\sim4\times10^6$/ml。DNA 终浓度一般不能低于 0.5～1μg/ml，DNA 分子的长短也影响其吸附，较长的 DNA 分子（8kb）容易被精子摄取，短的 DNA 分子（150～750bP）则不易被精子摄取，说明 DNA 分子被精子吸附并不是简单的、被动的内在化作用，DNA 的阴性离子似乎在吸附过程中起主要作用。

精浆中也存在着影响精子与 DNA 结合的因素，如其中的聚阳离子和氨基葡萄糖可直接与 DNA 分子结合或间接与精子细胞表面的 DNA 结合区域竞争结合，从而影响 DNA 的结合率。因此，利用获能精子或附睾中的精子能够得到较好的效果。

最早（1989 年）用小鼠的精子作为基因导入载体并制备转基因动物成功的是 Lavitrano。他将附睾中的精子获能并与含一定浓度的 pSV_2CAT 表达型质粒孵育半小时，然后进行体外受精，胚胎移植所产仔代有 30%的个体整合有外源基因，且都具有表达能力。

随后 Gandolfi 等也采用精子载体导入法成功地将 pSV_2CAT 质粒导入猪卵，胚胎移植后的子代整合率达到 21%。1989 年以来我国在兔、猪、羊和牛等动物中进行了大量试验，已获得兔、猪、羊的转基因后代。1991 年古巴学者把精子细胞作为载体，将克隆的 DNA 分子与牛的精子细胞一起孵育，再用这种精子对超排母牛进行人工受精，在受精后 11 天回收胚泡，利用 PCR 技术对其外源性 DNA 进行分子检测分析，发现其中两个受体中的胚泡携带有外源性 DNA 分子。

1992 年成国祥等以鸡精子做载体，使鸡体内受精，成功地将马立克 38000 磷蛋白基因转移到鸡的基因组中，整合率约为 5%。1993 年 Squires 等根据前人的经验，把 DNA 用不同的脂质体包装以后，与鸡的精子共孵育，结果发现脂质体能把外源 DNA 带入精子细胞内，且不损害精子的受精能力。Lavitrano 等通过研究发现，外源 DNA 主要结合在精子头的核后帽部，经超微结构观察发现 DNA 在质膜和核膜上是均匀分布的，约有 20%的外源 DNA 进入核内。进一步研究得知，外源 DNA 只与一种蛋白质特异性结合。这种蛋白分子量为 30000～35000，它与外源基因通过离子间的相互作用发生可逆性结合，有些负离子物质，如肝素和硫酸葡萄糖等能把 DNA 蛋白质复合体中的 DNA 置换出来。正常生理条件下，动物的精液中含有一种糖蛋白，能与精子膜上的这种蛋白质结合，使精子失去与外界基因结合的能力，以维持物种遗传的稳定性。所以用精子作载体进行基因转移时，必须进行充分洗涤，去除抑制因子之后，再与外源基因共孵育后进行人工授精才有可能获得阳性后代。随着精子载体技术的不断完善，它将成为一种操作简单有效的转基因技术。

1994 年 Rottmann 等利用含有质粒 DNA 的脂质体在 37℃下与兔精子培养 30min，受精后移植得到转基因兔达到 63%。

（四）胚胎干细胞法

利用胚胎多能干细胞作为载体，将外源性基因导入个体，获得转基因动物的方法。

胚胎干细胞（ES 细胞）是从着床前的动物胚胎中分离获得的一种多功能胚胎干细胞。将它注射入动物胚泡后可参与宿主的胚体构成，形成嵌合体，直至达到种系嵌合。因此 ES 细胞可将其作为一种载体，把外源基因导入个体，获得转基因动物。通过 ES 细胞途径获得转基因动物的方法在发育生物学、遗传学、医学等学科中具有广泛的应用，并已取得可喜的成绩。

（五）逆转录病毒载体法

这种方法是把重组的逆转录病毒作为载体，包装成高滴度的病毒颗粒去感染卵裂期胚胎，携带外源目的基因的逆转录病毒 DNA，可以在感染过程中整合到宿主细胞的染色体上，使细胞具有新的遗传特性。

此法的分子原理是，逆转录病毒的核酸为一条单链 RNA 分子，病毒在进入细胞后，RNA 链首先编码出逆转录酶，在逆转录酶的作用下，病毒 RNA 逆转录为双 DNA 分子。DNA 通过一种尚未明确的机制整合到宿主细胞 DNA 中，成为前病毒（provirus）。前病毒是新的子代病毒 RNA 的复制模板，同时决定着病毒结构蛋白的表达。需要指出的是，前病毒是逆转录病毒增殖的正常途径，也是必经之路。除了偶有例外，这种整合以及子代病毒的形成对宿主细胞没有明显的影响，细胞被感染后仍然正常生长，并不断地分泌病毒颗粒。

这样，将去掉透明带的胚胎与芽生病毒颗粒的细胞共同培养，使病毒感染胚胎细胞，从而达到将外源基因转移到胚胎内的目的。这种方法的优点在于宿主范围广泛，整合后可像染色体上的其他基因一样进行活动，不会致死细胞，其基因表达可以持续，通过感染可以高效地将外源目的基因导入大量细胞中。所以对于显微注射比较困难的禽类早期胚胎而言，这是一种非常适用的方法，可以直接将载体病毒注射到未经孵化鸡受精卵的卵黄中。

1987 年 Salter 等首先利用这种方法，生产出转基因鸡，其传给子代的频率为 1%～11%。美国的 Crittenden 等使用复制完全型载体也获得了转基因鸡。Chen 等报道，把含牛 GH 基因的 Rouse 肉瘤病毒（RSV）Schmidt－Ruppin A 系加以修饰，用其感染鸡蛋，受感染蛋中的复制完全型病毒可以进入生殖细胞，使牛的 GH 基因在两只公鸡中得到表达。在用带有生长激素基因的同样载体感染鸡胚后也得到了转基因鸡，并发现阳性鸡的血液中生长激素水平比对照鸡提高 10～200 倍。1988 年 Petters 、Harvey 等也均以这种方法分别获得转基因猪和转基因羊。

此法的缺点是：逆转录病毒载体转染主要适用于卵裂后的胚胎而不是合子，因此外源目的基因在各种组织细胞中可能分布不均，如果生殖细胞的染色体没有整合上目的基因，则下一代无法出现相应表型。

（六）体细胞核移植法

体细胞核移植法是以动物体细胞为受体，将外源目的基因转移到体外培养的动物体细胞，再将这些体细胞的核移植到去核的卵母细胞中，进行动物克隆，从而获得转基因（克隆）动物（详见第十三章）。

第三节　转基因与转基因动物的意义及应用前景

自20世纪90年代以来生产转基因动物的研究日趋活跃，转基因技术的飞速发展，已产生了非常大的社会效益和经济效益，如保存珍稀动物、改良品种、乳腺发生器和分子药厂等都是实例。转基因动物技术的实用意义日趋明显，应用前景广阔。

一、转基因动物在畜牧业中的应用

（一）可以改造新品种，生产出性状优良的家畜家禽

转基因后可使家畜家禽长得快，繁殖力高，瘦肉比例增加等。

人们从第一只超级小鼠的诞生受到启发，能否通过外源基因的导入，使畜禽生长速度加快、产量（肉、蛋、奶）提高、耗料减少和品质改进呢？后来的大量研究证实，通过转基因技术，可使受体动物自身合成某些必需的氨基酸，或改变畜禽生长调节系统进而促进其生长性能、改善肌体成分、提高饲料的利用效率和缩短生长周期等。1985年，科学家第一次将人的生长激素基因导入猪的受精卵获得成功，转基因猪与同窝非转基因猪比较，生长速度和饲料利用效率显著提高，月躯体脂肪率也明显降低。此后，羊、牛和鸡等畜禽的转基因研究也相继获得成功。

另外，利用转基因技术还可以生产一些供人们玩赏的动物：如像猫一样大的小马，像鼠一样大的兔子，以及各种不同毛色和花纹的观赏动物等。

（二）转基因可提高畜禽的抗病力

对一些种属特异性的疾病，如果可以从抗该病的动物体中克隆出有关的基因，并将其转移给易感动物品种，则有希望培育出抗该病的品系。此外，在对畜禽类病原体基因组结构进行深入研究的基础上，可将病原体致病基因的反义基因导入畜禽细胞，使侵入畜禽机体的病原体所产生的mRNA不能表达，从而起到抗病作用。1988年，有人将小鼠抗流感基因转入了猪体内，使转基因猪增强了对流感病毒的抵抗能力。

二、转基因动物在生物学与医学方面对人类将有哪些贡献？

（一）转基因动物在医药领域的应用前景广阔

1. 转基因牛、转基因羊变成了“药厂”

人们也许不相信，将来如果患有某种疾病，只要将牛奶或者羊奶进行简单的提炼加工，就可以制成特效基因的药物，能准确治疗疾病，但这是可能实现的。因为这种牛、羊不是一般的牛、羊，而是带有人类基因的转基因动物。曾溢滔院士培育出的转基因牛“滔滔”就是一只带有人类血红蛋白基因的转基因动物（图11－4）。

一些只能从人体内提取的蛋白质现在可以从动物体内提取。自1985年，有科学家提出利用转基因动物乳腺生产重组蛋白质以来，数年间，这一近乎天方夜谭的神话已逐渐变成了现实。利用转基因动物生产人类药用蛋白等非常规畜牧产品，是目前世界上转基因研究的热点之一。其中，通过动物乳腺生物反应器生产人类药用蛋白的研究已取得了初步成功。利用转基因动物制药是我国生物医药产业发展的前沿，代表着当今时代药物生产的最新成就。

通过乳腺表达人类基因信息，在学术界被称为“动物乳腺生物反应器”。一旦成功，转基因动物就可以源源不断地为我们提供目的基因——药物蛋白质，许多现代医学束手无策的

疾病可望得到克服，比如血友病、白血病、癌症。只要我们饲养牛羊等家畜，挤下来的奶就可以提炼出珍贵的基因药物，且成本十分低廉。转基因动物中的每一只都可称为一座天然基因药物制造厂，价值连城。

目前，世界上有多个实验室已经开始了将治疗疾病的牛、羊奶投放市场：英国 PPL 公司已培育出羊奶中含有治疗肺气肿的 α_1 -抗胰蛋白酶的母羊。羊奶的售价是 6 千美元一升。一只母羊就像一座制药厂；以色列 LAS 公司也培育成了能生产血清白蛋白的羊。荷兰的 PHP 公司已经培育出能分泌人乳铁蛋白的转基因牛，生产的人乳铁蛋白可以治疗结构性贫血，预计每年生产出来的奶粉销售额就达 50 亿美元，并用克隆技术大量繁殖这些“制药厂”。

前面提到我国科学家已经将人体基因转入了羊的受精卵中，成功地产下了三只乳腺中带有人类基因蛋白的小白羊，现在这些羊已经长大，并繁殖了后代，它们的羊奶中可以提炼人体急需的基因药物——血清蛋白。同时我国科学家也成功培育了乳汁中含有活性人凝血因子 IX 的转基因绵羊。

2. 转基因药物的好处

（1）利用转基因动物开发的转基因药物可解决人类许多医学难题。比如血友病由于缺乏凝血因子，只要碰破点皮就会流血不止；而得到 1g 凝血因子，需要 10 万人每人捐血 200ml，这在事实上是不可能的；而一头带有凝血因子基因的羊在一年内生产的奶就可提炼 12g 凝血因子，产生了巨大的经济效应。

（2）转基因药物开发的周期短。目前利用常规方法生产一种新药，需 10～15 年时间，而生产转基因药物，只要转基因牛、羊成熟产奶即可。转基因羊从导入基因到泌乳只要 18 个月，转基因牛也只要 25 个月。

（3）转基因药物的供应十分稳定，转基因动物转入人类基因后，就会将基因遗传给后代，后代的奶中也同样含有转基因药物。只要牛、羊正常生育，正常产奶，转基因药物的供应就源源不断，取之不尽，用之不绝。

目前转基因羊快产奶了，看来我们离转基因药物的距离越来越近了，也许就在明天。

（二）牛奶、羊奶的成分改善，全面提高人类健康水平

奶是各种制菌作用因子的载体，通过转基因技术可以制备出各种不同特性的奶。

1. 马奶成为医疗、补养珍品

法国科学家研究证明，马奶的化学成分与人奶极为相似，营养价值很高，尤其是酪蛋白、白蛋白和球蛋白含量很高，而且乳脂中含有抗结核杆菌的成分。牛、羊乳中则不含该种成分。如果用马乳腺细胞基因改造牛、羊奶品质，即可收到医疗、补养双重效果，其社会效益和经济效益之巨大是难以估计的。

2. 让牛、羊奶的品质接近人奶

人奶免疫性高，营养丰富，含有婴儿生长所必须的营养素、免疫抗体和固醇类物质，如将人乳腺细胞基因导入牛羊体内并使其表达，无疑将造福人类。

（三）利用动物作研究与治疗模型

比如，在了解到高血压症是由某种原因造成之后，可以利用转基因技术生产一些高血压转基因小鼠，让医生在小鼠身上试用各种疗法，以求得最佳治疗方案。

（四）组织与器官的移植

对于用药物或手术不能治疗的器质性疾病，只能靠组织、器官移植，方可望见效。这些

被期待的组织和器官从哪里来呢？如何避免异种组织或器官的免疫排斥作用呢？转基因动物的器官是首选。

1. 组织移植

早在 1964 年，英国研究者就首先用猪的心脏瓣膜组织，移植到人体心脏中取得成功，现在已成为组织移植的常规手术。

1992 年，我国研究者将猪的异种猪胰组织，移植到猪的胰岛，进行 3 例 5 次，结果仅一次有轻微不良反应，血糖控制良好，原用胰岛素减量 45.2%，其中 1 例完全停用胰岛素。

2. 器官移植

(1) 猪心代替人心

不久的将来，如果有人告诉你，足球场上的某个运动员体内跳动的是一颗猪心，你别吃惊，这就是动物转基因技术的杰作。

人体器官移植是 20 世纪人类医学的重大进展，但是这种进展一直被两个难题所困扰：一是器官供应远远不足，美国登记等待器官移植的人数每年上升 54%，而登记捐献器官的人数仅增加 15%，许多人因为没有合适的器官而死亡；二是器官移植后的免疫排斥让移植者出现各种各样的排异反应，移植者要花费很多金钱去对付排异反应，而且还难保万无一失。

猪的器官一旦进入人体，肯定有比人体更大的排异反应。实验证明将猪心移植到人类的近亲——黑猩猩身上，黑猩猩仅存活了 55 分钟，但是通过转基因技术培育后的心脏移植就会出现奇迹。

1992 年，英国科学家将人类基因导入猪的受精卵，获得了 31 条转基因猪，将这种转基因猪的心脏移植到黑猩猩的身上，黑猩猩存活了 60 天。

科学家已经看到了异体移植的胜利曙光，但是新的问题又出现了：即便植入了人类的基因，免疫反应仍然相当明显。原来猪体内有一种叫半乳糖苷的基因，是器官移植中产生严重排异的罪魁祸首，而且猪的遗传基因中带有大量的与人体不相容的病原体，这种病原体能够让人群相互感染。如果这样，异体移植将会给人类带来不可估量的灾难。

如何规避异体移植的风险？科学家们随后设想运用“基因敲除技术”，将半乳糖苷和不利人类的病原体剔除出去，然后再植入人类基因，排除人的身体对猪的器官的排异反应。

(2) 能为人类贡献器官的猪诞生了！

2002 年 1 月 2 日英国 PPL 医疗公司宣布，研究人员培育出了 5 只新型转基因克隆猪(图 11-12)，它们体内有一个基因被“关闭”了。研究者认为，这是异种器官移植研究领域的又一重要进展，将给器官移植业带来一场革命。或许，通过异种器官移植来挽救人类生命的梦想已不再遥远。

这 5 只小猪都是雌性，DNA 试验表明，它们体内的两个 GT 基因，有一个处于被“关闭”状态。为什么这样的猪就能给人类作器官移植呢？研究人员解释说，GT 基因可控制体内产生一种酶，这种酶能使猪器官细胞表面产生一种糖类物质。当猪器官或细胞被移植给人体时，人类免疫系统能识别这种糖，从而产生强烈的排异反应，把移植的器官或细胞视作外来异物进行攻击。这是目前普通的猪器官不能应用于人体移植手术的主要原因。找到抑制该基因的方法，人们就有可能利用这种关闭基因的转基因克隆猪大量“生产”适用于手术移植的器官了。

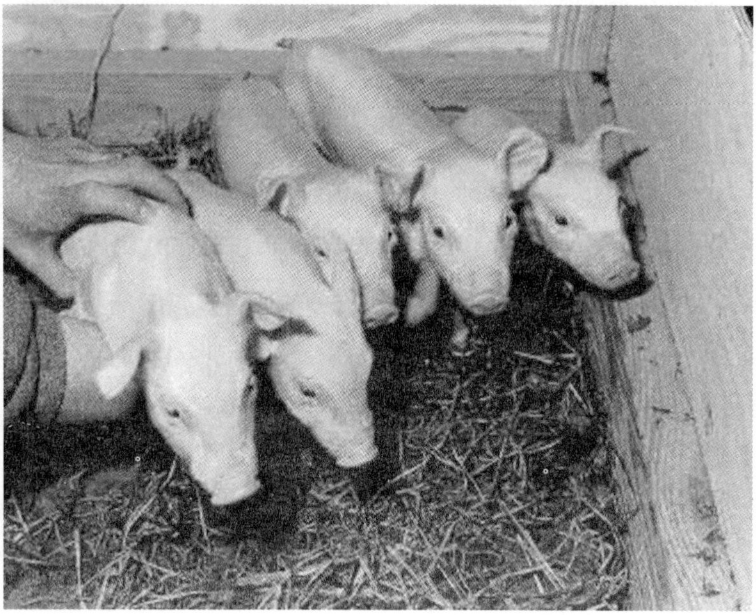

图 11－12　关闭 GT 基因新型转基因克隆猪

成功培育出有一个 GT 基因被“关闭”的克隆猪，标志着距异种器官移植付诸实用的目标已经越来越近，估计在不久的将来，猪的心脏替换人的心脏将不再是人类的梦想。

(3) 将携带有人免疫系统基因的转基因猪，作为给人类进行异种器官移植的供体。

1992 年 11 月，英国剑桥大学，将 DAF 基因（能调节免疫反应补体系统）克隆后，转移到猪的基因，生产出一窝转基因仔猪，其血管内皮上表达了人的 DAF 基因。这就给猪作为人器官移植的供体创造了经验。将携带人类 DAF 基因的猪器官移植给人体，人血液的天然抗体就认为移植器官所表达的人体蛋白是自己的，便不与其结合，当然也不会激活补体系统，也就克服了超急性排斥。White 将这种转基因猪的心脏移植给 10 只猴子，该心脏在两只猴子体内跳动了 60 天，而普通猪心脏只能在猴体内跳动 1～24 小时。将普通猪心脏移植给人，未能成活。说明用携带人类免疫系统基因的转基因猪，作为人类异种器官移植的供体，其方法可行，前景乐观。

(4) 为什么要选择猪的器官作为人体器官移植的理想对象物呢？

由于缺乏可供移植的器官，许多急需换肾、肝或心脏的病人得不到及时救治。将动物器官移植给人的异种器官移植研究因此受到重视。猪易于繁殖，其体形与人差不多，而且猪的许多生理特征也与人相似，比如猪的心、肝、肺、肾脏等内脏器官，大小、形状、结构等与人体器官基本相同。如果植入牛的心脏，体积太大人身体受不了，如果植入小动物的器官，心脏不堪重负，因此猪的器官成为人体器官移植的最佳选择。

3. 细胞移植

2002 年英国 PPL 公司的科学家预期，将利用转基因克隆猪的胰岛细胞生产制造胰岛素，以用于治疗糖尿病，相关临床试验最早可能在 4 年内开始。

总之，转基因猪器官将在人器官移植中的应用前景非常广阔，今后的心脏移植可能会像现在的心脏搭桥术一样常见；移植肝脏可减少肝炎的死亡危险；肾移植可使病人免受透析之苦；移植胰腺细胞可为糖尿病患者带来福音。

（五）转基因用于基因治疗

1. 什么是基因治疗？

基因治疗是指将人的正常基因或有治疗作用的基因通过一定方式导入人体靶细胞以纠正基因的缺陷或者发挥治疗作用，从而达到治疗疾病目的的生物医学高技术。

2. 基因治疗的主要途径是

（1）基因替代：将有病的基因祛除；

（2）基因增强；

（3）基因修正：修正某个 DNA 片段，使之变为正常。如对侏儒、血友病、地中海贫血等病症的基因治疗。

3. 国外基因治疗概况

近十几年来，世界上已有近 400 个基因治疗方案开始用于临床，其中美国占大多数。“人类基因组计划”的实施以及所取得的成果，不仅使人类认识了自身，而且成为基因诊断和基因治疗研究、开发及产业化的源头。

2000 年法国巴黎内克尔儿童医院利用基因治疗使数名有免疫缺陷的婴儿恢复了正常的免疫功能，取得了基因治疗开展近十年来最大的成功。

目前用于基因治疗上的总投资每年约 10 亿美元左右，主要集中在美国，其次在欧洲。到 2001 年 9 月为止，全世界已批准的基因治疗方案达到了 596 个，其中，癌症居基因治疗的首位，共 376 个方案，占总数的 63.1%。在巨大的医疗需求和治愈重大疾病潜力的驱动下，基因治疗产品的销售额每年递增，2006 年达到 99 亿美元，2010 年基因治疗的市场将达到 450 亿美元左右。

4. 基因治疗在中国

1991 年，我国科学家进行了世界上首例血友病 B 的基因治疗临床试验，目前已有 4 名血友病患者接受了基因治疗，治疗后体内 IX 因子浓度上升，出血症状减轻，取得了安全有效的治疗效果。

随后，我国科学家利用胸腺激酶基因治疗恶性脑胶质瘤基因治疗方案获准进入Ⅰ期临床试验，初步的观察表明，生存期超过 1 年以上者占 55%，其中 1 例已超过三年半，未见肿瘤复发。此外，采用血管内皮生长因子基因治疗外周梗塞性下肢血管病基因治疗方案也已获准进入临床试验。目前，我国基因治疗产业正处于成长阶段，绝大部分还处于实验室研究阶段，仅有几个基因治疗方案进入或即将进入临床试验。

5. 基因治疗动物的最新实验研究

2005 年 4 月报道美国圣路易斯华盛顿大学药学院的研究员用改进了的基因疗法成功治愈动物血友病，使患血友病的初生小鼠和狗能够健康的存活。这种基因治疗的方法是在动物细胞中导入一个基因，这个基因编码一种促使血液凝结的蛋白质——凝血因子Ⅷ，从而成功治愈动物血友病（在患血友病的动物体内由于基因的遗传缺失不能编码这种蛋白因子）。迄今为止利用这种方法进行更高等动物的实验尚未见报道。

参考资料

1. 李云龙，刘春巧. 动物发育生物学. 济南：山东科学技术出版社，2003

2. 田小利，陈兰英，扈荣良. 转基因动物原理、技术与应用. 长春：吉林科学技术出版社，1995
3. 李燕红. 转基因动物应用及现存问题探讨. 上海畜牧兽医通讯，2005，2：58

编者：李英

第十二章　干细胞与组织工程研究进展

20 世纪迅猛发展的生命科学研究，为 20 世纪成为生命科学的世纪奠定了雄厚的基础。干细胞生物学在上世纪末被美国《科学》推举为 21 世纪最重要十项科学研究领域之首，已成为自然科学中最为引人注目的领域。干细胞研究具有不可估量的生物医学价值，因为它具有非凡的再生能力，可分化出各种特定的细胞、组织和器官。它将促使科学家们重新认识细胞生长、分化的基本生命原理。生命科学家们分离、保存并在体外大量人工培养了使之成长为各种组织和器官的干细胞，并已取得了数十项具有划时代意义的干细胞研究成果。当今分离、保存干细胞，并在体外进行大量人工培养，使之分化为各种组织和器官已经成为研究的首要课题。什么是干细胞呢?

第一节　干细胞概述

一、什么是干细胞?

在细胞的分化过程中，细胞往往由于高度分化而完全失去了再分裂的能力，最终衰老死亡。机体在发展适应过程中为了弥补这一不足，保留了一部分未分化的原始细胞，称之为干细胞（stem cell，SC）。一旦生理需要，这些干细胞可按照发育途径通过分裂而产生分化细胞。总之干细胞是具有无限或长期自我更新（self - renewal）能力和分化潜能的一类细胞，是生物有机体内组织发育和再生的功能单位。因其未充分分化，可以再生各种组织器官和人体潜在功能，利用干细胞在体外培养产生的组织或器官可供移植之用，且不会出现排异现象，医学界又称之为“万用细胞”。

干细胞是人体内最原始的细胞，它具有较强的繁殖再生能力，在干细胞因子和多种白细胞介素的联合作用下可分化出各类的细胞。在系统演化和个体发育中，要经历细胞分裂增殖（cell division）、细胞分化（cell differentiation）、细胞迁移（cell migration）、细胞识别（cell recognition）、细胞聚集（cell aggregation）和细胞凋亡（cell apoptosis）等事件。其中，建立在核酸分化和蛋白质分化基础上的细胞分化（包括时间上的分化和空间上的分化）占主导地位，细胞分化是个体发育过程中组织、器官、系统形成乃至整个机体形成的基础，根据干细胞分化潜能的大小决定干细胞的类型及发展前景。

二、干细胞有什么特点?

根据近年科学家们的研究，总结出干细胞具备以下重要特点：

（一）能按照发育途径发育成各种功能的细胞，其本身不是处于分化途径的终端。

（二）在一定条件下干细胞可形成未分化细胞，能无限的增殖分裂。

（三）干细胞可连续分裂几代，也可较长时间处于静止状态。

（四）干细胞通过两种分裂方式进行发育，一种是对称分裂，形成的子细胞为两个相同的干细胞；另一种是非对称分裂，由于细胞质中的调节分化蛋白不均匀地分配到两个子细胞中，使得其中一个子细胞成为功能专一的分化细胞，不可逆地走向分化的终端；而另一个子细胞保持亲代的特征，仍作为干细胞保留下来。

（五）干细胞分化后的分化细胞数目，受分化前干细胞的数目和分裂次数控制。可以说，干细胞是具多潜能和自我更新特点的增殖速度较缓慢的细胞。

（六）干细胞的分化受微环境的影响。

三、干细胞的分类

（一）根据分化潜能分类

根据干细胞分化潜能的大小，可将其分成三种类型：全能性干细胞、多能性干细胞及单能干细胞。

1. 全能性干细胞

它具备形成一个完整个体的分化潜能。如胚胎干细胞（简称ES细胞），具有与早期胚胎细胞相似的形态特征和很强的分化能力，可以无限增殖并分化成为全身250多种细胞类型，进一步形成机体的所有组织、器官。人类的全能性干细胞可以分化成人体的各种细胞，这些分化出的细胞构成人体的各种组织和器官，最终发育成一个完整的人。人类的精子和卵子结合后形成受精卵，这个受精卵就是一个最初始的全能性干细胞，受精卵继续分化，在前几个分化过程中，可以分化出许多全能性干细胞，提取出这些细胞中的任意一个放置到妇女子宫中，就可以发育出一个完整的人体。

2. 多能性干细胞

这种干细胞具有分化出多种细胞组织的潜能，但却失去了发育成完整个体的能力，发育潜能受到一定的限制，如骨髓多能造血干细胞（图12－1），它可分化出至少十二种血细胞（图12－2），但不能分化出造血系统以外的其它细胞。

3. 单能干细胞（也称专能、偏能干细胞）

这类干细胞只能向一种类型或密切相关的两种类型的细胞分化，如上皮组织基底层的干细胞，肌肉中的成肌细胞或叫卫星细胞，髓性、淋巴性定向造血干细胞等（图12－1）。

（二）根据来源分类

个体发育过程中出现的先后次序及来源不同，我们还将干细胞分为胚胎干细胞和成体干细胞。

1. 胚胎干细胞

是一种高度未分化的细胞，它具有发育的全能性，能分化出成体动物的所有组织和器官，包括生殖细胞，它的分化和增殖是构成个体发育的基础。

2. 成体干细胞

存在于成体动物与人体许多组织和器官内，具有修复和再生能力，在特定条件下，可定向分化为其它细胞类型的细胞。细胞更新快的成体组织，通过成体干细胞的自我更新、分化和死亡来维持其正常的结构和功能。比如表皮和造血系统，均是具有修复和再生能力的细胞。在特定条件下，成体干细胞或者产生新的干细胞，或者按一定的程序分化，形成新的功能细胞，从而使组织和器官保持生长和衰退的动态平衡。

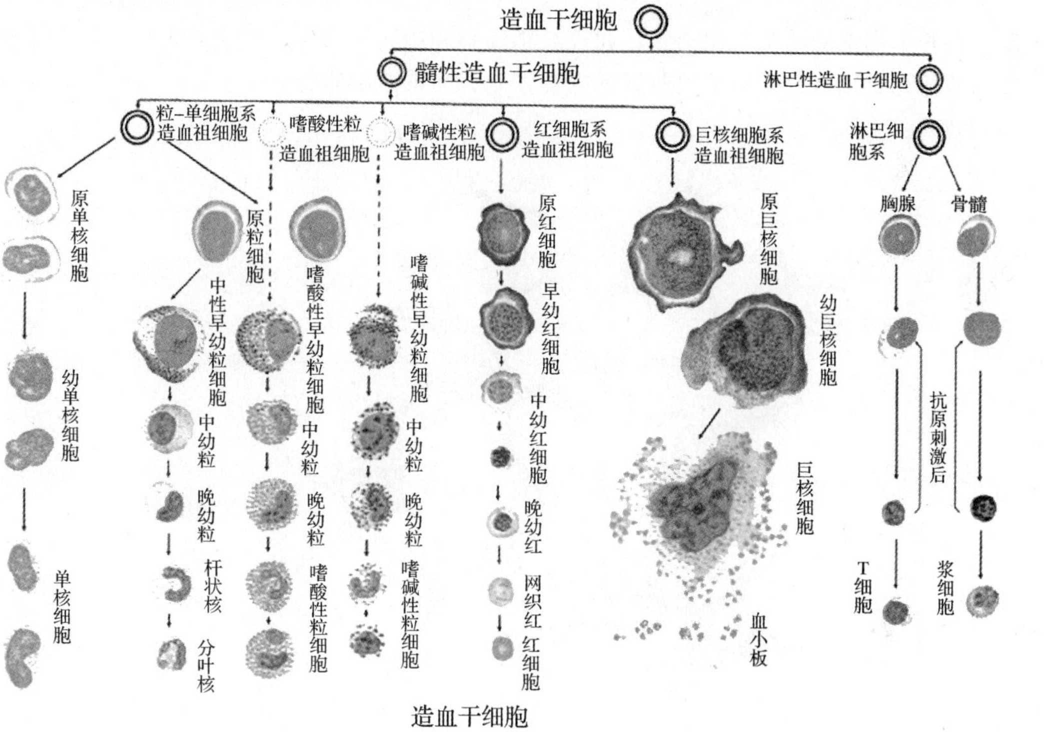

图 12－1　骨髓多能造血干细胞的分化

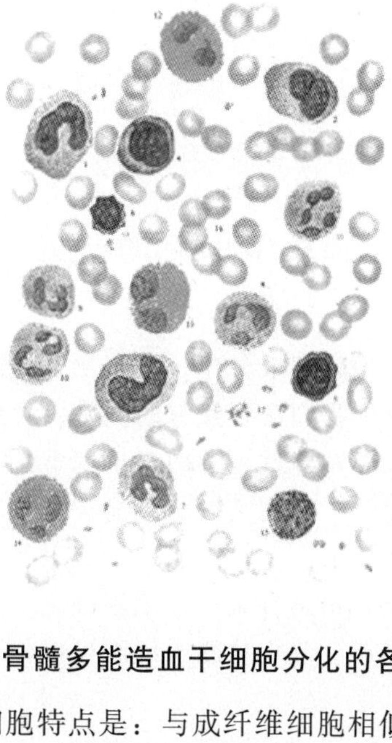

图 12－2　骨髓多能造血干细胞分化的各种血细胞

以间充质干细胞为例，其细胞特点是：与成纤维细胞相似，胞体呈梭形或多突星状，突起连成网；胞核大、椭圆形，位于细胞中央，染色浅，核仁大而明显；胞质弱嗜碱性

(图 12－3)。电镜下，该细胞含有较少的线粒体和很少的内质网。未分化间充质干细胞常分布在小血管周围，尤其是毛细血管周围。当结缔组织生理性再生或炎症与创伤修复中，可分化发育为若干类型的结缔组织细胞，如成纤维细胞和脂肪细胞等。在血管再生时，其周围的未分化的间充质细胞分化为新生血管的内皮细胞和平滑肌细胞等。

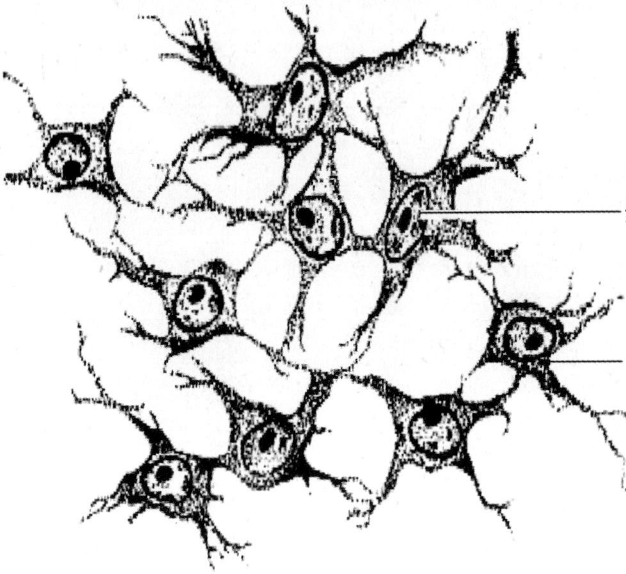

图 12－3　未分化间充质干细胞特点

有一些实验表明，组织特异性干细胞同样具有分化成其它细胞或组织的潜能，也就是说干细胞具有横向分化的能力。但目前另外一些科学家对干细胞横向分化的能力提出质疑，因此成体干细胞“可塑性”的论点是否正确尚需要更多的实验证据来证明。

第二节　胚胎干细胞——ES 细胞与 EG 细胞研究现状与应用前景

一、胚胎干细胞的研究意义

（一）作为科学研究的工具

如上所述，胚胎干细胞是一种高度未分化、具有发育全能性的细胞。它们可以从单个的受精卵发育成完整的个体，能够使我们解释完整的胚胎发育体系。很显然，人胚胎干细胞提供了在细胞和分子水平上研究人体发育过程中的极早期事件的良好材料和方法，这种研究不会引起与胚胎实验相关的伦理问题。利用它们的生物学特性，通过基因打靶、转基因及制备嵌合体动物模型以及基因芯片等技术，比较胚胎干细胞以及不同发育阶段的干细胞和分化细胞的基因转录和表达，可以确定胚胎发育调控及细胞分化的分子机制，发现新的人类基因以及不同基因在生命活动中的功能等。总之胚胎干细胞可以作为遗传物质的载体，改造动物和研究基因对胚胎发育的影响。

（二）给人类带来医学革命

人胚胎干细胞的分离及体外培养的成功，将给人类带来医学革命。如果科学家最终能够成功诱导和调控体外培养的胚胎干细胞正常的分化，这一技术将对基础研究和临床应用均产生巨大的影响：利用胚胎干细胞发育全能性的特点，通过体外定向诱导分化，进行细胞移植，来治疗某些由于组织和器官来源不足而影响治疗的疾病。

（三）进行药物筛选

利用胚胎干细胞的体外可操作性，来进行新药的发现及筛选。胚胎干细胞提供了新药的药理、药效、毒理及药代等研究的细胞水平的研究手段，大大减少了药物实验所需动物的数量。目前上述实验使用的细胞系大多来自其它种属的细胞系，很多时候并不能真正代表正常的人体细胞对药物的反应。胚胎干细胞还可用来研究人类疾病的发生机制和发展过程，以便找到有效和持久的治疗方法。

二、胚胎干细胞的分类

胚胎干细胞的主要生物学特点是永生性和多能性，并表达高水平的端粒酶活性。科学家（Pera）所述胚胎干细胞的定义标准是：①来源于多潜能细胞群；②保持正常核型；③具有永生性，能以未分化状态无限繁殖；④移植到体内可形成畸胎瘤，体外培养能自发形成类胚体（embryoid body，EB），EB可含有胚胎外组织和代表了三个胚层的体细胞。

根据以上标准将胚胎干细胞分为三类（图12-4）：

1. ES细胞：来自胚泡内细胞群的胚胎干细胞（embryonic stem cell ESC），简称ES细胞（ESC）；

2. EG细胞：来自原始生殖细胞的胚胎生殖细胞（embryonic germ cell EGC），简称EG细胞；

3. 还有一种是来自畸胎瘤的胚胎瘤细胞（embryonal carcinoma cell，ECC）简称EC细胞，它是科学家们研究最早的胚胎干细胞。早期对EC细胞的系列而深入的研究，为研究ES细胞和EG细胞奠定了工作基础，但EC细胞在传代过程中容易出现异常核型，分化成多种组织类型细胞的能力也常常受到限制。因此，近几年胚胎干细胞的研究重点已经从EC细胞逐渐转移到ES细胞和EG细胞上来。

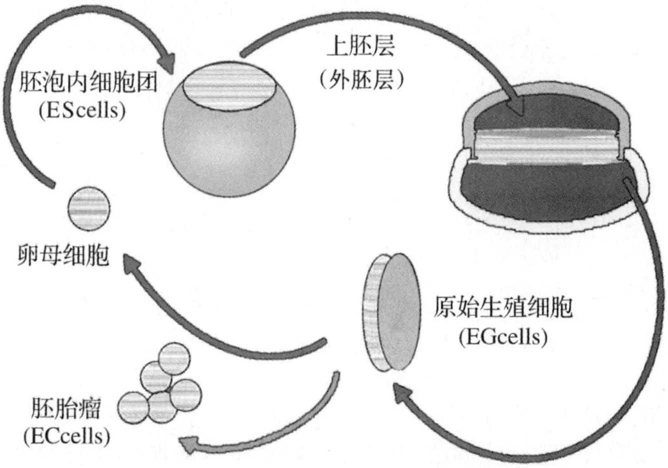

图12-4　胚胎干细胞的来源及分类

三、ES 细胞的来源

ES 细胞是来自人胚胎发育早期——胚泡期（受精后约 5～7 天）中未分化的细胞。胚泡（图 12－5）含有约 140 个细胞，外表是一层扁平细胞，称滋养层，可发育成胚胎的营养、保护和支持组织，如胎膜、胎盘等。胚泡中心的腔称胚泡腔，腔内一侧的细胞群，称内细胞群，这些未分化的细胞可进一步分裂、分化，发育成个体。内细胞群在形成内、中、外三个胚层时开始分化。每个胚层将分别分化形成人体的各种组织和器官。如外胚层将分化为皮肤、眼睛和神经系统等，中胚层将形成骨骼、血液和肌肉等组织，内胚层将分化为肺、肝和肠等。由于内细胞群可以发育成完整的胚胎个体，因而这些细胞被认为具有全能性。利用机械分离的方法或者免疫学技术可以去除滋养层细胞，从而获得内细胞群（inner cell mass，ICM），将 ICM 在体外进行分化抑制培养，就可得到具有分化多能性的 ES 细胞。

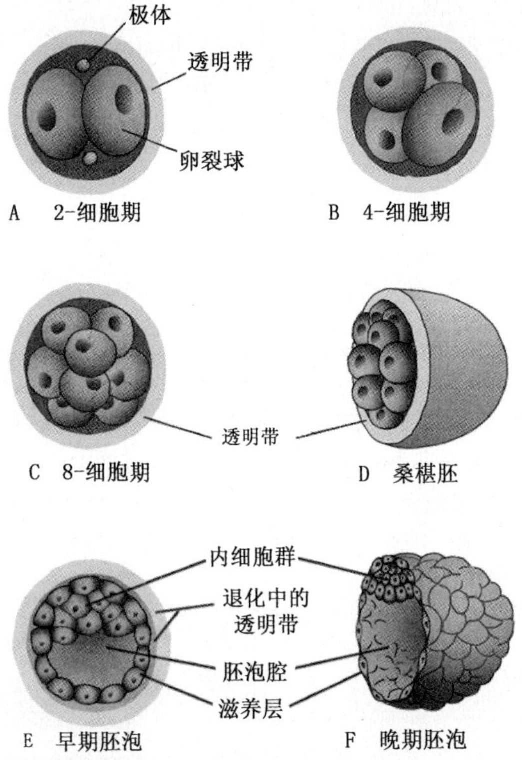

图 12－5 人胚胎早期发育：囊胚形成

四、EG 细胞的来源

EG 细胞来自于胚胎发育过程中产生的原始生殖细胞（PGCs）。胚胎发育早期，细胞就逐渐限制在特定的细胞系上进行分化。于人胚发育第 3～4 周，在靠近胚体尾端尿囊基部的卵黄囊内胚层内，出现许多大的原始生殖细胞，以后随着胚胎的发育及胚体的纵向折转，卵黄囊的这部分成为胚胎的后肠。PGCs 由此作变形运动，经背侧肠系膜，向胚体内部迁移（参见第三章图 3－2），最终到达生殖腺嵴（图 12－6），并进一步分化成精原细胞或卵原细胞。来自早期胚胎 PGCs 的 EG 细胞是 Matsui 等人在 1992 年从培养的小鼠 PGCs 中分离得到的多潜能细胞，其具有与ES细胞相似的生物学特性，不但表达相似的表面标志物，同时具有分化的多能性。因此，有学者将ES细胞、EG细胞统称为多能性干细胞（pluripotent stem cells，PSCs）。

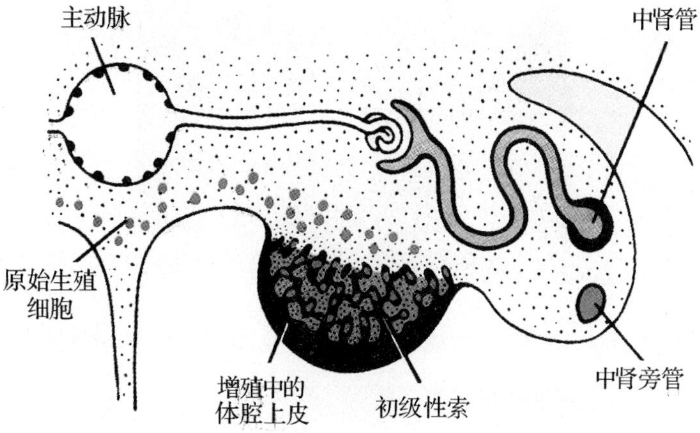

图12－6　原始生殖细胞已迁移至生殖腺嵴的初级性索

五、EC细胞的来源

EC细胞来自畸胎瘤（teratocarcinoma）。畸胎瘤是人和一些近交系小鼠品系的生殖细胞长出的肿瘤，含有异常排列的机体组织。瘤组织常常由多种细胞类型构成，而这些细胞代表着不同的胚层来源，例如神经细胞来自外胚层，肠管的上皮来自内胚层，而肌肉组织则来自中胚层，说明畸胎瘤内的细胞具有可以分化成三个胚层细胞的能力。体外培养的畸胎瘤细胞也可被定向诱导分化成来自三个胚层的多种细胞类型。由此人们提出了干细胞的概念，并将这些多潜能的细胞称作畸胎瘤细胞。畸胎瘤的研究领域在20世纪70年代得到了极大的扩展。通过显微注射EC细胞进入小鼠胚泡而诞生嵌合体后，EC细胞在发育生物学上的作用变得异常突出，研究者将培养的EC细胞系作为模型来研究哺乳动物发育、新基因功能和细胞信号传导机制等。应用较多的人EC细胞系主要是NTERA－2（NT2）细胞，NT2细胞经过维甲酸（retinoic acid，RA）诱导后，可分化成神经元，被广泛用来研究神经元的功能和神经元横向分化情况。

六、胚胎干细胞的形态结构及其特征

（一）胚胎干细胞形态结构

人和各种哺乳动物的胚胎干细胞均具有相似的形态结构特征：即细胞圆形，体积较小，核明显大、圆，核仁一个或多个，核质比高；胞质组织化学染色碱性磷酸酶（ALP）呈阳性反应。人体内多种器官表达ALP，尤其在胚胎细胞高表达，ALP可能参与胚胎细胞的分化。几乎所有动物的胚胎干细胞都能表达ALP活性，因此ALP常被作为初步筛选胚胎干细胞的阳性标志。人ES细胞体外培养形成相对扁平的克隆，克隆呈圆形或椭圆形的致密细胞团（图12－7）。克隆内的细胞界限明显可见，在胰蛋白酶作用下，或在不含钙镁的培养基中很容易被分离成单个干细胞；人的EG细胞在体外培养则形成紧密的圆球形克隆，克隆内的细胞界限不清，不易被常规的消化方法分离开。人胚EG细胞克隆与小鼠的ES和EG细胞克隆形态非常相似（图 12－8）。

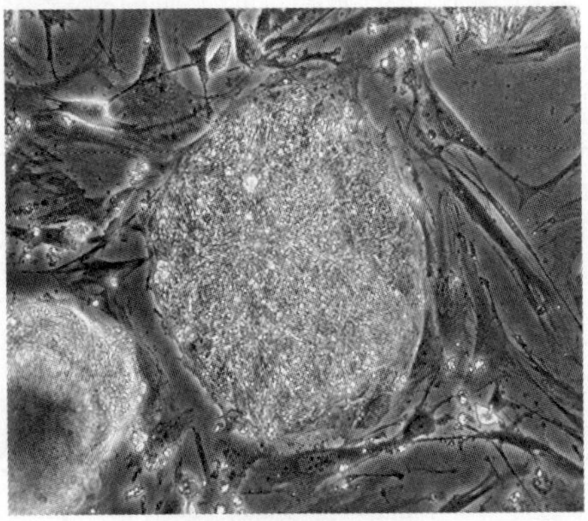

图 12－7　人 ES 细胞形成相对扁平的克隆（中间的椭圆形结构）

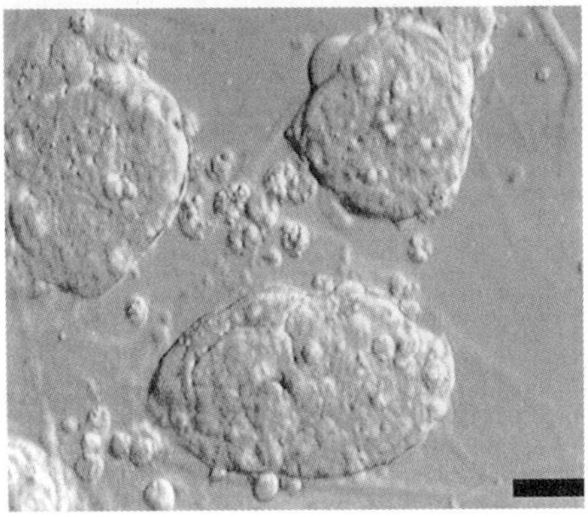

图 12－8　小鼠的 ES 细胞克隆

（二）胚胎干细胞的特异标记物

胚胎干细胞表面标记阳性物质主要包括阶段特异性胚胎抗原、肿瘤相关抗原、转录因子以及生殖细胞核因子等。目前，用来分析灵长类或人 ES 或 EG 细胞的这些标志物仅通过免疫化学方法或组织化学来鉴定抗原决定簇或酶活性。人 ES 细胞或灵长类 ES 细胞及 EG 细胞的基因表达的研究还很少。

阶段特异性胚胎抗原和肿瘤相关抗原对鉴定胚胎干细胞的特性和分析其分化功能具有重要意义。

1. 阶段特异性胚胎抗原（stage specific embryonic antigen，SSEA）

SSEA 属于糖脂类抗原，包括 SSEA－1、SSEA－3、SSEA－4，其在小鼠胚胎发育过程中不同时期呈阶段性表达。SSEA－1 出现在卵裂晚期，在内细胞群和小鼠 ES 细胞表面强烈表达；SSEA－3 和 SSEA－4 出现在未受精卵和卵裂早期，而在内细胞群和小鼠 ES 细胞不表达。胚胎植入后，原始内胚层表达 SSEA－3 和 SSEA－4，但不表达 SSEA－1。人 EC 细胞和人 ES 细胞表达 SSEA－3 和 SSEA－4 ，但不表达 SSEA－1，分化的人 EC 细胞和 ES 细胞 SSEA－3 和 SSEA－4 表达下调，而 SSEA－1 表达上调。标志人胚 EG 细胞上的表面抗原与表达在人 ES 细胞的抗原相重叠，人胚 EG 细胞除可以表达 SSEA－3 和 SSEA－4 外，也可表达 SSEA－1。

2. 肿瘤相关抗原（tumor relativity antigen，TRA）

TRA 属于高分子量的硫酸角质素相关糖蛋白。其中 TRA－1－61 和 TRA－1－81 在人 EC 、ES 和 EG 细胞均有表达。

3. 转录因子 Oct－4（octamer－binding transcription）

Oct－4 是目前已知的唯一与胚胎发育全能性相关的转录因子。在小鼠胚胎发育过程中，Oct－4 基因在卵母细胞、着床前期的卵裂球、内细胞群和上胚层细胞内均有表达，在原肠胚形成后，Oct－4 只表达于增殖的 PGCs，伴随着 PGCs 的分化，Oct－4 表达逐渐下调。体外实验中，Oct－4 mRNA 在 ES、EC 和 EG 等胚胎干细胞中均有表达。它是维持胚胎干细胞处于未分化状态和自我更新的重要转录因子，但是其作用机制目前尚不十分清楚。

4. 生殖细胞核因子（GCNF）：GCNF 在小鼠的 ES 和 EC 细胞中表达，但在其他哺乳动物的胚胎干细胞中是否有表达尚未见报道。

（三）胚胎干细胞染色体

胚胎干细胞染色体是具有正常的、稳定的二倍体核型，长期不变，表明人胚干细胞的永生性。

（四）胚胎干细胞端粒酶活性

胚胎干细胞端粒酶活性高于已分化的细胞，说明干细胞端粒寿命较长，具有未分化特性，可永久分化并克隆性生长。

（五）胚胎干细胞具有全能性

将人胚 ES 细胞注射到免疫缺陷小鼠皮下，在注射部位可以形成畸胎瘤；体外培养可分化成类胚体。

七、人 ES 细胞与 EG 细胞的建系过程

目前研究较多的是小鼠胚胎干细胞建系，而最具应用前景的却是人胚胎干细胞，掌握人胚胎干细胞建系的实验过程对各项课题深入研究至关重要。

胚胎干细胞的建系主要包括：胚胎获得，原代培养 ICM 和 PGCs，传代，对稳定传代的细胞进行核型、表面标志物、多潜能性的鉴定等几个方面。

（一）人胚泡的获取

人胚泡的获取主要来自临床上进行体外受精-胚胎移植（in vitro fertilization and embryo transfer，IVF－ET）治疗后多余的胚胎，这些胚胎大部分是冻存或新鲜的发育到 4～8 个细胞期的卵裂球，需要在体外进一步培养才能发育到胚泡阶段。从受精卵发育到胚泡大约需要 4～5 天。但对于人胚胎的实验操作，需要取得当地权威部门的伦理委员会的认证同意，供胚者本人须签订知情同意书。

在适宜的条件下将获得的胚泡进行体外培养，胚泡从透明带孵出后，内细胞群细胞明显增殖，此时用细针将内细胞群细胞挑出，移入含饲养层的培养基内继续培养。或用免疫组化方法将胚泡的滋养层细胞去除，以获得内细胞群细胞。

（二）人 PGCs 的获取

哺乳动物 PGCs 最早出现于卵黄囊根部靠近尿囊的内胚层，这些细胞经过复杂的迁移过程，最终到达生殖腺嵴，开始相互聚集并大量增殖。到达生殖腺嵴的 PGCs 在睾丸决定因子的作用下，向雄性生殖细胞方向分化，如果缺乏此因子，则向雌性生殖细胞方向分化。因此，为了得到未分化的 PGCs，既要取生殖腺嵴的组织，也要取其迁移过程中经过的组织进

行分离和培养。

人类的原始生殖细胞（PGCs）起源于胚胎发育第3～4周卵黄囊后壁近尿囊处的胚外内胚层。胚胎第19～22天时，此处有许多大而圆的PGCs，其胞质嗜碱性，在电子显微镜下看见大而圆的线粒体和大量游离核糖体，内质网很少。细胞化学研究显示PGCs碱性磷酸酶反应强阳性，糖原反应阳性。随着胚体左右侧褶的形成，间介中胚层向腹侧移动，形成左、右两条纵行的生肾索，发育第4周末时生肾索隆起形成尿生殖嵴，位于胸腹部的尿生殖嵴进一步发育为两部分：内侧部分称生殖腺嵴，是生殖系统发育的原基；外侧称为中肾嵴，是泌尿系统发生原基。

人胚发育第25天，PGCs以变形运动的方式离开卵黄囊，并沿后肠背侧系膜迁移。第27～30天时，PGCs主要存在于后肠，4周后PGCs离开后肠，进入后肠的背侧肠系膜，6周时到达生殖腺嵴（参见第三章图3-2）。

因为人的标本主要来源于流产胎儿，胚胎周龄大小不一，因此，取材部位需要根据胚胎大小来决定。3周的胚胎，获取PGCs的部位应靠近胚体尾端的卵黄囊根部；4～5周龄时，应取后肠背系膜、生殖腺嵴和中肾嵴的组织，6～9周的胚胎从生殖腺嵴的组织中获取PGCs。

（三）对获得的生殖腺嵴等组织进行消化

获得的ICM可在饲养层上直接培养，不用消化，但是生殖腺嵴等组织必须经过消化才能释放PGCs细胞。常用的消化液为胰蛋白酶/EDTA，也有报道用IV型胶原酶来消化组织。但无论用什么消化液，关键的原则是不能将细胞分散成单细胞，小的细胞团更有利于胚胎干细胞的体外存活和增殖。

（四）获得的ES和EG细胞进行体外培养

培养ES细胞的培养基选用高糖DMEM，饲养层细胞选用MEF培养效果好，另需加细胞因子以促进细胞增殖，但如不添加细胞因子同样也能获得ES细胞克隆。而培养EG细胞时，培养液必须添加特殊的细胞因子，才能保证EG细胞的存活和克隆化生长，饲养层多选用STO细胞。

（五）胚胎干细胞的传代和冻存

ICM和PGCs原代培养时，出现克隆样生长后即可传代。最初的传代非常重要，可以用机械分离的办法，也可用胰蛋白酶消化的方法，将克隆分散成小的细胞团，继续置入含饲养层的培养皿内生长。因最初传代中细胞极易丢失和死亡，处理细胞时需格外小心。

成功传4～6代后，在缺乏成纤维细胞饲养层时，培养液内添加了白血病抑制因子(leukemia inhibitory factor，LIF)，睫状嗜神经因子（CNF）或制瘤素M后，小鼠ES细胞可以保持未分化和增殖状态。人ES细胞培养在有LIF而没有成纤维细胞的培养基内，一律分化并在1～2周之内死亡。有些人类EC细胞系依赖于饲养层，而且LIF、制瘤素M和CNF不能防止它们分化。EG细胞的传代过程比较困难，尤其是人胚EG细胞，由于其增殖能力差，细胞数量少，细胞容易分化，且核型常常出现异常，导致EG细胞不容易成功建系。

ES细胞和EG细胞冻存时，需要将冻存液（含10%DMSO的高糖DMEM）内血清浓度适当提高，可使用20%～50%血清浓度的冻存液。先将消化好的胚胎干细胞按1×10^6/ml置入冻存液内，按照4℃ 30min、-20℃ 30min、-70℃过夜、液氮内保存的程序进行冷冻。

（六）胚胎干细胞的鉴定

对体外培养不同代数的胚胎干细胞需要进行其永生性和多能性两方面的鉴定。主要包括对其表面标志物、核型和端粒酶活性的鉴定，以及胚胎干细胞体内分化能力和体外分化能力的鉴定。

目前，国际上已经通过评价标准的人 ES 细胞系和 EG 细胞系分别来自 Thomson 和 Gearhart 实验室，图 12－9 和图 12－10 既是以上两个实验室对人 ES 细胞和人胚 EG 细胞的建系过程。

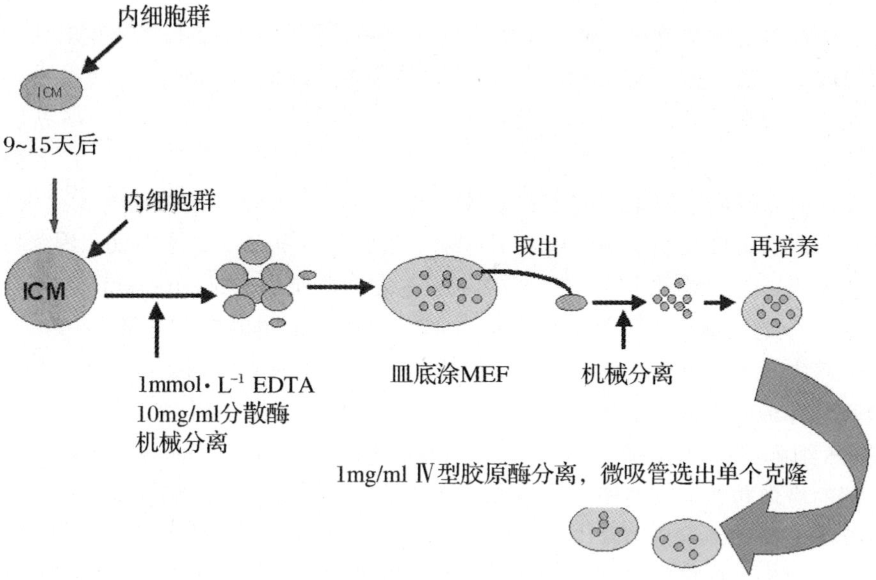

图 12－9　人 ES 细胞建系简要过程

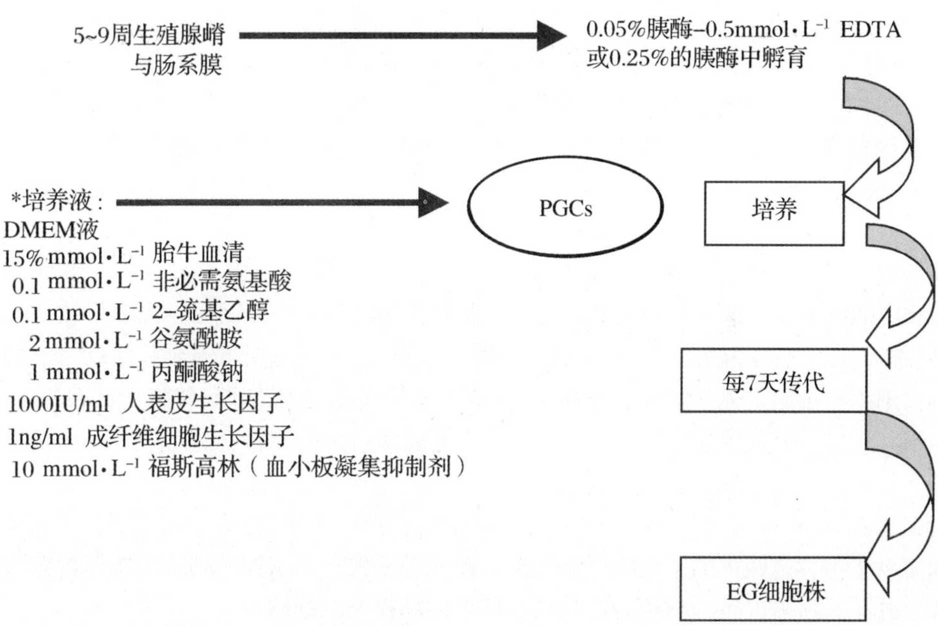

图 12－10　人 EG 细胞建系简要过程

八、胚胎干细胞研究历程

1970 年：英国剑桥大学 Martin Evans 首次从小鼠胚泡中分离出小鼠胚胎干细胞。

1981 年 Evans 和 Kaufman 等人成功分离延迟植入的小鼠胚泡内细胞团，体外培养，并建立了小鼠 ES 细胞系；研究证实：分离的小鼠胚胎干细胞在体外可以分化成各种细胞，包括神经细胞，造血干细胞（血细胞的前体）和心肌细胞。令人惊奇的是，这些细胞还具有自发发育成某些原始结构的趋势。如在一定的培养条件下，一部分胚胎干细胞会分化为类胚体，而另一些细胞会发育成包含造血干细胞的卵黄囊。形成类胚体和卵黄囊的比例可通过改变培养基而改变，当时还没有诱导胚胎干细胞发育为单纯的分化细胞群的报道。从理论上讲，小鼠胚胎干细胞具有发育成某一器官的能力，但还没有用干细胞体外培养成器官的报道。不过，如果将小鼠胚胎干细胞移植到重度复合免疫缺损小鼠（SCID，它不会排斥移植的细胞）体内时，胚胎干细胞则能够发育成肌肉、软骨、骨骼、牙齿和毛发。但无论如何，如果直接将分离的小鼠胚胎干细胞植入子宫内，它们不会发育成个体小鼠，因为没有着床必需的滋养层细胞。这种条件下，胚胎干细胞被认为是多能的（pluripotent），而不是全能的（totipotent）。但是，如果将胚胎干细胞植入不能发育成个体的四倍体胚胎中，再将该胚胎植入小鼠子宫中，那么可以获得完全是由培养的胚胎干细胞产生的正常个体小鼠。这表明了胚胎干细胞具有难以置信的全能性。

小鼠 ES 细胞系的建立，以及基因打靶技术的应用，向人们展示了 ES 细胞系能为人类提供极广阔的应用前景。人们能够获得大量特定基因型的细胞用于病变细胞的替换或系统的重建；也使得人们可以培育出特定基因的纯合小鼠，可以在整体水平上研究小鼠胚胎发育、基因功能与调控等多种现象。这种优势一直激励着人们，致力于人 ES 细胞系的建立。

1992 年日本 Matsui 等人从小鼠 PGCs 中分离得到多潜能的 EG 细胞；以后各国科学家相继成功培养了兔、猪、牛、羊等哺乳动物的 ES 和 EG 细胞。

1995 年美国科学家 James Thomson 从恒河猴胚泡分离出内细胞团，并建立世界上第一个灵长类动物的 ES 细胞系；这种具有正常 XY 核型的 ES 细胞，在持续传代中保持未分化状态达一年以上，而且它表达某些人畸胎瘤细胞的表面标志。在恒河猴 ES 细胞的培养中发现了饲养细胞及白血病抑制因子（leukemia inhibitory factor，LIF）的重要作用，这为人类 ES 细胞系的建立奠定了基础，并为探讨人胚胎发育、组织分化的体外模型提供了相对可靠的参照。

1998 年 11 月美国科学家 James Thomson & John Gearhart 开创了人胚胎干细胞研究的先河。James Thomson 实验室解决了早期胚胎对输卵管环境的依赖性问题，将新鲜或冷冻的人体外受精（in vitro fertilization，IVF）得到的受精卵，由 4～8 细胞期培养至胚泡期，成功分离人胚泡的内细胞群细胞，体外培养，分离 ICM 后逐渐传代建立起人 ES 细胞系；同年，John D. Gearhart 实验室也从人胚生殖腺嵴中分离、培养原始生殖细胞（primordial germ cells，PGCs），得到了多潜能的胚胎干细胞，建立起人 EG 细胞系。这两个实验小组成功建立人 ES 与 EG 细胞系的结果在 *Science* 和 *Proc. Natl. Acad. Sci. USA* 上一经刊出，立即引起了研究者们的极大兴趣，这带动了世界范围内的干细胞研究热潮。此项进展使科学家们看到了干细胞生物工程的曙光，在体外培育所需的组织细胞，取代病人体内的坏损组织细胞。

另外，由于人胚胎干细胞建系及诱导胚胎干细胞分化为神经干细胞和心肌干细胞获得成功，使得胚胎干细胞临床应用的研究也发生了突破性的进展。因此得到美国总统布什的支持，使他一改坚持反对干细胞研究的立场，宣布允许将联邦政府经费用于胚胎干细胞研究。

1999 年 12 月，干细胞研究进展被美国权威杂志 *Science* 评选为该年度人类十大科学成就之首。科学界认为：干细胞的研究与应用将打开疾病治疗的“突破口”。

2001 年 1 月：英国议会上院通过法案，允许科学家克隆人类早期胚胎。这使科学界感到很振奋，因为克隆人类早期胚胎后，可以从中提取未经完全发育的胚胎干细胞以进行医疗研究。

2002 年我国科学家也报道建立了人 ES 细胞系，从此我国在该领域研究步入了世界先进行列。

九、人胚干细胞国内外研究进展及应用前景

（一）胚胎干细胞近年国内外研究进展

美国麻省理工学院的科学家 2002 年 3 月 26 日宣布：他们首次利用人胚干细胞培育出毛细血管，并进一步证明了胚胎干细胞技术在治疗心血管疾病等领域的应用潜力。

兰格等研究人员在研究其中过程，首先培育这些人胚干细胞使之发育至能分化成不同细胞类型的阶段，然后从中提取出有可能分化成内皮细胞的干细胞，进一步对其进行培养。当这些细胞形成原始的血管结构时，将其移植入经过处理后不会产生排异反应的实验鼠体内，并发现它们在 14 天后形成了毛细血管网。他们的研究结果还显示，其中一些毛细血管中含有鼠的血细胞，显示这些血管已经自发地与鼠循环系统相结合。

英国伦敦国王学院的科学家 2003 年 8 月宣布制造出英国首个人类胚胎干细胞系，2002 年医学研究委员会已经成立了干细胞银行，新的干细胞系将存放在其中。研究人员还将利用这些人胚干细胞进行针对糖尿病和帕金森症的治疗研究，并对心脏病患者制造移植用新细胞进行进一步研究。

2005 年 3 月 15 日，由美籍华人科学家领导的一个研究小组宣布，他们开发了一种用生物反应器培养胚胎干细胞的新方法，不仅可以成百倍地提高胚胎干细胞的生产效率，还可以大幅度降低成本。负责此项研究的俄亥俄州州立大学生物化学教授杨尚天在加利福尼亚州圣迭戈举行的美国化学学会会议上发表报告说，借助生物反应器，他们在 15 天的对比实验中使鼠胚胎干细胞的产率比传统方法提高了 10～100 倍，而且因为不需要太多的监测设备，培养成本下降了 80％。

他们在实验中使用的生物反应器由两个舱室组成，一个舱室内填充聚合物纤维，供胚胎干细胞附着生长，另一个舱室内注入含有细胞因子的培养液。细胞因子的主要作用是传递细胞信息，使胚胎干细胞保持在未分化的状态。两个舱室之间有细管相连。经过 15 天培养后，研究人员检测出反应器中的细胞至少有 94％是未分化的胚胎干细胞，而传统方法培养的成果，只有 85％是未分化的胚胎干细胞。传统的方法是用细颈瓶培养胚胎干细胞，这使干细胞只能在瓶子底部的两维平面上生长，而在反应器中干细胞的生长空间是三维的，更接近于它们在胚胎中的生长环境，因此干细胞保持未分化状态的时间更长，更有利于科学研究。在反应器中胚胎干细胞的产率可以达到每毫升几十亿个细胞，而在细颈瓶中培养的胚胎干细胞产率只是千万级。

我国国家自然科学基金项目“药物介导胚胎干细胞体外定向分化的干预效应研究”取得重大突破。科学家们通过生物因子的作用和药物的诱导，已成功地将胚胎干细胞体外定向分化成搏动的心肌细胞，并在此基础上首次利用胚胎干细胞成功地构建了新药筛选模型。他们

已在实验室中成功地培养出了 30 个自主跳动的单一心肌细胞团，分化成功率已高达 80%。实验观察表明，这些细胞团均具有正常心肌细胞的自律性、应激性和兴奋性。在成功分化出心肌细胞的基础上，研究人员将进行定向分化单一的神经细胞和胰岛细胞的工作。

这一成果的重大意义在于：单一细胞的形成过程重现了胚胎细胞发育过程的全部生物信息，反映人类疾病的发生机制和发展过程，并提供了药物作用的重要靶点，从而在世界上首次利用胚胎干细胞成功地创建了一个新药的筛选模型。该筛选模型可在基因层面上对新药的疗效、作用机制和安全性进行快速安全的鉴定，并对于发现和研制治疗新药具有积极意义。

（二）胚胎干细胞研究应用前景

建立稳定的永生化的胚胎干细胞系有着广阔的应用前景：

1. 胚胎干细胞最激动人心的应用前景在于用来修复甚至替换丧失功能的组织和器官，因为它具有发育分化为所有类型组织细胞的能力。任何涉及丧失正常细胞的疾病都可以通过移植由胚胎干细胞分化而来的特异组织细胞来治疗。

应用克隆技术，用人成熟细胞核置换人卵细胞的遗传物质，然后在体外将其培养至胚泡期，分离胚胎干细胞，可用于研究和治疗。此时胚胎尚未开始分化，各系统也未开始发育，故不能称之为“人”，因此这一技术与“克隆人”有明显区别。克隆技术的巨大诱惑力在于克隆后培养和分离的胚胎干细胞，可体外定向诱导分化为各种特定的功能细胞，用于治疗因这些细胞损伤而引起的多种严重疾病。如分化为多巴胺神经元治疗帕金森综合征，或用分化的神经细胞治疗其它神经变性疾病如亨廷顿舞蹈症、阿尔茨海默病等；分化为胰岛细胞治疗糖尿病；用心肌细胞修复坏死、肌萎缩的心肌；分化为肝细胞治疗肝纤维化；甚至还可以诱导分化为 CD4 阳性细胞治疗艾滋病等。尤其是用于修复心肌和肝细胞，胚胎干细胞可能会有特别疗效，因为目前认为成年人的心脏和胰岛几乎没有干细胞，因而仅靠自身是无法得到修复的。美国威斯康星大学的研究人员于 2001 年 9 月首次将人类胚胎干细胞转化为血细胞，向为医学治疗创造血液供应迈出了重要关键的一步。目前利用核移植技术获取胚胎干细胞已在羊和小鼠实验中得到验证，但距其应用于人类疾病的治疗还需较长时间。

为了基因治疗和防止免疫排斥效应，还可以对胚胎干细胞的基因做某些修改。干细胞是基因治疗的较理想的靶细胞，因为它可以自我复制更新，治疗基因通过它带入人体中，能够持久地发挥作用，而不必担心像分化的细胞那样，在细胞更新中可能丢失治疗基因的结果。通过胚胎干细胞和基因治疗技术，可以矫正缺陷基因。例如，治疗囊性纤维化病（此病可致人于 30 岁以前死亡）：当发现早期胚胎有致囊性纤维化病的基因缺陷而导致胎儿将患基因缺陷病时，可以收集部分或全部胚胎干细胞，通过基因工程技术将正常的基因替代干细胞中的缺陷基因，再将修复后的胚胎干细胞嵌入早期胚胎中，经过九月怀胎将会出生一个健康的婴儿。

由于伦理和某些技术问题，现在还未开展此类实验。改变胚胎干细胞的某些基因的另一目的是创建“万能供者细胞”，即破坏细胞中表达组织相容性复合物的基因，躲避接受者免疫系统的监视，从而达到防止免疫排斥效应发生的目的。但这种方法需要破坏和改变细胞中许多基因，而且这种细胞发育成的组织和器官是否有生理缺陷如免疫能力降低目前还不得而知。

另一种克服移植免疫排斥的途径就是前面描述的结合克隆技术创建病人特异性的胚胎干细胞。用这种胚胎干细胞培养获得的细胞、组织或器官，其基因和细胞膜表面的主要组织相容性复合体与提供体细胞的病人完全一致，不会导致任何免疫排斥反应。如果这一设想能够变为现实，将是人类医学中一项划时代的成就，它将使器官培养工业化，解决供体器官来源不足的问题；器官供应专一化，提供病人特异性器官。人体中的任何器官和组织一旦出现故障，将像更换损坏的汽车零件一样可随意更换和修理。

目前，“治疗性克隆”课题已被我国列为国家级重点基础研究项目，并在“治疗性克隆”研究领域获得重大突破：其整体目标与国际研究同步：即用病人的体细胞移植到去核的卵母细胞内，经过一定的处理使其发育到胚泡，再利用胚泡建立胚胎干细胞，在体外进行诱导分化成特定的组织或器官，如皮肤、软骨、心脏、肝脏、肾脏、膀胱等，再将这些组织或器官移植到病人身上。利用这种方法，将从根本上解决同种异体器官移植过程中最难的免疫排斥反应，同时还使得组织或器官有了良好的、充分的来源。我国上海市转基因研究中心已将病人的体细胞移到去核的卵母细胞并经一系列的处理发育至胚泡取得成功。

2. 将人类的细胞核置入到其它哺乳动物的无核卵细胞以获取胚胎干细胞。通过对牛、羊、鼠的研究已经证实，克隆的后代从表型上看均与提供起源细胞核的供核动物的后代相像，而不像供卵者的后代。因此，这一策略可以用来获取胚胎干细胞，并已开始在牛和鼠身上进行实验，如果可行，那么便可以避免应用人的卵细胞。目前异种核移植尚未得到令人鼓舞的结果。

此外在伦理学上，这种通过其它动物的卵细胞获得的胚胎能否被称为人的胚胎也将成为一个新的课题。

3. 将成人的细胞核植入胚胎干细胞的胞浆内，通过胚胎干细胞的胞浆与供体细胞核的作用，诱导表达胚胎干细胞特异性的基因。但这一技术目前还不成熟。

4. 日本科学家2005年（美国科学杂志）在小鼠身上利用胚胎干细胞（ES细胞）成功合成了大脑细胞。日本理化学研究所的研究人员利用块状的小鼠ES细胞在溶液中飘浮培养5天，约40%的干细胞成长为大脑的基础细胞。改变培养条件后对干细胞继续培养，生成了具有认知能力等高度脑机能的大脑皮质以及与运动有关的大脑基底核细胞。在此之前，曾经有过利用猴子和小鼠干细胞制成中脑的神经细胞的例子，但是制成具有感觉、运动以及精神活动的大脑中枢细胞尚属首次。这一研究结果对治疗亨廷顿病及阿尔茨默病等神经性疾病具有重要意义。将来人们可以在试管中制作人的大脑。

5. 近日美国索克生物技术研究所 Fred Gage 领导的研究组将10万个人类胚胎干细胞注入14天大的小鼠胚胎，当这些小鼠出生时，大脑中会有0.1%的人类细胞，有关模型将用以研究人类神经系统衰退疾病（如帕金森症等）和精神病的机制（*PNAS* 2005年12月）。他们最终培育出所谓“人脑鼠身”的小鼠（图12-11a），每只小鼠脑中含有0.1%的人类脑细胞（图12-11b）。尽管在早些时候斯坦福大学的研究人员已经成功培育了大脑含1%人类细胞的小鼠，并且 Fred Gage 在报告中指出，这项新的实验对医学治疗有帮助，能让医学界更了解使用人类胚胎干细胞注入人体后生成作用的过程，在治疗帕金森症等疾病方面又朝前迈进了一步，但该研究再次引发了关于干细胞和克隆生物研究的道德争议。

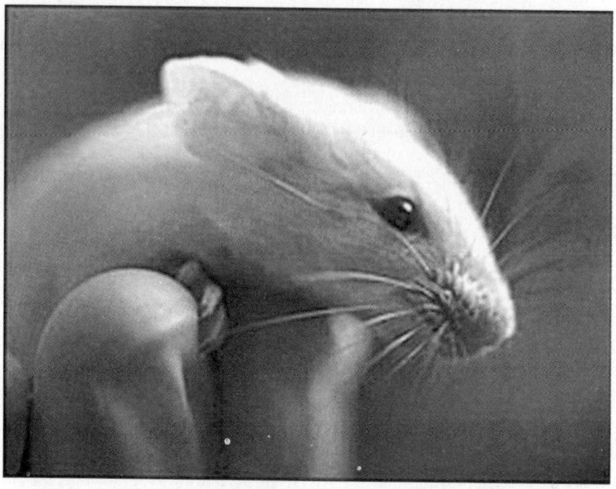

图 12-11a　科学家培养出含人脑细胞的小鼠

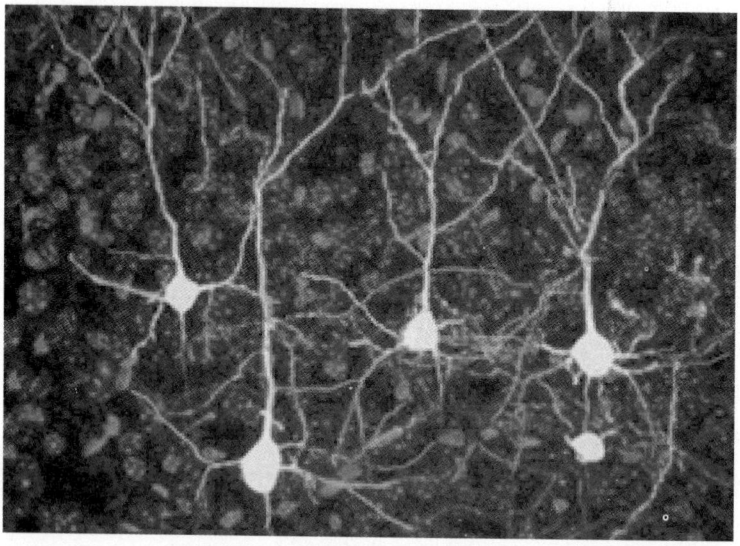

图 12-11b　美科学家培育出的小鼠脑中的人脑神经细胞

第三节　成体干细胞的研究及应用前景

一、成体干细胞的研究现状

成体干细胞是成体组织和器官修复再生的基础，过去认为成体干细胞主要包括骨髓内的造血干细胞、皮肤的上皮干细胞（基底层细胞）。最近研究越来越多地发现新的成体干细胞，如间充质干细胞、神经干细胞、肌肉干细胞，肝脏干细胞、胰腺干细胞、角膜干细胞、肠粘膜干细胞等，说明成体干细胞普遍存在，关键是如何寻找和分离各种组织特异性干细胞。

成体干细胞经常位于特定的微环境中。微环境中的间质细胞能够产生一系列生长因子或配体，与干细胞相互作用，控制干细胞的更新和分化。这些干细胞在体内分化具有定向性，仅能分化成有限的细胞类型。下面就近年研究较多、较系统、较深入的几种干细胞作简要介绍。

（一）造血干细胞（hemopoietic stem cell）

1961 年 Till 和 McCullch 创立的脾集落法首次证明了多能造血干细胞的存在。试验证据是将小鼠骨髓细胞悬液输给受致死量射线照射的同系小鼠，使被照射小鼠重新获得造血能力而免于死亡。造血干细胞是体内各种血细胞的唯一来源，它主要存在于骨髓、外周血、脐带血中。造血干细胞通过不对称性的有丝分裂，在不断产生大量祖细胞的同时，使自己不增殖也不分化，而造血祖细胞进一步的增殖与分化是补充和维持人体外周血细胞的基础。由造血干细胞到祖细胞再到外周血细胞的这种分化调节过程相当复杂，依赖于各种造血生长因子、造血基质细胞、细胞外基质等多种因素的相互作用与平衡，并涉及细胞的增殖分化、发育成熟、迁移定居、衰老凋亡和癌变等生命科学中的许多基本问题，这也是基础研究的主要热点。

造血干细胞与其它多能干细胞比较，有以下不同之处：首先，在个体发育过程中，造血干细胞历经多次迁移，先由卵黄囊转移到胎肝，最后到达骨髓，而其后的某些条件下又可出现髓外造血的情况；而其它多能干细胞多在固定的场所发育成特定的组织；其次，由于生理需要，造血干细胞始终处于较为活跃的增殖与分化状态，能从骨髓源源不断地进入外周血而到达全身各处，而成熟个体中的多能干细胞多局限于相应的组织器官中，一般情况下处于类似休眠的状态。最后，造血干细胞具有可塑性，可以分化为肝脏、肌肉及神经等组织的细胞，一定条件下又可来源于肌肉干细胞、神经干细胞等，而这种分化大多在相应组织病变的情况下完成。

造血干细胞在临床白血病治疗中应用较早，主要是造血干细胞移植：即应用超大剂量化疗和放疗以最大限度杀灭患者体内的白血病细胞，同时全面催毁其免疫和造血功能，然后将正常人造血干细胞输入患者体内，重建造血和免疫功能，达到治疗疾病的目的。但是，造血干细胞并不能在人群中随意移植，造血干细胞移植需先进行 HLA 配型。HLA 即人白细胞抗原，是人体细胞表面的“主要组织相容性复合物”，只有两个个体 HLA 配型相同，才能进行造血干细胞移植，否则会发生移植物抗宿主反应（GVHD）或移植排斥反应，严重者可危及患者生命。

HLA 由遗传决定，理论上说，每五个同胞兄弟姐妹中可能有 2 人的 HLA 抗原完全相合，而在无血缘关系的人群中，约 10 万人以上才可能有两个 HLA 完全相同的个体。在我国，年轻患者的同胞中寻找 HLA 相合供体的可能性极小。

由于造血干细胞具有自我复制功能，捐赠骨髓一般不影响健康。而且由于科技进步，现在可通过造血干细胞“动员”技术，采集分离约 200 毫升外周血而得到足够数量的造血干细胞，称为外周血干细胞移植。所谓骨髓库，是抽取自愿者数毫升血用于 HLA 定型，并将资料储存于电脑。有病人需要供体时，将其 HLA 资料经电脑检索配型，由配型相合者捐献骨髓或外周血用于移植。发达国家现已建立了多达数百万人的骨髓库网络，多达 70%需要移植的病人可获捐赠造血干细胞而得以挽救生命。

此外，科学研究证明，脐带血中含有丰富的造血干细胞，可用于造血干细胞移植，如能建立脐血细胞库，变“废”为“宝”，将会使大批病人受益。目前全球已有数百例病人接受了脐血移植。与两者相比，脐血干细胞移植的长处在于无来源的限制，对 HLA 配型要求不高，不易受病毒或肿瘤的污染。除了可以治疗急性白血病和慢性白血病外，造血干细胞移植也可用于治疗重型再生障碍性贫血、地中海贫血、恶性淋巴瘤、多发性骨髓瘤等血液系统疾病以及小细胞肺癌、乳腺癌、睾丸癌、卵巢癌、神经母细胞瘤等多种实体肿瘤。对急性白血病无供体者，也可在治疗完全缓解后采取其自身造血干细胞用于移植，称为自体造血干细胞移植。

我国现已掌握了脐血干细胞分离、纯化、冷冻保存以及复苏的一整套技术，并在上海筹建了保存一万份脐血样本的脐血库，此库为我国第一个脐血库，可以缓解脐血干细胞数量不足的缺陷。在北京大学人民医院细胞治疗中心，也筹建了一座全世界最大的异基因脐带血干细胞库，冻存的数万份异基因脐带血干细胞，可为全世界的华人患者提供脐带血干细胞做移植用。另外，东北地区首例脐血干细胞移植也已成功。随着脐血干细胞移植技术的不断完善，为全世界更多的血液病及恶性肿瘤的患者带来了福音。

（二）间充质干细胞（mesenchymal stem cells，MSC）

间充质干细胞来源较广，可从骨髓、肌肉、骨、软骨、肌腱、脂肪组织以及血管等多种组织中分离得到间充质干细胞（mesenchymal stem cells，MSC），而骨髓来源的 MSC 是目前研究最多、最深入的 MSC，骨髓基质是 MSC 最重要的来源。

近年研究发现，在人类、鸟类、啮齿类等生物的骨髓中，都可分离出骨髓 MSC。MSC 是骨髓基质中的主要干细胞，具有干细胞的共性——自我更新及多向分化的能力。除了分化形成多种基质细胞成分外，它自己本身也分泌多种造血生长因子来支持造血，说明骨髓 MSC 参与基质造血微环境的组成。研究表明骨髓来源的 MSC 能最终分化成骨、软骨、肌腱、肌肉、神经和脂肪组织等。

最近科学家从人的骨骼肌中分离出的 MSC 同样可以分化为骨骼肌、平滑肌、骨、软骨及脂肪表型的细胞。这是一类与肌肉卫星细胞不同的 MSC 细胞，而肌肉卫星细胞是公认的肌肉干细胞。此外，也有人分别从骨外膜和骨小梁分离出 MSC。由于 MSC 具有向骨、软骨、脂肪、肌肉及肌腱等组织分化的潜能，因而利用它进行组织工程学及临床应用研究有如下优势。

1. 取材方便且对机体无害。MSC 可取自自体骨髓，简单的骨髓穿刺即可获得。

2. 由于 MSC 取自自体，由它诱导而来的组织在进行移植时不存在组织配型及免疫排斥问题。

3. 由 MSC 分化的组织类型非常广泛，理论上能分化成所有的间充质组织类型，其在临床上的作用不可低估。例如将它分化为骨、软骨或肌肉、肌腱，在治疗创伤性疾病中具有应用价值；如将它分化为心肌组织，则有可能构建人工心脏，或应用于急性心肌梗死后的治疗和恢复；将它分化为真皮组织，则在烧伤治疗中有不可估量的应用前景。地塞米松是 MSC 分化的非特异诱导剂，它可使 MCS 分化成骨及脂肪细胞，而两性霉素 B 则可促使 MSC 分化为肌细胞，还有人在利用大鼠的 MSC 进行向肌肉分化的研究中，发现 5 - Azacytidine 和 5 - Aza - 2’- Deoxycytidine 均可促使 MSC 向肌肉的分化。有关肌细胞及肌腱的诱导分化的方法还不成熟，有待进一步的研究。Woodbury Dale 等首次将鼠和人的 MSC 体外分化为神经细胞，使之在各种神经系统疾病的治疗中将可能成为非常有用的工具。自体骨髓中易得和避免免疫反应发生正是 MSC 比其它干细胞有更优越之处。

（三）神经干细胞（neural stem cells，NSCs ）

神经干细胞是中枢神经系统中保持分裂和分化潜能的细胞。

神经干细胞研究起步较晚，由于分离神经干细胞所需的胎儿脑组织较难取材，神经干细胞的研究仍处于初级阶段。有学者认为，神经干细胞是胚胎干细胞的一种，也可以在分化前的培养过程中无限增殖。但相对于胚胎干细胞而言，神经干细胞只可以进一步分化成中枢神经系统某些细胞类型。有试验证明把人的神经干细胞注射入小鼠大脑，细胞将迁移到损伤部位，分化成所需要的细胞种类。

理论上讲，任何一种中枢神经系统疾病都可归结为神经干细胞功能的紊乱。由于脑和脊髓中血脑屏障的存在，使之成为免疫系统中较为特殊的器官。因此神经干细胞被移植入中枢神经系统后不具有免疫排斥反应。如给帕金森综合征的患者脑内移植含有多巴胺生成细胞的人胚胎脑组织，可以治愈部分患者的症状。但因胎儿脑组织取材较难，目前此方法并没有广泛采用。除此之外，神经干细胞的功能还可延伸到药物检测方面，对判断药物有效性、毒性有一定的作用。

目前的研究主要集中于神经干细胞在脑中的起源、分布及在治疗中的应用等方面。在发育和成熟的中枢神经系统中均存在着神经干细胞。另外也有实验证实，胎鼠的小脑半球、海马、皮层脑室区等亦可分离出神经干细胞。近来研究者已从人胎儿大脑皮层中分离出中枢神经干细胞，经表皮生长因子（EGF)、神经生长因子（NGF－2）等诱导后可分化出神经元及星型细胞。脑内的神经干细胞是多能干细胞，它可以分化为脑组织的三种神经元。最新研究发现，小鼠神经干细胞被移植到经放射线照射的小鼠体内后，产生了各系血细胞。提示起源于外胚层的神经细胞可向中胚层细胞转化，同时也表明神经干细胞有更广泛的分化潜能和应用前景，因此中枢神经系统的神经干细胞成为新世纪升级科学研究的热点之一。

尽管在体外可以分离和培养神经干细胞，但目前对神经干细胞的生物学特性知之甚少。由于对神经干细胞的研究才刚刚起步，尚有许多关键性问题尚未解决。

总之，神经干细胞是一种具有广泛应用前景的干细胞，随着其研究的不断深入，人类的神经干细胞将有望作为脑移植的供体细胞以及基因治疗的载体应用于临床，以使帕金森病、老年性痴呆、脊髓损伤、多发性硬化病以及脑卒中等中枢神经系统疾病得到有效治疗并功能重建。而其增殖和定向诱导分化机制的最终阐明，将有赖于分子生物学、发育生物学等生物学科的相互协作和研究方法的进一步完善。

（四）肝脏干细胞（hepatic stem cells，HSC)

在过去的几十年里，研究人员一直在尝试着鉴定及描述肝脏干细胞的特征，但却始终没有解决肝脏干细胞是否存在的问题。直到近年学者们认为，肝脏中存在的 H－CFU－C（c－kit$^-$/CD45$^-$/TER19$^-$）细胞为肝脏干细胞，它是从啮齿类胚胎肝脏中分离出来的细胞，表达肝细胞和胆小管上皮的标记蛋白，它们被激活成为卵圆细胞，表达 CK－4。肝细胞处于不断分裂之中，标记蛋白易于确认，肝脏干细胞处于静止状态，标记蛋白难以确认。这类卵圆细胞很小，直径仅 10μm，细胞体积相当于肝细胞的 1/4～1/3，有较高的核质比，核仁呈卵圆形，胞质内细胞器也很少。目前认为，卵圆细胞包括公认的肝脏干细胞和它们的部分后代，但其活化的分子机制尚不清楚。

肝脏干细胞具有诱导分化出大量的功能性肝细胞的潜能，由肝脏干细胞得到的肝细胞将成为生物人工肝脏支持系统的最佳选择细胞，也将极大地解决肝细胞移植治疗急性肝衰竭等肝病时存在的细胞来源不足问题。虽然肝脏干细胞移植在实验和临床研究取得了一些成就，但尚处于初期基础阶段。

（五）胰腺干细胞

胰腺干细胞是存在于胰腺中的一类成体干细胞，具有自我更新能力，并能分化为胰腺的内、外分泌腺细胞。近年来，随着糖尿病的细胞治疗，人们对胰腺中的干细胞研究不断深入。胰腺干细胞是一种嗜碱性的单个核细胞，直径约 8μm，呈圆形，细胞核圆形或肾形，胞核较大，大多 2 个核仁，染色质细腻而分散，胞质不含颗粒。近年研究发现，TH、GLUT-2、CK20、PDX-1、波形蛋白和 Bcl-2 等为胰腺干细胞的标记物，其中 CK20、波形蛋白和 Bcl-2 可看作是胰岛干细胞的标记蛋白。

目前胰腺干细胞研究进展也较快。有国外学者研究认为胰腺干细胞可能来源于神经系统。近来对胰腺干细胞的定位及其表面标志物进行研究中，发现胰腺内分泌细胞具有高水平的细胞角蛋白表达，证实胰腺干细胞可能来源于神经前体细胞。

胰腺中的干细胞在肿瘤发生、自身免疫性疾病如胰岛素依赖型糖尿病、先天性胰腺畸形、胰腺损伤、急、慢性胰腺炎等引起的组织和器官修复性再生中起重要作用。胰腺干细胞在一定条件下转变为内分泌细胞或外分泌细胞，维持胰腺各种细胞数量的平衡。胰岛细胞移植是一个很有潜力的治疗糖尿病方案，目前通过干细胞移植治疗糖尿病的研究不断深入，已经取得如下一些进展。

1. Ramiya 等（2000 年）从健康小鼠胰腺导管中分离出胰岛干细胞，并在体外诱导分化为能够产生胰岛素的 β 细胞，将这些细胞移植到糖尿病小鼠的肾被膜下。经过 55 天的观察发现，接受细胞移植的糖尿病小鼠的血糖控制良好，而对照组小鼠死于糖尿病。表明用胰腺干细胞治疗糖尿病有可能性。

2. 临床上，通过培养糖尿病患者的早期胰腺干细胞可获得大量具有分泌胰岛素功能的细胞，可以解决临床材料不足问题，又可避免免疫排斥反应，临床应用潜力巨大。

（六）角膜干细胞

近年来，人角膜干细胞的研究发现，角膜上皮干细胞主要来源于角膜缘上皮基底层。研究表明，体外培养的人角膜干细胞在电子显微镜下可见细胞表面有微绒毛，细胞之间有大量桥粒连接，在胞质内还可见到张力丝（角蛋白）聚集在胞核附近，呈束状排列，细胞器发育不完善，胞核内以常染色质为主。

人角膜干细胞移植对临床治疗角膜缘功能障碍及角膜化学烧伤等病症有广阔应用前景。早在 2001 年，中国已完成了人体神经干细胞和角膜干细胞的移植。

总之，成体干细胞的研究时间不长，但用其治疗疾病已开始进入临床试验，用干细胞治疗疾病已不再只是设想。科学家认为，干细胞及其衍生物组织器官的临床应用，是人类在 21 世纪的最大科技成果之一，必将产生一种全新的治疗技术，是对传统医疗手段和医疗观念的一场革命。

二、成体干细胞的应用展望

（一）干细胞有望结束不育症

在庆祝人类第一例试管婴儿诞生 25 周年伦敦聚会上，专家们强调，试管受精技术的发展使干细胞科学成为可能。英国剑桥大学的彼得森说："这一科学对于治疗不育症和疾病方面有着巨大的潜能。它是 25 年来试管婴儿研究的遗产"。澳大利亚特鲁森承认："如果你在 1979 年告诉我我们将有一百万试管婴儿，我是不会相信你的。现在我们可以帮助 75%的不育症患者。在将来，由于干细胞和生殖研究的结合，所有的不育症患者都可以得到治疗。"由此《新科学家》2003 年 7 月断言：用干细胞培养出来的卵子和精子将有一天能够结束人类不育症的历史。

（二）让大脑干细胞产生胰岛素

2005 年 4 月 PLoS Medicine 上报道美斯坦福大学的一项研究显示，能使来自大脑的干细胞形成产胰岛素的细胞，这种新形成的细胞能够模仿糖尿病人丢失的胰岛素细胞。尽管这项研究尚未在人类患者中进行应用，但是这些发现将可能导致产生一些将产胰岛素细胞移植给糖尿病人的新途径，并最终治愈糖尿病。

（三）俄罗斯新西伯利亚州医学预防中心 2005 年 1 月 12 日宣布，俄医学科学院新西伯利亚分院临床免疫学研究所研究人员最近利用自体干细胞治疗肝硬化获得成功。

肝硬化是肝脏因慢性病变引起纤维组织增生并导致质地变硬的病症。科学家认为，目前还没有能有效促使肝细胞再生并代替纤维组织的肝硬化治疗方法，但干细胞能够阻止肝细胞发生硬化的过程。他们从患者骨髓中取出干细胞，对其进行筛选并加以处理后就可直接注射到患者的肝脏或血液中。抵达肝脏部位的骨髓干细胞会引起肝脏功能发生特定变化，阻止肝细胞继续发生硬化，并且有些病人的肝硬化区域已经缩小。研究人员研发的肝硬化治疗方法的优势在于使用自体干细胞，不会引起肝脏细胞的排异反应。

（四）干细胞疗法有望投入人类临床治疗脊椎瘫痪病人。

每年俄罗斯有数万人，全世界有超过 100 万人因为脊椎受伤而导致瘫痪。2005 年俄罗斯国家医科大学干细胞项目科研组的专家们进行了脊椎受损瘫痪的干细胞治疗法实验，并取得成功，目前这部分人可以看到康复的曙光。

该实验中，科学家们将干细胞混合在聚合物凝胶中注射到 24 只脊椎断裂的实验组鼠身上，将不含干细胞的聚合物凝胶注射到实验对照组鼠身上，第三组鼠则不做任何处理。两个月内实验结果表明：大多数注射了干细胞的小鼠脊椎得到了复原。接受干细胞治疗的小鼠身上产生了程度不同的效果：有的小鼠能够弯曲它们的后爪，有的能够移动障碍物，而有几只小鼠则只能做无意识动作。这些都表明干细胞已经取代了死亡脊椎细胞的作用。但目前科学家们仍然不能解释干细胞如何起作用以及在人类身上会产生怎样的效果。

俄罗斯数个私人诊所的 6 名脊椎瘫痪病人同意在他们身上进行类似于上述实验的干细胞治疗手术。结果显示，其中 5 名病人发生了积极的转变，例如腿有了感觉甚至可以移动一点，或者骨盆内器官恢复功能等。该手术在一名年轻病人身上尤其取得了重大成功，此前他数年不能移动双腿，手术后两个月就可以摆动脚趾，如今能够站立以及扶着东西行走。

（五）狗牙齿干细胞成功生成完整牙齿

据报道（2003 年 12 月），日本东京大学医学研究所上田实教授等人从狗的腭骨中取出牙胚，然后又从牙胚中成功提取了干细胞。他们将干细胞和胶原纤维一起培养之后，再植入狗的腭骨。经过 20 周以后，狗长出有釉质、象牙质、齿髓等组织的完整牙齿，经过检查确认，牙齿内部还存在血管和神经。牙齿内存在干细胞，这一点已经广为人知。提取这牙齿干细胞，经过培养之后再植入动物腭骨生成完整牙齿，这一技术若用于再生医疗，将给人类带来福音。

（六）2005 年澳大利亚科学家已经成功地从人的鼻子中培育出了成体干细胞。

格里菲思大学首席研究员阿兰·梅可希姆称“将从鼻子提取出的成体干细胞繁殖以后，除了可以分化为神经细胞和脑细胞以外，还可以分化成血液细胞、心脏细胞和骨骼肌细胞”。科学家们相信，对干细胞的研究最终将帮助人类彻底治愈一系列疾病，例如帕金森症以及脊髓损伤等。这项研究成果意味深远，它代表人类干细胞研究的重大突破，也避免了人类干细胞研究中有关胚胎干细胞伦理以及法律上的问题，这将给全世界人民带来福音。

三、我国的研究现状

在这场前景极其诱人的国际竞争中，我国综合性干细胞研究虽然刚刚起步，但在干细胞治疗研究方面已经取得重大进展，步入世界先进行列。例如：我国干细胞工程技术研究中心在国际上首次分离、鉴定、制备出了新干细胞因子——人血液血管细胞生成素（HAPO），目前已经进入临床研究阶段；中国医学科学院基础所研制的用于白血病治疗的“原始间充质干细胞”注射液近日被批准进行Ⅰ期临床研究等。

北京大学医学部已将干细胞研究列为“十五”期间的三大重点建设项目之一，并投入500万元建设相关研究中心。现北京大学医学部的北京大学干细胞研究中心，在用于临床的干细胞研究方面正取得突破性进展。该中心目前正在建立非病毒转化的角膜干细胞体外培养体系，并已着手建立人胚胎干细胞系以及包含人体各种组织的成体干细胞库，在以干细胞技术治疗肝病、糖尿病等方面已取得了初步突破。此外，还将把同样前沿的物理学“光钳”技术和纳米技术等应用到干细胞研究中去。

中国军事医学科学院的研究人员发现了“人胚胎干细胞分泌素”。经过内地、台湾地区两万病例的临床应用后，这项成果不久前在中、美两国科学院联合举办的“中美前沿科学研讨会”上正式向全世界发布。人胚胎干细胞分泌素已被证实的功效有：刺激骨髓造血；刺激红细胞增生，可用于再生障碍性贫血的治疗；刺激白细胞再生，可综合提高人体免疫力，可望用于艾滋病的治疗；可以改善脑组织代谢功能，加快脑血管意外后遗症的恢复等。

我国科学家成功地在世界上首次利用原位干细胞在体外合成胃肠器官组织。这项实验是从小鼠体内取出胃壁和肠壁的组织细胞放在体外培养，利用特别组合的生命营养物质，使这些细胞持续分裂，克隆并持续增殖合成新的胃、肠组织。中国利用原位干细胞复制胃肠器官组织的新成果应用于临床，能让受到损伤的胃肠粘膜及时得到修复，也能使胃肠疾病患者免去手术的痛苦。不久将推出这方面的新药。这项生命科学新技术已在美国申请了专利。

我国青年创伤外科专家率先在国际上报告了人体表皮细胞存在逆分化现象，即表皮细胞可逆分化转变为表皮干细胞，这一重要发现对揭示人体衰老的奥秘以及对创伤、难治性皮肤病等的临床治疗具有重要意义。

由西北农林科技大学率领的科研小组第6次从人胚胎干细胞分化诱导得到心脏跳动样细胞团，这是我国在人类胚胎干细胞克隆领域获得的唯一此类细胞团。天津血液研究所、上海市第二人民医院等，在血液干细胞研究上也有比较突出的成就，目前正在加紧开展其他应用的研究。

2006年5月16日，国际著名杂志《美国科学院院报》（PNAS）发表了上海交通大学医学遗传研究所黄淑帧教授课题组的研究论文：“应用基因表达谱分析人脐血造血干细胞在山羊体内多脏器的附植和分化”，首次在国际上将山羊作为实验动物，在B超监视下，将人脐血造血干细胞注射到妊娠45～55天的胎山羊腹腔中，成功地建立了人源性干细胞能在山羊体内长期存活的人/山羊异种移植嵌合体，从而为在活体水平上来研究干细胞的生物学特征和功能等提供了理想的动物模型。利用胎儿早期的免疫系统尚未发育成熟，对于植入体内的外源干细胞较少产生免疫排斥反应的特点，他们在动物活体研究干细胞方面获得了《干细胞在异种移植动物体内的归巢、分化及对肝脏损伤修复作用》的研究成果。表明中国科学家在干细胞研究领域获得新的重要进展。

此项研究工作为异种器官移植、细胞治疗和人源蛋白的生产等提供了新的思路，并为通过干细胞宫内移植进行疾病的产前治疗和组织损伤的修复等提供理论依据和技术手段，对一些目前难以根治的先天性、遗传性疾病的治疗也提供了新的治疗途径。

北京中关村生命科技园也正将干细胞研究列为首批入园的九大项目之一。目前我国广泛的重视干细胞研究的临床应用，多家著名医疗和药物研究机构涉足其间。由于干细胞研究的关键技术最近三年才取得重大突破，我国干细胞研究已经与发达国家在同一起跑线上，相信在不久的将来，完全有可能走在世界前列。

第四节　干细胞的诱导分化与组织工程研究

一、组织工程概述

组织工程一词于 1987 年美国科学基金会在华盛顿举办的生物工程小组会上提出，1988 年正式定义为：应用生命科学与工程学的原理与技术，在正确认识生理及病理两种状态下的组织结构与功能关系的基础上，研究、开发用于修复、维护、促进人体各种组织或器官损伤后的形态和功能的一门新兴学科。1996 年被我国科技部列为国家重大基础研究项目。

目前临床上常用的组织修复途径大致有 3 种：自体组织移植、异体组织移植或应用人工代用品。这三种方法都分别存在许多弊端，如免疫排斥反应及供体不足等问题。组织工程的发展将从根本上解决组织和器官缺损所致的功能障碍等问题。组织工程技术具有以下优点：

（一）应用组织工程技术能形成具有生命活力的组织或器官，对损伤组织进行形态，结构和功能的重建，并达到永久性的细胞/组织/器官替代治疗。

（二）该技术可以将少量的组织细胞，经体外扩增后，结合到生物材料上，根据缺损组织的大小来进行重建。

（三）组织工程化器官可以根据欲修复器官的大小或器官来塑形。

二、组织工程的基本原理

将体外培养扩增的正常组织细胞吸附于一种具有优良细胞相容性并可以被机体降解吸收的生物材料上面形成复合物，然后由外科医生将细胞-生物材料复合物植入人体组织、器官的病损部位，在作为细胞生长支架的生物材料逐渐被机体降解吸收的同时，细胞不断增殖、分化，形成新的并且其形态、功能方面与相应组织、器官一致的组织，从而达到修复创伤和重建功能的目的。

组织工程是应用细胞生物学和工程学的原理，研究开发用于修复或改善人体病损组织或器官的结构、功能的生物活性替代物的一门科学。它是继细胞生物学和分子生物学之后，生命科学领域又一新的发展里程碑，标志着传统医学将走出器官移植的范畴，步入制造组织和器官的新时代。同时组织工程作为一门多学科交叉的边缘学科，将带动和促进相关高技术领域的交叉、渗透和发展，并由此衍生出新的高技术产业。

三、组织工程的三大研究要素

（一）种子细胞

作为组织工程的种子细胞必须具备以下几个主要特征：

1. 具有高增殖能力，低分化程度；

2. 必须能建立稳定的标准细胞系；

3. 具备尽可能低的抗原性。

目前用于研究的种子细胞主要有来自异种、同种异体和自体细胞 3 种。能同时满足以上条件的细胞来源非常有限，而胚胎干细胞和成体组织干细胞是唯一有望作为组织工程的种子细胞。胚胎干细胞（Embryonic Stem Cells ES 细胞）是从动物或人类胚胎发育早期所形成的内细胞团中分离培养而获得的一类特殊细胞。由于涉及到一些伦理、道德问题，关于人类胚胎干细胞的研究曾一度被禁止，1999 年美国国立卫生研究所（NIH）官员在《Nature》上才公开宣布解除对人胚胎干细胞研究的禁令。胚胎干细胞具有体外诱导多向分化潜能，其增殖能力十分强大，可多次传代，有利于组织工程研究中短时间内获取足够数量的目的细胞。成体组织干细胞是存在于成年动物或人体内某些组织中的一些低分化程度的细胞，具有和胚胎干细胞类似的诱导分化能力与高增殖能力，比较容易获取，如上面所述脊髓基质干细胞，可以通过髂骨穿刺方法抽取，因而在作为组织工程种子细胞应用方面也颇受重视。

（二）支架材料

组织工程支架材料的使用是为构建组织的细胞提供一个三维支架，有利于细胞的粘附、增殖乃至分化，为细胞生长提供合适的外环境。除了符合一般生物医学材料的要求外，组织工程学所需的理想生物材料还需满足如下要求：

1. 无毒且具有组织相容性，支架材料是细胞生长和繁殖的场所，所用材料必须是不产生有毒物质，不能引起炎症反应。

2. 生物材料必须具备可降解性，随着细胞在体内的生长，增殖和分化，替代材料应逐步降解，最后应完全被吸收或排出体外。

3. 生物材料具有多孔性，以供细胞贴附，生长和增殖，并能通透液体，气体，便于细胞的代谢和气体、物质的互换。

4. 生物材料需具有形态的可塑性，由于所构建的组织工程器官最终要移植入体内，而不同的器官具有不同的形态，结构，因此生物材料的三维构型需根据需要进行设计。

根据组织缺陷的部位，性质，患者的年龄等情况差异，对支架的要求也不一样。有些老年骨缺陷患者，所用的生物材料只需满足无毒性即可，而不要求降解性。

目前比较常用的可作为组织工程支架的材料主要有几大类型。其一为天然材料，包括胶原、甲壳素、壳聚糖、海藻酸盐、毛发及血管等；其次是合成高分子材料，如聚氨酯、硅橡胶、聚乙烯、聚四氟乙烯、聚碳酸酯、聚酸酐和聚羟基羧酸等，其中又以聚乙醇酸（PGA）和聚乳酸（PIA）性能为最好。另外有一类为复合材料，包括天然材料与合成材料、无机材料与有机材料以及生物材料的复合，这类复合材料集中了多种材料的优点，比较符合组织工程支架材料的要求，因此应用较多。但总体上讲，理想的组织工程支架材料尚未发现，国际国内相关研究都集中在对现有材料的改性与复合，各种材料表面处理与修饰技术、材料加工技术等报道较多。

（三）细胞生长调节因子

组织工程是将细胞与材料复合，从而构建植入人体的活材料。在此过程中，目的细胞的生长调控是十分重要的一环。生长因子是通过细胞间信号传递影响细胞活动的一类多肽因子。它对细胞具有促进或抑制其分裂增殖、迁移和基因表达的作用。目前已发现几百种生长因子，但其中大部分的结构、功能和机制均不清楚。了解较为全面、使用较为广泛的细胞生长调节因子主要有如下几种：骨形成蛋白 BMP、转移生长因子 TGF－β、成纤维细胞生长因子 FGF、血小板源性生长因子 PDGF、类胰岛素生长因子 IGF、表皮生长因子 EGF 和神经生长因子 NGF 等。

应用组织工程复合物植入体内后，在植入前和植入后，可应用多种调控措施，如用黏附因子，生长因子，促血管生长因子等处理，以促细胞增殖，分化和修复。虽然这些生长因子都可调节种子细胞的生长，但由于生长因子等具有多向性，其效应与生长因子来源、纯度、剂量，和种子细胞的种类、分化生长状态、培养条件有关，可能发生致瘤等意外结果。因此在移植前期的工作中将各项条件进行优化以产生最佳效应。

在组织工程研究中往往需要将生长因子加入到细胞培养体系中，保证细胞生长因子在体外环境下能有效发挥作用，这点非常重要。这需要解决两个难题，其一，使生长因子维持活性；其二，保证生长因子的有效作用浓度。由于生长因子具有多向调节作用，大剂量给药难以控制细胞的分化方向，同时也无法维持其持续性。因此外源性生长因子的控制释放研究就成为关键。目前，将生长因子预先与生物可降解材料结合，在材料缓慢降解的同时逐步释放出生长因子就是途径之一。通过吸附、包埋、静电吸引、化学键合、微胶囊和涂层等方式可将某些生长因子结合到特殊材料（如壳聚糖、透明质酸、PLA 等）上。

四、组织工程研究展望

组织工程是一个规模宏大的世纪项目，其意义不亚于人类基因组计划。它涉及到生命科学、材料科学和工程技术等诸多学科，不可能在短期内取得成果，需要更多人潜心研究、努力攻关，并且需要投入大量的财力、物力。但是由于其潜在的巨大社会、经济效益和科学价值，很多国家的政府和有远见的企业家都已经涉足这个领域，组织了大批专家和技术人员，希望能占据该领域的世界前沿。

组织工程虽然发展很快，但在未来相当长的一段时间内，仍需将重点放在解决种子细胞的来源、老化规律、大规模培养增殖以及优良性能的组织工程支架材料的研制上，只有在攻克了这两大难题之后才有可能实现组织器官的构建与成功移植，为人类健康和社会发展作出贡献。干细胞技术可在体外培养干细胞，定向诱导分化为各种组织细胞供临床所需，也可在体外构建出人体器官，用于替代与修复性治疗。重点研究治疗性克隆技术；干细胞体外建系和定向诱导技术；人体结构组织体外构建与规模化生产技术；人体多细胞复杂结构组织构建与缺损修复技术以及生物制造技术等。随着科学技术的发展，组织工程即将或正在成为治疗组织、器官衰竭的有效疗法和辅助手段。组织工程将是 21 世纪最具潜力的高新技术，必将产生巨大的科学、社会和经济效益。今后组织工程的发展必将更加走向多学科结合，特别是细胞生物学，分子生物学，材料科学，实验胚胎学，临床实践等紧密结合，相互渗透，在交叉前沿学科研究中展现出美好的前景。

参考资料

1. 胡智兴. 干细胞研究. 昆明医学院重点实验室，人与医学，2003.
2. Pera MF，Reubinoff B，Trounson A. Human embryonic stem cells. J Cell Sci，2000，13 ：5～10.
3. Matsui Y，Zsebo K，Hogan，BLM. Derivation of pluripotential embryonic stem cells

from murine primordial germ cells in culture. Cell, 1992, 70: 841 - 847.
4. hamblott MJ, Axelman J, Littlefiedld JW, et al. Human embryonic germ cell derivatives express a broad range of developmentally distinct markers and proliferate extensively in vitro. PNAS, 2001, 98 (1): 113～118.
5. Thomson JA, Odorico JS. Human embryonic stem cell and embryonic germ cell lines. Tibtech, 2000, 2 (18): 53 - 57.
6. Niwa H. Molecular mechanism to maintain stem cell renewal of ES cells. Cell Struct Funct, 2001, 26 (3): 137 - 148.
7. He Z, Huang S, Li Y, et al. Human embryonic stem cell lines preliminarily established in China. Zhonghua Yi Xue Za Zhi, 2002 , 82 (19): 1314 - 1318.
8. Henderson JK, Draper JS, Baillie HS, et al. Preimplantation human embryos and embryonic stem cells show comparable espression of stage - specifec embryonic antigens. Stem cells, 2002, 20: 329 - 337.
9. 刘斌，高英茂. 人体胚胎学. 北京：人民卫生出版社，1996
10. 刘斌. 组织学与胚胎学. 北京：北京大学医学出版社，2005
11. 章静波，宗书东，马文丽. 干细胞. 北京：中国协和医科大学出版社，2003
12. Ramiya VK, Maraist M, Arfors KE. Reversal of insulin - dependent diabetes using islets generated in vitro from pancreatic stem cells. Nat Med, 2000, 6: 278 - 282.
13. Vassilieva S, Guan K, Pich U, et al. Establishment of SSEA - 1 and oct - 4 expressing rat embryonic stem - like cell lines and effects of cytokines of the IL - 6 family on clonal growth. Exp - Cell - Res, 2000 Aug 1; 258 (2): 361 - 73.
14. Print CG, Loveland KL. Germ cell suicide: new insights into apoptosis during spermatogenesis. Bio Essays, 2000, 22: 423 - 430.
15. 鄂征，刘流. 医学组织工程技术与临床应用. 北京：北京出版社，2003.

编者：李英　白照岱

第十三章　动物克隆技术研究进展

动物克隆是指利用无性繁殖技术，获得遗传性状与原来生物体完全一致的人工复制体。所产生的动物称为克隆动物。同卵双胞胎实际就是一种天然哺乳动物克隆，该种克隆方式是由于一个胚胎在发育过程中自然分割成两个或两个以上胚胎的结果。所产生后代个体基因型保持一致。该种克隆方式自然状态下发生率极低，克隆数目太少，且自然分割的机制尚不明确，所以很难为人类所控制和利用。因此人们开始探索利用人工的方法克隆动物，于是产生了动物克隆技术。

第一节　动物克隆技术的研究背景

早在 1938 年，德国著名胚胎学家 Spemann 根据所有的胚胎细胞都具有与受精卵完全相同发育能力的论点，提出了分化的细胞核移入卵母细胞中能指导胚胎发育的设想。但直到 1952 年美国科学家 Brigg 和 King 进行首次细胞核移植，将两栖类美洲豹蛙囊胚期细胞核移入去核卵，经正常卵裂发育成蝌蚪，为哺乳动物细胞核移植技术奠定了基础。随着显微操作技术发展，1981 年瑞士科学家 Illmensee 和美国科学家 Hoppe 首次用显微操作技术构建了小鼠移核胚，并获幼仔，但其他实验室均重复不出上述结果。1983 年 McGrath 和 Solter 首次将细胞融合和显微操作技术结合提出了重复性很强的核移植技术路线，使哺乳动物克隆获突破性进展。迄今为止已在牛（Prather 1987，Bondioli 1992）、兔（Stice 等 1988）、猪（Prather 1989）等家畜获得胚胎细胞克隆后代。美国 1997 年报道胚胎细胞克隆猴成功。我国也已获山羊（张涌 1991）、兔（王斌等 1991）、牛（卢克焕 1995）、猪（陈乃清 1996）等家畜的胚胎克隆后代。1997 年，英国 Roslin 研究所科学家 Ian Wilmut 及其合作者报道了成年母羊乳腺上皮细胞为核供体成功获得世界上首例体细胞克隆绵羊多利（Dolly）（图 13－1）。Dolly 的外貌与染色体遗传基因与核供体羊完全相同，可以说 Dolly 就是核供体羊的“克隆体”或“复制品”。这一成果推翻了生物界长期以来公认的动物体细胞不具有发育全能性的观点，打破了用胚胎细胞克隆动物的传统方式，开创了哺乳动物克隆的新纪元。

Dolly 的克隆与培育过程如下（图 13－2a，图 13－2b）：

1. 选择核供体母羊：将 6 岁龄的白头羊的乳腺上皮细胞中取出一个细胞核；
2. 选择卵细胞供体母羊：将黑羊卵母细胞去掉其细胞核；
3. 体细胞核与去核卵细胞融合，利用电融合方法令供体细胞与去核卵细胞融合，形成一个新的重构卵；
4. 体外培养：重构卵激活后卵裂并进行早期胚胎发育；
5. 胚胎移植：将上述胚胎移植到假孕母羊的子宫内，成功妊娠并出生 Dolly（图 13－2a、图 13－2b）。

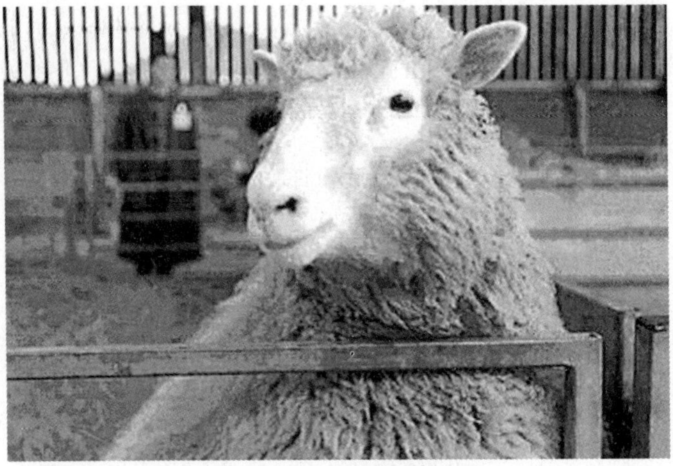

图 13－1　克隆羊 Dolly

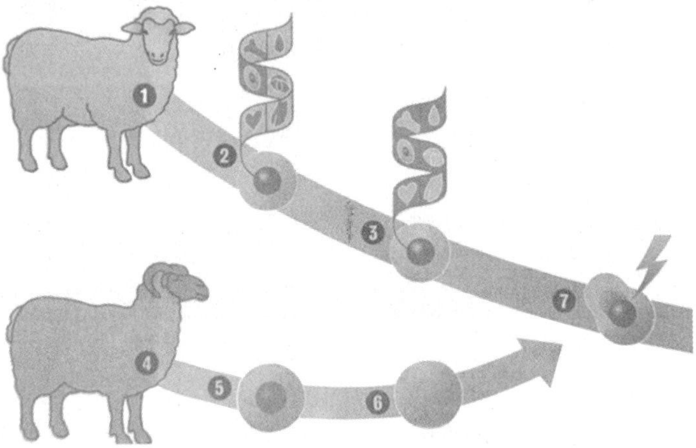

图 13－2a　克隆羊操作程序

①核供体母羊；②分离乳腺上皮细胞；③取出其休眠的细胞核；④卵细胞供体母羊；⑤分离出卵母细胞；⑥将卵母细胞去核；⑦体细胞核与去核卵母细胞融合

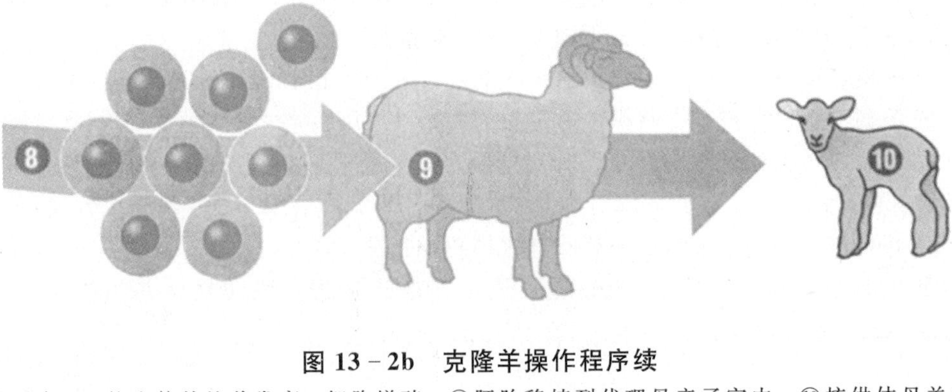

图 13－2b　克隆羊操作程序续

⑧融合的重构卵体外培养发育，细胞增殖；⑨胚胎移植到代理母亲子宫内；⑩核供体母羊的复制品——克隆羊诞生

Dolly 的诞生在全世界掀起了克隆研究的热潮。1997 年 7 月 Wilmut 等又获得了核移植技术与转基因技术相结合的转基因克隆绵羊 Polly，显示了克隆技术在培育转基因动物方面的巨大应用价值。1998 年，Wakayama 等人报道以小鼠卵丘细胞为核供体，在克隆 Dolly 技术基础上对某些环节进行改进（称为 Honolulu 技术），得到三代克隆小鼠 50 只。该技术使克隆效率有所提高，成功率达 2%，高于 Dolly 制作技术（1/277），使体细胞克隆技术走向应用迈出关键一步。此后，Vignon 等（1999）用牛的皮肤成纤维细胞克隆出牛犊。Well 等（1999）利用超声波活体采卵技术用牛的卵丘细胞克隆出即将灭绝的珍稀家牛（the enberby island breed）。

国内的研究成果也较为显著，中科院发育所与扬州大学合作组及西北农林科技大学张涌教授先后报道了体细胞克隆山羊后代的产生。中科院动物所陈大元教授提出用动物克隆技术拯救大熊猫计划，在国内外引起一定反响。

第二节　动物克隆的技术途径

一、胚胎分割

胚胎分割技术即将 2 - cell 至囊胚期的早期胚胎分割成若干个部分，每个胚胎部分均发育成一动物个体，其中各个动物个体的基因型均与原来胚胎保持一致。该方法较简单，采用酶分离和机械分离方法即可分割胚胎获得同卵孪生或多生动物。该方法分割产生的二分胚、四分胚、八分胚均可产生后代，但产生后代数量有限。

二、细胞核移植技术

细胞核移植技术包括胚胎细胞核移植与体细胞核移植。此技术将哺乳动物不同发育时期的胚胎如合子、卵裂胚、囊胚内细胞群细胞甚至成体细胞核导入同种或异种去核的卵母细胞、合子或早期卵裂球的细胞质中重新组成了重构胚并使其发育成新的动物体的过程。该过程包括胞质受体细胞去核，核供体细胞分离，细胞融合与激活，重构胚体外培养与移植等技术环节。

（一）胞质受体细胞去核

作为核移植受体细胞有卵母细胞、受精卵、2 - cell 胚胎等。其中卵母细胞应用较多。在细胞核移植研究中，卵母细胞去核操作是影响整个实验的关键因素。受体卵母细胞核去除不完全不仅导致重构胚胎染色体非整倍性，而且会使重构胚胎发育潜力降低，甚至致使胚胎早期死亡。常用的去核方法有：

1. 盲吸法：用微细吸管在第一极体下盲吸，将第一极体及处于 MⅡ期染色体连同周围的胞质除去，该法去核效率不稳定。兔卵母细胞去核成功率能达到 92%（Stice 等 1988），而牛、绵羊卵母细胞中期染色体在光学显微镜下无法看到，故去核成功率仅为 65%（Prather 等 1987）。为提高去核效率，有人利用 Hoechst33342 染料对染色质的特异性染色作用对卵母细胞 DNA 进行活体染色后，在紫外光下去核，提高成功率。

2. 半卵法：用微细玻璃针在透明带上作一切口，用微细玻璃管吸出一半胞质移至另一个空透明带内，即将卵母细胞分为两半。然后用 Hoechst33342 染色，不含染色体的一半作为胞质受体。该法去核率较高但胞质容量减少，对重构胚胎发育潜力的影响尚需证实。

3. 离心去核法：该方法利用细胞核密度大于细胞质的特点，密度梯度离心将MⅡ期纺锤体与卵母细胞胞质分开。尔后与供体细胞经电融合产生重构胚，放入海藻酸钠假透明带中体外卵裂和发育。但离心操作对胚胎发育有无影响尚无定论。

4. 紫外线去核：用紫外线照射卵母细胞，使其中核内染色体丧失功能。该法避免了对卵母细胞的机械损伤。但紫外线照射处理的染色体不易完全失活而造成染色体异常。同时紫外线照射还可以使细胞质成分丧失功能而影响重构胚发育。

5. 化学法去核：有人用放线菌酮和 Etoposide 处理处于 MI 期小鼠卵母细胞，处理后染色体紧密结合成染色体复合物并随极体一起排出，从而使卵母细胞去核，成功率可达 96%。

6. 末期去核：Bordignon 等将卵母细胞先激活使之处于末Ⅱ期，在排出第二极体时再吸出第二极体周围的少量胞质。该法去除胞质较少且准确率较高。经激活处理的卵母细胞中 MPF（促成熟因子）水平下降，使移入任何时期的供体核均不发生染色体凝集，从而使核质有较好容受性。Ushijima 等和 Terlover 等人发现用激活后卵母细胞作胞质受体获得重构胚的发育能力优于融合与激活同时进行重构胚发育效果。但在小鼠核移植研究未见有明显优势。以上的研究结果提示该方法可能仅在某些动物种类具有较好的应用前景。

（二）核供体细胞分离

对于哺乳动物，根据发育进程或分化程度的高低，供核细胞有胚胎细胞和体细胞两种。

1. 胚胎细胞分离：用链霉蛋白酶或蛋白酶 K 预处理胚胎，去透明带或将透明带减薄，用无 Ca^{2+}、Mg^{2+} 缓冲液轻轻吹打，可分离单个卵裂球。但酶消化时间对分离卵裂球质量有重要影响。作用时间短，透明带消化不充分，卵裂球不易分开。而作用时间长，易造成卵质膜蛋白受损而使操作失败。同时由于发生致密化后胚胎细胞间发生紧密连接，形成桥粒，使卵裂球分离难度增加，而导致卵裂球的化学和物理损伤而影响其活力。相比而言，致密化前的胚胎更容易获得有活力的卵裂球。

2. 体细胞分离：1962 年 Gurdon 等人将已分化的蝌蚪肠上皮细胞核移植至去核蛙卵中获得后代，首开体细胞动物克隆先河。1997 年 Wilmut 等用绵羊乳腺上皮细胞首次在哺乳动物实施体细胞克隆实验。随之利用成纤维细胞，卵丘细胞，颗粒细胞，输卵管上皮细胞，子宫上皮细胞，肌肉细胞，耳部皮肤细胞等体细胞的克隆动物相继诞生。

核供体细胞因素如供体细胞的来源、供体细胞的组织类型、传代次数、供体细胞的冻存及所处的细胞周期等对核移植效率的影响备受关注。

（1）供体细胞的来源：是指提供原代培养组织的个体，个体的年龄对于供体细胞的选择有重要意义，有研究认为供体的年龄对核移植的影响会在整个个体发育中显示出来。另外，动物研究指出，供体细胞的培养代数与囊胚形成率的高低相关，供体细胞培养代数越多，囊胚形成率越高，但是否克隆个体出生率增高并未被研究。

（2）细胞周期：是指自亲代细胞分裂完成到子代细胞分裂结束所经历的一个完整细胞世代。细胞周期由间期和分裂期（M 期）组成，其中间期又分为 G0、G1、S、G2 期。供体细胞所处的细胞周期在体细胞克隆早期即引起人们的注意。研究者认为核移植成功的关键因素之一是供体细胞经血清饥饿后，处于休眠期，即 G0 期，认为这种细胞较易于重编程。与 G0、G1 期细胞不同的是，G2/ M 期细胞含有四倍体 DNA ，导入受体胞质后，排出第二极体保持重构胚的整倍性。由于 G2/ M 期细胞体积较大，有利于核供体和去核卵融合。在导入供体核时较多采用细胞电融合法。

“Dolly”的诞生表明高分化的乳腺上皮细胞在导入受体卵母细胞以后，可以去分化并恢复全能性。但随即提出的问题是：是否所有类型的体细胞都可以经核移植而恢复全能性、克隆效率是否有组织差异性。虽然从理论上讲，克隆过程可将已分化的体细胞云分化。而且现在从生殖系统体细胞到终端分化细胞如淋巴细胞都可以用做供体，并得到了克隆后代，但常用的体细胞类型仍主要集中于生殖系统体细胞（卵丘细胞、颗粒细胞、输卵管上皮细胞）、成纤维细胞、上皮细胞等。尽管已有报道利用终端分化的细胞获得克隆动物，且效率并未降低，是否所有组织的细胞都可用于克隆，目前还不能得出系统的结论。

核供体细胞进入去核卵母细胞以后，核的 DNA 发生重编程，转化为胚胎发育基因表达模式。不同类型的体细胞基因表达模式存在差异，移入去核卵母细胞胞质后，其向胚胎发育模式转化的难易也可能存在差异。目前尚未有研究证明供体细胞核基因表达模式与重构胚发育异常的相关性。

（三）细胞融合

利用显微操作技术将供体细胞移入去核卵卵周隙中。尔后用细胞融合方法将供体核导入受体胞质。常用的细胞融合方法有仙台病毒融合法、聚乙二醇（PEG）融合法、电融合法。

1. 仙台病毒融合法：McGrath 和 Solter 在小鼠上首次采用了仙台病毒灭活后融合细胞获得成功。但仙台病毒对胚胎发育影响及病毒的扩散污染使该方法应用受到很大限制。

2. PEG 融合法：该种方法简便，每次可对多个胚胎进行融合，但 PEG 对胚胎有较大毒性，影响重构胚发育。

3. 电融合法：该法是目前应用最广泛的一种方法，融合率均高于前两者。将重构胚置于融合小室内使核-质接触面与电场方向垂直，在一定的电场强度下，给予一定时间的短直流脉冲促进其融合。影响细胞融合因素很多：第一，待融细胞间接触面与脉冲电场方向是否垂直，可通过一次交流电脉冲排列或手工排列实现。第二，电融合参数（脉冲强度、脉冲时程、脉冲次数、电融合液等）随动物种类的不同而异。而在细胞融合中，绝大多数是两个体积不等的细胞相融合，这就需要较高的脉冲强度，但较高的脉冲强度易导致卵母细胞裂解。第三，卵母细胞卵龄对融合率也有影响。Collas 和 Robl 对兔的研究结果表明：小卵龄卵母细胞重构胚比老卵龄卵母细胞的重构胚有更高的融合率。Ware 等报道牛成熟 24 小时卵母细胞经一次电脉冲刺激融合率为 71%，而成熟 42 小时卵母细胞融合率仅为 40%。第四，受体细胞与供体细胞接触面积及紧密程度影响融合率。Tsunolda 等使用 PHA（植物凝集素）将卵周隙中小鼠细胞与卵母细胞进行连接则利于融合。

（四）卵母细胞激活

1. 正常 MⅡ期卵母细胞的激活：精子在受精过程激活卵子，排出 PbⅡ（第二极体），形成原核，继而启动胚胎发育。

（1）精子的粗提物激活：将精子的粗提物注入卵母细胞也可启动 Ca^{2+} 振荡，完成第二次减数分裂，进行孤雌胚发育，体外培养可发育至囊胚期。

（2）乙醇激活：小鼠卵母细胞用 7%乙醇处理 5～6 min 也可获得 90%的激活率。

（3）电激活：以 0.3 mol/L 甘露醇＋100 mol/L $CaCl_2$ ＋100 mol/L $MgCl_2$ 为电激液，施以 1.65 kV/cm，80 s，间隔 30 min 进行 3 次和 6 次电激活兔卵母细胞，激活率分别为 79%和 83%。电压升高到 2.1 kV/cm 时，6 次电激的激活率为 100%。

（4）胞质内注射 Ca^{2+} 或用钙离子载体 A23187：胞质内注射 Ca^{2+} 或用钙离子载体 A23187 处理均可激活 MⅡ期卵母细胞，且随着卵龄的增加激活率明显提高。

（5）$SrCl_2$ 激活：$SrCl_2$ 在无钙的培养液中能有效地激活小鼠卵，其机理是 Sr^{2+} 可进入

细胞内钙库置换 Ca^{2+}，使胞质 Ca^{2+} 含量升高，对卵母细胞起激活作用。

2. 重构卵激活：重构卵的充分激活极大影响着核移植胚胎的发育能力。根据卵母细胞激活的介质可分为：化学激活法和电激活法。

（1）化学激活法：即用化学激活剂对卵进行激活。Wakayama 等用 10mM Sr^{2+} 激活重构卵。锶离子可激发卵母细胞内钙的释放，而 Ca^{2+} 释放是受精后卵裂信号。化学激活通常用于已通过其他方式发生融合的重构卵激活，在时间上属于后激活。

（2）电激活法：根据其在移植前后的顺序可分为前激活、融合激活和后激活三种。

1）前激活：融合前激活卵母细胞可降低卵母细胞 MPF 水平使卵母细胞成为所谓的万能受体，可使其接受处于各个细胞周期的供体核，对牛、羊等重构胚的卵裂率、发育率有较大改善。但对于其他动物种类，重构胚是否具有同样的促进效果尚需研究。

2）融合激活：在电融合时给予电脉冲，同时也激活重构卵。但激活率不高，多次电脉冲可使卵母细胞激活率增加并促进重构胚发育，此外，在电融合液中加入 $CaCl_2$、三磷酸肌醇可提高卵母细胞激活率。

3）后激活：对已融合的重构胚给予激活刺激。对于小鼠，卵母细胞钙离子载体、锶离子载体激活能力显著高于其他激活方式。有研究认为，融合后与激活前的时间间隔，供体核可在卵母细胞胞质中进行重编程，这一过程对于重构胚发育是一关键因素。

3. 卵激活过程中胞质 Ca^{2+} 的动态变化：

哺乳动物卵母细胞在受精和人工激活过程中，胞质 Ca^{2+} 含量均出现显著升高现象。但两者 Ca^{2+} 升高的形式不同，受精时呈现脉冲式多次起伏，而人工激活只诱导单次升高，多次电刺激也可产生多次 Ca^{2+} 的起伏。仓鼠卵受精时出现胞质 Ca^{2+} 的连续多次振荡现象，在精子附着于卵子 10～30 s 后，近精子附着的部位开始 Ca^{2+} 升高，并在 4～7 s 内扩展至全卵，5～8 s 达峰值，随着 Ca^{2+} 的分散而下降，12～17 s 停止。接着第 2 次，第 3 次 Ca^{2+} 的振荡，但很快扩展（1～2 s）。在 IVF 液中，小鼠卵内 Ca^{2+} 的振荡可持续 3～4 h，至原核形成。于仓鼠、牛和人卵母细胞内注入精子提取物，或将完整精子注入人的卵母细胞中，或将原核移入去核卵母细胞，均可引起如受精过程同样的胞质 Ca^{2+} 振荡反应。上述研究结果表明，胞质游离钙的波动是启动卵母细胞激活的重要信号。

（五）重构胚体外培养与移植

体细胞核移植胚胎发育至囊胚期相对容易，但其中大部分在植入后退化。早期核移植胚胎的细胞生理和代谢与正常胚胎在 8 细胞期前不同。这导致了体细胞核移植胚胎对培养环境的反应与正常受精胚胎、孤雌激活胚胎与核移植产生的四倍体胚胎均不相同。在克隆过程中，处于非增殖与增殖状态的供体细胞基因表达和代谢水平显著不同。而且在分化过程中，基本的细胞参数如膜能力、代谢参数也具有明显差异。移入卵母细胞胞质后，供体细胞基因组模式沉默不完全，或者重编程是一个随着胚胎分裂的渐进性发生的过程，这将导致产生一个居于正常胚胎和体细胞之间的杂合程度不同的基因表达模式。这种不确定的杂合基因表达模式将引起核移植胚胎表型具有很大随机性，表现在其生理，代谢和培养基需求不稳定。最初供体细胞基因表达程序对核移植胚胎表型的效应将会导致不同供体的细胞类型导致不同的克隆结果。甚至同一类型的供体细胞获得的核移植胚胎的表型也有差异。对于核移植胚胎，是否能从胚胎培养环境角度施加影响，促进核移植胚胎的重编程将有待于进一步的研究。

第三节　治疗性克隆研究进展

1981 年小鼠胚胎干细胞系的建立和 1997 年体细胞克隆羊 Dolly 的诞生为治疗性克隆技术的研究与应用奠定了基础。

治疗性克隆 1999 年提出，是指利用体细胞核移植技术获得病人体细胞核来源的重构囊胚，从囊胚的内细胞团中分离并建立人胚胎干细胞系。将获得的病人胚胎干细胞在体外进行诱导分化成特定细胞、组织和器官：如心肌细胞、神经细胞、软骨、皮肤、胰岛、心脏、肝脏等，将这些细胞、组织、器官移植到病人体内，不仅可以治疗无数的退化性疾病，而且可解决移植医学中的免疫排斥问题。同时还可以为患者提供良好而又充足的供移植用细胞、组织或器官来源。因此这项研究逐渐成为生命科学领域的研究热点，并将成为拯救人们生命的重要手段，使生命奇迹重现。

一、体细胞克隆囊胚的获得

将病人体细胞核移入去核卵母细胞，激活后的重构胚经体外培养发育至囊胚阶段。这一过程中，已分化的供体细胞核在卵母细胞胞质作用下，发生了去分化过程，并指导重构胚胎进行新的发育和分化程序。目前，在体细胞去分化机制及卵母细胞中去分化因子尚不明了的情况下，仅能用卵母细胞作胞质受体对已分化供体核进行重编程。而治疗性克隆所需的卵母细胞数量决定于体细胞克隆囊胚获得和囊胚期胚胎分离提取胚胎干细胞的效率。由于克隆技术和胚胎干细胞技术效率还较低，因此治疗性克隆研究或应用的开展必须有丰富的卵母细胞来源。已有报道表明小鼠胚胎干细胞经体外诱导产生卵母细胞，利用该种方法为治疗性克隆提供卵源将会有巨大潜力。但该研究进展缓慢。根据胞质受体与核供体来源是否一致可将克隆分为利用人卵的同种体细胞克隆和利用动物卵的异种体细胞克隆两种。

（一）同种体细胞克隆

1. 体内来源卵母细胞

用于克隆人囊胚所用的成熟卵母细胞，一般来源于 IVF－ET（体外受精-胚胎移植，俗称“试管婴儿”）实验室多余的正常卵母细胞。Cibelli 等人曾用至少生过一胎的 24 和 32 岁妇女卵母细胞做胞质受体，用成年志愿者活检的皮肤成纤维细胞和供卵者卵丘颗粒细胞作核供体获得 19 枚重构卵，激活后原核形成率 58%，卵裂率 27%，其中颗粒细胞来源重构胚胎 60%（3/5）形成原核，并发育至 6－cell 期；而成纤维细胞做核供体仅发育至原核期。但人卵母细胞数量有限，而且目前的有关研究规范尚不健全，利用人卵母细胞做胞质受体进行核移植受到很大制约。

2. 体外成熟卵母细胞

利用切除的人卵巢中未成熟卵泡（原始生殖细胞、原始卵泡、初级卵泡、次级卵泡等阶段）体外成熟培养获得卵母细胞是一条重要途径。但人卵母细胞体外成熟培养技术目前还很不完善，获得的卵母细胞行体外受精或孤雌激活后的发育能力均不稳定，尚不能提供足够数量和质量的人卵母细胞用于核移植实验。

（二）异种体细胞克隆

用动物卵母细胞作胞质受体进行体细胞核移植获得克隆囊胚。该方法中动物卵母细胞获得较为容易，而且同样能使异种体细胞核去分化，并维持种间胚胎的发育。目前异种体细胞克隆研究多在动物物种间进行，也有研究组进行尝试以分离干细胞为目的的动物与人之间的核移植研究，但均处于研究探索阶段。所用胞质受体多采用兔、牛和羊等动物卵母细胞，并已有异种克隆牛和克隆羊的产生。

1. 兔卵母细胞作胞质受体

陈大元等人将大熊猫骨骼肌细胞、子宫上皮细胞和乳腺细胞与去核兔卵母细胞重构形成大熊猫-兔种间胚胎，体外培养可发育至囊胚期（发育率分别为6.8%，9.9%，11.7%）。Wen DC等人用猫体细胞做核供体，兔卵母细胞做胞质受体构建了猫-兔种间胚胎获得了6.9%的囊胚发育率，与猫-猫重构胚胎（10.5%）无显著差异，而较兔-兔胚胎（22.9%）差异显著。对各组胚胎前3次卵裂时间与囊胚形成时间进行比较发现，猫-兔重构胚与兔-兔重构胚的前3次卵裂时间一致，而囊胚形成时间与猫-猫重构胚胎相一致。可见，种间胚胎前三次卵裂时间具有受体特异性，而囊胚形成时间具有核供体特异性。Chen Y等将不同年龄人成纤维细胞与去核兔卵母细胞经融合和激活后获得10.4%～13.5%的囊胚发育率，并从囊胚中分离出人胚胎干细胞。

2. 牛卵母细胞作胞质受体

Dominko等人将野牛、绵羊、猪、猕猴和大鼠的耳部皮肤成纤维细胞移入去核牛卵母细胞中，电融合后用离子霉素和6-DMAP系列激活处理并对种间胚胎进行体外培养。结果发现，野牛、绵羊、猪、猕猴重构胚胎均可发育至囊胚期（发育率分别为17.3%、13.9%、14.3%和16.6%），并且野牛、绵羊与牛重构种间胚胎移植入受体中获得妊娠（10/19，2/14），从而得出结论，哺乳动物物种间调节早期胚胎发育的机制是保守的，牛卵母细胞质能维持不同染色体数目、不同供体种类、不同供体细胞年龄的分化细胞核进行重编程。

Hwang等人用成年虎皮肤的成纤维细胞与牛的去核卵母细胞构建种间胚，也可发育至囊胚（1.8%）。Yoon等人将猪体细胞核移入牛去核卵母细胞中获得8-cell期胚胎发育（36.7%）。并发现猪体细胞与牛卵母细胞种间胚胎在CR1aa（牛胚胎培养用培养基）的发育效果优于常用猪胚胎培养基NCSU-23（猪胚胎培养用培养基），这提示异种克隆胚胎的早期营养需求更类似于受体卵母细胞。Lanza等人用野牛体细胞与家牛卵母细胞构建的重构胚胎经体外培养后移植到家牛受体中，出生一头发育正常的野牛，这也极大鼓舞了异种克隆研究的开展。

Chang KH等人用妇女娩出的3男2女脐带的成纤维细胞作核供体，与牛去核卵母细胞电融合处理后用离子霉素和6-DMAP系列激活获得286/824（35%）重构人-牛种间胚胎，桑椹胚或囊胚的发育率为1%（4/286）。对于人牛种间胚胎用牛胚胎培养系统维持种间胚胎植入前发育效果强于人用培养基。这与Yoon等人研究结果一致。种间克隆胚胎在最初分化之前胚胎发育的形态及事件顺序与受体胞质的特征更为相近。可见受体卵母细胞而非供体细胞决定胚胎基因组激活前种间胚胎的细胞特性。

3. 羊卵母细胞作胞质受体

White等人以盘羊体细胞作供体与绵羊去核卵母细胞构建种间重构胚胎，囊胚发育率为1.56%，而且胚胎细胞具有正常核型，移植后妊娠足月出生一只健康盘羊。

目前体细胞克隆成功率较低，异种克隆成功率更低，提高异种克隆成功率不仅需借鉴体细胞克隆的最新理论技术成果，而且对异种克隆胚胎的培养系统，包括培养液、培养条件等也要进行优化。同时在选择卵母细胞作胞质受体时还应考虑到种间早期胚胎发育过程中，母源性基因调控向合子基因调控转换的时间差异，这也可能是影响异种体细胞克隆效率的重要因素。异种克隆技术高效与可控应用尚有待于核质互作机制与胞质遗传机制的深入研究。

二、异种体细胞克隆个体线粒体问题

与同种体细胞克隆相比，异种体细胞克隆胚胎初期，供体与受体的线粒体同时存在，种间胚胎中含有供体细胞核基因组、供体细胞线粒体基因组和卵母细胞线粒体基因组。哺乳动物线粒体 DNA 是一个封闭的双链环状分子，其所含基因在 DNA 分子上排列紧凑，相邻之间没有或很少非编码碱基，线粒体 DNA 携带有通过氧化磷酸化和电子转移产生能量所必须的基因。如牛卵母细胞中大约有 2×10^5 拷贝的线粒体 DNA 基因组，而大多数类型体细胞中仅有几个拷贝。而线粒体的功能的发挥依赖核基因与线粒体基因协同控制，这两个系统的不协调，对动物克隆可能有重要的影响。线粒体 DNA 的突变会对动物产生发育调节性效应，在人类会产生线粒体疾病，线粒体基因和序列多态性会影响小鼠的生长、生殖等。在异种重构胚胎后期发育期间胞质中线粒体的命运成为异种体细胞克隆中需要关注的问题。目前的研究主要有以下三种观点：

（一）随种间胚胎发育供体线粒体退化或消失。Loi 等人发现异种克隆胚胎线粒体与受体胞质线粒体相同，而没有供体线粒体。有许多研究表明，线粒体 DNA 异质性在胚胎细胞来源克隆胚胎和后代及体细胞来源克隆胚胎和后代中观察到。克隆胚胎和后代在发育晚期，供体线粒体减少或消失。在体细胞克隆牛中，仅有微量的供体来源的线粒体 DNA 被检测到，而在胚胎细胞克隆牛中，有较多数量的供体来源的线粒体 DNA 被检测到。克隆牛供体来源线粒体 DNA 的比例似乎依赖于胚胎重构后供体细胞胞质的量。

（二）供体线粒体与受体线粒体共存。陈大元等人对大熊猫体细胞与兔去核卵母细胞重构胚胎线粒体分析发现，重构囊胚细胞中有供体线粒体存在，但没有排除受体胞质线粒体存在的可能。Chen Y 等人对人-兔重构胚胎早期发育阶段线粒体分析证实，人和兔线粒体共存于种间胚胎中。Chen D Y 等人的动物研究证明来自供体细胞的线粒体 DNA 在植入前胚胎发育晚期消失，而又重新出现于胚胎移植后流产的胎儿。

（三）供体线粒体增殖。Takeda 等人证实在克隆牛发育中，来自体细胞的供体线粒体 DNA 增殖现象。供体细胞培养条件包括核移植前血清饥饿，可能影响供体细胞线粒体的拷贝数和形式，这些因素对于克隆牛供体线粒体 DNA 的消失与增殖是至关重要的。可见异种重构胚胎中线粒体动态变化及其对胚胎发育或对胚胎干细胞提取的影响较为复杂，有待更深入的研究。

三、胚胎干细胞系建立

胚胎干细胞是早期胚胎内细胞团经体外分化抑制培养建立的具有多能性的细胞，可以进行体外培养、扩增而保持未分化状态，同时具有分化成机体各种细胞的潜力。自从 Evans 和 Kaufman 等人首次建立了小鼠胚胎干细胞系，但直到最近几年其他动物胚胎干细胞相继培养成功。体细胞克隆羊诞生后，通过核移植方式重构囊胚分离干细胞研究相继展开。Kawase 等人用 B6D2F1 和 129X1 系小鼠胎儿神经细胞核移植获得囊胚，从内细胞团中分离胚胎干细胞系，其中 B6D2F1 系小鼠从 25 个囊胚中获得 4 个胚胎干细胞系，129X1 系小鼠从 39 个囊胚中获得了 1 个胚胎干细胞系。Wakayama 等人用不同品系小鼠鼠尾尖成纤维细胞和颗粒细胞做核供体获得（35/398）的胚胎干细胞。Munsie 等人用颗粒细胞产生 10 个囊胚，获得 1 个 ES 细胞系，这一细胞系能进行体内和体外的分化，注入囊胚后产生嵌合体小鼠。

Hochedlinger 等人用外周淋巴结 B、T 淋巴细胞作核供体，移植后产生 41 个囊胚，分离获得 2 个克隆胚胎干细胞系，注射入四倍体囊胚后产生小鼠，同时也证明了终末分化的细胞仍可被卵母细胞胞质重编程。Rideout 等人从一复杂免疫缺陷小鼠的尾尖细胞核移植产生 27 个囊胚，分离获得 1 个胚胎干细胞，基因修饰的胚胎干细胞体外分化成造血干细胞，部分的修复了小鼠的免疫缺陷。

人胚胎干细胞研究较晚，直至 1995 年 Thomson 等人从猕猴囊胚中分离并建立灵长类胚胎干细胞系。1998 年，Thomson 等人利用 36 个新鲜或冻存的人体外受精胚胎，经体外培养 20 个发育至囊胚阶段，从囊胚的内细胞团中获得了 5 人胚胎干细胞。Chen Y 等人用 5，42，52，60 年龄人成纤维细胞作核供体，用去核兔卵母细胞作胞质受体，经电融合构建人-兔种间杂合胚胎，经体外培养后发育至囊胚期（11.7%，10.4%，12.7%，13.5%），并从囊胚内细胞团获得了克隆胚胎干细胞系。检测结果显示，具有较高的 SSEA－3，SSEA－4，TRA－1－6，TRA－1－81 及碱性磷酸酶活性。端粒酶活性分析结果显示，核供体成纤维细胞呈阴性，而胚胎干细胞中具有端粒酶高表达活性，核型和 PCR 分析证实克隆胚胎干细胞与核供体相同的遗传特性。

人的胚胎干细胞同哺乳动物 ES 细胞具有类似的形态与结构特征。具有较高核质比例，明显的核仁。当细胞呈集落生长时，细胞间紧密堆积，无明显界限，形似鸟巢，细胞体积较小，核大，胞浆少，有一个或多个核仁。人胚胎干细胞具有表达早期胚胎细胞、胚胎癌性细胞的表面抗原特性。具有稳定的整倍体核型 XY 或 XX，被冻存复苏后仍保持未分化状态。将人胚胎干细胞系分别注射到免疫缺陷鼠体内，每一个小鼠均能产生畸胎瘤，经组织切片证实，其中含有消化道（内胚层），胶原纤维，骨软骨组织，平滑肌，横纹肌（中胚层），神经细胞及复层扁平上皮（外胚层），从而证明 ES 细胞具有分化为三个原始胚层来源的所有细胞潜能。

四、人胚胎干细胞定向诱导与目的细胞纯化

（一）人胚胎干细胞定向诱导

在体外，分化抑制培养可使 ES 细胞保持未分化状态而无限增殖，一旦撤除分化抑制因素，可分化为包括内胚层、中胚层和外胚层的多种类型细胞。向培养基添加适当诱导剂或选定合适的诱导模式，ES 细胞可发生定向分化。通常 ES 细胞在体外诱导分化时，先将 ES 细胞悬浮培养成类胚体，再将类胚体消化成单细胞贴壁培养，于不同培养阶段添加不同种类或不同浓度的条件培养液，化学物质或细胞因子，使 ES 细胞定向分化为特定类型细胞或同时采用抑制培养条件对其他类型细胞分化起发挥抑制作用，达到诱导的目的。有研究者将细胞系特定表达基因导入 ES 细胞，并使其表达产生细胞系特异性转录因子，从而诱导 ES 细胞分化为目的细胞，利用该种方法已将小鼠 ES 细胞诱导分化为肌肉细胞和造血细胞。但该种方法涉及对 ES 细胞基因操作，其安全性有待于确定。目前小鼠 ES 细胞体外诱导产生造血细胞、神经细胞、心肌细胞、胰岛细胞、脂肪细胞、骨细胞、软骨细胞及黑素细胞等。

（二）目的细胞的纯化

目前胚胎干细胞经体外诱导可分化为各种定向干细胞，但诱导条件及其机制尚未完全破译，诱导分化不是形成单一类型细胞，而是多种类型细胞混合物，停留在胚胎干细胞期的细胞具有无限的增殖能力，植入体内可以形成畸胎瘤，因此干细胞诱导分化后必须经过纯化处理。Klug 等人建立一种带有选择性标记基因（新霉素抗性基因）的小鼠 ES 细胞，然后于

体外分化培养体系中加入新霉素，心脏特异性启动子启动 ES 细胞分化的心肌细胞表达新霉素抗性基因，从而使分化的心肌细胞得到纯化。已有学者利用该方法从小鼠体外诱导分化系统中分别纯化了分泌胰岛素细胞、神经上皮祖细胞、心肌细胞。

综上所述，目前治疗性克隆技术取得了重要进展，但要充分发挥其临床应用价值尚需理论和技术上的突破，其中体细胞核移植重编程机理，胚胎早期分化机理，胚胎干细胞诱导机制及各操作程序的效率等均是亟待解决的问题。

第四节　动物克隆的应用前景

动物克隆技术研究有着重要的理论意义和实践意义。克隆技术研究的突破对畜牧业生产，医药产业，濒危动物保护，生物学基础理论研究等方面都有着深远的影响。

克隆技术加速了动物育种进程，避免了自然条件下选种所受到的动物生育周期和生育效率的限制，提高了育种效率。动物克隆技术与转基因技术结合还能将各种具有重要经济性状基因导入核供体细胞，克隆出品种优良的转基因动物。采用体细胞转染技术更易于进行基因打靶操作，将事先筛选转基因阳性细胞做核供体，极大提高了阳性转基因动物的生产率。同时将生产出的转基因动物体细胞作核供体也可迅速放大转基因动物所产生的种质创新效果。

由于人类标本难以获得，对体细胞克隆的研究目前多局限于动物模型。但克隆技术应用于人类，为生产患者自身干细胞提供了可能。把患者体细胞移植到去核卵母细胞中形成重构胚，把重构胚体外培养到囊胚，而后从囊胚内细胞团分离出 ES 细胞，将 ES 细胞定向诱导分化为特定的细胞类型（神经细胞，肌肉细胞，血细胞等）或利用组织工程技术培育出新组织或器官，用于移植治疗。由于诱导的细胞和组织具有与患者正常组织完全相同的基因构成，不会产生排斥反应，解决了人类移植器官的需求问题和免疫排斥问题。若能建立人体细胞与卵细胞核移植克隆胚胎的模型，并深入研究供核细胞对核移植成功率的影响，寻找适合于人体细胞核移植的技术操作体系，必将有助于推动治疗性克隆的开展与应用。动物克隆技术为研究配子和胚胎发生、细胞全能性、组织分化和去分化、基因表达调控、核质互作等理论问题提供了工具。

第五节　动物克隆技术存在的问题

尽管动物克隆技术取得了较大的进展，但克隆成功率低，并存在畸胎、死胎、难产、异常发育率高等问题。作为一个新的研究领域，动物克隆技术在理论上还很不成熟。有关已分化体细胞核在卵母细胞质重新恢复全能性机理还不明确。克隆动物是否会有年龄印迹，是否会有突变基因的累积以及基因印迹如何改变，胞质中线粒体扮演怎样的遗传角色等问题还远没有解决。

治疗性克隆由于有效避免免疫排斥问题开创了再生医学的光明前景。但该技术体系中，核移植效率低，需要大量卵母细胞作胞质受体，人卵资源不足成为限制因素。尽管已有异种克隆胚胎干细胞建系的报道，但其生物安全性及对人类伦理挑战使得该思路受到制约。在技术上动物克隆程序尚待优化。核供体及其周期时相的选择，重构胚激活方式，最佳核质比的确定，去核移核等技术环节对核移植成功率均有重要影响。由此可见，建立高效实用的克隆技术尚需分子遗传学，发育生物学，细胞生物学等相关基础理论研究突破和实验胚胎学进展。

该技术在理论上肯定了克隆人的可能性。这将彻底改变人类繁衍的自然过程。许多人担心，用不加控制的克隆技术取代通过爱情、婚姻和家庭来生育的方式，必将对人类的道德、人伦、价值观和法律、文化等提出根本性的挑战。当前世界上许多国家或科研组织已制定了相应的研究规范，并严禁人类生殖性克隆，这对于更理智的研究和应用体细胞克隆技术，更好的造福人类提供了保障。

参考资料

1. Wilmut I，Schnieke J，Mc Whir J，et al. Viable offspring derived from fetal and adult mammalian cells. Nature，1997，385：810－813
2. Hubner K，Fuhrmann G，Christenson LK，et al. Derivation of oocytes from mouse embryonic stem cells. Science，2003 May 23；300（5623）：1251－6. Epub 2003 May 01.
3. Cibelli JB，KiesslingAA，Cunniff K，et al. Somatic cell nuclear transfer in humans：Promuclear and early embryonic Development. The journal of Regenerative Medicine，2001，2：25－31
4. 陈大元，孙青原，刘冀珑，等. 大熊猫供核体细胞在兔卵母细胞胞质中可去分化而支持早期重构胚发育. 中国科学（C辑），1999，29：324－330
5. Wen DC，Yang CX，Cheng Y，et al. Comparison of developmental capacity for intra—and interspecies cloned cat（Felis catus）embryos. Mol reprod and Dev，2003，66：38－45
6. Chen Y，He ZX，Liu A，et al. Embryonic stem cells generated by nuclear transfer of human somatic nuclei into rabbit oocytes. Cell Res，2003 Aug；13（4）：251－63
7. Chang KH，Lim JM，Kang SK，et al. Blastocyst formation，Karyotype and mitochondrial DNAof interspecies embryos derived from nuclear transfer of human cord fibroblasts into enucleated bovine oocytes. Fertil and Steril，2003，80：1380－1387
8. Sutarno，Lummius JM，Gteeff J，et al. Mitochondrial DNA polymorphisms and fertility in beef cattle. Theriogenology，2002，55：1195－1205
9. Loi P，Ptak G，Barboni B，et al. Genetic using post—mortem somatics cells. Nat Biotech，2001，19：962－964
10. Chen DY，Wen DC，Zhang YP，et al. Interspecies implantation and mitochondria fate of panda－rabbit cloned embryos. Biol Reprod，2002 Aug；67（2）：637－42.
11. Takeda K，Akagi S，Kaneyama K，et al. Proliferation of donor mitochondrial DNA in nuclear transfer calves（Bos Taurus）derived from cumulus cells. Mol Reprod and Dev，2003，64：429－437
12. Takeda K，Akagi S，Takahashi S，et al. Mitochondrial activity in response to serum starvation in bovine（Bos Taurus）cell culture. Cloning sterm cells，2002，4：223－230
13. Kawase E，Yamazaki Y，Yagi T，et al. Mouse embryonic stem（ES）cell lines established from neuronal cell－derived cloned blastocysts. Genesis，2000 Nov－Dec；28（3－4）：156－63

14. Wakayama T, Tabar V, Rodriguez I, et al. Differentiation of embryonic stem cell lines generated from adult somatic cells by nuclear transfer. Science, 2001 Apr 27; 292 (5517): 740 - 3
15. Munsie MJ, Michalska AE, O'Brien CM, et al. Isolation of pluripotent embryonic stem cells from reprogrammed adult mouse somatic cell nuclei. Curr Biol, 2000 Aug 24; 10 (16): 989 - 92
16. Hochedlinger K, Jaenisch R. Monoclonal mice generated by nuclear transfer from mature B and T donor cells. Nature, 2002 Feb 28; 415 (6875): 1035 - 8. Epub 2002 Feb 10
17. Rideout WM 3rd, Hochedlinger K, Kyba M, et al. Correction of a genetic defect by nuclear transplantation and combined cell and gene therapy. Cell, 2002 Apr 5; 109 (1): 17 - 27
18. Sung LY, Gao S, Shen H, et al. Differentiated cells are more efficient than adult stem cells for cloning by somatic cell nuclear transfer. Nat Genet, 2006 Nov; 38 (11): 1323 - 8. Epub 2006 Oct 1

编者：白照岱　李英

第十四章　出生缺陷的病因学及其预防的近代学理论

第一节　出生缺陷的概述

出身缺陷是指在人类正常范围之外，出生时就存在的人类胚胎（胎儿）在结构和功能（代谢）方面的异常，表现为任何解剖学的和功能的变异。这些变异或来自孟德尔方式遗传或新的突变，或来自任何的染色体异常，后者是由于感染的、化学和物理因子作用于出生前的胚胎而引起的，但不包括出生时损伤引起的异常。根据定义，出生缺陷包括的范围比先天畸形和先天异常都广泛。既包括形态结构的异常（大体的细微的），也包括功能、代谢、行为的异常；既包括染色体异常，也包括基因异常（单基因与多基因）；既包括遗传性缺陷，也包括环境因素致畸、致突变造成的缺陷。然而却不包括结构和功能上的正常变异。至于是否包括流产儿和死产儿，见解不一。例如在国际间进行出生缺陷监测情报的交流中，使用了有代表性的 12 种出生缺陷，即：无脑儿、脊柱裂、脑积水、腭裂、全部唇裂、食管闭锁及狭窄、直肠及肛门闭锁、尿道下裂、短上肢畸形、短下肢畸形、先天性髋关节脱位及先天愚型。除先天愚型属染色体综合征外，其他 11 种全部属于典型的大体可辨认的先天畸形，而且 12 种全部属于多基因、单基因和染色体的遗传病。美国疾病控制中心（CDC）对出生缺陷监测的病种有 160 多种，其内容绝大多数仍为先天畸形，不过使用了“先天异常”一词。美国监测出生缺陷采用两套系统，一套监测 169 种，一套监测 161 种，除 20 多种为代谢缺陷和肿瘤、感染外，绝大部分都是先天畸形。尽管出生缺陷的概念包涵内容较广，但在实践中仍然将先天畸形作为出生缺陷的主要内容。

先天畸形是指胎儿出生后，整个身体或一部分的外形或内脏具有解剖学上形态结构的异常。先天畸形通常不包括显微镜下细微结构的异常、生化代谢缺陷、单纯功能上的异常（如精神缺陷、智力缺陷）、出生时分娩过程中各种因素造成的缺陷。故借助大体解剖肉眼观察其外形和内脏所见的形态结构异常即为先天畸形。有些遗传代谢性疾病，出生后很难及时确诊，然而有些病常伴有某种先天畸形：如粘多糖储积症常伴有骨骼异常，半乳糖血症伴有白内障等先天畸形。

一、出生缺陷监测

出生缺陷监测是一门研究人类发育异常、预防各种人类出生缺陷的综合性边缘学科。出生缺陷监测是指在某一地区（或全国范围内），选择一定代表性的医院或人群，对围新生儿中的出生缺陷进行长期、持续的动态观察，将监测期的出生缺陷发生率与事先设置的标准（基线率）进行比较、评估，及时获得出生缺陷的突然增加或发生新型出生缺陷的信息，分析其消失的原因，以利于尽快发现和消除致畸因素，提高人口素质。出生缺陷监测主要研究各种发育异常的成因、临床表现、预防治疗和形成机制。当前出生缺陷监测的根本任务，就是通过实验、临床、流行病学、发育药理学与发育毒理学、遗传与细胞遗传学等，积极探索研究未明病因，切实采取综合预防措施，预防那些可以预防的出生缺陷的发生。

20世纪50年代末，由于“反应停”先天畸形灾难性事件的发生，国际上先后建立了国家和国际先天畸形监测系统26个。1974年国际出生缺陷监测情报交换所成立，成员由1974年成立时的11个，发展到1997年的31个。在近30间交换所对一些出生缺陷或引起缺陷的危险因素发出了警报，并做出了及时的反应。如：①1981年法国中东部出生缺陷监测网发现股骨发育不全畸形率突然上升；②1982年法国中东部出生缺陷监测网发现孕妇早期服用丙戊酸药与脊柱裂的发生有关；③1983年，美国亚特兰大出生缺陷监测网发现孕期使用13-顺-视黄醇与一种较为典型的多发畸形有关等。

中国在1982～1985年间，由肖坤则教授在成都以及四川省进行了以医院为基础的出生缺陷监测，207所医院参加。1985年四川省被接纳为国际出生缺陷监测交换所成员。1986年北京医科大学出生缺陷监测中心组织了八省、市的出生缺陷监测。1987年华西医科大学出生缺陷研究中心升级为“中国出生缺陷监测中心”。负责全国出生缺陷监测的具体工作。1996年卫生部决定将全国的出生缺陷、孕产妇死亡和五岁以下儿童死亡监测实施“三网合一”。1997年始北京地区全方位开展对具有本市户口人群的出生缺陷监测。257所监测单位参加，是目前我国唯一率先全面开展监测的区域。

根据出生缺陷监测结果，每年的出生缺陷都有变化。1966年世界卫生组织对16个国家25个妇幼保健中心的421,781例产妇进行统计显示：共产出426,932个新生儿，其中先天畸形儿7,385例，占总数的1.73％。在出现的各种先天畸形中，四肢畸形占26％，神经管畸形占17％，泌尿生殖系统畸形占14％，颜面畸形占9％，消化系统畸形占8％，心血管畸形占4％，多发畸形22％。Kennedy（1967）综合分析了世界各国近2，000万新生儿的先天畸形发生状况，结果显示：畸形发生率为1.25％，按儿科医生查体结果统计出的畸形发生率为4.6％。

1987年由卫生部组织全国29个省市的部分医院对孕28周及以上的124万出生人数的缺陷监测，检测结果表明：中国出生缺陷发生率为10‰～25‰。如果以出生缺陷发生率的均数15‰来估算，我国每年约有30万～40万出生缺陷的新生儿出生，再加上出生后不断被检测出来的出生缺陷病例，实际每年发生的出生缺陷大约有50万～60万。而居首位、危害最严重的为占总数8万～10万的神经管畸形（NTDs）；中国的NTDs发生率在全球最高，被喻为全球NTDs的“珠穆朗玛峰”；山西省1996年的检测结果是：当年出生缺陷发病率为17.945/万，其中NTDs发生率为14.96/万，是全球NTDs巅峰的“巅峰”；而据1987年全国0～14岁智力低下调查结果表明，智力低下患病率为1.2％，其中先天残疾占51.％。另外，国外有研究表明，出生缺陷占活产的5％，是引起婴儿发病和死亡的主要原因，约占婴儿死亡的20％，因出生缺陷的死亡发生在出生后第一年内的超过55％，但年长孩子的死亡比例也与出生缺陷相关。

根据辽宁省妇幼卫生监测出生缺陷资料分析，2002年辽宁省出生缺陷监测发生率为82.5/万，城市是81.0/万，农村是84.4/万。1990～2001年辽宁省出生缺陷总体处于缓慢下降势态，2001年比1990年下降了45.4/万，比1996年下降了6.6/万，2002年的出生缺陷发生率较前几年有一定升高，但其中易诊断的先天畸形没有上升，不易诊断的先心病由2001年的2.7/万上升到2002年的4.0/万。2002年辽宁省先天畸形前5位发生顺位依次为唇裂、神经管畸形、脑积水、多指（趾）、肢体短缩，分别占总发生数的13.4％、11.8％、7.9％、7.1％、5.8％。5种主要先天畸形占被监测的23种先天畸形的46％。其中神经管缺陷、脑积水、唇裂的发生率农村明显高于城市，农村分别是城市的 2.03、1.45、1.78 倍，而难诊断的先天性心脏病发生率农村低于城市，城市是农村的 2.95 倍。说明城乡差距巨大，即农村出生缺陷发生率明显高于城市，监测诊断水平明显低于城市。此外，出生缺陷的死亡已上升为婴儿死亡的第一因素，占婴儿死亡数的 29.5%。

另外，全国总唇裂发生率十余年来无明显的变化趋势。北京地区总唇裂发生率调查资料结果显示，1986 年 20.53/万，1997 年 17.0/万，2001 年 16.6/万。这与世界其它许多国家的变化及全国趋势较为一致，如美国亚特兰大监测总唇裂的发生率 1974～1979 年为 10.9/万，1980～1984 年为 11.1/万，1985～1989 年 8.8/万，1990～1994 年为 9.4/万，1997 年 9.94/万。唇腭裂按类型统计分析，以 1997 年数据与国际交换所部分同期国家数据相比较，全国、北京总唇裂发生率高于美国亚特兰大、英格兰威尔士、匈牙利、墨西哥，但全国、北京腭裂占总唇裂发生率（14%）的比例要小于国际交换所部分国家数据显示的比例（22%～35%）。

全国先天性心脏病发生率有上升趋势。北京与全国变化趋势相同，由 1986 年的 9.47/万发生率上升到目前的 18.3/万（2001 年）。

我国围生儿小头畸形的发生率：1987～1992 年全国共监测围生儿 4489692 例，小头畸形 284 例，发生率为 0.63/万。排除合并其他畸形后的小头畸形，即原发性小头畸形为 104 例，其发生率为 0.23/万。我国女性小头畸形的发生率为 0.73/万，男性为 0.51/万，差异有显著性（$P<0.05$）。我国的小头畸形发生率与世界一些国家相似。1985～1989 年，挪威、英国、以色列和日本监测的小头畸形的发生率分别为 0.61/万、0.76/万、0.77/万和 1.15/万。

世界部分国家、中国及北京主要出生缺陷的变化趋势，以 1986 年和 1997 年、1998 年发生率见以下表格（表 14－1、2、3）：

表 14－1　1997 年世界部分国家主要畸形发生率（1/万）

类型	美国亚特兰大	英格兰威尔士	芬兰	匈牙利	日本	墨西哥	挪威	南美
神经管缺陷	5.08	1.32	5.54	1.79	5.45	29.85	4.16	21.32
无脑畸形	0.92	0.47	0.84	0.40	1.98	13.86	1.17	7.08
脊柱裂	3.00	0.74	4.03	1.29	3.47	15.99	2.66	11.42
脑膨出	1.16	0.11	0.67	0.10	1.09	2.93	0.33	2.82
脑积水	3.24	0.95	3.69	2.08	6.54	5.60	0.50	4.49
总唇裂	9.94	8.86	14.17	6.84	21.50	13.33	20.47	16.74
腭裂	3.47	3.05	3.09	2.08	4.95	3.20	7.16	3.88
全唇裂	6.47	5.81	11.08	4.76	16.55	10.13	13.31	12.86
肢体畸形	—	—	—	—	—	—	—	—
马蹄内翻	—	—	—	—	—	—	—	—
肢体短缩	3.5	2.06	5.04	2.68	3.07	3.20	5.66	7.54
多指（趾）	—	—	—	—	—	—	—	—
并指（趾）	—	—	—	—	—	—	—	—

续表

类型	美国亚特兰大	英格兰威尔士	芬兰	匈牙利	日本	墨西哥	挪威	南美
消化泌尿	10.63	8.93	20.64	17.75	10.21	10.39	16.15	12.79
食道闭锁或狭窄	2.54	0.67	2.85	0.89	2.77	2.93	1.00	3.58
直肠肛门闭锁或狭窄	3.70	1.22	3.86	0.89	3.86	4.26	1.50	4.95
尿道下裂	4.39	7.04	13.93	15.97	2.58	3.20	13.65	4.26
腹腔出生缺陷	3.69	3.16	5.70	2.08	13.71	5.87	8.49	8.98
先天性膈疝	0.46	1.12	2. 18	1.09	6.57	1.07	3.50	3.88
腹裂	0.92	1.37	2.18	0.30	2.28	3.20	3.16	2.59
脐膨出	2.31	0.67	1.34	0.69	3.86	1.60	1.83	2.51
唐氏综合征	10.63	4.37	10.07	3.67	8.52	11.20	10.49	18.42
先天性心脏病	5.78	0.98	7.89	1.19	2.49	—	3.66	1.37
大血管移位	3.24	0.53	5.54	0.89	1.59	—	2.16	0.91
左心发育不全综合征	2.54	0.45	2.35	0.30	0.99	—	1.50	0.46

（引自中国出生缺陷监测中心报告 2000 年 11 月）

表 14－2 中国主要先天畸形发生率（1/万）

类型	1986 年	1997 年	1998 年
神经管缺陷	32.5	13.2	14.0
无脑畸形	15.2	4.9	5.1
脊柱裂	11.7	6.6	6.8
脑膨出	5.6	1.7	2.1
脑积水	14.2	6.5	6.6
总唇裂	19.5	15.7	16.7
腭裂	2.8	2.2	2.3
全唇裂	16.7	13.5	14.0
肢体畸形	32.9	20.8	23.4
马蹄内翻	9.0	4.2	4.5
肢体短缩	7.5	4.9	5.6
多指（趾）	12.6	8.8	10.0
并指（趾）	3.8	2.9	3.3
消化泌尿	6.5	5.9	6.6
食道闭锁或狭窄	0.7	0.7	0.6
直肠肛门闭锁或狭窄	3.2	2.5	3.0
尿道下裂	2.6	2.7	3.3
腹腔的出生缺陷	3.9	3.8	4.9
先天性膈疝	0.8	0.4	0.5
腹裂	1.6	2.3	2.7
脐膨出	1.5	1.1	1.7
唐氏综合征	2.1	1.5	1.8
先天性心脏病	—	8.0	8.5

（引自中国出生缺陷监测中心报告 2000 年 11 月）

表 14－3　北京主要先天畸形发生率（1/万）

类型	1986年	1997年	1998年
神经管缺陷	29.71	11.9	9.9
无脑畸形	12.34	3.0	2.3
脊柱裂	14.35	8.0	6.4
脑膨出	3.02	1.0	1.2
脑积水	5.92	4.3	5.0
总唇裂	20.53	17.0	16.0
腭裂	3.78	5.2	2.8
全唇裂	16.75	11.8	13.2
肢体畸形	26.89	18.2	24.7
马蹄内翻	10.24	1.9	2.4
肢体短缩	3.53	3.8	4.7
多指（趾）	13.12	11.0	15.1
并指（趾）	—	1.5	2.4
消化泌尿	7.18	5.3	6.8
食道闭锁或狭窄	0.63	1.1	0.9
直肠肛门闭锁或狭窄	4.28	1.9	2.3
尿道下裂	2.27	2.3	3.7
腹腔的出生缺陷	—	3.3	3.0
先天性膈疝	—	1.0	0.5
腹裂	—	1.4	1.6
脐膨出	1.13	1.0	0.9
唐氏综合征	—	1.8	2.8
先天性心脏病	9.47	7.0	9.2

引自参考资料[12]

二、畸形学的发展

畸形学（teratology）英文来自于希腊文“怪胎”（teratos）和“学习、研究”（logia）的合成，畸形学是研究畸形发生的原因、分类和预防的学科，其内容包括畸形的临床记录及有关的正常发育等研究，但主要内容是通过动物实验研究，考察所致畸形的类型、畸形发生的原因及机制，本身为胚胎学的分科。

早在远古时期，人们就注意到畸形。远古时期，原始人视健康胎儿的分娩为日常生活的一部分，当有畸形胎儿出生时，会引起人们极大的恐慌，视其为灾祸和不幸。早在文字艺术出现之前，人们就开始用石雕、木雕、洞雕方法来描绘各种先天畸形，比如在埃及出土的文物中发现的反映人类面部畸形、骨骼发育不全等各种雕刻；在墨西哥和中美洲发现的公元前

500年至公元800年间的怪胎雕刻等。古代有关先天畸形的文字记载，最早可见于占星术的发源地——巴比伦王国的居民记录。在巴比伦王国，许多人类和动物的先天畸形都有详尽的描述，他们认为先天畸形儿的出生与其他自然现象（如水土、气候、星座等）一样，是可以占卜命运和预卜未来的。在公元前400多年前，人类医学之父希伯格拉底（约460～377公元前）就曾描述过先天性脑积水。亚里斯多德（384～32公元前）也比较准确地描述过先天畸形，提出了先天畸形是一种自然现象的观点。

从16世纪开始，现代胚胎学的形成和发展为先天畸形的研究提供了新的研究手段和方法，也为先天畸形的形成机制提出了一些新的见解，但这些观点在当时并未受到人们的承认和重视。直到18世纪末，人们才逐渐用胚胎发生的理论去解释先天畸形的发生，于是产生了畸形学的科学概念。畸形学一词是由St. Hilaire（1772～1784年）首次提出的。他认为，所有先天畸形都是由羊膜粘连引起的。19世纪到20世纪初是畸形学研究的高峰时期。除了胚胎学理论之外，比较解剖学和病理学以及整个生物医学的发展对畸形学产生了十分重要的影响，其中最重要的有孟德尔（1822～1884年）及其遗传学定律，达尔文（1809～1882年）及其进化论，高尔顿及其优生学理论等。按照孟德尔提出的遗传学定律，许多先天畸形发生的真正原因是来自于畸形儿受孕之前的亲代的传递，即遗传，为遗传性先天畸形的发生提出了科学的解释，为现代畸形学的发展作出了历史性的突出贡献。英国生物学家达尔文发表了著名的论文《物种起源》，用自然选择、适者生存、生存竞争、优胜劣败来解释生物界发展规律，提出了以“自然选择”为基础的生物进化论。优生学在进化论的影响下，由达尔文的表弟高尔顿创立，他把达尔文的进化论直接应用于人类社会，发表了一系列论述优生思想和优生学的论文和专著，对人类智能和遗传的关系进行了许多研究工作。但在当时，优生学带有明显的种族主义色彩，过分强调了遗传因素和智能研究，几乎完全把先天畸形的发生归咎于遗传因素，而忽视了环境因素的作用。当时普遍认为，哺乳动物、特别是人类，由于胚胎是在子宫内发育的，受到母体、子宫和胎盘的保护，可以免受外界因素的干扰。

20世纪30年代，学者们选择大鼠、小鼠、豚鼠、兔子及与人类接近的灵长类动物作为实验对象，在其胚胎发育期间，人为地改变环境或条件来研究哺乳动物的畸形，开创了实验畸形学的新纪元，实验畸形学的兴起为现代畸形学作出了十分重要的贡献。1932年，Hale首次用哺乳动物进行了一系列母体营养缺乏与子代先天畸形之间关系的实验研究。这些实验结果表明，妊娠早期母猪饲以不含维生素A的饲科，可以引起仔猪的无眼畸形、面裂、多耳、肾脏错位以及后腿畸形等，并且用对照研究证明这些畸形并不是由于遗传引起的。除了母体营养缺乏外，学者们把致畸因素扩展到药物和化学制品方面，人们逐渐认识到除了遗传因素之外，环境因素也是造成先天畸形的重要病因，但这些观点对整个医学和大众社会产生的影响仍然有限。

1941年澳大利亚眼科医生Gregg发现孕妇感染风疹病毒与其胎儿发生白内障之间的因果关系；另外研究发现二次世界大战结束前，美国在日本广岛、长崎上空投下两枚原子弹之后，受害地区儿童的先天畸形，尤其是唐氏综合征的发生率明显升高；20世纪50年代在日本发生的水俣事件，是由于含有大量有机汞的工业废水污染了海水中的鱼虾，致使食用这种鱼虾的孕妇所生的新生儿神经发育不全，智力低下，称为水俣病等。至此，环境因素引起先天畸形的问题唤起了整个社会的重视。

20世纪60年代，欧洲、美国、澳大利亚、巴西以及其它一些国家相继报告了孕妇早期服用作为镇静或止吐剂的反应停后，引起大量以肢体短缩为主要特征的多发畸形儿出生，畸形儿童主要表现为四肢长骨多处缺损，包括四肢缩短或者完全缺失，故称为海豹综合征。这就是震惊世界的“反应停事件”。反应停事件后，畸形学的发展出现了一个新的飞跃，各种畸形学研究学会相继成立。对致畸因素的研究，也由以往的药物发展成为对所有人类接触或使用的化学、物理、生物因素。致畸研究重点也由遗传因素转移到环境因素上来。

近年来，生物医学飞速发展，由于一系列新技术和新方法在畸形学研究中的应用，如各种标记技术、胚胎原位手术、整胚体外培养、染色体分析、基因定位、分子杂交和分子原位杂交、PCR、免疫荧光电泳、免疫组织化学和电镜免疫组织化学等技术、方法的应用，使畸形学的研究不再局限于致畸因子的检测，而是在细胞、亚细胞和分子水平上深入研究各种致畸因子的致畸机制和畸形发生的形态学和生物化学规律，在预防和控制现有致畸危害的基础上，去识别未知致畸因素，探讨这些致畸因素与胚胎发育之间的反应。随着生产、生活环境受到不同程度污染，以及人们生活行为、生活方式的改变，人类先天畸形的发生率呈增长趋势。为了保证人类健康，提高人口素质，除未知致畸因素的研究外，早期干预、控制、诊断也是畸形学研究的热点。

第二节　出生缺陷的分类

出生缺陷中先天畸形占相当大比重，畸形的种类千差万别，分类方法也多种多样，下面介绍几种常见的分类方法。

先天畸形从发生学上可分三大类：

（一）三胚层形成过程的紊乱　这类畸形发生在胚胎发育的第 15～18 天，它包括：神经管与肠管相通；内脏反位；联体畸形，这类畸形是由于原条或轴旁中胚层发生过程的紊乱引起的。

（二）神经管形成过程的紊乱　主要引起脊膜膨出、脊髓和脊膜膨出、脊柱裂、脑和脊髓膨出、脑膨突、无脑儿等，这类畸形是由于神经褶闭合过程发生紊乱，从而引起神经组织、脑膜和脊髓膜发生的紊乱。脑、脊髓发育不全进而引起椎弓、颅骨及邻近皮肤的发生出现异常。

（三）器官系统发生和体形建立过程的紊乱　这个时期如发生紊乱，出现的畸形种类很多，大致分为：

1. 胚体升高过程的紊乱：常见有全腹壁裂、上腹壁裂、脐膨突等。这类畸形是由于圆柱状胚体形成过程中，头褶、尾褶和侧褶在胚体腹面不愈合或愈合不全而引起。

2. 器官原基发生的紊乱：如肾脏发育不全；小眼、小头、小下颌畸形；多指、多尿道；肾发育不全等。这类畸形是由于器官发生的早期，在不同细胞群或组织之间，诱导因素和反应能力缺乏或两者之间配合不协调引起。

3. 器官发生过程后期的紊乱：如尿道下裂、腭裂、眼裂和面裂；肾、睾丸等器官的异位；心脏畸形、体腔分隔的异常；阴道闭锁、食管的闭锁、肛门闭锁、外耳道的堵塞等，这类畸形主要是在器官发生过程后期，细胞群或组织发生融合、迁移、管道成腔、管腔分隔及胚性结构退化等过程的紊乱。

4. 性别决定和分化过程中的紊乱：遗传因素紊乱造成性腺发育异常，如 Turner 综合征，染色体核型为 45，XO；Klinefelter 综合征，染色体核型为 47，XXY。雄激素分泌紊乱造成生殖管道和外生殖器分化紊乱如男性假两性畸形、女性假两性畸形等。

1958～1982年，Willis、Grag和Moore根据先天畸形的胚胎发生情况，先后提出了大致相同的分类方法。根据这类分类方法，先天畸形主要分为以下几种类型：

1. 整胚发育畸形　多由严重遗传缺陷引起，大都不能形成完整的胚胎并早期死亡而吸收或流产。

2. 胚胎局部发育畸形　由胚胎局部发育紊乱引起，涉及范围并非一个器官，而是多个器官。例如头面发育不全等。

3. 器官和器官局部畸形　由某一器官不发生或发育不全所致，例如双侧或单侧肺不发生，卵圆孔未闭引起的房间隔缺损，室间隔膜部缺损等。

4. 组织分化不良性畸形　这类畸形的发生时间较晚且肉眼不易识别，只有在显微镜下才能鉴别出来，如骨发育不全等。

5. 发育过度性畸形　由于器官或器官的一部分过度增生所致，例如在房间隔形成期间第二隔生长过度而引起的卵圆孔闭合或狭窄、多指（趾）畸形等。

6. 吸收不全性畸形　在胚胎发育过程中，有些结构全部吸收或部分吸收，如果吸收过度或不足都会引起畸形。如蹼状指（趾）、不通肛、食管闭锁等。

7. 超数和异位发生性畸形　由于器官原基超数发生或发生于异常部位而引起，如多孔乳腺、异位乳腺、双输尿管、双肾盂等。

8. 发育滞留性畸形　器官发育中途停止，器官呈中间状态。如双角子宫、隐睾等。

9. 重复畸形　重复畸形是由于单卵孪生的两个胎儿未能完全分离，致使胎儿整体或部分结构不同程度地重复出现。这是人类最早认识和描述的一种畸形。

10. 寄生畸形　寄生畸形又叫寄生胎，也是由于单卵双胎未能完全分离而形成的一种畸形。其中一个胎儿发育快而完整，而另一个胎儿则发育慢且不完整，因而小胎或不完整的小胎附着在大胎上。

目前，世界各国对先天畸形的调查统计大都采用世界卫生组织（WHO）颁布的“疾病的国际统计学分类”的方法，这是一种根据畸形发生的器官系统进行分类的方法，用三位数字对各种畸形编码，特殊情况列为亚类，以第四位数编码。各国根据自己的具体情况略加修改和补充。例如美国的疾病控制中心所使用的先天畸形监测分类就是以国际分类第八次修正版为基础制定的（表14－4）。

表14－4　美国疾病控制中心先天畸形监测分类

分类编码	先天畸形	分类编码	先天畸形
740	无脑畸形	743.4	神经纤维瘤病
741	脊柱裂	743.8	神经系统其他畸形
	除外：隐性脊柱裂（756.1）	743.9	脑、脊髓及神经系统的未标明的畸形
741.0	伴有脑积水	744	眼的先天畸形
741.9	未提及有脑积水		
742	先大脑积水	744.0	无眼畸形
	除外：伴有脊柱裂（741.0）	744.1	小眼畸形
743	其他神经系统先天畸形	744.2	牛眼畸形
743.0	脑膨出	744.3	先天性白内障

续表

分类编码	先天畸形	分类编码	先天畸形
743.1	小头	744.4	眼的缺损
743.2	其他标明的脑畸形	744.5	无虹膜
	除外：唐氏综合征（759.3）	744.8	眼的其他标明的畸形
	脑血管畸形（747.8）	744.9	眼的未标明的畸形
	结节性脑硬化（759.6）		除外：未做其他注明的先天性视觉缺失(379)
743.3	其他标明的脊髓畸形	745	耳、面及颈先天畸形
	除外：颈椎畸形（756.1）	748	呼吸系统先天畸形
	喉畸形（748.2，748.3）	748.0	鼻孔闭锁
	甲状旁腺畸形（758.3）	748.1	其他鼻畸形
	甲状腺畸形（758.2）	748.2	喉蹼
	唇裂（749.1）	248.3	其他喉、气管及支气管畸形
745.0	使听力受损的耳畸形	748.4	先天囊肺
	除外，未注明原因的先天性耳聋	748.5	肺发育不全
	(389)	748.6	其他肺畸形
745.1	副耳	748.8	其他标明的呼吸系统畸形
745.2	其他标明的耳畸形	748.9	未标明的呼吸系统畸形
	除外，耳前窦（745.4）	749	腭裂、唇裂
745.3	耳的未标明畸形	749.0	腭裂
745.4	鳃裂、囊肿或瘘，耳前窦	749.1	唇裂
745.5	翼状颈皮	749.2	腭裂伴有唇裂
746.8	面及颈其他标明的畸形	750	其他上消化道先天畸形
745.9	面及颈未标明的畸形	750.0	舌畸形
746	心先天畸形	750.1	幽门狭窄
746.0	主肺动脉共干	750.2	气管-食管瘘，食管闭锁及狭窄
746.1	大血管移位	750.8	其他标明的上消化道畸形
746.2	法洛四联症	750.9	未标明的上消化道畸形
746.3	室间隔缺损	751	其他消化系统先天畸形
746.4	房间隔缺损	751.0	梅克尔憩室
746.5	房室口共通	751.1	小肠闭锁及狭窄
746.6	心瓣膜畸形	751.2	直肠、肛管闭锁及狭窄
746.7	心纤维弹性组织增生	751.3	先天性巨结肠
746.8	其他标明的心畸形	751.4	肠固定畸形
746.9	未标明的心畸形	751.5	其他肠畸形

续表

分类编码	先天畸形	分类编码	先天畸形
747	循环系统的其他先天畸形	751.6	胆囊、胆道及肝畸形
747.0	动脉导管未闭	751.7	胰腺畸形
747.1	主动脉缩窄		除外：先天性糖尿病（250），胰腺纤维囊性病（273.0）
747.2	其他主动脉畸形		
	除外：先天主动脉瓣狭窄（746.6）	751.8	其他标明的消化系统畸形
747.3	肺动脉狭窄或闭锁		除外：食管裂孔疝（603）
747.4	大静脉畸形	751.9	未标明的消化系统畸形
747.5	肺动脉缺失或发育不全	752	生殖器先天畸形
747.6	周围血管系统其他畸形		除外：性腺发育不全（特纳综合征）（759.5）
	除外：先天视网膜动脉瘤（744.8）、		
	血管瘤及淋巴瘤（227）	752.0	未决定性别
747.8	其他标明的循环系统畸形	752.1	隐睾
	除外，先天动脉瘤：冠状动脉	752.2	尿道下裂
	（746.8）、周围血管（747.6）、视网膜血管（744.8）、破裂的脑动静脉或先天动脉瘤（430）	752.3	尿道上裂
		752.4	先天阴囊水肿
		752.5	卵巢、输卵管及子宫畸形
747.9	未标明的循环系统畸形		
752.6	阴道、女性外生殖器畸形	756. 6	其他全身性骨骼畸形
	除外；女性假两性畸形（752.7）	756. 8	其他标明的肌肉、肌腱及筋膜畸形
752.7	假两性畸形	756.9	未标明的肌肉骨骼系统畸形
752.8	其他标明的生殖器畸形	757	先天皮肤、毛发及指甲畸形
752.9	未标明的生殖器畸形	757.0	遗传性小腿水肿
753	泌尿系统先天畸形	757.1	色素痣
753.0	肾发育不全	757.2	其他标明的皮肤畸形
753.1	肾囊肿病		除外：鳃裂、囊肿或瘘、耳前窦
	除外：肾孤立的囊肿（593.3）		（745.4）、并指（趾）（755.1）
753.2	泌尿道阻塞缺陷	757.3	标明的毛发畸形
	除外：膀胱颈及尿道先天阻塞	757.4	标明的指甲畸形
	（753.6）	757.9	未标明的皮肤、毛发及指甲畸形
753.3	其他标明的肾畸形	758	其他的及未标明的先天畸形
753.4	其他标明的输尿管畸形	758.0	脾畸形
753.5	膀胱外翻	758.1	肾上腺畸形

续表

分类编码	先天畸形	分类编码	先天畸形
753.6	尿道及膀胱颈闭锁及狭窄		除外：先天肾上腺皮质增生（273.6）
753.8	其他标明的膀胱及尿道畸形	758.2	甲状腺畸形
753.9	未标明的泌尿系统畸形		除外：先天侏儒症（243）
754	先天畸形足	758.3	其他内分泌腺畸形
755	其他四肢先天畸形	758.8	其他标明的先天畸形
755.0	多指（趾）	758.9	未标明的先天畸形
755.1	并指（趾）	759	多系统的先天畸形
755.2	上肢短畸形	759.0	易位
755.3	下肢短畸形		除外：右位心（746.8），除非伴有全面易位
755.4	未标明的肢体短畸		
755.5	其他上肢畸形（包括肩胛带）	759.1	联胎
755.6	先天性髋关节脱位	759.2	其他型畸形
755.7	其他的下肢畸形（包括骨盆带）	759.3	唐氏综合征
755.8	全身性肢体关节弯曲	759.4	常染色体异常所致的其他综合征
755.9	其他未标明的肢体畸形	759.5	性染色体异常所致的综合征
756	其他先天肌肉骨骼系统畸形	759.6	结节性脑硬化
	除外：颌骨畸形（524.0）、颅骨缺损伴有脑异常，如无脑（740）、脑膨出（743.0）、脑积水（742）、小头（743.1）	759.8	其他标明的综合征
		759.9	未标明的多发先天畸形
		600－606	腹腔畸形
756.1	脊柱畸形	600	先天腹股沟疝
	除外：脊柱裂（741）	601	先天股疝
756.2	颈肋	602	先天脐疝
756.3	其他肋骨及胸骨畸形	603	先天膈疝
756.4	软骨营养障碍	604	其他未标明的先天性疝
	除外：脂肪软骨营养不良（胡尔勒综合征）	605	其他的腹腔先天缺陷
		606	脐膨出、腹裂、脐疝、脐部肝膨出
756.5	成骨不全		

有 12 种先天畸形是世界各国常规监测的对象。在我国的出生缺陷监测中，也是以这 12 种先天畸形为基础，并根据我国的具体情况，增加了 9 种多见或比较多见的畸形。其中尿道上裂和尿道下裂归为一类，上肢和下肢的短肢畸形也归为一类，共计 19 种（表 14－5）。

表 14－5　我国监测的19种先天畸形

先天畸形	国际分类编码	先天畸形	国际分类编码	先天畸形	国际分类编码
1. 无脑儿	740	8. 直肠及肛门闭锁	751.2	15. 血管瘤（73cm）	620
2. 脊柱裂	741	9. 内脏外翻	606	16. 色素痣（73cm）	757.1
3. 脑积水	742	10. 尿道上、下裂	752.2～752.3	17. 唐氏综合征	759.3
4. 腭裂	749.0	11. 短肢畸形（上、下肢）	755.2～755.3	18. 幽门肥大	750.1
5. 全部唇裂	749.1～749.2	12. 先天性髋关节脱位	755.6	19. 膈疝	603
6. 先天性心血管病	746～747	13. 畸形足	754		
7. 食管闭锁及狭窄	750.2	14. 多指与并指(趾)	755.0～755.1		

第三节　出生缺陷的病因学

出生缺陷的病因至今仍然是人类正在探讨的研究课题。人类胚胎在结构和功能（代谢）方面的异常，是由于胚胎（胎儿）发育过程中受到不良环境因素作用而造成，或是遗传决定，或是环境因素和遗传因素共同作用的结果。环境是指子宫内外的环境。Wilson（1972）综合了5次国际出生缺陷讨论会的资料，对人类出生缺陷进行了综合病因分析。分析认为：遗传因素引起的出生缺陷占25%，其中染色体畸变占3%～5%；环境因素引起的出生缺陷占10%，其中放射因素<1%，感染因素占2%～3%，母亲代谢紊乱因素占1%～2%，药物或化学物质因素占2%～3%；遗传因素和环境因素相互作用和原因不明的出生缺陷占65%。Nelson（1989）发表的资料显示遗传因素引起的出生缺陷占36%，环境因素引起的出生缺陷占20%，原因不明的出生缺陷占44%，说明随着科学的发展，越来越多的原因不明的出生缺陷得到了解释。

一、遗传因素

引起先天畸形的遗传因素包括染色体畸变和基因突变两种类型。

（一）染色体畸变

染色体畸变是体细胞或生殖细胞内染色体发生的异常改变。包括染色体数目和结构的异常。当一个个体细胞有两种或两种以上不同核型的细胞系时，这个个体就被称为嵌合体；无论数目畸变，还是结构畸变，都可以导致染色体异常综合征或染色体病。

1. 染色体数目异常　包括整倍体改变和非整倍体改变。

（1）如果染色体的数目变化是单倍体（n）的整倍数，即以n为基数，整倍地增加或减少，则称为整倍体，超过二倍体的整倍体被称为多倍体，在2n的基础上，如果增加一个n，则染色体数为3n，即三倍体，以此类推。在人类中已知有三倍体和四倍体的个体，但只有极少数三倍体的个体能存活到出生，存活者多为2n/3n的嵌合体。双雌受精、双雄受精、核内复制和核内有丝分裂等均可导致整倍体改变。一个正常的卵子同时与两个正常的精子发生受精称为双雄受精，可形成69，XXX、69，XXY和69，XYY三种类型的三倍体受精卵；在卵细胞发生的第二次减数分裂过程中，次级卵母细胞由于某种原因未形成第二极体，因此应分给第二极体的染色体组仍留在卵细胞中，使该卵细胞成为异常卵细胞，这个二倍体的异常卵细胞与一个正常的精子发生受精，从而产生一个三倍体的合子，称为双雌受精，可形成69，XXX或69，XXY两种核型的三倍体受精卵；核内复制是在一次细胞分裂时，DNA不是复制一次，而是复制了两次，而细胞只分裂了一次，这样形成的两个子细胞都是四倍体；核内有丝分裂是在正常的细胞分裂时，染色体正常复制了一次，但至分裂中期时，核膜仍未破裂、消失，也无纺锤体的形成，细胞分裂未能进入后期和末期，没有细胞质的分裂，结果细胞内含有四个染色体组，形成了四倍体。

（2）一个体细胞的染色体数目增加或减少了一条或数条，称为非整倍体，这是临床上最常见的染色体畸变类型。发生非整倍体改变后，会产生亚二倍体、超二倍体等。当体细胞中染色体数目少了一条或数条时，称为亚二倍体。若某对染色体少了一条，细胞染色体数目为45，即构成单体型。当体细胞中染色体数目多了一条或数条时，称为超二倍体。若某对染色体多了一条，细胞内染色体数目为47，即构成三体型，这是人类染色体数目畸变中最常见、种类最多的一类畸变。三体型以上的统称为多体型，多体型常见于性染色体中。在性细胞成熟过程或受精卵早期卵裂中，发生了染色体不分离或染色体丢失可产生非整倍体。在细胞的有丝分裂或配子形成时的减数分裂过程中，如果某一对同源染色体或姐妹染色单体彼此没有分离，而是同时进入一个子细胞，结果所形成的两个子细胞中，一个将因染色体数目增多而成为超二倍体，另一个则因染色体数目减少而成为亚二倍体，这个过程称为染色体不分离。在细胞有丝分裂过程中，某一染色体未与纺锤丝相连，不能移向两极参与新细胞的形成，或者在移向两极时行动迟缓、滞留在细胞质中，造成该条染色体的丢失而形成亚二倍体。

2. 染色体结构异常

临床上常见的染色体结构畸变有：缺失、重复、易位、倒位、环状染色体和等臂染色体等。

（1）缺失是染色体片段的丢失，缺失使位于这个片段的基因也随之发生丢失。

（2）重复是一个染色体上某一片段增加了一份以上的现象，使这些片段的基因多了一份或几份。原因是同源染色体之间的不等交换或染色单体之间的不等交换以及染色体片段的插入等。

（3）倒位是某一染色体发生两次断裂后，两断点之间的片段旋转180度后重接，造成染色体上基因顺序的重排。

（4）一条染色体的断片移接到另一条非同源染色体的臂上，这种结构畸变称为易位。

（5）一条染色体的长、短臂同时发生了断裂，含有着丝粒的片段两断端发生重接，即形成环状染色体。

（6）两条染色体同时发生一次断裂后，两个具有着丝粒的片段的断端相连接，形成了一条双着丝粒染色体。

（7）一条染色体的两个臂在形态、遗传结构上完全相同，称为等臂染色体。在正常的细胞分裂中，着丝粒纵裂，姐妹染色单体分离，形成两条具有长、短臂的染色体。如果着丝粒横裂，长臂、短臂各自形成一条染色体，即形成了一条具有两个长臂和一条具有两个短臂的等臂染色体。

(8) 插入：是一条染色体的片段插入到另一染色体中的现象。它实际上也是一种易位。只有在发生了一共三次断裂时，“插入”才有可能发生。

（二）基因突变

基因突变主要指基因组 DNA 分子在结构上发全碱基对组成或序列的改变，它通常只涉及某一基因的部分变化。基因突变可发生在生殖细胞，也可发生在体细胞。生殖细胞中的突变基因可通过有性生殖遗传给后代，从而使后代的遗传性状发生相应改变。体细胞基因突变则不会传递给子代，但可传递给由突变细胞分裂所形成的各代子细胞，在局部形成突变细胞群，而成为病变甚至癌变的基础。基因突变分为两大类：静态突变和动态突变。

1. 静态突变

在一定条件下，生物各世代中以相对稳定的频率发生的基因突变称静态突变。静态突变可分为点突变和片段突变，其突变率一般保持在 10^{-6} 左右。

(1) 点突变是 DNA 链中一个或一对碱基发生的改变，它包括碱基替换和移码突变两种形式。

1) 碱基替换是 DNA 链中碱基之间互相替换，从而使被替换部位的三联体密码意义发生改变。碱基替换又可分为转换和颠换。转换是一种嘌呤-嘧啶对被另一种嘌呤-嘧啶对所替换；颠换是一种嘌呤-嘧啶对被另一种嘧啶-嘌呤对所替换。碱基替换所产生的效应取决于其所影响的对象，如果受影响的是密码子，则会产生同义突变、无义突变、错义突变和终止密码突变等遗传学效应；如果是非密码子区域，则产生几种不同的遗传学效果，包括：无明确的遗传学效应、调控序列的改变影响到基因表达的调控；外显子-内含子接头处的改变影响到外显子的加工拼接。

同义突变是碱基被替换之后，产生了新的密码子，但新旧密码子是同义密码子，所编码的氨基酸种类保持不变，因此同义突变并不产生基因突变效应。

无义突变是编码某一种氨基酸的三联体密码经碱基替换后，变成不编码任何氨基酸的终止密码。虽然无义突变并不引起氨基酸编码的错误，但若终止密码出现在一条 mRNA 的中间部位，就会形成一条不完整的多肽链，从而使突变细胞或个体缺乏某种蛋白质或产生异常蛋白质，导致疾病产生。

错义突变是编码某种氨基酸的密码子经碱基替换以后，变成编码另一种氨基酸的密码子，从而使多肽链的氨基酸种类和序列发生改变。错义突变的结果通常能使多肽链丧失原有功能，许多蛋白质的异常就是错义突变所引起的。

终止密码突变是 DNA 分子中的某一个终止密码突变为编码氨基酸的密码，从而使多肽链的合成仍继续下去，直至下一个终止密码为止，形成超长的异常多肽链。

调控序列突变可使蛋白质合成的速度或效率发生改变，进而影响这些蛋白质的功能，引起疾病。

内含子与外显子剪辑位点突变是 GT－AG 中的任一碱基发生置换而导致剪辑和加工异常，不能形成正确的 mRNA 分子。

2) 移码突变是由于基因组 DNA 链中插入或缺失 1 个或几个碱基对，从而使自插入或缺失的那一点以下的三联体密码的组合发生改变，进而使其编码的氨基酸种类和序列发生变化。移码突变引起的最小变化是在 DNA 链上增加或减少一个遗传密码，导致其编码合成的多肽链多或少一个氨基酸，若大范围改变密码组合则引起整条多肽链的氨基酸种类及序列的改变。所以移码突变的后果往往是严重的，通常是导致一条或几条多肽链丧失活性或根本不能合成，进而严重影响细胞或机体的正常生命活动。

（2）片段突变

片段突变是DNA链中某些小片段的碱基序列发生缺失、重复或重排。

1）缺失是DNA在复制或损伤后修复时，某一片段没有被复制或修复造成的。

2）重复是已复制完的某一片段，又再次复制，其结果使新链出现这一片段的重复序列。

3）重排是DNA链发生多处断裂，断片的两端颠倒重接或几个断片重接的序列与原先序列不同。

2. 动态突变

动态突变是串联重复的三核苷酸序列随着世代的传递而拷贝数逐代累加的突变方式。长期以来，人们认为单基因遗传病是由点突变引起的，且在一定条件下，点突变在各世代中保持相对稳定的状态。但某些单基因遗传病是由于脱氧三核苷酸重复扩增所引起的，而且这种重复的拷贝数可随世代的递增而呈现累加效应，故称这种突变方式为动态突变，由这类突变所引起的疾病也统称为三核苷酸重复扩增疾病。

（三）遗传因素引起的出生缺陷

由于生殖细胞或受精卵里发生染色体畸变或基因突变，从而使发育成的个体出现出生缺陷，既是遗传因素引起的出生缺陷。

1. 染色体病

染色体病是出生缺陷的常见原因之一。由于染色体数目异常或结构畸变涉及大量基因的增减，故常表现出严重多发的先天性异常或畸形，一般称之为染色体综合征。

（1）常染色体病

由于常染色体数目异常或结构畸变引起的疾病，约占染色体病的2/3。患者一般均有较严重或明显的先天性多发畸形，智力和生长发育滞后，常伴特殊肤纹，即所谓的“三联征”。

1）13三体综合征：1957年Bartholin等记述了该病的临床特征。1960年Patau等确认其为13三体，故又称为Patau综合征。新生儿中的发病率约为1/25000，女性患者明显多于男性。发病率与母亲年龄增大有关。99%以上的胎儿流产，出生后45%的患儿在1个月内死亡，90%在6个月内死亡。

患者核型为47，XX（或XY），+13，其余的则为嵌合型和易位型。易位型通常以13和14或15号染色体间易位。

患儿表现为小头，前额不发育，前脑发育缺陷。眼球小，常有虹膜缺损，偶尔有无眼球畸形。鼻宽而平，2/3的病例有上唇裂，并常伴腭裂。其他常见的异常还有多指，“摇椅底”足。患儿常有隐睾，女性则有阴蒂肥大、双阴道、双角子宫。智力发育障碍且程度严重。脑和内脏的畸形非常普遍，如无嗅脑畸形、心脏缺损、多囊肾等。

2）18三体综合征：1960年Edward首先报道，故又称为Edward综合征。新生儿发病率约1/3500～1/8000。男女性别比为1∶4，可能女性易存活。此病预后极差，大多在2～3个月内死亡，约1/3患儿在一个月内死亡，两个月内死亡一半，半年内死去3/4，一年内死去90%，只有极个别病例可活过儿童期。

80%患者核型为47，XX（或XY），+18，发病与母亲年龄增大有关；另10%为嵌合型，即46/47，+18；其余为各种易位。主要是18号染色体与D组染色体的易位。

患儿宫内生长迟缓，出生体重低，发育如早产儿。吸吮差，反应弱，头面部和手足有严重畸形。眼距宽，眼球小，角膜混浊。鼻梁细长，嘴小。手的畸形非常典型：紧握拳、拇指横盖于其他指上，其他手指互相盖叠。约 1/3 患者为通贯掌。下肢“摇椅底足”。常有隐睾、女性大阴唇和阴蒂发育不良。95%的患者有先天性心脏病，肾畸形和肾盂积水也很常见。

3）21 三体综合征：又称唐氏（Down）综合征或先天愚型。1866 年英国医生 J Down 首先描述，故命名为 Down 综合征，是发现最早、最常见、也是最重要的染色体病。新生儿中的发病率为 1.5‰左右。据估计我国目前大约有 60 万以上的先天愚型患儿，按目前的出生率，我国平均 20 分钟就有一例先天愚型患儿出生，全国每年出生的先天愚型患儿可多达 27000 例左右。发病率随母亲生育年龄的增高而增高，尤其当母亲年龄大于 35 岁时，发生率明显增高。有资料表明父亲的年龄也与本病发病率有关，环境污染及接触有害物质均可造成精子的老化和畸形，当父亲年龄超过 39 岁时，出生患儿的风险将会增高（图 14－1）。

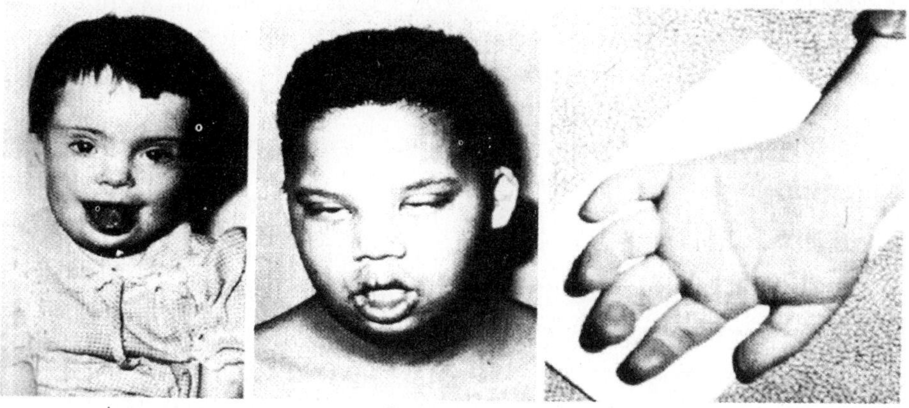

A　　B　　C

图 14－1　先天愚型

A. 女孩；B. 男孩；C. 通贯掌（引自第 7 版 T. W，Sadler 主编的 Langman's Medical Embryology，1995）

患者核型可分为三型：①典型的 21 三体（即 47，＋21），占 95%；②嵌合型（即 46/47,＋21），占 1%～2%；③易位型：占 3%～4%。其中最常见的是 21 号染色体与 D 组染色体或 22 号染色体易位。

患儿特点是颅面部畸形、智力低下和特征性皮纹改变为本病的主要临床特征。如斜眼裂，腭窄，鼻梁扁平，牙畸形，耳廓畸形，颈短，张口，舌外伸、舌有沟、身材矮小、内眦赘皮、颈部皮肤松弛，多动，通贯掌，第 1、2 趾间距宽、手短而宽，第 5 指短或第 5 指内弯，Brushfield 斑，智力发育不全较严重，智商一般在 25～50 之间。约 1/2 以上的患者有先天性心脏病。

4）5P－综合征：1963 年由 Lejeune 等首先报道，因患儿具特有的猫叫样哭声，故又称为猫叫综合征。为最常见的缺失综合征，发病率估计为 1/50000，在智能低下儿中约占 1%～1.5%，女性多于男性。本征大部分患者可活到儿童期，少数成年者带有严重的智力障碍和语言障碍。本征是由于 5 号染色体的短臂部分缺失所引起，缺失的片段大小不一，经多个 DNA 探针检测，证实 5p15 为本病缺失片段。

本病特点为婴儿哭喊声柔弱如猫叫，并有生长滞后和智能发育不全。临床表现为严重智力低下，小头畸形，满月脸，脑萎缩，脑积水，眼距宽，内眦赘皮，外眦下斜，小颌，腭弓高，牙错位咬合，耳低位，隐睾，肾畸形等。约 50%的病例伴有先天性心脏病。

5）微小缺失综合征：由于染色体上一些小带缺失所引起的疾病的总称，缺失可通过高分辨染色体分析或 FISH 检测确定。比如 Wilms 瘤，基因定位于 11q13，主要临床症状为肾肿瘤、双侧无虹膜、泌尿道畸形、智力低下；视网膜母细胞瘤，基因定位于 13q14.2－14.3，主要临床症状为儿童期眼部肿瘤，有染色体缺失者多有小头畸形、智力低下。

6）常染色体断裂综合征：患者染色体易断裂重排，故亦称染色体不稳定性综合征。主要因 DNA 修复机制有缺陷。对各种致染色体断裂剂的敏感性高度增加。患者易患白血病及其他恶性肿瘤。如着色性干皮病、Bloom 综合征、Fanconi 贫血和共济失调性毛细血管扩张症等。

（2）性染色体病

性染色体病指性染色体 X 或 Y 发生数目或结构异常所引起的疾病。性染色体虽然只有 1 对，但性染色体病约占染色体病的 1/3，新生儿中性染色体病的总患病率为 1/500。性染色体病没有常染色体病严重。除 Turner 综合征及个别患者外，大多在婴儿期无明显临床表现，要到青春期因第二性征发育障碍或异常才就诊。常见 Klinefelter 综合征、Turner 综合征等（详见第七章）。

2. 单基因遗传的常见出生缺陷

突变的基因通过改变多肽链的质和量，使得蛋白质发生缺陷，由此引起遗传病。如果疾病的发生由一对等位基因控制，即为单基因遗传病，而在婴儿出生时引起缺陷的为单基因遗传的出生缺陷。根据致病基因是显性还是隐性及其在染色体上的位置又可分为常染色体显性遗传、常染色体隐性遗传、X 染色体连锁隐性遗传、X 染色体连锁显性遗传。另外由于基因突变导致酶的质或量的改变而引起的先天性代谢缺陷也是一类单基因遗传病。单基因遗传病的种类最多，人群中已认识到的单基因遗传病有 4000 多种。下面简单介绍几种。

（1）常染色体显性遗传的常见出生缺陷

1）软骨发育不全：又称软骨营养障碍。主要临床表现为头颅大，鼻梁下陷，上颌骨发育不良，可引起牙齿挤塞和错位，下颌前凸；下胸椎、上腰椎后凸，下腰椎代偿性前凸；胸部易见串珠及肋缘外翻；躯干高度正常，四肢长骨不成比例地短小，特别是上臂及大腿过短。本病可能是由于一段 DNA 插入Ⅱ型胶原蛋白基因所致，造成长骨干骺端软骨细胞形成障碍，软骨内成骨受阻，影响骨的长度，但骨膜下成骨不受影响，宽度仍可增加，因此发生四肢短小畸形。患儿在出生时即可有体态异常。

2）神经纤维瘤：本病是外胚层及中胚层先天性发育不良的结果，以神经系统、皮肤、眼部的症状较明显。常表现为智力低下或癫痫，皮肤色素沉着，皮肤和皮下出现纤维瘤和纤维软瘤，眼部损害如眼睑象皮肿和上眼睑下垂、眼眶扩大、眼球突出移动等，其他还有骨骼异常，包括脊柱侧凸、后凸，椎体扇形变，脊柱裂，颅骨缺损等。国外报告发病率在新生儿中为 1/2000～3300。

3）并指（趾）症：为最常见的手（足）部畸形，常发生于中指与第四指之间。轻型的只是两指（趾）间以皮蹼相连，形似鸭掌。严重的则两指间一段或全部并紧，有的甚至指甲、指骨也彼此相连。每 1000～3000 名新生儿中可有 1 例，男性较女性多见，两手对称性并指约占半数。

4）膀胱外翻：或称膀胱异位，为脐下方的腹壁中出现的一块粉红色的粘膜，这是膀胱后壁向外翻出的内面。在膀胱外翻部可见输尿管的开口，外翻膀胱的周缘和腹壁相连接。膀胱外翻常伴有与之相连的尿道上裂。这种畸形主要是由于形成生殖结节、尿道、膀胱前壁、耻骨联合及脐下腹壁的中胚层融合不全所致，男性较女性多，男性为女性的 2.5～5 倍。每

4 万～5 万个出生男婴中有一例为此畸形。

（2）常染色体隐性遗传的常见出生缺陷

1）先天性肾上腺皮质增生症：是肾上腺皮质类固醇合成过程中的几种酶缺乏所引起的一组疾病。肾上腺皮质类固醇的生物合成中若某些酶缺乏或功能减退，影响糖皮质类固醇合成，反馈促使垂体过多分泌 ACTH 而使肾上腺皮质增生，虽使糖皮质类固醇获得部分代偿，但也产生了过多的雄激素，从而引起女性患者外生殖器不同程度的男性化表现，而男性患者出现巨大外生殖器畸形，假性早熟。

2）多囊肾：肾单位生成的尿液不能排出，积在肾小管内，主要是在近曲小管内，小管被尿液膨胀成囊泡状，一个肾可有许多囊泡，称为多囊肾。囊泡常压迫破坏周围的正常肾组织，可引起血尿。多囊肾的胎儿，往往由于囊泡过多过大，而致分娩困难；在多囊肾患儿中由于大量正常肾组织被压迫、破坏，出生后不久终因尿毒症而死亡。有些多囊肾畸形患者，其肝、胰腺、肺也可出现囊泡。出生缺陷监测资料表明其发病率为 1/10000 左右。

（3）X 染色体连锁隐性遗传

雄激素不敏感综合征：又称睾丸女性化综合征，20000～60000 男性中有 1 例，为 X-连锁隐性遗传。患者核型均为 46，XY，有睾丸并能产生正常量的雄激素，但因靶细胞缺乏雄激素受体，雄激素不能产生效应。故患者既无健全的男性生殖管道，亦无子宫和输卵管，外阴则呈女性，并具女性第二性征。

（4）X 染色体连锁显性遗传

抗维生素 D 佝偻病：又称家族性低磷酸血症性佝偻病。为 X-连锁显性遗传。本病的特点为身材矮小，和（或）儿童期佝偻病。常在开始走路时发现下肢进行性弯曲，呈膝外翻或内翻，出牙晚，颅骨畸形。一般认为主要是肾小管磷的转运机制有某种缺陷，肾小管重吸收磷减少，造成低磷酸血症，伴有肾 $1,25(OH)_2D_3$ 合成不足是本病的重要原因。

（5）先天性代谢缺陷

也称遗传性酶病，指由于遗传上的原因（通常是基因突变）而造成的酶蛋白质分子结构或数量的异常所引起的疾病。根据酶缺陷对机体代谢的影响不同，将先天性代谢缺陷分为糖代谢缺陷、氨基酸代谢缺陷、脂类代谢缺陷、核酸代谢缺陷、内分泌代谢缺陷、溶酶体沉积病、药物代谢缺陷和维生素代谢缺陷等。从分子水平上看，先天性代谢缺陷可能有两种原因：一是由于编码酶蛋白的结构基因发生突变，引起酶蛋白结构异常或缺失；二是基因的调控系统发生异常，使之合成过少或过多的酶，引起代谢紊乱。绝大多数先天性代谢缺陷为常染色体隐性遗传，也有少数为 X-连锁隐性遗传。

1）半乳糖血症：为糖代谢缺陷病，而糖代谢缺陷病是由于参与糖代谢的酶的遗传性缺陷，使体内的糖代谢异常而产生。乳类所含乳糖经消化道乳糖酶分解产生葡萄糖和半乳糖，半乳糖先后经半乳糖激酶和半乳糖-1-磷酸尿苷酰转移酶催化，生成 1-磷酸半乳糖和 1-磷酸葡萄糖，进一步代谢供组织利用。典型的半乳糖血症患者由于半乳糖-1-磷酸尿苷酰转移酶基因缺陷使该酶缺乏。导致半乳糖和 1-磷酸半乳糖在血中累积，部分随尿排出。1-磷酸半乳糖在肝累积可引起肝损害；在脑组织累积可引起智力障碍；在肾累积可致肾功能损害而出现蛋白尿和氨基酸尿。半乳糖在醛糖还原酶作用下生成半乳糖醇，可影响晶状体代谢而致白内障。半乳糖血症属于常染色体隐性遗传，致病基因定位于 9p13。患儿主要表现为对乳糖不耐受，婴儿哺乳后呕吐、腹泻，继而出现白内障、肝硬化、黄疸、腹水、智力发育不全等。发病率约为 1/50000。

2）苯丙酮尿症：为氨基酸代谢缺陷病，氨基酸代谢缺陷病是由于参与氨基酸代谢的酶的遗传性缺陷，使体内的氨基酸代谢出现异常。苯丙酮尿症首次发现于1934年，因病人尿中排泄大量的苯丙酮酸而得名。患者表现为精神发育迟缓，皮肤、毛发和巩膜色素减退，头发呈赤褐色，癫痫，湿疹，特殊的鼠样臭味尿。苯丙酮尿症是一种严重的常染色体隐性遗传性氨基酸代谢病，致病基因定位于12q24.1。国外发病率约1/4500～1/10000，我国发病率约为1/6500。苯丙酮尿症患者由于肝内苯丙氨酸羟化酶缺乏，导致血液和尿液中苯丙氨酸及其衍生物排出增多。

3）着色性干皮病：为核酸代谢缺陷病，核酸代谢缺陷病是由于参与核酸代谢的酶的遗传性缺陷，使体内的核酸代谢出现异常。本病在出生后到青少年期均可发病。皮肤对阳光过敏，日照后可出现红斑、水肿、色素沉着、干燥、角化过度及萎缩等皮损。有些病人智力落后。易患基底细胞癌、鳞癌、恶性黑色素瘤等，均伴有免疫系统的异常。是一种常染色体隐性遗传病，发病率约为1/25万。患者体内缺乏核酸内切酶。

3. 多基因遗传的常见出生缺陷

一些常见病或多发畸形，它们的患病率并不低，一般在0.1%～1%，有一定遗传基础，有家族聚集现象，但患者同胞发病远低于1/2或1/4，一般在1%～10%左右。发病还受到环境因素的影响。这种发病由两对以上基因控制，称为多基因遗传病。

（1）唇裂和腭裂

唇裂和腭裂为颜面部常见畸形，唇裂常伴有腭裂，其发生率约占总人口的1‰，男性多于女性，约为2∶1。单纯腭裂较少见，约占总人口的10/2500，而且女性多于男性。唇裂多发于上唇，有单例、双侧和正中唇裂，均因上下颌及唇的异常发育所致。腭裂是由于左右外侧腭突未在中线愈合，或愈合不完全，或外侧腭突末与其前面的正中腭突愈合所致。

（2）无脑儿和脊柱裂

由于前神经孔不闭合，致使前脑原基发育异常，颅盖骨不发育，胎儿脑大部暴露在颅外，称无脑或露脑畸形。此种畸形多见于流产的胎儿，一般达不到足月出生，少数足月出生者也在短期（数小时）内死亡。无脑是常见的严重畸形，几乎占神经管缺陷的半数，发生率约为新生儿的1/1000，女性为男性的2～4倍。无脑总是伴有无颅和广泛脊柱裂，特别是颈部脊柱裂。无脑儿的外形奇特：头顶部低平、眼突出、鼻大而宽、舌大、颈短而粗。脊柱裂是指脊椎背侧缺损致使椎管敞开，如累及较多的椎骨，则脊柱背侧广泛敞开。脊柱裂通常涉及脊柱与神经的缺损（详见第十五章）。

二、环境因素

人类生活的环境，是指在地球表面由空气、土壤、水、日光等因素构成的空间，在这个空间里有生物生存并进行活动。人们日常生活接触紧密的环境是人们聚集居住，进行各种生产、生活活动的地球上的局部地区。这个地区的空气、土壤、水、食物等各种自然因素的化学成分、物理性状和它们的生物学作用，对人类的生长发育、疾病和死亡等有密切的关系。尽管胚胎在母亲子宫里受绒毛膜和胎盘屏障的保护，环境中的某些因子仍会直接或间接干扰胚胎的正常发育，引起胚胎的死亡、发育迟缓或先天畸形。这些环境因子统称为致畸因子。影响胚胎发育的环境有三个层次：①母体周围的环境，这就是前面讲到的人类生活的外环境；②母体自身的内环境，包括母体的营养、代谢、疾病等；③胚胎所处的环境，包括胎膜、胎盘等，这是直接作用于胚胎的微环境。外环境中的致畸因子，有的可穿过内环境和微环境直接作用于胚胎，有的则通过影响和改变内环境和微环境间接影响胚胎。母体内环境和胚胎微环境的异常改变也直接或间接地作用于胚胎。

（一）物理因素

已经基本肯定电离辐射和高温都对人类存在致畸作用，而超声波、噪声、非电离辐射与人类致畸因素尚无定论。

1. 电离辐射：包括电磁辐射和粒子辐射，前者主要指X射线和γ射线，后者包括α射线、β射线、中子流和质子流等。它们的共同特点是有很高的运动速度，有很大的能量，能穿入物质；能引起物质的原子发生电离激发，从而引起细胞、组织的损伤。第二次世界大战中，日本原子弹爆炸受害者的后代畸形发生率特别高，也充分证明了射线的致畸作用。在原子能的和平利用日益广泛的今天，接触放射性物质的人员也日益增多，在工业（核电站的建立、放射性矿产的开发、放射性物质加工等），农业（辐射育种、植物生态研究），商业（食品保鲜、消毒等），医药卫生（放射性核素实验室的建立、临床应用放射性核素诊断与治疗），航海航天科技等各行各业都在使用或接触放射性物质。电离辐射对胚胎发育有不良影响，可致胚胎死亡或出现各种类型的发育缺陷：主要有中枢神经系统、心血管、胃肠道和泌尿道发育障碍，指（趾）发育异常如多指、并指和蹼指等，胎儿生长迟缓、小头畸形和智力低下以及出生后肿瘤等。

2. 温度：目前一般认为，高温是一种人类致畸因素，胚胎受到高温环境的影响，可能引起人类的先天畸形。一些流行病学报道证实，孕妇早期存在高烧史，后代中出生畸形尤其是神经管畸形的发生率高于正常人群。但是目前对畸形发生是高温作用抑或是引起高温的某些病因所致仍存争议。

3. 其他：如无线电波、紫外线、震动等对细胞遗传装置也有不同程度的损害作用。而超声波、低温、噪声、微波、非电离辐射等对人类的致畸作用有待进一步证实。以上物理因素的致畸作用还受到致畸原的作用时间、作用强度、个体敏感性等方面的影响。微波辐射可使动物受精卵发生形态改变，植入率降低；微波辐射可使大鼠胎崽发生明显畸形，其中有露脑、脑膜膨出、眼缺失和颅骨骨化延迟等。有学者发现神经管畸形与噪声有一定的关系。近几年，视屏显示终端工作人员剧增，但总的看来，目前的研究都没有发现视屏终端对妊娠结局有明显的不利影响。

（二）化学因素

大量研究发现工业生产及燃料燃烧过程排出的气体，含有各种重金属的废气、废渣、废水，化工产品、化学溶剂、农药、食品添加剂以及某些药物含有多种致畸物质。

1. 金属及非金属毒物：大量研究证实铅和汞与出生缺陷有密切关系。铅具有生殖毒性、胚胎毒性和致畸作用，铅对体细胞和生殖细胞的DNA和染色体均有损伤作用。铅的生殖毒性可能有两方面的作用，一是直接作用于双亲的生殖器官和生殖细胞，并可通过胎盘转移至胎儿，影响胚胎和胎儿的发育；另一方面，铅作用于丘脑、垂体、性腺和精液等，间接干扰和损害生殖功能。国外有研究发现在铅含量高的暴露区畸形孩子的发生率增高，且随着该地区铅污染情况的改善，畸形发生率出现下降。铅主要引起不孕、自然流产、死产、早产、出生低体重儿、婴儿发育迟缓、心血管畸形、唇裂和骨骼、肌肉畸形。

汞及其化合物引起子代发生出生缺陷的典型例子是1953年在日本发生的甲基汞中毒引起的先天性水俣病，汞及其化合物对男女性腺功能、胎盘和子代都有潜在危险，孕期接触可以导致子代发育障碍。此外，硒、砷和镉在动物实验中都发现有致畸作用。硒可致鸡胚畸形；砷主要引起露脑畸形、生殖系统畸形及唇、腭裂等；镉主要引起腭裂、畸形足、小肺和生殖器官发育不良。对人胚能否致畸尚无定论。锌是人体神经系统发育的必需微量元素，参与人体内200多种酶、核酸及蛋白质的合成，能影响细胞分裂、生长和再生。缺锌可使核酸合成减少，导致蛋白质合成减慢，造成组织和器官的发育出现不同步现象，从而导致畸形。缺锌时可致子代畸形，在动物40%为中枢神经系统畸形，在人类也发现母体缺锌时有无脑儿发生。高剂量锌有无致畸作用目前尚无报道。

2. 有机溶剂：接触有机溶剂及高分子化合物等物质的孕妇，可影响到胚胎的发育。苯及同系物、二硫化碳、四氯化碳、多氯联苯、氯丁二烯和苯乙烯等与出生缺陷密切相关。接触有机溶剂可使子代神经管畸形及唇腭裂的发生率明显高于对照。父方接触混苯、电焊烟尘及电焊射线、二硫化碳以及苯乙烯等职业毒物可不同程度的引起子代先天畸形。动物实验表明，苯乙烯可致新生儿脑积水、无脑等畸形；多氯联苯可致油症儿，主要表现为新生儿体重不足、皮肤色素沉着、严重氯唑疮、齿龈着色等；高浓度二硫化碳可引起脑及肢体畸形；四氯化碳则可引起胎鼠的胸骨畸形。研究发现母亲职业与出生缺陷有明显相关性。职业有害因素的强度（或浓度），对母体尚未引起明显毒害作用时，已可对胚卵或胎儿产生不利影响。母亲职业为工人组的出生缺陷发生率较其他职业为高，其中尤以从事化工、纺织、公交工种组为最高。这些职业最易接触化工物质、噪音环境、汽车排放废气等。

3. 农药：农药致畸等胚胎毒性研究多数只限于动物实验，对人类致畸的研究不多。如母亲孕早期接触除草剂、灭鼠剂是子代大动脉转换的危险因素；接触农药较多的农村孕妇，生神经管畸形儿的危险性明显高于未接触者等。动物实验中有机氯农药、有机磷农药、有机汞农药等均有明显的致畸作用。表现为骨骼畸形、露脑、唇裂、脊柱裂和脐疝等。

4. 药物：几乎所有的药物都可以不同形式通过胎盘进入胎儿体内。经动物实验有致畸作用的药物很多，但已确定对人体胚胎有致畸作用的药物却不多。目前已知具有人类致畸药物详见表14-6。

其它已公认的致畸药物还有：链霉素、新双香豆素、某些维生素A的同系物等。另外母亲孕早期服用非类固醇类消炎药可引起面斜裂。妊娠早期用过女性激素者和避孕药，胎儿先天性心脏病发生率明显增加。某些药物在动物试验中有明显的致畸作用，但对人类有无致畸作用尚需进一步证实，如可的松、甲硝唑、安眠酮、大麻、毛果云香碱、烟碱等。可疑人类致畸药物有镇吐药美克洛嗪和氯环嗪，抗抑郁药丙米嗪，大剂量阿司匹林与其他水杨酸盐，氯奎，奎宁，氯基甙类抗生素，抗甲状腺药，性激素，糖皮质激素，铁制剂，过高剂量维生素A和维生素D等。孕妇在孕早期患病时常服用中草药，并认为中草药是无害的。但研究发现：孕早期服用避孕药及中草药（板蓝根、安胎丸、感冒冲剂等）与神经管畸形的发生有关，使用磺胺类药物也有一定的致畸危险性。孕早期服用叶酸拮抗剂可增加神经管畸形的危险性，因此，一些抗肿瘤药物、镇静剂、抗惊厥剂、抗癫痫药的部分致畸机制为叶酸拮抗作用。

5. 烟酒：母亲的不良生活习惯如吸烟、酗酒与畸形发生有关。孕妇主动还是被动吸烟，对胎儿都有很大影响。吸烟引起胎儿畸形，主要是由于香烟中的尼古丁可以通过胎盘到达胎儿体内，也可以直接引起胎盘血管收缩，胎儿缺血、缺氧，致使发育迟缓、体重低、易早产、脑积水、小头畸形、脐膨出、腹裂、唇裂和腭裂、畸形足、多指、并指和无指等畸形；另外，吸烟所产生的其它有害物质，如氰酸盐，可引起先天性心脏病或影响后代的智力发育。此外，男性吸烟还可能造成精子质量下降、量少、畸形率高、活动力低，这些对受精和受精卵都有影响。专家发现在整个孕期抽烟的母亲出生颅骨畸形儿的可能性是未抽者的2倍，每天抽5～14根（中等剂量）所生后代发生颅骨畸形的机会是未抽者的4倍。孕期饮酒者后代轻者为智商低，重者为严重的智力障碍，最严重的是胎儿酒精综合征：主要表现为生长迟缓、小头畸形、小眼、短眼裂、眼距窄、面中畸形、唇裂、腭裂、心脏和四肢畸形等。

表 14－6　目前已确定的人类致畸药物

名　　称	主要畸形表现
烷化剂（白消安苯丁酸氮芥、环磷酰胺、氮芥）	腭裂，小眼畸形，卵巢发育不良，肾发育不良，指（趾）畸形，心脏缺损和其他畸形。
抗代谢药（氨甲喋呤、阿糖胞苷、甲氨喋呤、5-氟尿嘧啶）	脑积水，脑膜膨出，无脑儿，颅骨畸形，大脑发育不全，眼、耳、鼻形态异常，腭裂和肢端异常。
华法令	小脑畸形，脑积水，骨骼畸形，智力低下，耳眼畸形，视萎缩，指（趾）过短和颅骨缺损。
己烯雌酚	隐睾症，附睾囊肿和精子生成减少。
碳酸锂	心脏与大血管异常，脑积水，脊柱裂，脑脊膜膨出。
苯妥英钠	胎儿乙内酰尿综合征：表现斜视，耳畸形，指（趾）发育不良，小脑畸形，智力低下，神经母细胞瘤，心脏缺损，腭裂和唇裂。
维A酸	心脏畸形，小脑畸形，颅、面、耳、心、肝、肢体畸形。
三甲双酮	心脏畸形，小脑畸形，耳颜面畸形，腭裂，唇裂，气管支气管瘘。
反应停	肢体发育不全，海豹样畸形，心脏缺损，肾脏畸形，隐睾症。
四环素类	耳聋，小耳或无耳畸形。
丙戊酸	牙釉质破坏，牙呈黄色、棕色或棕灰色。腰骶脊柱裂并脑脊膜膨出，小脑畸形，中枢神经系统发育不全和心脏缺损。

引自参考资料[17]

（三）生物因素

有些病原微生物尤其在妊娠的前3个月，可以穿过胎盘屏障由亲代传播给子代，直接作用于胚体；有些则作用于母体和胎盘，引起母体发热、缺氧、脱水、酸中毒等，或干扰胎盘的转运功能，破坏胎盘屏障，从而间接地影响胚胎发育；可以引起死胎、早产或先天畸形。目前比较明确的对人类胚胎有致畸作用的微生物有：巨细胞病毒、风疹病毒、单纯疱疹病毒、乙型肝炎病毒、人类免疫缺陷病毒、EB病毒、水痘-带状疱疹病毒、弓形体和梅毒螺旋体等。巨细胞病毒、单纯疱疹病毒和风疹病毒等可以导致小头畸形、瘫痪、耳聋、脉络膜视网膜炎、脑积水、精神神经障碍、脑发育不良、心脏异常、无脑儿、脑钙化、肝脾肿大和先天性风疹综合征等。

1. 巨细胞病毒：先天性巨细胞病毒感染是最常见的宫内微生物感染，活产新生儿感染率大约为0.4%～2.3%，有60%的育龄妇女感染过巨细胞病毒，1%～3%的孕妇有原发感染。母体原发巨细胞病毒感染时，该病毒广泛存在于宿主的各个器官内，可以随血流通过胎盘而感染胎儿，尤其在妊娠3个月内，更易造成胎儿损害，特别是对中枢神经系统的影响较大。胎儿早期感染后，引起宿主细胞的细胞免疫耐受，从而允许病毒在细胞内缓慢增殖，造成器官损害，其后果严重者则引起流产、死产，轻者造成出生体重偏低或畸形。宫内感染巨细胞病毒可导致小头畸形、小眼、脑积水、先天性心脏病、先天耳聋、智力低下、胆道闭锁等畸形。

2. 风疹病毒：是最早被发现的一种生物致畸因子，1941 年澳大利亚眼科医生 Gregg 发现孕妇感染风疹病毒与其胎儿发生白内障之间的因果关系。风疹的流行与季节有关，成人主要表现为隐性感染，孕妇原发性感染风疹病毒后可经胎盘传播给胎儿，从而造成先天性畸形即先天性风疹综合征。胎儿先天性风疹综合症的发生随母体宫内感染时间不同而异，孕早期感染的发生率较高，后期则胎儿不易受感染。先天感染风疹后，可以发生流产、死产、有畸形的活产，也可为隐性感染。活产患婴除表现一些急性病变外，还可以表现为低体重、先天性心脏病、白内障、耳聋以及小头畸形等，预后恶劣。

3. 单纯疱疹病毒：此病毒在人群中的感染率颇高。当其感染孕妇后，可通过胎盘进入胚体。孕妇在妊娠的前 20 周原发性感染单纯疱疹病毒则可能导致自发性流产、死产和先天畸形，畸形主要是小头、小眼、短指（趾）、心脏畸形、晶状体混浊、脑积水、脑发育不全等。

4. 人类免疫缺陷病毒：感染人类免疫缺陷病毒（HIV）的孕妇可使胎儿宫内感染，可导致特殊的畸形综合征，即小头畸形、颅面畸形、眼距宽、额部突起呈盒子状、鼻梁短而扁平、轻度向上或向下斜视、眼睑裂长、巩膜微蓝色、鼻唇沟呈三角形、且嘴唇肿胀。畸形容貌的严重程度与受感染时间的早晚密切相关，越早感染则畸形越重，越晚感染则畸形越轻，但并非每个患艾滋病母亲都生出畸形的婴儿。

5. 其它：弓形体是一种寄生性原虫，人畜共患。可通过食用末熟的肉、接触感染动物等多种途径受到感染。孕妇弓形体感染，可经胎盘垂直传播给胚胎，引起先天性弓形体病，主要表现为脑积水，小眼畸形，脉络膜，视网膜炎等畸形。母体感染人乳头状瘤病毒可以导致胎儿死亡和先天畸形；流行性腮腺炎、柯萨奇等病毒，可能与形成先天性心脏病有关；流感病毒等对动物胚胎有明显的致畸作用，但对人类有无致畸作用尚未确定；孕妇衣原体、支原体感染可引起流产、低体重儿等不良妊娠，但与先天畸形的关系仍无定论。

（四）其他因素

孕妇文化程度低、妊娠早期不良精神刺激、剧烈呕吐、孕龄、产次、经产状况、营养状况、健康状况、受孕季节、职业、居住环境等因素，均与胚胎致畸作用有关。研究发现孕妇的文化程度与神经管畸形的发生率密切相关，文化程度越低其发生率越高，差异非常显著，这可能与文化程度低者缺乏优生知识和不注意围产保健有关。严重的精神刺激如亲人死亡、吵架、生气等也是危险因素之一。另有专家研究发现，孕妇的年龄、胎次也与畸形的发生有关。年龄过小和太老都易生畸形儿，畸形儿随孕妇的年龄、胎次和产次上升而增多，尤以过密妊娠有关，多次妊娠者分娩神经管缺陷儿的几率明显高于初次妊娠者，如孕龄越大，母体受致畸因子影响的几率越大，且卵子老化越快，则子代发生畸形的可能性越大。孕妇年龄大于 35 岁是先天畸形的高度危险因素。妊娠头 3 个月从事职业（如美发师等）暴露于某些化学物质（铅复合物、生物杀伤剂）是面斜裂的危险因素。经济状况差的人群，先天畸形的发生率高。妇女肥胖也被认为是一危险因素，主要以脊柱裂胎儿多见。

有关营养因素研究发现，妊娠期间，肉、蛋、豆类缺乏与神经管畸形发生密切相关，尤其是孕早期剧烈呕吐者，若未及时补充，可因各种营养素，特别是维生素、蛋白质的缺乏而对胎儿发育不利。我国农村地区的神经管畸形发生率高于城市，认为可能与农村营养水平偏低，维生素尤其是母体叶酸和维生素 B_{12} 代谢紊乱有关。母亲孕前及孕早期体内缺乏维生素特别是缺乏叶酸，是胎儿神经管畸形最重要的病因。微量元素 Cu、Zn、Fe、Mn、Ni 在缺乏和过多时均能影响胚胎及胎儿的正常分化和发育，导致出生缺陷。动物实验发现，维生素E的缺乏会使仔鼠产生无脑、唇裂、脊柱侧弯等，维生素B_6严重缺乏会使仔鼠产生腭裂、腹壁疝和露脑等。维生素D缺乏会引起胎儿骨骼发育异常，出现新生儿先天佝偻病。

国外有研究认为内分泌失调与尿道下裂有关；孕母患有代谢性疾病（高钙血症等）或能造成宫内缺氧的慢性病等，亦可引起子代的先天畸形；母患苯丙酮尿症其后代可出现智力低下、小头畸形和心脏畸形；孕妇患弥漫性甲状腺肿伴甲亢，新生儿可出现暂时性或持久性甲亢；母亲患甲状腺功能低下，其后代可出现骨骼发育异常、隐睾和先天愚型等畸形；孕妇患糖尿病，其后代先天畸形发生率6倍于群体，主要为尾部退化综合征、神经管畸形、多囊肾、食管闭锁和心脏畸形等。

三、环境因素与遗传因素之间的相互作用

许多畸形的发生是遗传和环境因素共同作用的结果，这不仅表现在环境致畸因子可以通过引起染色体畸变和基因突变而导致先天畸形，而且更表现在胚胎的遗传特性会影响胚胎对致畸因子的易感程度。不同种系的动物对同一致畸因子的敏感性不同，如可的松对小白鼠有明显的致畸作用（主要引起腭裂），但对猪、猴等则几乎无致畸作用；人类和其它灵长类动物对反应停非常敏感，可引起残肢畸形，但对灵长目之外的其它动物几乎无致畸作用。从理论上讲，任何出生缺陷的发生都是遗传因素和环境因素相互作用的结果。例如，苯丙酮尿症是一种常染色体隐性遗传病，以往曾认为完全是由于遗传因素而引起的一种出生缺陷，但后来的研究证明，苯丙酮尿症隐性纯合子的发病完全可以由食物来决定，即可以通过控制环境因素（无苯丙氨酸食物）而使潜在的遗传因素不能表达，从而达到治疗和预防的目的。同样，一些被认为是由环境因素引起的出生缺陷，遗传因素——基因的敏感性也可能起着部分作用。例如，在同一地区、同一自然条件下、同时怀孕的几个孕妇，在一次风疹流行中都受到了感染，但出生的婴儿有的出现了畸形，有的却完全正常。出现这种情况的原因在于，每个孕妇所怀胚胎对风疹病毒的易感性不同。决定这种易感性的主要因素是胚体的结构和生化待征，而这种结构和生化特性取决于胚体的遗传构成。之所以把出生缺陷的原因区分成遗传因素和环境因素两大类，其实只是说这两种因素在出生缺陷发生中的主次地位，并不排斥遗传与环境两种因素的相互作用。在环境因素与遗传因素相互作用引起的出生缺陷中，衡量遗传因素所起作用的指标称遗传度。某种出生缺陷的遗传度越高，表明遗传因素在该出生缺陷发生中的作用越大。如腭裂为76%，无脑儿与脊柱裂为60%，而先天性心脏病为35%。目前大部分（大约有65%）出生缺陷仍然原因未明，人们推测这些出生缺陷的发生是由于遗传因素和环境因素相互作用的结果，所以目前习惯上把原因未明的出生缺陷归类于遗传与环境因素联合作用。

四、出生缺陷的发生机制

（一）畸形易发期

近代胚胎学家认为，胚胎在发育的不同时期，细胞生长和组织分化的速度有所不同，有害的环境因素可选择性地作用于当时正处于发育分化高度活跃的区域，甚至少量的或低浓度的有害物质也可干扰其发育分化，使该处发育的速度受到影响，甚至发生障碍而停顿，致使形态及功能出现缺陷，成为先天畸形。胚胎发育的各阶段对环境中的致畸因子易感性不同：

1. 配子形成和受精。此时细胞学过程是减数分裂和精卵结合，其主要生物学意义是遗

传物质的重新组合；其最常发生的异常是染色体缺陷。有很多证据表明，环境因素可以作用于配子而引发畸形。例如，受精之前的配子受到射线作用后，染色体三体型的发生率明显升高。这些带有严重染色体缺陷的胚胎多在早期自然流产，这是人类自然优生的一个重要方面。

2. 胚胎发育的第1～2周。此时所发生的主要变化是卵裂、胚泡形成、植入和内外胚层的形成。致畸因子可使胚胎的少数细胞受损，而由胚胎的调正潜力进行补偿，当超过了补偿的限度时就会出现缺陷，甚至致畸因子破坏了全部或大部分细胞，导致胚胎的死亡。此期为最大毒性期，但不属于畸形易发期：因为此期的胚体细胞尚未分化，但有分化为胚胎各类细胞的潜力。如果致畸因子作用强、损伤大，胚胎会完全死亡而自然流产，如果致畸因子作用弱，只有少数细胞受损死亡，其他活着的胚体细胞会给予代偿，发育仍然正常。也有极少数会发生畸形，那是因为某些致畸因子引起了胚体细胞的遗传改变或母体内环境的改变。据估算，约有50%的妊娠终止于这个阶段，因此。在此期间应绝对避免接触有害射线及化学物质、动物及其它传染源。

3. 胚胎发育的第3～8周。此期细胞行为活跃，细胞分化明显，形态发生复杂多样，器官原基出现并分化为各种器官，胚体成形。此期因胚胎细胞高度分化，故对大部分致畸因子敏感，为畸形易发期。因此，这段时期应避免感冒，忌服合成抗病毒药物，忌烟酒，避免接触动物，避免接近有辐射危害的家用电器。避免接触污染的空气和水等。

4. 12周以后。此期以胎儿器官生长为主。故对致畸因子的敏感性下降。为相对安全期。但大脑皮质、小脑及泌尿生殖系统仍继续分化，所以在这些结构中，有一些仍然保持着对致畸因子的敏感性。由于胚胎各器官的分化发生时间不同，其畸形易发期也不同（图14－2）。风疹病毒的畸形易发期为受精后第一个月，畸形发生率为50%；第二个月，便降为22%；第三个月，只有6%～8%。反应停的畸形易发期为受精后21～40天。

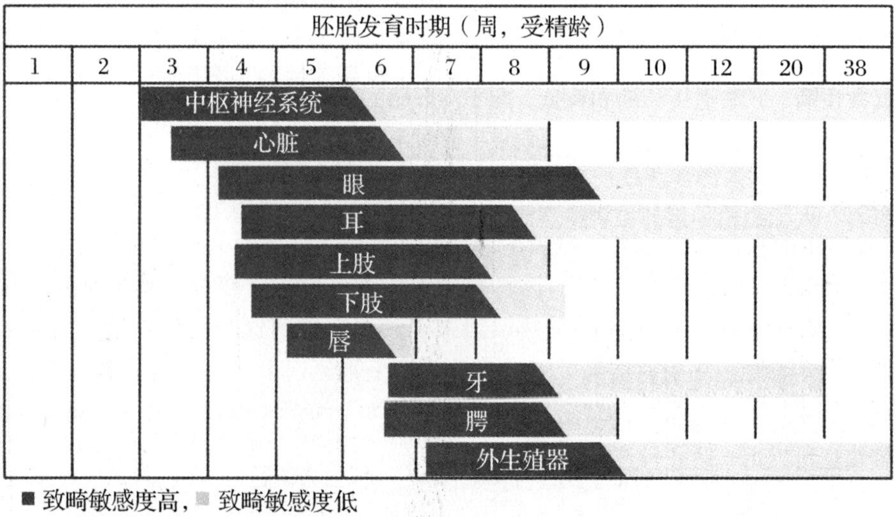

图14－2　人胚主要器官的畸形易发期

（二）出生缺陷的发生机制

不同的致畸因子通过作用机制模型作用于胚胎或发育组织，会产生不同类型的出生缺陷。目前比较公认的致畸作用机制有以下几种。

1. 细胞的直接毒性作用：许多致畸因子，包括烷化剂、抗肿瘤药物和某些诱发剂，主要作用于复制时的细胞并且改变细胞的复制、转录、翻译或细胞的分裂。胚胎或发育组织对这类致畸因子毒性反应的一个基本特征是，靶器官或靶组织细胞出现过度的细胞死亡，胚体不能予以代偿和修复，继而形成出生缺陷。这类致畸因子总是选择性地发生在某些器官和组织，并且总是在该器官形成期之内引起胚胎细胞死亡。当这类致畸因子剂量较少时，可以引起胚体生长迟缓；剂量较大时，可以引起胚体的畸形；更大剂量则会导致胚体死亡。畸形出现的部位和类型与细胞坏死的部位和程度呈定量关系。

2. 染色体异常与基因突变：许多人类出生缺陷的发生机制是遗传物质的突变。不论是遗传原因，还是由于外源性物质诱发的遗传物质损害，包括染色体异常和基因突变，都可能引起子代发育的各种异常。染色体异常（又称为染色体畸变）包括染色体的结构畸变和数目异常两种类型。染色体异常和基因突变引起的先天畸形，可以由亲代生殖细胞突变遗传而来，也可能源自胚胎发育过程中发生的新的突变。

3. 致畸因子干扰正常胚胎分化的作用：有些致畸因子的致畸作用机制是干扰或破坏了胚胎发育的某些特异性分化过程所致。这类致畸原的共同特点是，胚胎接触后可诱发各种不同类型的先天畸形，通常在胚胎器官形成期的短暂接触后，即可诱发明显的结构畸形，或某些表现独特的畸形综合征。但这类致畸因子的致畸作用机制各不相同，每种致畸因子都趋向于按照本身独有的作用模型引起胚胎发育异常。比如肾上腺皮质激素就是具有上述特点的致畸因子：妊娠中期的实验动物给予药理剂量，会诱发腭裂畸形，但不会同时出现胚胎死亡或整个胚胎生长发育迟缓，目前认为，糖皮质激素诱发腭裂畸形与动物胚胎上颌间质细胞浆受体的水平有关，胚胎颅面区这类受体蛋白的浓度，明显高于胚胎的其他部位。另一个例子是利尿药物乙酰唑胺，它可诱发短肢畸形。其致畸机制是乙酰唑胺抑制碳酸酐酶的活性。

4. 母体和胚胎自稳功能紊乱：子宫胎盘血流的改变可能是致畸因子间接作用的一个重要原因。例如，高血压妇女的子宫-胎盘血流减少，可能是子代出生时生长迟缓的主要原因之一。一些作用于血管的药物如 5-羟色胺、肾上腺素、麦角胺等诱发的先天畸形，可能都是通过子宫胎盘血流的改变引起的。某些引起胎盘功能障碍的因素如母体疾病，服用外源性药物等，可减少母体到胚胎的营养运送从而间接地影响胚胎发育，造成先天畸形。母体妊娠期间一般营养不良，如热量不足、蛋白质缺乏等，都可能引起胚胎或胎儿严重的生长迟缓，先天性甲状腺疾病以及神经系统发育不全等，这些先天畸形一旦发生，即使在新生儿期加强营养也不可逆转。孕妇饮食中某些特异性营养成分如维生素 A、锌、叶酸等缺乏，还会引起子代先天畸形、生长迟缓、甚至胚胎死亡。另外，如果孕妇接受某些药物治疗，也可能减少胚胎对某些营养成分的利用度，其结果是产生与这些基本营养成分缺乏相同的先天畸形。

5. 非特异性的胚胎和发育毒性：由于在胚胎发育期间，组织细胞的增殖速度极快，短时间内需要消耗大量的能量，因而如果能量代谢的某一环节（如三梭酸循环）受到破坏，则可能由于这种非特异性胚胎和发育毒性作用而引起胚胎发育异常。例如：氯霉素就是通过抑制线粒体蛋白而引起胚胎发育异常的。这些致畸因子的特点是：对胚胎和发育个体的作用将是一系列非特异性影响，即不是引起胚胎某个器官的某种畸形表现或影响，而是整个胚胎的生长迟缓和死亡。

6. 其他机制

（1）生物合成所需的前体物的供给或代谢受到干扰：生物合成所需的前体物包括某些必需氨基酸、维生素和微量元素等。某些结构与生物合成前体物类似的外源性物质进入体内后可能会干扰生物合成前体物的供给和代谢。因此，孕妇如果接触到这类物质后，则可能引起子代胚胎发育的异常。例如：农药敌枯唑的致畸机制就是由于它是烟酰胺的竞争性抑制剂，进入体内后与辅酶Ⅰ中的烟酰胺拮抗，影响细胞内 DNA 和 RNA 的生物合成，导致畸形。

(2) 胚胎组织发育过程不协调：胚胎正常组织器官的发育依赖于多种细胞和多种组织在增殖、分化和生长速度上的高度协调。某种细胞或某种组织的生长发育过程改变，可造成各细胞和组织之间的时间和空间关系的紊乱，进而导致特定的组织、器官甚至某一系统的畸形。例如，无眼或小眼畸形就是由于眼杯向覆盖在上面的外胚层生长延迟造成的。

出生缺陷的发生是一个非常复杂的过程，一方面某一致畸原可引起多种类型的出生缺陷，另一方面某种出生缺陷又可以由多种病因所致。因此，目前认为大多数出生缺陷的发生可能并不是某种单一机制的作用，而是多种机制相互作用或联合作用的结果。

第四节　出生缺陷的预防和诊断

出生缺陷和残疾日益成为影响人口素质的重要问题，同时也给家庭和社会造成沉重的经济负担。我国每年因神经管畸形造成的直接经济损失超过 2 亿元，先天愚型的治疗费超过 20 亿元，先天性心脏病的治疗费高达 120 亿元。另外，出生缺陷不但引起死亡，而且大部分存活下来的出生缺陷儿，如果没有死亡，则造成残疾，由此给家庭造成的心理负担和精神痛苦是无法用金钱衡量的。因此，我国出生缺陷的现状已经不仅仅是一个严重的公共卫生问题，而且已成为影响经济发展和人们正常生活的社会问题。我国政府高度重视出生缺陷干预工程。卫生部和中国残联共同制定颁布的《中国提高出生人口素质、减少出生缺陷和残疾行动计划（2002～2010）》提出，到 2010 年，使一级预防措施人群覆盖率达 40%以上，神经管畸形的发生率降低 30%以上，大体表畸形出生降低 70%以上，使我国出生缺陷和残疾高发状况初步得到控制，达到发展中国家的先进水平。国家计生委将“避孕节育优质服务工程、出生缺陷干预工程和生殖道感染干预工程”列为三大重点工程。

一、出生缺陷的预防

如何预防或减少先天畸形的发生，是关系到提高中华民族素质的一件大事，为此应在全社会普及预防出生缺陷的科学知识、加强婚前保健、孕产保健、婴儿保健和早期干预等综合防治措施，按世界卫生组织（WTO）的要求，应实行三级预防工作。

（一）一级预防（孕前干预）——防止先天畸形的发生，又称初级预防或病因预防，就是针对各种可能导致出生缺陷的原因，在孕前采取各种有效措施，防止出生缺陷的发生，这是预防出生缺陷最关键的环节，也应该是最有效的途径。比如普遍开展生殖健康教育，婚前或孕前咨询（包括遗传咨询），或染色体检查，避免近亲结婚，做好孕期保健，合理营养，预防感染，谨慎用药，戒烟戒酒，孕期应尽量避免或减少射线的照射，减少环境污染和尽量回避污染的环境，也是很重要的。孕前、后 3 个月每天服 0.4mg 叶酸可减少神经管缺陷的发生。

（二）第二级预防（产前干预）——早发现、早诊断、早防治，减少先天性畸形儿的出生。主要是通过遗传咨询、产前诊断和选择性终止妊娠来达到减少出生缺陷发生率的目的，目前绝大部分可预防的出生缺陷均是通过这种途径进行预防。

（三）第三级预防（出生后干预）——减少痛苦、延长生命，对先天畸形进行治疗。在孕前、产前干预不能实施，或者不能达到完全干预效果的情况下，可在出生前、出生后，对某些出生缺陷进行相应的治疗和矫正，如唇裂、脊柱裂、肛门闭锁等可以用外科手术加以治疗，改善预后，防止疾病的发展，减少智力低下的发生。对新生儿进行筛查苯丙酮尿症（PKU）等代谢性疾病可以及时发现、治疗也可以收到很好效果。而先天智力低下、无眼、耳聋等，应设法使其得到妥善教养，减少痛苦，延长生命。

二、出生缺陷的诊断

随着医学科学的发展，越来越多的畸形可以在出生之前做出明确诊断。产前诊断又称宫内诊断或出生前诊断，是指在胎儿出生前用各种方法了解胎儿在宫内的情况，如观察胎儿外形、分析胎儿染色体核型、检测胎儿细胞的生化成分和基因组成等，从而对某些先天性、遗传性疾病作出诊断。产前诊断是近代医学科学的一项重大进展，尤其是近年来随着影像学、细胞遗传学、生物化学以及分子生物学等技术的不断发展，使产前诊断的范围和准确性有了不断提高。产前诊断是二级预防中的主要措施。

（一）羊膜腔穿刺

受精卵第 7 天形成羊膜腔，产生羊水，羊水与胚胎直接接触，羊水中不仅含有胎儿的尿液、分泌物、代谢产物和多种酶，而且还含有从胎儿皮肤表面、口腔、肛门、消化道和泌尿道脱落下来的上皮细胞。所以羊水的化学组成能够准确地反映胎儿的代谢状况，羊水细胞的染色体分析能够准确地反映胎儿的遗传构成。比如：羊膜腔穿刺用以测血型及胎儿性别。羊水细胞培养作出染色体分析，如 Down 综合征、Turner 综合征、Klinefelter 综合征等均可通过羊水细胞的染色体分析明确诊断。羊水细胞培养作酶的分析。羊水作各项生化测定，测定羊水内甲胎蛋白以诊断胎儿开放性神经管畸形及其他先天畸形；测定羊水中 17-OH 孕酮可诊断胎儿有无肾上腺性征异常综合征；羊水内甲状腺素及 TSH 可诊断胎儿有无甲状腺功能减低；此外，测羊水内的卵磷脂和鞘磷脂以诊断胎儿肺成熟度；还可测肝酐、蛋白质含量等。

（二）B 型超声波检查

超声波是一项有用而简便的产前诊断方法。对临床诊断胎儿是否成活。准确估计胎龄、胎盘位置、羊水量等有帮助。尤其在产前诊断胎儿畸形方面更为有效。超声波可诊断多胎妊娠，为羊膜腔穿刺和胎儿镜检查时确定胎儿和胎盘位置，协助诊断脊柱裂和无脑儿等神经管缺陷，诊断某些畸形（胎儿腹水、多囊肾、畸胎瘤、心脏畸形、消化道畸形、先天性无膀胱、肾脏缺如、肾盂积水、核红细胞增多症、先天性软骨发育不全、假性软骨发育不全、无挠骨缺损、指趾畸形、脐疝、内脏外翻、胆囊扩大等），也可诊断胎盘发育异常和胎儿宫内生长迟缓。

（三）X 线诊断

X 线诊断常用于妊娠 20 周后胎儿骨骼畸形，而在妊娠 20 周前用超声波诊断比用 X 线好，因为此时胎儿骨骼未钙化，X 线不能分辨。常用 X 线诊断的胎儿畸形包括中枢神经系统畸形，如无脑儿、脑积水及骨骼畸形，短肢侏儒、多肢畸形以及缺肢畸形等。

（四）胎儿镜检查

胎儿镜又叫羊膜腔镜或宫腔镜，是用光导纤维制成的一种内窥镜，在妊娠第 15～20 周应用效果最好，通过胎儿镜可直接观察羊水量，胎儿头面、四肢和躯体的发育状况，观察有无面部畸形（如唇裂、腭裂），多发畸形综合征（包括手指及四肢畸形），神经管畸形，前腹壁裂畸形等，确定胎儿性别。还可采取胎儿活体组织和胎儿血，进行染色体、间期核、基因及其产物的分析，尤其在羊水细胞培养发现染色体嵌合型异常或某些少见的染色体易位及多体性时，可采取胎儿血加以明确诊断，从而弥补羊水细胞培养的不足，扩大了宫内诊断的范围，提高宫内诊断水平，并且利用此技术还可以进行宫内治疗及早期纠正胎儿病态，以改变目前宫内诊断只能采取终止妊娠的被动状态。

（五）早期绒毛膜绒毛活体检查

早期绒毛膜绒毛活体检查可采取经宫颈和经腹部两种，绒毛膜细胞与胚体细胞同源于受精卵，两者有着相同的染色体组型。因此，可以通过绒毛膜绒毛活检诊断胚体的染色体异常。将绒毛细胞作直接涂片或进行培养，进一步扩展到酶测定及 DNA 诊断。羊膜腔穿刺术必须在怀孕中期进行，而绒毛取样则能在孕早期（3 个月以前）进行，经宫颈绒毛吸取术一般以妊娠 9～11 周为适宜。

（六）脐周血取样

脐周血取样是怀孕晚期常用的产前诊断技术之一。对于错过了早中孕期产前诊断的孕妇，脐周血取样是最有效的产前诊断方法。在 B 超监护下，向脐带血管穿刺，刺中脐静脉血管后抽出胎血 1～3ml 作检查。采用宫内脐静脉取血技术，可诊断胎儿血液系统疾病、先天性免疫缺陷、单基因遗传病、宫内感染性疾病等，脐血穿刺术为产前诊断的标本采集提供了新途径，并可在 24～48 小时之内进行快速核型分析。

（七）孕妇外周血胎儿细胞富集技术

孕妇自妊娠 7 周起外周血中即出现少量胎儿细胞，有滋养层细胞、有核红细胞、淋巴细胞、粒细胞、单核细胞等，其中以胎儿有核细胞数量相对较多，并且鉴别准确性较高。近年来，随着单克隆抗体技术、流式细胞分析技术以及聚合酶链反应（PCR）、荧光原位杂交（FISH）技术的发展，已使从孕妇外周血中分离、纯化胎儿细胞成为可能，目前通过用聚合酶链反应技术可将胎儿细胞富集达 51 倍。

（八）胚胎镜

用一定型号的内窥镜经子宫颈进入绒毛膜腔而不破坏羊膜。胚胎镜可用于从妊娠初期的胎儿绒毛膜板及脐带提取血样品。该方法可在妊娠初期鉴别先天的未能被 B 超发现的畸形，也可作为为某些遗传性疾病进行基因治疗及细胞治疗时进入胚胎或胎儿的较好途径。

（九）核磁共振（MRI）和电子计算机断层扫描（CT）

核磁共振可诊断宫内脑瘤，明确脑瘤部位与脑实质的关系以及对怀疑有中枢神经系统异常的胎儿进行诊断。核磁共振主要用于中晚期妊娠的产前诊断，也可在孕早期对胚胎发育进行检查。其优点是避免 X 线照射，对胎儿的损害小。

（十）分子遗传学诊断技术

1. 聚合酶链反应（PCR）　即在体外进行扩增 DNA 的技术，在很短时间内，可以将少到几个甚至一个细胞的 DNA 扩增数百倍甚至百万倍，极大地提高了 DNA 扩增率。

2. 分子杂交技术　两个分子之间由于化学上的作用，通过化学键结合在一起称为分子杂交。在生物学上，人们利用这一原理，将已知分子制备成带一定可被检测的标记（如放射性核素）的条件下来检测另一分子的存在与否及含量多少等，称为分子杂交技术。被标记的分子称为探针，被检测的分子称为靶点。常用于产前诊断的分子杂交技术有 Southern 印迹杂交、Nouthern 印迹杂交、Western 印迹杂交及在此基础上发展起来的斑点杂交、狭线杂交、原位杂交、荧光原位杂交（FISH）等。

3. 基因及蛋白质芯片技术

(1) 基因芯片技术：又称 DNA 或 cDNA 微阵列，是指在一个大约 1cm² 面积的载体上，点布数以万计不同的寡核苷酸或 cDNA 芯片与标记有荧光染料的待测 DNA 或 mRNA 杂交，与靶序列配合好的探针会产生强烈的杂交信号，如果有碱基的错配，信号就会减弱。借此判断靶 DNA 或 mRNA 中与芯片相应基因的突变或表达等情况。它具有一次性检测样本量巨大、相对低消耗、计算机自动分析结果以及快速、准确等特点。

(2) 蛋白质芯片技术：又称蛋白质微阵列，它是继基因芯片之后，作为基因芯片功能的补充而发展起来的。与基因芯片概念类似，它是在一个基因芯片大小的载体上，点布高密度不同种类的蛋白质，然后再用标记了荧光染料的已知抗体或配体等与待测样本中的抗体或配体一起同芯片上蛋白质竞争结合，在扫描仪上读出荧光强弱，计算机分析计算出待测样本结果。在此基础上可发展到对各种蛋白质、抗体及配体的检测，弥补了基因芯片检测的空缺。

产前基因诊断的方法有直接法和间接法两种。直接法是直接检查胎儿标本的致病基因本身的异常，通常使用致病基因或紧邻的 DNA 序列作为探针，或通过 PCR 扩增产物以探查基因有无点突变、缺失等异常及其性质，这适用于已知基因异常的疾病。

间接法针对未知的异常致病基因，如果致病基因与某一正常基因在染色体上的座位邻近(呈紧密连锁)，紧密连锁的基因或遗传标记通常一起传给子代，可通过对胎儿及父母的标本同时进行连锁分析，考察相邻 DNA 标记是否传给子代，可间接判断致病基因是否也传给了子代，以推断胎儿是否获得带有致病基因的染色体。

参考资料

1. 付立杰，阎云，张红恩主编. 畸胎学. 上海：上海科技教育出版社，1996
2. 周瑞锦，刘中华，玄绪军主编. 泌尿生殖系统遗传病与先天畸形. 郑州：郑州大学出版社，2002
3. 严仁英主编. 实用优生学. 北京：人民卫生出版社，1986
4. 安靓主编. 医学发育生物学. 北京：人民卫生出版社，2002
5. 安笑兰，钱宇平主编. 出生缺陷监察. 北京：人民卫生出版社，1984
6. 王临虹主编. 生殖健康. 北京：中国协和医科大学出版社，2005
7. 左伋主编. 医学遗传学. 第四版. 北京：人民卫生出版社，2005
8. 刘斌，高英茂主编. 人体胚胎学. 北京：人民卫生出版社，1996
9. 杜其云，易仲全. 出生缺陷的病因与监测. 实用预防医学，1998，5 (2)：128
10. 罗家有. 我国出生缺陷干预的现状与发展趋势. 实用预防医学，2005，12 (2)：458
11. 梁东明，田崇阳. 出生缺陷影响因素分析与降低出生缺陷的政策思考. 中国妇幼保健，2004，19 (4)：4
12. 蓝果. 出生缺陷监测. 中国优生与遗传杂志，2004，12 (1)：122
13. 唐贵忠. 我国人口出生缺陷状况及干预措施的分析. 中国妇幼保健，2001，16 (7)：408
14. 梁娟，王艳萍，缪蕾，等. 中国围生儿小头畸形的调查研究. 现代中西医结合杂志，2002，11 (6)：568
15. 李栋，赵仲堂. 先天畸形影响因素的流行病学研究进展. 中国优生与遗传杂志，2003，

11（3）：1
16. 唐章荟，吴康敏. 先天畸形危险因素的研究进展. 国外医学妇幼保健分册，2004，15（5）：270
17. 王伟人，孙长学. 出生缺陷相关危险因素. 中国优生与遗传杂志，2005，13（9）：1
18. E Fenig，Mishaeli，Y Kalish，et al. Pregnancy and radiation . Cancer Treatment Reviews，2001，27（1）：1
19. Ricci E，Parazzini F，Motta T，et al. Pregnancy outcome after cabergoline treatment in early weeks of gestation. Reprod Toxicol，2002，16（6）：791
20. Jepsen P，Skriver M V，Floyd A，et al. A population－based study of maternal use of amoxicillin and pregnancy outcome in Denmark. Br J Clin Pharmacol，2003，55（2）：216

编者：吴俊

第十五章　神经管的发生及其先天畸形的研究进展

第一节　神经管的形成与分化

神经管来源于神经外胚层，神经系统由神经管和神经嵴分化而成。神经管分化为中枢神经系统（脑、脊髓）、神经垂体和松果体等；神经嵴分化为周围神经系统（神经节、周围神经）和肾上腺髓质等。

一、神经管的形成

中枢神经系统发育的启动是脊索对覆盖其上的外胚层的诱导作用，导致这个特定区域的非特异性外胚层转化为神经外胚层。诱导通常包括接触性诱导及非接触性诱导两类。接触性诱导：诱导组织与被诱导组织的细胞相互接触，其诱导作用可能通过细胞间信息分子的传递实现。非接触性诱导，诱导组织与被诱导组织并不接触，诱导组织产生的一些大分子物质排放到细胞外基质中，形成一定的浓度梯度，这种浓度梯度影响着反应组织的定向分化和形态发生。在细胞外基质中与诱导作用有关的大分子物质主要有 3 种，胶原、糖胺多糖和蛋白多糖。另一种非接触性诱导是通过特定化学物质的扩散而实现的，这些化学物质由诱导组织产生，但不参与细胞外基质的组成，只是通过基质而扩散到反应组织，从而诱导反应组织的分化和形态发生，这类化学物质通常称为可扩散诱导因子，脊索对神经外胚层的诱导就属此类诱导。覆盖脊索的外胚层对诱导刺激的反应包括细胞增生，合成新的 mRNA，通过限域杂交，使其将来的发育纳入产生神经组织的通道。如同其他诱导系统一样，诱导者及反应者（被诱导）组织应在正确的时间和正确的位置上，如果不存在其深面的脊索，背侧外胚层不会形成神经组织而只发育为普通皮肤外胚层。诱导者的诱导作用及反应者的反应作用只能发生在胚胎发育的一定时间，但诱导所激起的发育分化过程一经开始便自动进行下去，不需诱导者的信息继续作用。

人胚第 3 周初，胚盘原结头侧中轴区的外胚层，在脊索诱导下，逐渐增厚呈板状，称为神经板，此部分外胚层为神经外胚层。神经板随脊索的生长而增长，且头侧宽于尾侧。继而神经板中央沿长轴下陷形成神经沟，沟两侧边缘隆起称神经褶，两侧神经褶在神经沟中段靠拢愈合，并向头尾两端延伸，使神经沟封闭为神经管。在神经管头尾两端仍暂时保留有开口，即前、后神经孔，与羊膜腔相通。前、后神经孔相继于第 25 天和 27 天封闭。完全封闭后的神经管便和背侧外胚层脱离而埋入体内。神经管前段膨大，衍化为脑；后段较细，衍化为脊髓。在神经管形成过程中，神经褶边缘的一些神经外胚层细胞随神经管的形成而下陷，在神经管背外侧形成左右两条细胞索，称神经嵴（图 15－1）。以后神经嵴分节并向腹侧迁移，将分化为周围神经系统（神经节、周围神经）和肾上腺髓质嗜铬细胞等。

微丝和微管在神经管的形态发生中起着重要作用。神经管在形态发生中有明显的细胞形态改变和细胞位置移动。首先是上皮细胞变高呈高柱状形成神经板，然后细胞背侧端渐变窄，使细胞板的背侧面渐缩小，细胞板向背侧凹陷形成沟，沟愈合形成神经管。其中，上皮细胞的变长、背侧端缩窄和细胞板的卷折成管，均与细胞内微丝和微管的变化密切相关。在细胞尚未变长时，微丝和微管呈不规则排列。当微管定向平行排列并发生相对位置滑动时，细胞便沿微管的长轴方向拉长。在由神经板形成神经管的过程中，微丝也在细胞顶端聚集，并在与神经板长轴相垂直的方向上平行排列，致使细胞顶端变扁，整个细胞呈上窄下宽的楔形。细胞形态的这种变化使细胞板的两侧向背侧中线卷折，最终形成神经管。

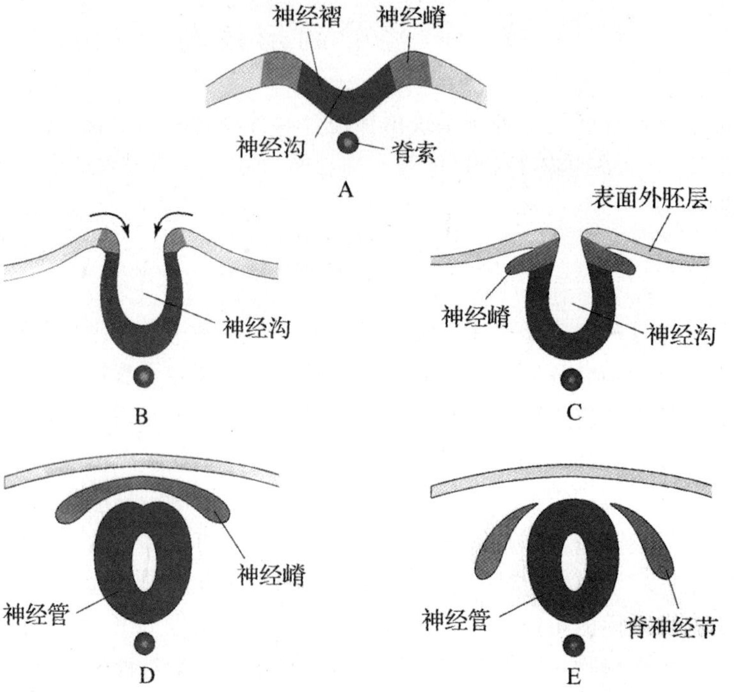

图 15－1　神经管和神经嵴的发生

二、神经管的组织发生

早期的神经板为单层柱状上皮，称神经上皮。当神经管形成后，管壁变为假复层柱状上皮，上皮的基膜较厚，称外界膜，管腔内面也有一层膜，称内界膜。神经上皮细胞不断分裂增殖，部分细胞迁至神经上皮的外周，成为成神经细胞。之后，神经上皮细胞又分化出成神经胶质细胞，也迁至神经上皮的外周。于是，在神经上皮的外周由成神经细胞和成神经胶质细胞构成一层新细胞层，称套层。原来的神经上皮停止分化，变成一层立方形或矮柱状细胞，称室管膜层。套层的成神经细胞起初为圆球形，很快长出突起，突起逐渐增长并伸至套层外周，形成一层新的细胞稀少的结构，称边缘层（图 15－2）。随着成神经细胞的分化，套层中的成神经胶质细胞也分化为星形胶质细胞和少突胶质细胞，并有部分细胞进入边缘层。至此，神经管管壁由内向外由三层组成：即室管膜层（神经上皮层）、套层和边缘层。

成神经细胞属分裂后细胞，一般不再分裂增殖，起初为圆形，称无极成神经细胞。以后发生两个突起，成为双极成神经细胞。双极成神经细胞朝向神经管腔一侧的突起退化消失，伸向边缘层的突起迅速增长，形成原始轴突，而成为单极成神经细胞。单极成神经细胞胞体内侧端又发出若干短突起，成为原始树突，于是成为多极成神经细胞（图 15－2，15－3）。多极成神经细胞进一步生长分化为多极神经元。

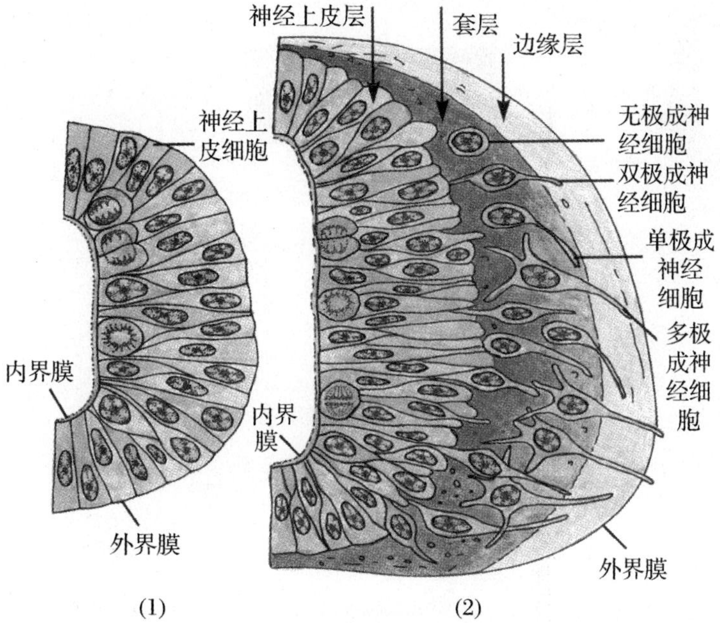

图 15－2　神经管上皮的早期分化

神经胶质细胞的发生晚于神经细胞。成神经胶质细胞首先分化为各类神经胶质细胞的前体细胞，即成星形胶质细胞和成少突胶质细胞。然后，成星形胶质细胞分化为原浆性和纤维性星形胶质细胞，成少突胶质细胞分化为少突胶质细胞。对于小胶质细胞的起源问题，至今尚有争议，有人认为这种胶质细胞来源于神经管周围的间充质细胞（图 15－3），更多人认为来源于血液中的单核细胞。神经胶质细胞始终保持分裂增殖能力。

在神经管的组织发育过程中，一个非常重要的现象就是神经元的迁移：新发育成的神经元向神经管外周迁移，然后定位于不同的层次。科学家发现新发育成的有丝分裂后的神经元通常为简单的双极细胞，它们藉着特殊的、被称为放射胶质细胞的长突起的引导迁移至其目的地。这些放射胶质细胞最后成为星形胶质细胞的一种。放射胶质细胞胞体位于靠近脑室处，其长突起则向外延伸至脑的表面。在多层结构的脑皮质区域，较大神经元先迁移并形成最内层，顺序向外的层次，则由较小的神经元通过先前已形成的层次迁移并形成在其外的新的层次。故不论皮质的什么区域，其最内层总是最早分化，而最外层则最后分化。

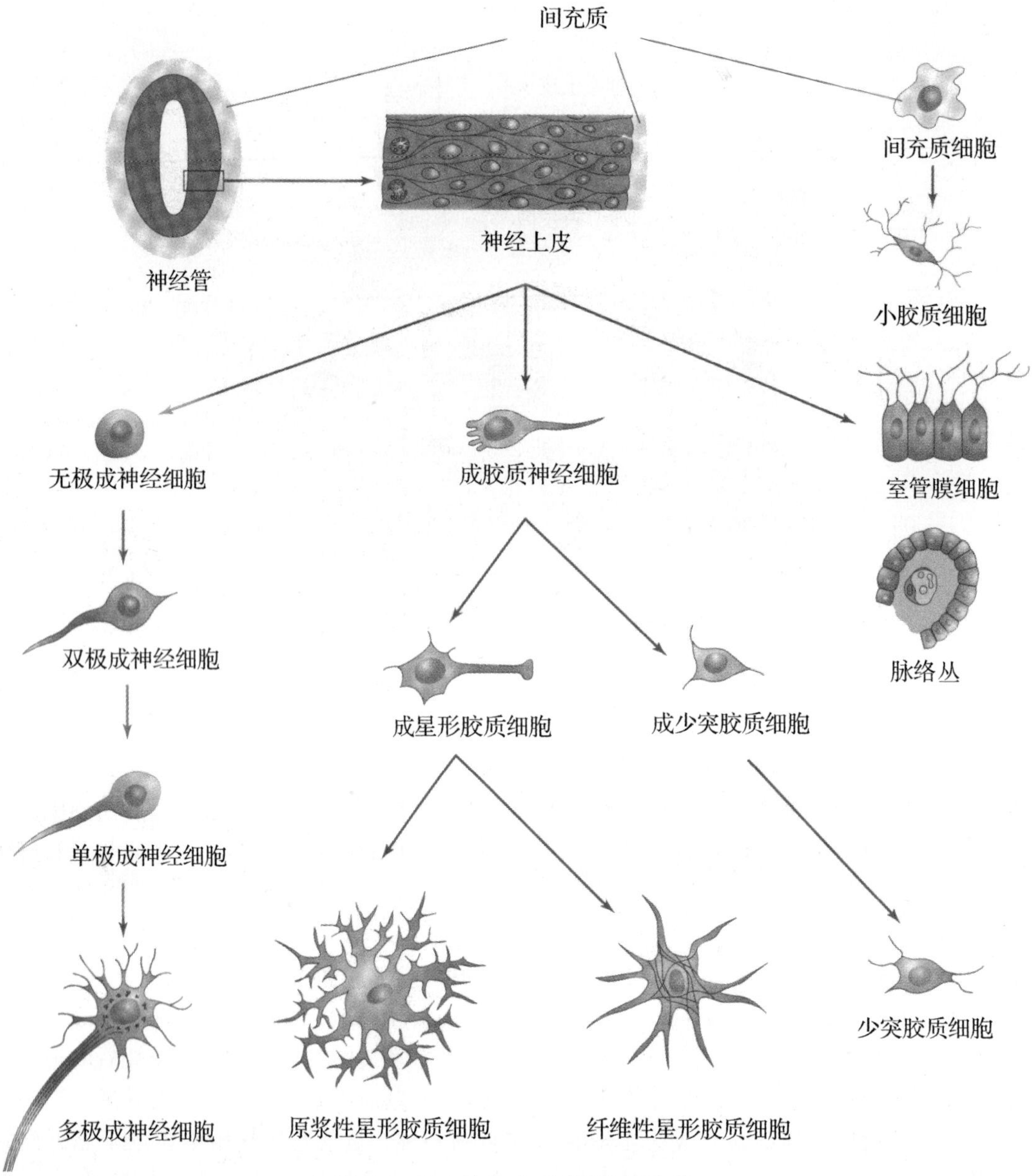

图 15-3　神经上皮细胞的分化

三、脊髓的发生

在神经管头段（脑部）演变为脑时，神经管尾段（脊髓部）一直保持着较细的直管状。早期的神经管脊髓部，其横断面的管腔呈菱形。随着神经管管壁的增厚，管腔逐渐变小。以后，由于神经管背侧部左、右侧壁的合并，该部管腔逐渐消失，腹侧部的管腔则变圆并演化为脊髓中央管，尾端的管腔形成终室。脊髓演变中基本保持了上述神经管的三层结构：室管膜层成为室管膜；套层分化为脊髓灰质；边缘层分化为白质；其管腔演化为脊髓中央管。神经管的两侧壁由于套层中成神经细胞和成神经胶质细胞的增生而迅速增厚，腹侧部形成左右两个基板，背侧部形成左右两个翼板。神经管顶壁和底壁都薄而窄，分别形成顶板和底板。由于基板和翼板的增厚，在神经管的内表面出现了左右两条纵沟，称界沟。由于细胞继续增多，左右两基板之间出现一纵沟，称前正中裂。而左右两翼板增大向内侧推移并在中线愈合，愈合处形成一隔膜，称后正中隔。基板形成脊髓灰质前角，其中的成神经细胞分化为躯体运动神经元；翼板形成脊髓灰质后角，其中的成神经细胞分化为中间神经元；若干成神经细胞聚集于基板和翼板之间形成脊髓灰质侧角，其内的成神经细胞分化为内脏运动神经元。另外，位于中央管腹、背两侧的套层，形成脊髓灰质的前连合和后连合。脊髓中央管的室管膜由室管膜层分化而来。脊髓白质由边缘层分化而来。在套层内的细胞不断增生时，分化而成的成神经细胞的突起伸至边缘层，并使之不断增厚，继而由于髓鞘的发生而渐形成脊髓白质。此外，由于后根神经纤维在脊髓背外侧穿入，前根神经纤维由腹外侧穿出，从而把边缘层分为后索、侧索和前索。左右两侧的神经纤维在灰质前连合的腹侧交叉，形成白质前连合（图 15－4）。

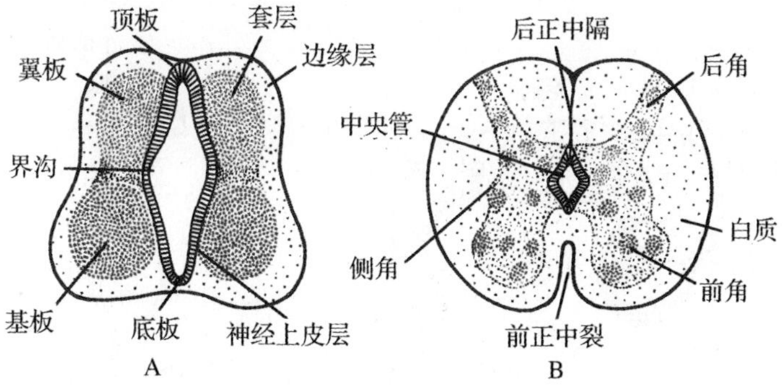

图 15－4　脊髓的形态发生

胚胎第 3 个月之前，脊髓与脊柱等长，其下端可达脊柱的尾骨，第 3 个月后，由于脊柱增长比脊髓快，脊柱逐渐超越脊髓向尾端延伸，脊髓的位置相对上移。至出生前，脊髓下端与第 3 腰椎平齐，仅以终丝（为拉长成线状的软脊膜）与尾骨相连。由于节段分布的脊神经均在胚胎早期形成，并从相应节段的椎间孔穿出，当脊髓位置相对上移后，脊髓颈段以下的脊神经根便越来越斜向尾侧，至腰、骶和尾段的脊神经根则在椎管内垂直下行，与终丝共同组成马尾（图 15－5）。

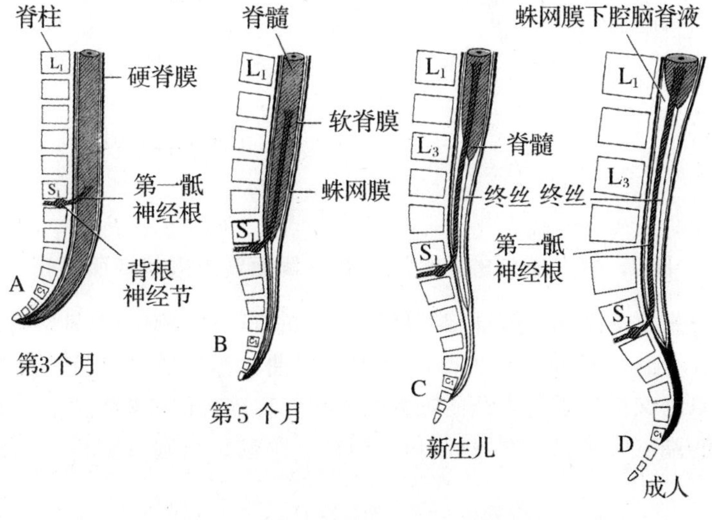

图 15－5　脊髓发育与脊柱的关系

四、脑的发生

约在胚胎第 22 天，神经褶在融合成神经管时，其头端发育成较宽的两叶片，即未来的前脑。前脑区后缘至第 1 对体节的一段神经沟，将形成中脑和菱脑头部，脑原基的尾段部分将形成菱脑的尾部。约在胚胎 26 天，前神经孔和后神经孔先后关闭。胚胎第 4 周末，神经管头段形成三个膨大，即脑泡，由前向后分别称为前脑泡、中脑泡和菱脑泡。中脑泡与菱脑泡之间的缩窄区域称脑峡。至第 5 周时，前脑泡的头端向两侧膨大，形成左右两个端脑，以后演变为大脑两半球，而前脑泡的尾端则形成间脑。中脑泡演变为中脑。菱脑泡演变为头侧的后脑和尾侧的末脑，后脑经脑峡与头端的中脑相连，末脑则与脊髓连续。后脑演变为脑桥和小脑，末脑演变为延髓（图 15－6）。脑的内腔成为脑室和中脑导水管。

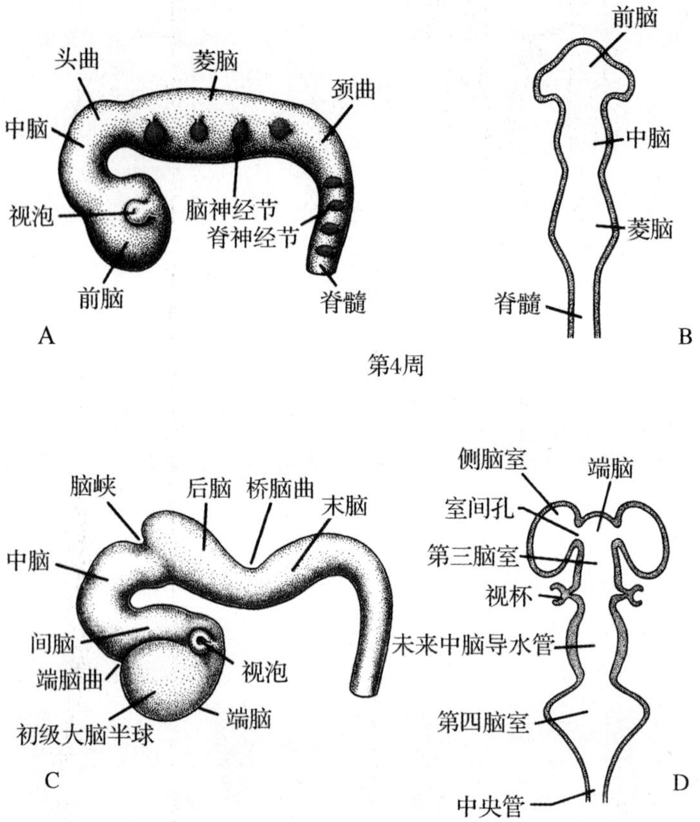

图 15－6　脑泡的发生及演变（侧面观及冠状切面观）

由于脑各部分发育不平衡，脑部相继出现几个屈曲。在中脑处明显凸向背侧的屈曲，称头曲或中脑曲；在菱脑与脊髓相连处凸向背侧的屈曲，称颈曲。以后，由于脑部的继续生长，在脑桥和端脑处又产生了两个凸向腹侧的弯曲，称脑桥曲和端脑曲。至此，神经管的脑部由前向后依次为端（大）脑（左右成对）、间脑、中脑、后脑（脑桥）和末脑（延髓）五部分（图 15－6）。

脑壁的演化与脊髓相似，由于套层的增厚，使侧壁分成了背侧的翼板和腹侧的基板。端脑和间脑的侧壁大部分形成翼板，基板甚小。端脑套层中的大部分细胞都迁至外表面，形成大脑皮质；小部分细胞聚集成团，形成神经核；边缘层分化为大脑白质。中脑、后脑和末脑中的套层细胞多聚集成细胞团或细胞柱，形成各种神经核。翼板中的神经核多为感觉中继核，基板中的神经核多为运动核。小脑是由后脑两侧翼板的背侧部分对称性增厚发育而成。其套层的部分细胞迁移到边缘层表面形成小脑皮质；其余的成神经细胞形成小脑中的核群；边缘层发育成小脑白质。具体演变如下：

大脑半球的发育：胚第 5 周以后，端脑迅速发育，形成左右大脑半球，包在间脑的外上方，其中的空腔随之扩大成为侧脑室。侧脑室与第三脑室之间的孔道逐渐缩小，成为室间孔。大脑半球腹侧的前部，于第 6 周末发生嗅脑；底壁于第 4 周开始增厚，于第 6 周左右突入侧脑室形成纹状体。胎第 5 月形成内囊。由于大脑皮质高度发展而且发育较快，而髓质（白质）发育较慢，同时又受颅骨的限制，所以大脑半球的表面发生许多皱褶，突起的部分称为脑回，凹陷的部分为脑沟。一般于胎儿第 3 个月出现大脑外侧裂，第 5 个月末出现中央沟、顶枕裂、距状裂。随着胚体的发育，脑回逐渐增多，脑沟逐渐加深，到第 7 个月末，脑回的基本形态与大脑皮质的分层特征，已与成人者相似。

间脑的发育：间脑在发育过程中，外形变化较大，顶板发育成为第三脑室脉络丛及松果体。翼板形成第三脑室侧壁，即丘脑、丘脑下部及乳头体。间脑的腹侧部于第 6 周向下突出称为漏斗。漏斗向下延伸，末端膨大成为垂体神经部（神经垂体）。

中脑的发育：中脑在发育过程中外形变化较小，翼板与基板之间的界沟仍明显可见。原来的神经管腔转变成为中脑导水管，翼板区发育成为四叠体，基板区发育成为被盖（中部）及大脑脚。其套层细胞经过迁移、分化形成多种神经核或与白质相间存在形成网状结构。

脑桥和小脑的发育：后脑的腹侧部发育成为脑桥，背侧部发生小脑。后脑在发育过程中，主要转变为脑桥，翼板向外敞开，与基板共同形成菱形窝（第四脑室底）的上半，二者之间的界沟仍明显可见。套层细胞经过增殖、迁移、分化形成许多神经核团及网状结构。后脑顶板的前份扩大成为前髓帆，后份形成后髓帆，与第四脑室脉络膜相续。在顶板与翼板的交界处，于第 7 周末形成横列的隆起，称为菱唇。菱唇于第 10 周以后逐渐发育成为小脑。首先发生蚓部与小脑半球，然后分离出小结与绒球。小脑套层细胞，在发育过程中，大部分迁移到表层，最终于第 6 月分化形成与成体相似的小脑皮质，少部分留在内部，形成灰质核团（如齿状核等）被白质包围。

延脑的发育：末脑上接后脑，下连脊髓，发育成为延脑。末脑下半呈圆柱状，内部为灰质，表层为白质，翼板形成感觉区，基板形成运动区，二者之间的界沟明显可见。延脑上半的发育与脑桥相似，其中央管扩大成为第四脑室的下半部，翼板向外侧敞开，转到基板的外侧。套层细胞分散成为许多灰质块（神经核），有些部位灰质与白质交错存在形成网状结构。顶板扩大、变薄，与软脑膜共同组成第四脑室脉络膜。脉络膜的某些部位，向脑室内形成许多突起，称为脉络丛，具有产生脑脊液的功能。部分脉络膜在发育过程中逐渐变薄并破裂成孔：中央的裂孔为中孔，外侧的裂孔为侧孔。中孔和侧孔是脑室内的脑脊液进入蛛网膜内腔的通道。

五、中枢神经系统发育的时间顺序

中枢神经系统的各种结构在发育过程中存在着“生长迸发”现象，即在一段时间内生长速度特别快。这种生长迸发现象表现在中枢神经系统发育的各种参数中，甚至神经元的不同部位（如树突）和各种重要成分也存在各自的生长迸发期，如某一特定结构中 DNA 含量或蛋白质与酶类都有各自的迸发期。中枢神经系统各部的迸发期也存在种间差异。迸发期是中枢神经系统的易受害期。营养不良、激素失衡、感觉刺激、药物、射线等易于在此期造成损害。中枢神经系统的各种结构也有着一定的发育时间顺序。一般存在着一种尾-头发育次序，即脊髓发育早于脑干（包括小脑），皮质下结构早于皮质。在种系发生上较古老的结构比进化中出现较晚的结构发育早。即使在某一结构内也有发育顺序，如脊髓头端（颈节）发育早于尾端（腰骶节）。大脑皮质初级运动区的发育早于初级感觉区，然后才是联络区。人类大脑额叶联络皮质是最迟完成发育的区域。甚至各感觉系统也表现出不同的发育时序。前庭、躯体感觉、味觉与嗅觉在出生时已发挥功能，但其功能只局限在新生儿必须的一些活动中，而听觉特别是视觉系统在出生时发育还较差。虽然运动皮质的发育早于感觉皮质，但运动行为的发育却迟于感觉行为，这可能与小脑未成熟、运动神经通路还不够成熟以及感觉—运动联络皮质晚发育有关。各神经结构内各种细胞的数量与细胞的分化程度也存在时间的差异。如大鼠前脑中长轴突的大神经元在产生前已分化，而短轴突的中间神经元和胶质在生后才分化。小脑内各类神经元正常数量的确立发生于生后，而胶质细胞则较晚。

六、神经管发育的基因调控

前面提到的可扩散诱导因子如头发生素（noggin）、卵泡抑素（follistatin）等可诱导特定区域的非特异性外胚层形成神经外胚层，这几种蛋白存在于原结、脊索等处，它们的作用机制是使 BMP-4 蛋白失活，而 BMP-4 是 TGF-β 家族的成员之一，它诱导外胚层演变为表皮。BMP-4 缺失或失活，则外胚层将演变为神经板。另外，维生素 A 通过调节同源盒基因的表达，也在神经系统的发育中起着重要作用。

同源盒基因（HOX）家族对神经系统发育和分化的作用越来越引起重视，这些基因从果蝇到人类都是保守基因，包括了 4 个基因家族：HOXA、HOXB、HOXC 和 HOXD，每个家族又分别由 13 个基因组成。这 4 个基因家族位于 4 个不同的染色体，靠近染色体 3’端的基因控制较多的颅侧结构发育，而靠近 5’端的控制较多的尾侧结构分化。除 HOX 基因家族外，近年已在小白鼠神经系统发育中发现 PAX、POU 及 LIM 等发育控制基因家族。

脊索表达的 SHH（Sonic Hedgehog）可抑制转录因子 PAX3、PAX7、MSX1 和 MSX2 的表达，促进神经管的形成。而上述 4 种转录因子在整个神经板都表达，它们具有同源区。腹侧神经沟和腹侧神经板也表达 SHH。同时，神经板边缘的非神经外胚层中表达 BMP4 和 BMP7，促使背侧神经管 PAX3 和 PAX7 表达增高，使其形成神经管的背侧部分。BMP4 和 BMP7 是形成神经嵴所必须的基因。

神经板建立后，脊索和神经板等结构中的同源盒基因即发出信号，诱导脑泡分裂成前脑、中脑和菱脑。菱脑中 HOX 基因重叠表达，3’端的基因分布较前、表达较早，决定了各区域在发生上的一致性和特异性。HOX 基因对维生素 A 有分化反应，且 3’端比 5’端敏感。维生素 A 缺乏会导致后脑变小。前脑和中脑区域的分化是由具有同源区的基因所调控。相关的基因包括：在神经板阶段，脊索前方表达的 LIM1、神经板表达的 OTX2；神经褶和鳃弓出现后，以特定的重叠模式出现的 OTX1、EMX1 和 EMX2。NKX2 则是一个调节下丘脑发育的同源基因，受脊索表达的 SHH（Sonic Hedgehog）的调控。另外，FGF-8 也是一个关键的信号分子。一方面，它诱导 BF1（brain factor1）表达，BF1 可调节端脑和前脑的发育分化；另一方面，它诱导 EN1、EN2（engrailed1，2）和 WNT1 的表达，调节中脑和小脑的表达。

七、神经元的凋亡

不论是低等动物还是高等动物，为了保证个体的正常发育，在胚胎器官的演化和重建时期胚胎细胞都会发生自然死亡现象，这种现象被称为细胞程序性死亡。这是生物体内一种普遍存在的现象。科学家根据死亡细胞的形态学变化提出了细胞凋亡的概念。细胞程序性死亡是一个功能方面的概念，意味着某些细胞的死亡是发育中自然出现的生理现象，是个体发育中一个预定的、并受到严格程序控制的正常变化；而凋亡则是形态学概念，形容此细胞的一系列形态学改变，如细胞的核固缩、崩解、染色体裂解等。细胞编程性死亡仅出现于胚胎发育中的细胞，而凋亡则既存在于胚胎发育中的细胞也存在于成体神经细胞，如脑缺血、肿瘤、脑损伤与神经退行性疾病以及脑老化等状态下的神经细胞的凋亡。

在神经系统发育过程中，各种脊椎动物的中枢神经系统和周围神经系统的各个部位同样有细胞凋亡的发生。例如，人类胚胎时期从简单的神经板发育到神经管，进而成为脑与脊髓的发育过程中都存在着神经细胞的过度增殖和大量神经细胞凋亡的现象，其死亡数占最初神经元数的15％～85％。

将要发生凋亡的神经元出现两类形态变化。一种称为核变性，即核的染色质发生异常的浓集，最后出现核膜碎裂；第二种称胞质变性，即开始的变化不表现为核的异常，而是出现高尔基复合体和粗面内质网的扩张，胞质电子密度增大并皱缩，最后才发生核染色质的致密化，胞质也碎解。这两类形态变化虽然在不同部位有所不同，但常和细胞成熟程度有关。靶结构的存在对神经元的存活及其结构和生物化学的成熟都是必不可少的。如果切断神经元与靶结构的联系，标志细胞成熟的蛋白质合成结构就不再发育，从而神经元以较不成熟的状态凋亡，即核变性。如果神经元和靶结构形成了足够的接触，已发育出特征性蛋白质的结构(即粗面内质网)，这些细胞凋亡时已达到较成熟状态，便出现胞质变性。不过，并非神经系统所有部分均按此规律发生不同类型的细胞凋亡。

整个神经系统的发育是在神经细胞的增殖与凋亡的动态平衡中进行的。凋亡使发育过程中错位的、迷路或匹配不良的、无法与靶细胞联系不能从中获得必需营养因子的神经细胞死亡，从而保持符合发育生长规律的神经元数量，使相关的神经元之间的联系精确适配，并使神经系统的发育在结构和功能上互相适应、自我完善。

八、神经干细胞

长期以来，一直认为中枢神经系统的神经元在出生前或出生后不久即停止增殖，成年哺乳动物中枢神经系统的神经元受损死亡后不能再生，而只能由神经胶质细胞增殖填充。但近年大量的研究已经证实了神经干细胞的存在。

干细胞是指机体在其毕生过程中、某些特定时期具有自我更新和分化能力的细胞群。干细胞具有两个基本功能，即多种潜能和自我更新复制能力。干细胞具有发育成为各种（如心脏、皮肤或神经细胞等）形态不同、功能各异的成熟细胞的潜能。神经干细胞（NSC）是指分布于神经系统的、具有自我更新复制和分化潜能的干细胞。其主要功能是作为一种后备储备，参与神经系统损伤修复或细胞正常死亡的更新。神经干细胞不仅存在于胚胎时期，也存在于成年动物的中枢神经系统，它们有着类似于皮肤和造血系统内干细胞的功能，在特定信号和脑组织三维环境作用下，可以发育成神经元、星形胶质细胞或少突胶质细胞。巢蛋白是目前作为识别神经干细胞的重要标志蛋白。

胚胎神经干细胞来源于胚泡期的内细胞群，至少分两类，即神经上皮干细胞和神经球干细胞，前者依赖成纤维生长因子（FGF）发育分化，后者依赖表皮生长因子（EGF）发育分化。哺乳类动物胚胎脑中的神经干细胞主要位于7个部位：嗅球、侧脑室脑室带（室管膜上皮）、脑室下带、海马、脊髓、小脑和大脑皮质。上述部位细胞的形态和数量，不同物种之间颇有不同。人们认为，位于不同部位的神经干细胞可能属于不同干细胞的群体，而非同一类干细胞分布在不同位置。因此，脑的正常发育过程不仅取决于这些胚胎神经干细胞的增殖和分化，还决定于这些细胞中哪些会经受凋亡。

在成年啮齿动物的中枢神经系统，比较明确的有3组干细胞：①位于邻近脑室的脑组织内，称为脑室带和脑室下带（室管膜上皮细胞层的深方）。这一邻近脑室的脑组织在胚胎发育时期是细胞积极分裂的神经组织生发部位，到了成年时期，该部位体积大大缩小，但仍含有干细胞。②连接侧脑室和嗅球的条带区域。③海马。FGF依赖神经干细胞的分布主要在脊髓；在脑则主要是EGF依赖神经干细胞，但同时也有少量FGF依赖神经干细胞。

由于神经干细胞可望成为补充因损伤而丧失的神经元或神经胶质细胞，提供一种替代来源，具有广阔的应用前景，致使该领域的研究备受重视。

第二节　神经管畸形的研究进展

一、神经管发育的常见畸形

神经管缺陷（neural tube defects ，NTD）是一种高发而严重的先天畸形，是由于胚胎发育过程中，神经管闭合不全所引起的一组缺陷，主要表现是脑和脊髓的异常，并常累及覆盖于其表面的组织，包括颅骨、脊柱、脑（脊）膜、肌肉与皮肤。主要包括无脑畸形、脊柱裂、脑膨出、脑膜膨出、脊髓脊膜膨出等。

（一）脑的畸形

1. 无脑畸形　正常情况下，胚胎第4周末，前、后神经孔应完全闭合。若受到环境致畸因子的影响，神经孔就不能正常地闭合。如果前神经孔未闭，致使前脑原基发育异常，就会形成无脑畸形。无脑畸形常伴有颅顶骨发育不全，胎儿脑大部暴露在颅外，称露脑。此种畸形较常见，一般发生率约为0.1%左右，女性为男性的2～4倍，但脑部缺如的程度很不一致，可能脑全部缺如，也可能仅大脑半球缺如，有的可残存有发育较差的小脑、间脑或垂体。患儿的基本外观是无头盖骨（眉以上颅骨缺如），头顶部低平，因眼眶浅而致眼球突出，鼻大而宽，舌大，颈部缺如，因而下颌与胸部连在一起（图15-7）。此种畸形多见于流产的胎儿，一般达不到足月出生，少数足月出生者也在短期（数小时）内死亡。无脑总是伴有无颅和广泛脊柱裂，特别是颈部脊柱裂。还常伴发其他器官的多发性异常，如肾上腺皮质缺如、颈部畸形、胸腔狭小、肺发育不全等多种畸形。此外由于脑脊髓液直接流入羊膜腔而且患儿丧失正常的吞咽机能，因而常伴发羊水过多症。由于其发生率高而且常合并羊水过多，故易于发现。可借超声扫描或孕妇血浆α-胎蛋白的测定而较早确诊。有过一个无脑畸形儿的母亲，在以后的妊娠中可有高达10%的NTD的重现率。

2. 颅骨缺损与颅裂畸形　颅骨的缺陷常伴有脑与脑膜的先天性异常。患者脑或脑膜可能通过颅骨的缺口形成大小不等的膨出，膨出的部位最常发生在枕部，枕骨的枕鳞部可部分或全部缺如，缺口常与枕骨大孔相通连；其次是额部与顶部，少数发生在鼻部，膨出的多少与颅骨缺口的大小有关。如颅骨缺损较小，只有脑膜从缺损处膨出于皮下，其余均正常，称为脑膜膨出，囊内充满脑脊液，为扩张的蛛网膜和硬脑膜，此种畸形的患儿生后可存活，除局部皮下有包块之外，可不影响其他生理功能。如缺损较大，脑的一部分也随脑膜膨出于皮下，称为脑膜脑膨出，膨出的脑部，一般发育不良，甚至呈薄壁囊状，患儿胎期内可正常发育，但出生后一般不能长期存活。如突出的脑内含有部分脑室，称为积水性脑膜脑膨出。合并脑或脑膜膨出的颅裂发生率约为出生儿的 1/2000。有时枕骨缺损与颈椎椎板缺损同时发生，因之脑、脑膜、颈部脊髓与脊膜均膨出于皮下，称为脑脊髓膨出（图 15－7、8）。

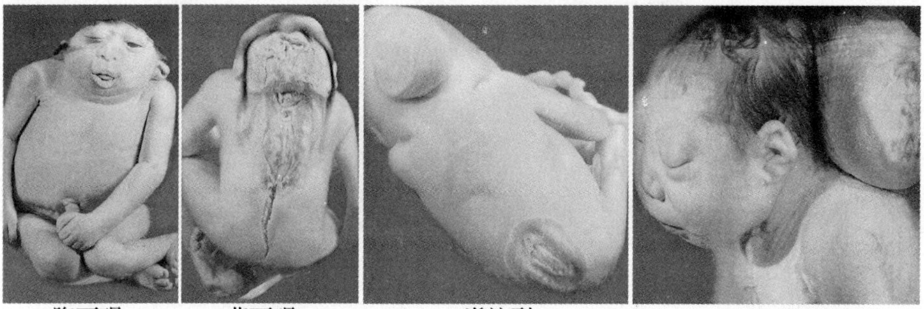

图 15－7　神经系统的几种畸形

3. 小型脑、巨脑与小头畸形　在动物进化过程中，脑部结构反映系统进化水平的标志，主要有以下几方面：脑重占体重的比例增高；脑回增多，脑沟加深；新皮质区增加；大脑皮质内锥体细胞分层排列，树突表面的侧棘增多，突触数量增多，结构多样化。人的大脑皮质内约有神经细胞 140 亿，一般认为通常只有少部分细胞起作用，其潜力是很大的。因此具体到人类的个体之间，一般不能以大脑半球的大小来判断人的聪明才智。所谓小型脑与巨脑，则指脑过小或过大而言，但小型脑或巨脑与正常脑之间没有绝然的界限。一般所谓小型脑指脑重小于 1000g，最大颅周径小于 47cm 者，巨脑指脑重大于 2000g 者。小型脑可分为原发性与继发性两种。原发性小型脑是常染色体隐性遗传，如 13 号染色体三体。继发性小型脑则因妊娠或出生时的疾病或与染色体异常有关的疾病所造成，如在胚胎期接受大剂量射线或病毒感染，后者包括风疹、单纯疱疹和巨细胞病毒等。小型脑与巨脑的脑基本结构一般与正常脑无明显区别，脑室正常，智力通常较低下，小型脑更加严重。颅盖的生长主要是由于脑发育的压力所促成。因此，脑发育不良如小型脑可造成小头畸形。小头畸形除由小型脑造成外，还可由颅骨的发育异常即颅缝提早闭合造成。小头畸形的颅小，颅顶较扁平，必然影响脑的发育，常出现精神障碍及智力低下。

（二）脊髓与脊柱畸形

1. 脊柱裂　脊髓的发育异常多伴有脊髓背侧各种结构的缺损。脊柱裂是指脊椎背侧缺损致使椎管敞开，如累及较多的椎骨，则脊柱背侧广泛敞开。脊柱裂通常涉及脊柱与神经的缺损，可发生于脊柱各段，最常见于腰骶部。脊柱裂的发生程度不同，轻者只有少数几个椎弓未在背侧中线愈合，留有一小的裂隙，脊髓、脊膜和神经根均正常，X 线可见椎弓有不同程度的缺损，称隐性脊柱裂。患者的局部表面仍有皮肤覆盖，缺损处的皮肤表面常有一丛毛发并有色素沉着，多无任何症状。如脊柱缺损累及 2 个以上的椎骨，则脊膜可通过缺损处突出，呈囊状，称囊性脊柱裂。囊大小不一，表面仍有完整的皮肤覆盖。如果囊袋中只有脊膜和脑脊液，脊髓与神经仍在原位，称脊膜膨出；如果囊袋中既有脊膜和脑脊液，又有脊髓和神经根，则称脊髓脊膜膨出。囊性脊柱裂可发生于脊髓任何部位，但以腰区多见。其发生率为活产儿的 1/1000，有地域性差别。严重的脊柱裂可为大范围的椎弓未发育，伴有脊髓裂，表面皮肤裂开，神经组织暴露于外。脊髓裂是后神经孔未闭，因而脊髓中央管敞开，神经组织直接暴露于体表而形成，脊髓裂常伴有相应节段的脊柱裂（图 15－8）。

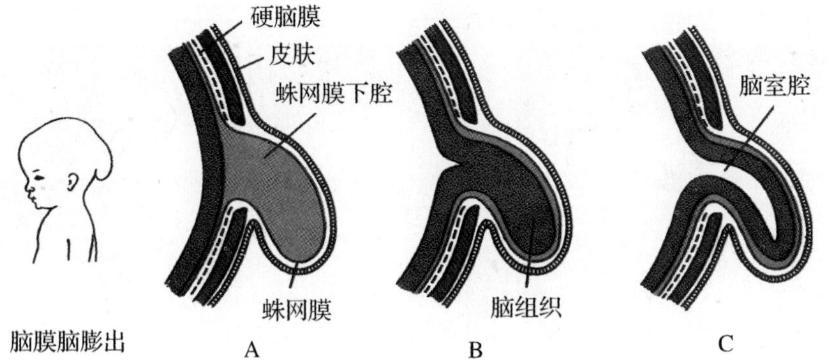

图 15－8　几种脑部畸形

A 脑膜膨出　B 脑膜脑膨出　C 积水性脑膜脑膨出

2. 脊髓纵裂　是极罕见的一种脊髓异常，脊髓的全部或一段从中线纵裂为二的现象，称为脊髓纵裂，每半脊髓被一硬脊膜囊包裹。常发生于胸下段及腰段，常伴发脊柱裂、脊膜膨出等畸形。在脊髓纵裂为二的两部分之间，可有结缔组织、软骨或骨组织，由于脊髓与脊柱的发育速度不同，常导致该部脊神经根过度紧张，因而引起该区脊神经功能异常。

二、神经管畸形的病因学

神经管畸形（NTD）在全球各地均有发生，丹麦报道其发病率为 1.4‰，美国约 1‰，我国 NTD 发生率在全球最高，被喻为全球 NTD 的“珠穆朗玛峰”，发病率约为 2.74‰。1987 年我国出生缺陷监测结果表明：我国实际每年发生的出生缺陷大约有 50 万～60 万。而居首位、危害最为严重的当属占总数 8 万～10 万的神经管畸形，一些省份（陕西、河南、河北、山西）高达 50/万以上。我国神经管缺陷发生率有几个特点：①女性发生率明显高于男性；②南北方省份的发生率存在地域差异，全国 31 省份（市、自治区）以北纬 35°为界，北方省份明显高于南方省份。尤以山西、陕西两省（100/万、60/万）发生率明显高于其他省份，远远高于全国平均（27.4/万）水平；③存在季节性，冬春季出生的无脑儿高于其它季节。

神经管畸形是一组多因素疾病，是遗传和环境因素共同作用的结果。环境因素包括妊娠早期接触药物和化学物质（雄激素、叶酸拮抗剂、反应停、有机汞、过量摄入维生素 A、酒精中毒、某些降血糖药、某些抗惊厥药），射线（治疗性照射、核放射），环境高温，感染（风疹病毒、巨细胞病毒、疱疹病毒、弓形体、梅毒）和孕妇疾病（发热、地方性克汀病、糖尿病、丙酮酸尿症、男性化肿瘤）等，其中孕妇叶酸缺乏是引发 NTD 的最重要原因之一。目前与 NTD 遗传易感性有关的因素大约占 60%，与 NTD 遗传易感性有关的基因大致分为以下几类：

（一）PAX家族

PAX基因是一个进化上保守的基因家族。PAX基因编码的蛋白质分布于细胞核，是一类重要的转录调控因子，在胚胎发育过程中对组织和器官的特异化起重要的调控作用。一旦这些基因突变或表达失调，会引起某些遗传综合征。PAX基因家族除PAX1和PAX9以外，均与早期神经系统发育有关，但其活动时间不同，其表达不受神经组织限制。PAX基因表达降低可引起神经上皮细胞凋亡，从而使糖尿病小鼠子代发生NTD。PAX3基因与其它PAX基因不同，它在整个神经管轴的侧翼板、神经嵴细胞及顶板均表达，其与NTD的发生相关密切。虽然PAX家族另一个基因PAX1基因所编码的蛋白质没有在中枢神经系统组织中检测到，但认为伴有适当遗传学背景的PAX1突变可导致脊柱异常发育，引起脊柱裂，其突变也是NTD病因学上一个危险因子。

（二）Cx43

在各类动物组织中，相邻细胞的接触区域广泛存在着一类称为缝隙连接的结构。脊索与外胚层之间的缝隙连接可使脊索诱导外胚层发育形成神经管。Cx（connexin）是构成相邻细胞缝隙连接的连接蛋白。Cx基因的表达状态决定细胞间缝隙连接通道的形成、形态结构和数量，也决定信息通道的消亡。因此Cx基因表达状态与胚胎发育、细胞诱导、分化、生长控制、细胞程序性死亡及衰老死亡等生物过程有着十分密切的关系。Cx基因是一个大家族，其中Cx43基因的准确表达水平对细胞群的迁移起着重要作用，而细胞群的迁移则影响了神经管的闭合。Cx43无义突变可造成信息传递缺陷，影响神经细胞的迁移、增生及细胞凋亡过程。因此Cx43的正确表达对神经管的闭合十分重要，其高表达或低表达均可引起NTD。

（三）PDGFRA-血小板衍生的生长因子受体α基因

鼠模型揭示PDGFRA基因表达异常会引起先天性神经管畸形。该基因可被PAX1转录因子激活。而与神经管畸形有关的PAX1基因的突变会使人的PDGFRA的启动子活性降低。这种调节功能的缺陷导致PDGFRA基因不恰当的表达，引起NTD。在发育过程中PDGFRA信号降低可能导致神经胶质和软骨前细胞过早分化；而PDGFRA信号调节增高可导致延长这些细胞的增殖和不分化状态，这两种情况都可能导致神经管的闭合不正常。该基因启动子区域，存在5个可能的变异，每个都具有不同的转录活性。PDGFRA基因表达$H_2\alpha$和$H_2\beta$变异比其他的强6倍。这些变异在单独脊柱裂患者中发生率较对照组高，且统计学上差异显著。最近的动物研究显示解除对PDGFRA表达的限制可引起正常神经管闭合失败。也有证据表明PDGFRA基因单倍体启动子与人NTD遗传敏感性有关。降低PDGFRA基因转录活性可增大得到NTD儿的危险。

（四）维生素依赖性转录因子（$TFAP_2\alpha$）

$TFAP_2\alpha$是52kDa蛋白。它结合在固定的DNA序列CCCCAGGC上，在发育鼠的上皮和神经嵴细胞中表达，它能调解上皮和神经嵴细胞的转录。动物实验证明$TFAP_2\alpha$是哺乳动物颅面部发育的基本调解因子。$TFAP_2\alpha$基因敲除小鼠表现无脑、颅面部畸形、胸腹部裂等。这些小鼠在胚胎发育早期颅神经管不能闭合，神经节发育缺陷。另外$TFAP_2\alpha$基因纯合突变的小鼠表现为多种畸形或出生后死亡。

（五）SLUG

在引发NTD的遗传因素中，发育中的神经管背侧选择表达的基因非常引人关注，因为NTD被认为是神经管早期闭合失败引起的。SLUG是转录因子家族中编码锌指蛋白的基因，在背部神经管表达。SLUG 在神经管闭合中具有调节上皮向间充质转移的重要作用。人的 SLUG 位于 8 号染色体上，基因全长 2.4kb，含有 3 个外显子，2 个内含子，与鼠、果蝇和鸡具有很高的同源性。它在多种组织中表达，包括胎盘、成人的心、肝、肾、胰和骨骼肌。但是在成人的脑和肺中很少表达。

（六）与叶酸及蛋氨酸代谢相关的基因

目前认为编码与叶酸及蛋氨酸代谢有关蛋白质的基因涉及 NTD 的病因学。叶酸进入机体后的诸多过程都可能成为神经管畸形发生的关键，叶酸代谢过程中有几个关键的酶，如亚甲基四氢叶酸还原酶（MTHFR）、丝氨酸羟甲基转移酶（SHMT）、蛋氨酸合成酶（MS）、胱硫醚-β-合成酶（CBS）、蛋氨酸合成酶还原酶（MSR）等基因缺陷均可导致高同型半胱氨酸（homocysteine，HCY）血症，大量研究证实，高同型半胱氨酸与 NTD 发生有关。

1. MTHFR 基因　MTHFR 在叶酸的代谢中有非常重要的地位。MTHFR 的缺陷将导致同型半胱氨酸（HCY）向蛋氨酸的转化发生障碍。血中 HCY 堆积，在孕早期可干扰神经管闭合。编码 MTHFR 基因定位于 1q36.3 染色体上，有 11 个外显子，其启动子区有数个转录因子结合位点，但无 TATA 盒。它与编码 MS、CBS、MSR 的基因共享类似的启动序列。观察 MTHFR 基因突变主要集中在催化结构域。目前鉴定出 24 个突变体，但其中大多数具有个体特征。MTHFR 基因中已确定了 2 个多态性：C677T（第 677 个碱基 C 到 T 的突变）和 A1298C。它们可轻微改变酶的活性。其中 C677T 突变基因在世界范围内具有相对较高的突变频率，中国人群中 MTHFR - C677T 等位基因频率较高（17％～47％）。C677T 多态性使酶对热敏感。朱慧萍、李竹等研究探讨父母双方 MTHFR 基因型与其后代发生神经管畸形风险性的关系，结果显示，分别比较病例组和对照组两组父亲或母亲基因型频率时，差别不显著；将父母基因型联合起来分析则发现，病例组父母等位突变基因（T）频率高于对照组父母，提示后代是纯合突变（TT）的概率越大，发生 NTD 的风险性也越大。

2. SHMT 基因　SHMT 催化丝氨酸分子上的β-碳原子可转移至四氢叶酸并脱去一分子水生成 N^5，N^{10}-四烯四氢叶酸，丝氨酸本身即变为甘氨酸。SHMT 的缺陷将导致四氢叶酸生成 N^5，N^{10}-四烯四氢叶酸的转化发生障碍，同样引起血中 HCY 堆积。对 120 例有 NTD 生育史妇女的研究中发现，SHMT 基因 1420C→T 突变可引起红细胞和血浆中叶酸水平的下降、HCY 的上升。

3. MTR 基因　MTR 为编码 MS 的基因。MS 的底物是由 MTHFR 催化产生的 5 -甲基 FH_4，MS 的辅助因子是 $VitB_{12}$，参与转甲基作用。MS 有三个结构域，N -端结构域结合底物，中间结构域与 $VitB_{12}$ 结合，C -端结构域为调节区。人编码 MS 的基因（MTR）位于 1 号染色体（1q34）端粒区，由 12 个外显子组成，编码 1265 个氨基酸组成的蛋白质，分子量约 140kDa。MTR 中最普遍的多态性是 A2756G 的置换，这导致 Asp 变为 Gly（D919G）。D919G 多态性可能导致辅助因子氧化水平异常，降低 MS 活性，增加细胞同型半胱氨酸水平。

4. MTRR 基因　MTRR 为编码 MSR 的基因。MSR 通过还原甲基化调节 MS。分离出 MSR 的 mRNA 长约 316kb，编码 698 个氨基酸，分子量约 77kDa。干扰酶的催化活性可引起同型半胱氨酸水平增加。MTRR 基因位于 5 号染色体（5p1512～p1513），是一个管家基因，该基因有 15 个外显子，包括内含子在内约 34kb。MTRR 基因启动子区无 TATA 盒，转录后 RNA 可进行选择性剪接。MTRR 基因最普遍的多态性是 A66G 取代，引起 Ile 变为 Met（第 22 个氨基酸）。虽然 A66G 多态性不改变蛋白质的催化活性，但 NTD 患者及其母亲 66GG 基因型出现频率比对照组高。研究显示在 NTD 病例中 MTHFR C677T 多态性表示一个危险因子，而 MTRR－A66G 则起保护作用。MTRR 和 MTR 基因可相互作用增加婴儿患 NTD 的危险。研究也发现同时有 MTHFR 和 MTRR 的突变基因时，孩子患 NTD 和母亲生育 NTD 儿的危险性分别增加 4 倍和 3 倍，差异具有统计学意义。

5. CBS 基因　CBS 是叶酸代谢过程中的关键酶之一，其功能是催化 HCY 和丝氨酸缩合生成胱硫脒，该反应是 HCY 转硫基反应的第一步。CBS 是一种胞质蛋白，最小的活性形式是四聚体，由 4 个可分的单体（分子量约 63kDa）构成，在氧化条件下形成更复杂的结构。CBS 编码基因位于 21 号染色体（21q2213），该区与 Down 综合征表型有关。CBS 基因的某些位点的基因突变常可导致其酶活性的降低，从而引起体内 HCY 水平升高。目前确定了 92 个突变体，T833C 和 G919A 是 CBS 两个最常见的基因突变，均可引起 CBS 酶活性的部分丧失。

6. MTHFD 基因（次甲基四氢叶酸脱氢酶基因）　MTHFD 在叶酸代谢中也是非常重要的，被认为是人 NTD 的候选基因。MTHFD 的开放读框是 2805bp，编码 935 个氨基酸，具有 3 种酶的特性：依赖 NADP 的亚甲基四氢叶酸脱氢酶、亚甲基四氢叶酸环水解酶（N－末端）和依赖 ATP 的甲酰基四氢叶酸合成酶（C－末端）。分别催化 3 个系列的反应，参与四氢叶酸一碳衍生物的转换，作为蛋氨酸、胸苷酸和嘧啶合成的底物。编码 MTHFD 的基因位于 14 号染色体（14q24）。MTHFD 基因突变分析发现 NTD 家族（脊柱裂）的一名患者，其一个等位基因发生 G878A 取代，突变使蛋白质中的 Arg 变为 His（R293H）。患者的兄弟（患脊柱裂）也有此突变。

7. 叶酸受体载体基因　在机体利用叶酸过程中除上述与叶酸代谢有关的酶外，尚有叶酸转运过程中涉及到的受体及载体，如叶酸受体（FR）和还原叶酸载体（RFC），它们在叶酸吸收转运进入细胞过程中发挥着关键作用。这些基因突变或表达异常也可能成为叶酸正常代谢过程的重要影响因素。

（1）FR 基因（叶酸受体基因）

FR 基因位于 11 号染色体（11q13）上。FR 的功能是结合叶酸并把它带到细胞内，它与 5－甲基－FH4（5－MTHF）结合并运输之。该受体为一种糖蛋白（分子量 38～44kDa），锚定于细胞膜上，有一个糖基磷脂酰肌醇结构域，参与胞吮（通过位于表面的胞膜小窝专一地吞饮小分子如 5－MTHF 进入细胞的过程，与细胞营养和信号转导有关）。还有一个结合 5－MTHF 的位点，N－端存在一个信号序列，引导受体至膜上。叶酸受体有三种形式，即 α、β 和 γ，其中 α 被认为是主要的转运载体。FR－α 突变可能引起细胞内叶酸水平降低，血浆 HCY 水平增高。受体功能异常可导致 5－MTHF 运输降低，胞内有活性的叶酸浓度降低。当个体具有异常叶酸受体使传递给正在发育胚胎的叶酸不足时，发生 NTD、颅面畸形或先天性心脏病的危险性增加。

（2）RFC1 基因（还原叶酸载体基因）

叶酸从血流进入外周血细胞的运输有两种公认的叶酸转运载体，一种是膜叶酸受体（FR），它对叶酸具有高度亲和力。另一种是还原叶酸载体（RFC），RFC 从组织培养细胞中分离鉴定，其特点是对还原叶酸有较高的亲和力，对氧化叶酸的亲和力较低。在正常人血浆中 RFC 与 FC 共同作用，使 5－甲基四氢叶酸可以通过 FC 作为细胞转运的酶优先作用底物，使之内在化。RFC 是叶酸代谢过程中使还原叶酸进入细胞的基本途径，维持细胞内叶酸浓度并提供足够的细胞内传递四氢叶酸复合物，支持 DNA 合成和细胞增生。若 RFC 功能是细胞内调节叶酸浓度的决定因素，在考虑对神经管或颅面畸形易感性作用时，RFC1 则是一个重要的候选基因。RFC1 基因定位于 21 号染色体（21q22.2－22.3）上，并且编码一个分子质量为 80～120kDa 的完整膜蛋白。RFC1 基因含有 7 个外显子，有两个独立的启动子驱动该基因的转录。在意大利人群 RFC1－A80G 基因多态性中，G 等位基因频率高达 46%，进一步观察 NTD 的儿童及其父母 G 等位基因频率增加虽然尚未得到有意义的关联，但这些初步的研究结果表明 RFC1 基因突变可增加 NTD 的发病风险。

8. HCY－2 基因（同型半胱氨酸诱导基因）HCY－2 是从同型半胱氨酸/半胱氨酸诱导的大鼠血管平滑肌细胞中首次克隆出的新 cDNA，它广泛存在于成体的心、肝、肺、肾和脑组织中。李勇等人将 HCY－2 cDNA 定位转入不同发育时期的鸡胚可诱发出神经管畸形，并且发现在实验组中有 HCY－2 蛋白的表达，提示 HCY－2 蛋白与鸡胚的 NTD 发生关系密切，它可能导致神经前体细胞的内在生物钟控制功能紊乱，致使胚胎细胞无法进行正常有序的增殖、分化、迁移和组合。陈光慧、高炜等人的近期研究表明 HCY－2 基因有可能是一种凋亡相关基因，HCY－2 基因的过度表达所引起的细胞凋亡可能是 HCY－2 诱发先天性畸形的重要机制之一。

三、神经管畸形的诊断

（一）血清学检查

母体血清和羊水中甲胎蛋白（AFP）含量增高对诊断 NTD 具有重大意义。血清学检查一般在 10～16 周进行。AFP 由胎儿的肝和卵黄囊产生，存在胎儿的血清中，通过肾排泄。胎儿血浆中 AFP 出现高峰的时间为 10～13 周，随后 6 周又逐渐降低。当胎儿神经管未发生闭合，就会有较多的 AFP 进入羊水和通过胎盘进入母体血清，导致母体血清中 AFP 异常升高，通常超过正常值的 2 倍以上，一般出现在孕期 15～16 周。多胎、胎儿腹壁缺损、先天性肾病和胎儿死亡等也可引起 AFP 增高。目前，又结合了人绒毛膜促性激素 β 亚基（β－HCG）、游离雌三醇（E3）（出现 NTD，母体血清中 E3 的含量在孕期 12 周后是降低的）、妊娠相关血浆蛋白（PAPP－A）等的检查，大大提高了 NTD 的检出率。由于抽取母体血检查是一种无创性产前诊断方法之一，检测方法简单，经济，孕妇易接受，适用于大范围产前筛查。

（二）B 型超声波检查

超声检查作为一种常规的无创伤性诊断技术，在妊娠 15～28 周时即可实时观察胎儿的各个部位及脏器。彩色超声，甚至三维超声对神经管畸形的诊断有重要作用。各类神经管畸形都有其特殊的超声显像，如果结合母体内血清甲胎蛋白含量的测定，几乎所有的无脑儿和超过百分之九十的脊柱裂患儿都能发现。B 超检查简便、准确、无创伤性，易被人们接受，但胎龄 3 个月以上才可做 B 超检查，一般在 12～19 周进行。无脑畸形的产前 B 超诊断比例最高，其次为脊柱裂和脑膨出。而脊柱裂和脑膨出，又以脊髓外翻和脑膜脑膨出最易诊断，但对单纯较小的脊髓膜膨出和隐性脊柱裂超声不易发现。无脑儿在 12 周便可诊断，到了 14～16周即可确诊。到 17～18 周诊断脊柱裂效果较佳。脑脊膜膨出最早诊断在 16～19 周。B 超也存在有漏诊现象，易漏诊的是腰骶部位的病变或缺损较小者，胎儿体位不理想或胎动活跃，孕妇过于肥胖等也易导致判断不清楚。

（三）核磁共振成像（MRI）

MRI 的组织成像非常清晰，它在诊断胎儿中枢神经系统疾病方面具有更大的优势，但由于胎动现象的存在，造成图像不清晰，限制了MRI的使用，而超快MRI扫描的出现已经大大提高了它的使用，但它的价格较为昂贵。

（四）羊膜腔穿刺

羊膜腔穿刺取羊水检查是一种广泛应用的产前诊断技术。一般在孕15～18周进行羊水中AFP和乙酰胆碱脂酶（Ache）的含量测定可以用于NTD的检查。一般羊水中AFP值比其均值高3～5个标准差，通常不考虑有神经管畸形的存在，当羊水中AFP值升高超过5个标准差以上时，则75%有神经管的缺陷。母体羊水中AFP于孕15～16周上升后，又下降，如果孕周有误，可导致假阴性。若抽取羊水时，污染了胎儿血，测AFP也易导致假阳性。此时可结合测羊水中的Ache。同时测定AFP和Ache对开放性NTD诊断准确率可达94%。Ache为神经末梢的传递者，为神经组织所特有，NTD时，羊水内Ache会异常升高。另外Ache同工酶为胎儿体液内所独有，而母体血清和正常羊水中都不存在，羊水凝胶电泳测定胆碱脂酶同工酶也可诊断胎儿NTD。由于行羊膜腔穿刺取羊水是一种侵入性诊断，对孕妇及胎儿存在一定风险，可造成孕妇和胎儿的损伤、感染和流产，故应用受到限制。

（五）早期绒毛膜绒毛活体检查

绒毛取样一般在孕期10～12周进行，专家建议不要在孕期10周前进行。如果发现胎儿有异常，即可较早终止妊娠。其优点是可以进行早期诊断，取样比较安全和准确。其主要缺点是通过培养绒毛获得的染色体核型由于胎盘的嵌合性的影响，其可信性不如羊膜腔穿刺高。另外绒毛取样为侵入性操作，可引起阴道出血、流产、胎儿损伤、感染等并发症，孕妇也要冒一定的风险，故应用受到限制。

（六）植入前遗传学诊断

该诊断是在体外受精后，从培养数天后获得的早期胚胎中取出个别卵裂球或细胞，在胚泡着床之前，利用聚合酶链反应技术（PCR）或荧光原位杂交技术（FISH），检查基因的变异性。如果经确诊胚胎正常，再将胚胎植入子宫。目前PCR用于单基因相关遗传病-致病基因的检测，而FISH主要用于染色体数目和结构异常及X连锁隐性遗传病的性别鉴定。植入前遗传学诊断（PGD）可以不影响胚胎的生活力及其正常的发育，故该诊断是安全的。但也受到材料来源困难，价格昂贵，及伦理观念的限制。

四、神经管畸形的预防

我国是神经管畸形的高发国，NTD这一重大出生缺陷无疑是严重影响我国优生优育、提高人口质量的一个突出的医疗卫生问题。制定预防NTD的最佳方案尤为重要。建议最好是所有计划怀孕的夫妇，于孕前作相关基因型的检测；同时妇女于孕前1～3个月直至孕3月每日服用叶酸400μg；对于高危人群，孕期及时作B超、血清及羊水标志物等检查，做好各个环节，最大限度地降低我国NTD的出生率。

（一）孕前筛查

通过亲代计划怀孕前检测亲代双方的基因变异情况而预测子代是否发生神经管畸形这一全新观点为孕前筛查提供了实施方法。孕前筛查具有重要意义：①孕前筛查出生育NTD儿的高危人群，有利于对这类人群进行孕前重点干预和孕期重点监控。一方面可以指导孕前预防，另一方面可以在孕期检查中为医生提供检测要点。②孕前筛查可以引起高危人群的足够重视。一方面提高服药依从率，落实特殊的预防措施，另一方面自觉配合孕期检查。③孕前筛查还为未来的基因治疗提供了基础。目前可通过检测孕前亲代双方的MTHFR和MTRR

的基因型来预测其子代发生 NTD 的危险性。已有的孕前筛查的方法为聚合酶链式反应-限制性片段长度多态性分析方法（PCR－RFLP）进行基因诊断，通过分析 MTHFR 和 MTRR 的基因组 DNA 上多态性位点及酶切位点的产生或原有切点的消失引起的酶切片段长度变化来进行遗传易感性的判断。

（二）围孕期服用叶酸制剂

孕妇叶酸缺乏是 NTD 的最重要原因之一。北京大学生育健康研究重点实验室和美国疾病控制与预防中心合作，在中国 NTD 高发的北方地区和低发的南方地区开展了一次大规模的增补叶酸预防神经管畸形效果的评价研究，研究结果表明，在我国无论是 NTD 高发的北方地区，还是低发的南方地区，妇女在妊娠前后时期每天服用单纯 400μg 叶酸片都可降低胎婴儿发生 NTD 的危险性，同时还证实，妇女服用叶酸的时间和依从率对降低 NTD 发生率的影响很大。李竹等 2000 年报告，妇女孕前、孕后 3 个月，连续 6 个月服用叶酸 0.4mg/d，可减少 50%～85%的 NTD 发生。我们体内不能合成叶酸，必须由体外供给。我国目前使用的是斯利安片剂。美国、加拿大等在面粉中加入叶酸。经常服用这种强化食品可减少 NTD 发生的 50%以上。由于通过围孕期服用叶酸制剂可以降低神经管畸形儿的发生率，国家采取了孕前及孕期补充叶酸的出生缺陷干预工程，但是 NTD 出生率的控制仍然不理想，除了与叶酸代谢障碍及其他因素有关外，最重要的一点原因是服药依从性差，围孕期坚持服用叶酸增补剂的人群只占少数。

（三）产前监测

产前诊断可以及早发现胎儿异常，终止妊娠以防止神经管畸形儿的出生。但是产前诊断只适用于已妊娠妇女。一旦妊娠，无论是中期引产还是早期人工流产，对于妇女来说，都是无法避免的身心伤害。产前诊断的具体方法见上述。

参考资料

1. 张汇泉主编．人体畸形学．北京：人民卫生出版社，1986
2. 刘斌，高英茂主编．人体胚胎学．北京：人民卫生出版社，1996
3. 安靓主编．医学发育生物学．北京：人民卫生出版社，2002
4. 李继硕主编．神经科学基础．北京：高等教育出版社，2002
5. 关新民主编．医学神经生物学纲要．北京：科学出版社，2003
6. 曲梅，李竹．神经管畸形相关基因的研究进展．遗传，2002，24（6）：695
7. 裴丽君，李竹．还原叶酸载体基因（RFC1）与神经管和颅面畸形病因学关系的研究进展．遗传，2004，26（2）：239
8. 丁媛元，李晓红．神经管畸形的预防．中国优生与遗传杂志，2004，12（5）：134
9. 潘三强，宿宝贵，吕来清．神经管畸形产前诊断方法的研究进展．现代临床医学生物工程学杂志，2005，11（1）：66
10. 程宁，白亚娜．叶酸代谢与神经管畸形的关联研究进展．兰州大学学报（医学版），2005，31（2）：92
11. 王江雁，王仁杰，张卫宁．与神经管缺陷相关基因的研究进展．中国妇幼保健，2005，20（7）：891
12. 蓝果．出生缺陷监测．中国优生与遗传杂志，2004，12（1）：122

13. Lijun Zhao, Guangming Wang, Danyu Lu, et al. Homocysteine, hRIP3 and congenital cardiovascular malformations . Anatomy and Embryology, 2006, 211 (3): 203－212
14. Relton CL, Wilding CS, Laffling AJ, et al. Low erythrocyte folate status and polymorphic variation in folate－re lated genes are associated with risk of neural tube defect pregnancy . Mol Genet Metab, 2004, 81 (4): 273
15. Zhu H, WickerNJ, Volcik K, et al. Promoter hap lotype combinations for the human PDGFRA gene are associated with risk of neural tube defects. Mol Genet Metab, 2004, 81 (2): 127
16. Relton CL, Wilding CS, Pearce MS, et al. Gene－gene interaction in folate－related genes and risk of neural tube defects in a UK population. J Med Genet, 2004, 41 (4): 256
17. Sheldon P , Rothenberg M D , Maria P. Auto antibodies against folate receptors in women with a pregnancy complicated by a neural－tube defect . N Engl JMed , 2004, 350: 134
18. Shaw G M, Lammer E J, Zhu H, et al. Maternal periconceptional vitamin use, genetic variation of infant reduced folate carrier (A80G), and risk of spina bifida . Am J Med Genet , 2002, 108 (1): 1
19. Bahado－Singh RO , Sutton－Riley J . Open neural tube and abdominal wall defect . Obstet Gynecol Clin North Am, 2004, 31 (4): 857

编者：吴俊